Ullstein

ÜBER DAS BUCH:

Der Weg des Kindes vom ersten Geburtstag bis in die Pubertät wird in Band 2 aus der Sicht jahrzehntelanger praktischer Erfahrung aufgezeichnet. Anschaulich und sachkundig werden medizinische und hygienische Fragen, die Ernährung, Pflege und Krankheiten betreffen, beantwortet. Auch auf Erziehungsfragen wird, entsprechend neuesten Erkenntnissen, ausführlich eingegangen. Ein anerkannter Ratgeber, der zugleich die Eltern ermutigt, auch sich selbst zu vertrauen.

DIE AUTOREN:

Dr. med. Benjamin Spock, Chirurg, promovierte an der Columbia Universität. In der eigenen Arztpraxis tätig von 1933 bis 1947, danach Hochschullehrer und Forscher an der Mayoklinik, an der Universität von Pittsburgh und an der Western Reserve University. Durch sein Buch *Säuglings- und Kinderpflege*, das in 39 Sprachen übersetzt wurde und seit seinem ersten Erscheinen 1945 eine Gesamtauflage von 30 Millionen Exemplaren erreichte, wurde er weltberühmt. Er verfaßte zehn Bücher. Seit 1976 lebt er mit seiner Frau Mary Morgan in Rogers, Arkansas.

Dr. med. Michael B. Rothenberg, Kinderarzt und Kinderpsychologe, faßt diese beiden Gebiete seit mehr als 30 Jahren als Einheit in seiner praktischen Tätigkeit auf. Im Umgang mit Behörden, Eltern, Schülern, Krankenhäusern und Fürsorgeanstalten ist er als Anwalt der Kinder bekannt geworden. Mit Dr. Spock arbeitet er seit 1955 zusammen.

Dr. med. Benjamin Spock
Dr. med. Michael B. Rothenberg

Säuglings- und Kinderpflege

BAND 2

Berater:
Dr. med. Lawrence R. Berger
Dr. med. Kathryn A. Mikesell

Mit Illustrationen von
Dorothea Fox

Ullstein

Ratgeber
Ullstein Buch Nr. 35476
im Verlag Ullstein GmbH,
Frankfurt/M – Berlin
Titel der amerikanischen Originalausgabe:
Dr. Spock's Baby and Child Care
Übersetzt von Cordula Bölling-Moritz
und Dr. med. Helga Haage (1970)
Revision und Erweiterung der Auflage von 1986:
Dr. med. Michael Herschel
Übersetzung der aktualisierten Beiträge
der vorliegenden Ausgabe:
Helmut Böhme

Die ungekürzte Taschenbuchausgabe
erfolgt in zwei Bänden:
Säuglings- und Kinderpflege 1 (35475)
Säuglings- und Kinderpflege 2 (35476)

Umschlagentwurf:
Friedemann Porscha
Unter Verwendung einer Abbildung von
ZEFA-SHARPSHOOTERS
Foto: R. Gomez

Die amerikanische Originalausgabe
erschien im Verlag
Simon & Schuster, Inc., New York

Printed in Germany 1995
Druck und Verarbeitung:
Clausen & Bosse, Leck
ISBN 3 548 35476 9

März 1995

Gedruckt auf alterungsbeständigem
Papier mit chlorfrei gebleichtem Zellstoff

Die Deutsche Bibliothek – CIP-Einheitsaufnahme

Spock, Benjamin:
Säuglings- und Kinderpflege/Benjamin Spock;
Michael B. Rothenberg. Berater: Lawrence R. Berger;
Kathryn A. Mikesell. Mit Ill. von Dorothea Fox. [Übers. von
Cordula Bölling-Moritz und Helga Haage. Übers. der aktualisierten
Beitr. der vorliegenden Ausg.: Helmut Böhme].
– Ungekürzte Taschenbuchausg. – Frankfurt/M; Berlin: Ullstein
Einheitssacht.: Baby and child care <dt.>
NE: Rothenberg, Michael B.:
Ungekürzte Taschenbuchausg. Bd. 2 (1995)
(Ullstein-Buch; Nr. 35476: Ullstein-Ratgeber)
ISBN 3-548-35476-9
NE: GT

INHALTSVERZEICHNIS

DAS KIND VON EINEM JAHR

Die Welt öffnet sich ihm

487. Baby wird übermütig. Ein Jahr - das ist ein aufregendes Alter. Viele Veränderungen gehen jetzt in des Babys Leben vor - seine Ernährung ändert sich, das Interesse an der Umwelt wird von Tag zu Tag lebhafter, Mutter und Vater sind nun schon ganz bekannte Wesen, zu denen man sich hingezogen fühlt, und im übrigen darf man nun auch einmal »sagen«, was man selbst von der Sache hält. Als das Baby noch klein und völlig hilflos war, konnte man es hinlegen, wo man wollte, ihm Spielzeug in die Hand geben, es füttern oder mit ihm spielen, wann immer man es für richtig hielt. Meistens ließ das Baby alles geduldig mit sich geschehen - was die anderen taten, war schon recht, jetzt aber wird das schwieriger. Nun, da es ein Jahr alt ist, scheint das Baby zu begreifen, daß es nicht für den Rest seines Lebens eine reizende kleine Babypuppe bleiben wird, sondern ein menschliches Wesen ist mit eigenen Empfindungen und seinem eigenen Willen.

Im Alter zwischen 15 und 18 Monaten deutet vieles im Verhalten des Kindes darauf hin, daß es auf das »schreckliche zweite Jahr« zugeht. Wenn die Eltern etwas vorschlagen, das dem Kind nicht gefällt, meint es, jetzt müsse es sich bestätigen. So sagt es der Instinkt. Das Kind gibt ein »Nein« in Worten oder Gebärden von sich, auch wenn es das Vorgeschlagene eigentlich gerne tun würde. Die Psychologen nennen das »Negativismus«; viele Eltern nennen es »die schreckliche Neinphase«. Nun aber denken Sie einmal einen Augenblick nach, wie sich Kinder entwickeln werden, die nie nein sagen. Würden sie nicht zu Robotern werden? Werden die Eltern sie nicht ständig herumschikanieren? Werden die Kinder dann noch lernen und sich entwickeln können? Und wenn sie alt genug wären, in die Welt, die Schule und später zur Arbeit zu gehen, so könnte jedermann sie auch ausnutzen. Sie wären nie zu etwas nütze.

488. Abenteuerlust. Kinder in diesem Alter sind echte Abenteurer. In jede Ritze und Fuge stecken sie ihre Nase hinein, betasten das Schnitzwerk am Möbel, schütteln an einem Tisch und nehmen jedes Buch aus dem Regal. Dann klettern sie überall hoch, stecken kleine Dinge in große Behälter und versuchen es auch umgekehrt. Die Eltern werden dieses Treibens leicht müde und sind gar nicht so begeistert, wenn das Kind »seine Nase in alles hineinsteckt«. Oft bemerken sie möglicherweise nicht, wie wichtig diese Zeit für ihr Kind ist. Kinder müssen Größe, Form und Beweglichkeit aller Gegenstände ihrer Welt kennen und ausprobieren, bevor sie zur nächsten Entwicklungsstufe fortschreiten können; das ist ähnlich wie die Klassen in der Grundschule, die vor der Aufnahme in weiterführende Schulen stehen. Und wenn ein Kind seine Nase in alles hineinsteckt, dann heißt das nur, das es in Geist und Seele gesund ist.

Wahrscheinlich haben Sie als Eltern nun auch bemerkt, daß das Kind, wenn es wach ist, überhaupt nicht mehr ruhig ist. Das Kind ist aber nicht nervös; es ist nur eifrig. Dieses Verhalten gehört dazu und garantiert, daß das Kind ständig Neues lernt und erprobt.

Vermeiden von Unfällen

489. Mit einem Jahr lebt es sich gefährlich. Eltern können nicht alle Unfälle verhindern. Und wären sie zu sorgfältig und besorgt, so würden diese Versuche das Kind nur ängstlich und abhängig machen. Jedes Kind wird sich einmal eine Schramme oder eine Beule holen als ganz natürliche Folge ihres aktiven, gesunden Spielens. Wenn Sie aber aufmerksam sind und einige wenige Vorsichtsmaßnahmen treffen, können Sie größere Verletzungen verhindern. Lesen Sie auch den Abschnitt zur Unfallverhütung.

Der Umgang mit dem einjährigen Kind

Angst vor Fremden wird in Abschnitt 395 und 494 besprochen, Angst vor der WC-Wasserspülung in den Abschnitten 565 und 574.

490. Schirmen Sie Ihr Kind von Geräuschen und optischen Eindrücken ab, die es erschrecken können. Im Alter von einem Jahr können sich kleine Kinder wochenlang mit einem Gegenstand beschäftigen – etwa dem Telefon, Flugzeugen oder dem elektrischen Licht. Lassen Sie das Kind diese Gegenstände berühren, solange sie nicht gefährlich für das Kind sind. Manchmal aber mischt sich Erschrecken in das Staunen. Dann sollten die Eltern mit diesem Gegenstand nicht weiterarbeiten, vor allem aber die Angst des Kindes nicht schüren, wenn es sich um etwas Gefährliches handelt. Es ist besser, das Kind abzulenken als seinen Schrecken zu vergrößern.

Kinder in diesem Alter erschrecken durch fremdartige Gegenstände, die sich schnell bewegen oder laute Geräusche von sich geben. Das können Faltbilder sein, die aus einem Buch hochschnellen, ein automatischer Regenschirm, ein Staubsauger, eine Sirene, ein bellender Hund, ein Zug und manchmal sogar eine Vase mit raschelnden Zweigen. Stellen Sie solche Dinge solange nicht in die Nähe eines einjährigen Kindes, bis es sich daran gewöhnt hat. Wenn der Staubsauger das Kind erschreckt, so sollten Sie ihn, wenn überhaupt, nur benutzen, wenn das Kind nicht in der Nähe ist.

491. Angst vor dem Wasser. Im Alter zwischen ein und zwei Jahren kann das Kind Angst vor dem Bad entwickeln, etwa wenn es unter Wasser kommt, wenn Seife in die Augen gerät oder wenn es das Wasser durch den Abfluß verschwinden sieht. Um Seife in den Augen zu vermeiden, sollte man das Kind mit einem nicht zu nassen Waschlappen einseifen und die Seife mit einem feuchten aber nicht tropfenden Waschlappen in mehreren Schritten entfernen. Für Kinder gibt es auch Spezialshampoos, die die Haut weniger reizen. Kinder, die Angst vor der Badewanne haben, sollten nicht dazu gezwungen werden. Sie können aber auch eine Waschschüssel verwenden, aber wenn das Kind auch davor Angst hat, sollten Sie es so lange mit dem Schwamm waschen, bis es wieder Mut gefaßt hat. Dann können Sie es wieder zunächst mit wenigen Zentimeter Wasser versuchen, wobei das Kind nicht sehen soll, wie das Wasser abfließt.

Wenn sich Ihr Kind gegen Ende des ersten Lebensjahres dagegen wehrt, daß das Essen ihm von Gesicht und Händen abgewaschen wird, so können die Eltern dem Kind eine kleine Waschschüssel daneben stellen und das Gesicht mit der nassen Hand abwischen, während das Kind seine Hände selbst in die Waschschüssel hält.

Selbständigkeit und Aufgeschlossenheit

492. Das Kind wird sich seiner Umwelt bewußt. In diesem Alter (von einem Jahr an) wird das Kind selbständiger, gleichzeitig aber von den Erwachsenen abhängiger. Das scheint zwar ein Widerspruch zu sein, gehört aber in die gleiche Periode der Entwicklung. Eine Mutter berichtete etwa von ihrem ein Jahr alten Baby: »Es fängt jedesmal an zu brüllen, wenn ich den Raum verlasse.« Das bedeutet nun wirklich noch nicht, daß das Kind unartig ist, es bedeutet, daß es größer wird und sich allmählich dessen bewußt wird, wie sehr es von seiner Mutter abhängig ist. Des Kindes Anhänglichkeit, wenn sie sich in Gebrüll manifestiert, ist zwar unbequem, aber im Grunde ein gutes Zeichen seiner Entwicklung. Zur gleichen Zeit aber, da das Kind solcherart seine Abhängigkeit von Mama entdeckt, entwickelt es ja doch auch einen starken Drang zur Selbständigkeit. Es will neues Gelände erobern und fremde Leute kennenlernen.

Man beobachte einmal ein Baby im Krabbelalter, wenn seine Mutter das Geschirr abwäscht. Eine Weile spielt es zufrieden mit Töpfen und Deckeln, dann fängt es an, sich zu langweilen und beschließt eine Entdeckungsreise ins Eßzimmer. Es krabbelt unter den Möbeln herum, beguckt interessiert kleine Staubflusen, probiert, ob sie eßbar sind, richtet sich an den Griffen einer Schublade auf. Doch nicht lange - und es scheint wieder Gesellschaft zu brauchen, denn plötzlich kommt das Baby in die Küche zurückgekrabbelt. Der Drang nach Selbständigkeit und das Verlangen nach menschlicher Nähe und Geborgenheit wohnen dicht beieinander. Abwechselnd strebt unser Baby danach, sich das eine oder das andere zu verschaffen. Im Laufe der Monate wird es tapferer und wagemutiger bei seinen Entdeckungsreisen und Experimenten. Es braucht seine Mutter immer noch, aber nicht mehr ganz so oft. Es baut zwar Steinchen um Steinchen an seiner Selbständigkeit, aber ein Teil seines Mutes basiert auf der Gewißheit, daß es jederzeit Schutz findet, wenn es ihn braucht.

Es muß besonders betont werden, daß die Selbständigkeit eines Kindes ebenso dem Gefühl der Sicherheit entspringt wie dem der Freiheit, die man dem Kinde läßt. Gerade zu diesem Punkt werden leicht Fehler gemacht. Es gibt Eltern, die versuchen, ein Kind zu Mut und Selbständigkeit zu erziehen, indem sie es allein in einem Raum lassen, auch wenn das Kind nach Gesellschaft schreit. Wird ein Kind gezwungen, etwas zu lernen, besonders wenn es sich um gewisse Dinge der Veranlagung handelt, dann wird selten etwas Gutes daraus.

In einem Baby von einem Jahr stecken noch alle Möglichkeiten, sich so oder so zu entwickeln: Gibt man ihm die Chance, wird es nach und nach selbständig werden, es wird anderen Leuten gegenüber umgänglich sein, es wird Selbstvertrauen haben und mehr aus sich herausgehen. Wenn es aber zu streng erzogen wird, wenn es keinen Umgang mit anderen Kindern hat und die Mutter immer wie eine Glucke mit ausgebreiteten Flügeln über dem Kind wacht (Abschnitt 594), wird das kleine Wesen ständig an ihren Schürzenbändern hängen, es wird in sich gekehrt und Fremden gegenüber meistens ängstlich sein.

Wie kann man die Selbständigkeit in einem Kind fördern? Wenn das Baby laufen kann, lasse man es ruhig aus dem Wagen heraus. Ein Kind, das laufen kann, sollte auch auf den täglichen Spaziergängen neben seinem Wagen herlaufen dürfen, solange es mag. Man mache sich nichts daraus, wenn es dabei schmutzig wird, es gibt Wasser und Seife. Nach Möglichkeit soll man mit dem Kind dorthin gehen, wo man nicht jede Sekunde hinter ihm herrennen muß und wo es sich an andere Kinder gewöhnen kann: auf Spielplätze, in Parks oder Anlagen.

Hält man ein Kind, das schon selbst laufen kann, im Kinderwagen fest, so schützt man es zwar, kann aber seine Entwicklung durchaus behindern. Einige Eltern meinen, ein Laufgurt sei beim Einkaufen und bei Spaziergängen sehr praktisch. Es sollte aber nicht dazu benutzt werden, das Kind an einem Ort anzubinden (siehe auch Abschnitt 106).

493. Nehmen Sie das Kind aus dem Ställchen (Laufgitter), wenn es darauf besteht. Das eine Kind bleibt zufrieden und ruhig in seinem Ställchen – wenigstens eine Zeitlang –, bis es etwa anderthalb Jahre alt ist. Das andere Kind betrachtet die Gitterstäbe rundum schon mit neun Monaten als ein unerträgliches Gefängnis. Die meisten finden sich damit ab, bis sie laufen gelernt haben, das ist durchschnittlich im Alter von eineinviertel Jahren der Fall. Die moderne Kinderpsychologie rät, das Baby aus dem Ställchen zu befreien, wenn es sich darin ganz offensichtlich unglücklich fühlt. Man braucht jedoch das Ställchen nicht beim ersten Widerstand aufzugeben, denn oft kann man das Kind mit interessanten Spielsachen über die anfängliche Unzufriedenheit hinweglocken, und nach einem Weilchen mag es dann im Ställchen noch ganz glücklich sein. Im allgemeinen wachsen die Kinder allmählich aus dem Ställchenalter heraus. Zunächst dauert es eine ganze Weile, bis sie es überhaben, innerhalb der Gitterwände zu sitzen. Nach und nach aber wird das Kind immer rascher ungeduldig werden. Manchmal dauert es Monate, bevor es sich dagegen wehrt, in das Ställchen hineingesetzt zu werden. Auf jeden Fall aber ist es ratsam, das Baby herauszunehmen, wenn es »genug« hat.

494. Das Kind muß sich an Fremde gewöhnen. Ein kleines Kind ist von Natur aus mißtrauisch und skeptisch gegenüber Fremden, bis es sie durchschaut hat. Dann aber möchte es ihnen näherkommen und

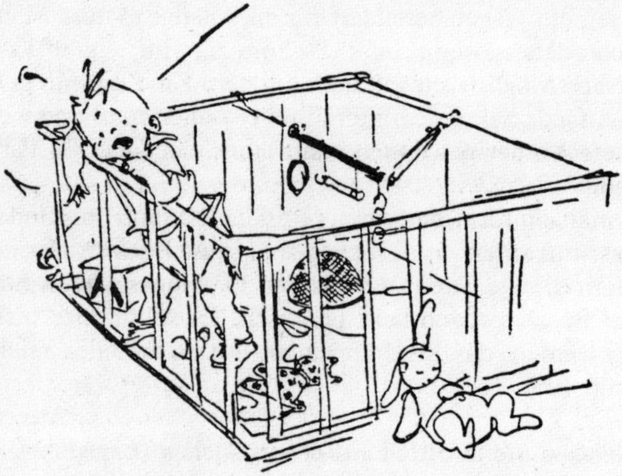

Lassen Sie es heraus, wenn es genug hat.

freundlich zu ihnen sein. Das Kind möchte dann dem Fremden nahestehen und ihn ansehen, ihm feierlich etwas übergeben und danach wieder zurücknehmen oder einen Gegenstand in den Raum bringen und auf seinen Schoß legen.

Viele Erwachsene haben nun keine Geduld, wenn ein Kind sie abschätzt. Sie laufen zu ihm hin und fangen an zu reden, und das Kind muß sich wieder unter den Schutz der Eltern zurückziehen. Dann braucht es um so länger, bis es wieder Mut gefaßt hat und freundlich ist. Daher ist es gut, wenn die Eltern einen Besucher von Anfang an vorwarnen: »Wenn Sie gleich auf das Kind zugehen, wird es schreckhaft. Wenn wir aber zunächst miteinander reden, wird es seine Schüchternheit überwinden.«

Wenn Kinder laufen können, so sollten die Eltern ihnen oft Gelegenheit geben, fremde Menschen kennenzulernen. Die Eltern können ihr Kind mehrmals in der Woche in den Lebensmittelladen mitnehmen. Auch ein Spielplatz sollte wenn möglich täglich aufgesucht werden. Auch wenn das Kind noch nicht mit den anderen spielen kann, kann es doch zuschauen. Wenn es daran gewöhnt ist, in der Nähe von anderen zu spielen, wird es um so leichter im Alter von zwei bis drei Jahren mit den anderen spielen können. Wenn das Kind im Alter von drei Jahren nie mit anderen Kindern zusammengewesen ist, wird es später Monate brauchen, um sich an sie zu gewöhnen.

Bleiben Sie ruhig und besonnen

495. Es ist sehr leicht abzulenken, und das ist eine große Hilfe. Mit einem Jahr ist ein Kind so eifrig dabei, die Welt zu erkunden, daß es ihm nicht darauf ankommt, wo es anfängt und wo es aufhört. Auch wenn es noch so sehr vom Klappern des Schlüsselrings fasziniert ist, läßt es ihn sofort fallen, wenn Sie ihm eine leere Plastetasse geben. Gegen Ende des ersten Jahres läßt Ihr Baby es sich vielleicht nicht mehr gefallen, daß Sie ihm nach dem Essen den Mund und die Hände abwaschen. Setzen Sie ihm dann zur Ablenkung einfach einen Topf Wasser auf das Tablett und lassen Sie es mit den Händen planschen, während Sie ihm das Gesicht abwischen. Ablenkungsmanöver sind eine der Hilfen, mit denen kluge Eltern ihr Kind lenken.

496. Sicherheit für Baby. Während der Zeit, in der einem Baby die erste Freizügigkeit in der Wohnung erlaubt wird, muß man wohl oder übel die Wohnung dafür herrichten. Früher oder später muß man das Kind aus dem Ställchen herauslassen, da es die Bewegungsfreiheit körperlich und geistig braucht – wenn nicht mit 10, dann eben mit 15 Monaten, sobald es laufen kann. In welchem Alter immer man ihm die Freiheit in der Wohnung oder im Hause läßt – man muß sich darauf einstellen, und es ist am klügsten, man tut es zu dem Zeitpunkt, in dem das Baby diese Freiheit nötig hat.

Wie kann man ein Baby von einem Jahr davor bewahren, daß es sich selbst verletzt oder die Möbel ruiniert? In erster Linie wird man die Räume, in denen das Baby sich aufhalten darf, so herrichten, daß es mit drei Vierteln aller Dinge, die es erreichen kann, auch spielen darf. Dann braucht nur ein Viertel verboten zu sein. Wenn nämlich umgekehrt drei Viertel aller Dinge dem Kind verboten werden müssen, werden Mutter und Kind aus Ärger, Zorn und Rebellion gar nicht mehr herauskommen. Hat das Baby indessen genug Möglichkeiten zum Spielen und seinen Forschungsdrang zu befriedigen, dann wird es an den verbotenen Dingen gar nicht soviel Interesse haben. Praktisch gesprochen bedeutet dies, daß man zerbrechliche Aschenbecher und Vasen von niedrigen Tischen und Borden nimmt und sie außer Reichweite stellt. Es bedeutet, daß man wertvolle Bücher aus niedrigen Bücherregalen herausnimmt und an ihre Stelle alte Zeitschriften oder Hefte legt, mit denen das Kind sich beschäftigen darf. Gute Bücher sollte man so festklemmen, daß das Baby sie nicht herausholen kann. In der Küche ist es zweckmäßig, Töpfe, Deckel und unzerbrechliche Geräte in die niedrigen Schrankfächer zu tun, alles zerbrechliche Gut aber oberhalb der Reichweite des Kindes zu verstauen. Eine kluge Mutter füllt ein unteres Fach mit alten bunten Lappen, Spielzeug und anderen interessanten Dingen, mit denen das Baby spielen, die es aus- und einpacken, untersuchen und zerlegen darf.

497. Wie stellt man es an, daß ein Kind bestimmte Dinge in Ruhe läßt? Hier liegt das Hauptproblem im Alter zwischen ein und zwei Jahren. Einiges müssen Sie ihm schon selber sagen. Da muß es z. B. Lampen auf dem Tisch geben; das Kind darf sie nicht an der Schnur herunterziehen oder den Tisch umstoßen. Das Kind darf auch nicht die heiße Herdplatte berühren, das Gas anstellen oder aus dem Fenster krabbeln.

498. Nein sagen genügt nicht. Ein Kind läßt sich, zumindest am Anfang, durch ein einfaches »Nein« nicht stoppen. Sogar später hängt es sehr von Ihrer Tonlage, der Häufigkeit und Bestimmtheit ab. Man sollte sich auf das »Nein« nicht allzusehr verlassen, solange das Kind aus Erfahrung noch nicht gelernt hat. Rufen Sie dem Kind das »Nein« laut und herausfordernd über den ganzen Raum zu, so lassen Sie ihm zwei Möglichkeiten. Es sagt zu sich selber: »Soll ich jetzt ein kleines Kind sein und tun, was sie sagen, oder wie ein richtiger Erwachsener an der Lampenschnur ziehen?« Denken Sie daran, daß das Kind jetzt neue Erfahrungen machen und Ihren Weisungen nicht folgen will. Wahrscheinlich wird es nach der Lampenschnur greifen und aus dem Augenwinkel beobachten, ob Sie böse werden. Besser ist es, wenn Sie das erste Mal, wo Ihr Kind sich

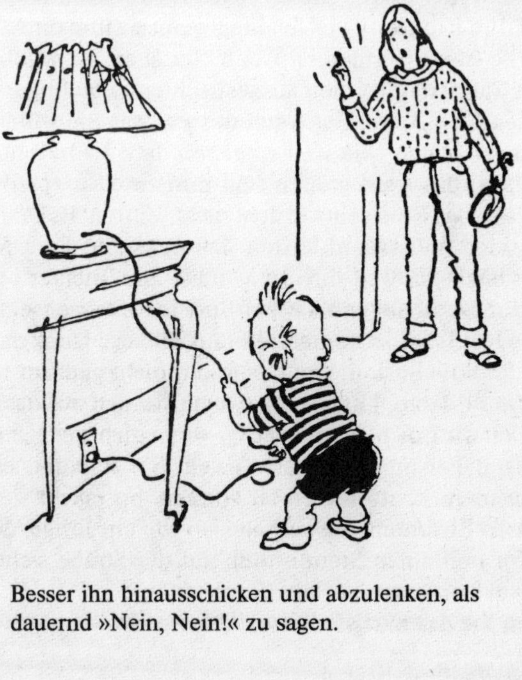

Besser ihn hinausschicken und abzulenken, als dauernd »Nein, Nein!« zu sagen.

der Lampe nähert, hinübergehen und es in einen anderen Teil des Raumes scheuchen. Sie können dabei »Nein« sagen, damit es dessen Bedeutung kennenlernt. Geben Sie ihm schnell ein Heft, eine leere Schachtel oder irgend etwas anderes, das sicher ist und das Kind interessiert. Geben Sie ihm also nicht die Rassel, die ihm schon vor Monaten nicht mehr gefallen hat.

Und was tun Sie, wenn das Kind nach ein paar Minuten wieder zurückkehrt? Scheuchen Sie es sofort und bestimmt wieder weg und lenken Sie es ab. Sagen Sie »Nein, nein«, wenn Sie das Kind wegführen. Setzen Sie sich mit dem Kind eine Minute hin und zeigen Sie ihm, was es mit dem neuen Spielzeug anfangen kann. Wenn nötig, stellen Sie die Lampe etwas weg oder ganz aus dem Zimmer.

Zeigen Sie dem Kind freundlich aber bestimmt, daß Sie hier nicht nachgeben und daß die Lampe kein Spielzeug ist. So vermeiden Sie Streit, böse Blicke und Schimpfereien – die, wenn das Kind bockig ist, ohnehin nichts ausrichten.

Sie können auch sagen: »Aber das Kind wird es nicht lernen, wenn ich ihm nicht sage, daß es etwas Böses getan hat.« Ganz im Gegenteil. Ein Kind lernt viel leichter, wenn sie ihm direkt und ohne Umschweife etwas verbieten. Wenn Sie aber Ihr Mißfallen quer durch den Raum durch einen ausgestreckten Zeigefinger andeuten, so erreichen Sie oft das Gegenteil dessen, was Sie wünschen. Das Kind wird versuchen, wie weit es gehen darf. Es hilft auch wenig, wenn Sie sich das Kind greifen und ihm eine Strafpredigt halten. Denn so kann das Kind sein Gesicht nicht wahren. Es kann nur klein beigeben oder Widerstand leisten. Ich denke an Frau Müller, die sich bitter beklagte, weil ihre 16 Monate alte Tochter »böse« war. Gerade in diesem Augenblick lief Susi ins Zimmer, ein lebhaftes und nettes Kind. Sofort bemerkte Frau Müller: »Denk daran! Gehe nicht ans Radio!« Susi, die an das Radio nicht gedacht hatte, erinnerte sich nun daran. Langsam bewegte sie sich auf das Radio zu. Frau Müller wird nicht damit fertig, wenn sich ein Kind zu einer selbständigen Persönlichkeit entwickelt. Sie fürchtet, ein solches Kind nicht mehr kontrollieren zu können. So macht sie aus einer Mücke einen Elefanten. Sie verhält sich wie ein Junge, der Fahrrad fahren lernt und einen Stein mitten auf der Straße sieht. Er ist so aufgeregt, daß er genau auf den Stein zufährt.

Nehmen Sie das nächste Beispiel, wenn ein Kind nahe an einen heißen Ofen kommt. Eltern bleiben dann nicht sitzen und sagen mißbilligend »Nein«, sondern springen auf und holen das Kind vom Ofen weg. Das ist ganz natürlich, wenn Eltern ihr Kind davor schützen wollen, etwas Gefährliches zu tun – es geht dann nicht um die Frage, wer den stärkeren Willen hat.

499. Man braucht eine Menge Zeit und muß ein gutes Vorbild sein, wenn man Kinder richtig erziehen will. Da ist z. B. eine Mutter, die ihren eindreiviertel Jahre alten Jungen jeden Tag mit zum Einkaufen nimmt. Sie klagt darüber, daß das Kind, anstatt daß es neben ihr herläuft, in jeden Hauseingang hineingeht, auf die Sockel der Gartenzäune klettert. Je mehr sie es ruft, desto weniger hört es, und wenn sie es schilt, läuft es in die entgegengesetzte Richtung. Diese Mutter nun befürchtet, daß sich darin bereits die ersten schwierigen Erziehungsprobleme des Kindes zeigen. Aber da irrt sie sich. Bisher ist das Benehmen des Kindes absolut noch kein Problem, obwohl bei falscher Behandlung eins daraus werden könnte. Jetzt aber ist das Kind noch nicht soweit, daß es das Ziel des Spazierganges im Kopf behalten könnte. Sein kleines Ich sagt ihm: »Guck mal in das Haus hinein! Betrachte mal jenen Stein und versuche, auf der Bordschwelle entlangzugehen.« Jedesmal, wenn die Mutter ruft, wird das Kind daran erinnert, daß es sein neugewonnenes Selbstbewußtsein bestätigen muß. Was kann die Mutter tun? Wenn sie es eilig hat, kann sie es in seinen Wagen packen, doch wenn sie die Besorgungen lediglich mit dem Spaziergang des Kindes verbindet, sollte sie dem Kind ruhig erlauben, seine kleinen Seitensprünge und Forschungsausflüge zu unternehmen. Wenn sie langsam weitergeht, wird das Kind immer wieder nach ihr gucken und von Zeit zu Zeit angelaufen kommen. So kommen sie schließlich Stückchen für Stückchen vorwärts.

Und hier ein anderer Punkt, der auch immer wieder Anlaß zu Schwierigkeiten gibt: Das Kind spielt im Garten oder auf dem Kinderspielplatz selig im Sand. Es ist Zeit, nach Hause zu gehen. Wenn man nun sagt: »Schluß mit dem Spiel, wir müssen jetzt gehen«, und zwar in einem Ton, der nicht mit sich handeln läßt, wird man meistens auf Widerstand stoßen. Sagt man aber heiter und freundlich: »Komm, wollen wir doch mal versuchen, ob wir Treppensteigen können«, wird das Kind sich viel eher auf den Weg bringen lassen, denn das Treppensteigen ist ein Sport, den es gern ausüben mag.

Doch gesetzt den Fall, das Kind ist sehr müde und quengelig, und auch freundliche Ermunterung hilft nicht mehr, dann sollte man es in den Arm nehmen und nach Hause bringen, ungeachtet seines Protestes. Auch wenn das Kind schreit und strampelt, nehme man es ruhig und freundlich in die Arme, als wollte man zu ihm sagen: »Ich weiß, du bist übermüdet, und das Leben ist ohnehin eine Plage. Doch das hilft nun nichts, wir müssen eben heimgehen.« In solchen Momenten hat es gar keinen Zweck, das Kind anzufahren oder zu schelten, es ist dann nicht mehr fähig einzusehen, was zu seinem Besten geschieht. Ein kleines Kind, das sich vor Übermüdung oder irgendwelchen Schmerzen schlecht fühlt und mit sich und der Welt nichts anzufangen weiß, wird noch am ehesten von dem instinktiven Gefühl getröstet, daß die Mutter auf alle Fälle weiß, was richtig ist, ohne daß sie jemals ungeduldig oder zornig wird.

500. Das Kind läßt Dinge fallen oder wirft mit ihnen. Etwa im Alter von einem Jahr lassen Kinder absichtlich Dinge fallen. Feierlich beugen sie sich über die Stuhllehne und lassen Essen auf den Boden fallen, oder sie werfen ihr Spielzeug eines nach dem anderen aus dem Bett. Dann fangen Sie an zu weinen, weil das Spielzeug fort ist. Versuchen diese Kinder absichtlich, ihre Eltern zu schikanieren? Nein, sie denken gar nicht an ihre Eltern. Ihre neue Tätigkeit macht ihnen so viel Freude, daß sie damit so wenig aufhören möchten wie ein älteres Kind mit seinem Roller. Wenn Sie als Eltern den weggeworfenen Gegenstand aufheben, glaubt das Kind, das sei ein neues Spiel, und sein Vergnügen daran wächst. Es ist besser, wenn die Eltern die fallengelassenen Gegenstände nicht sofort aufheben. Setzen Sie Ihre Kinder auf den Boden, wenn sie in der Stimmung sind, alles fallen zu lassen. Auf keinen Fall soll das Kind mit Essen um sich werfen; es fängt aber meist erst damit an, wenn es keinen Hunger mehr hat. Nehmen Sie dem Kind also sein Essen weg, wenn es damit wirft, und geben Sie ihm etwas anderes zum Spielen. Eltern erleben nur Frustrationen, wenn sie das Kind schimpfen, weil es alles fallen läßt. Lesen Sie Abschnitt 510 zu den Mahlzeiten.

Die Schlafenszeiten ändern sich

501. Im Alter von etwa einem Jahr ändern sich bei den meisten Kindern die Schlafenszeiten. Kinder, die ihr Nickerchen um 9 Uhr machten, möchten es viel später oder überhaupt nicht machen. Schlafen sie spät, so kann das nächste Nickerchen erst am späten Nachmittag beginnen, und auch die Zeit für das Zubettgehen am Abend wird hinausgeschoben. Andere Kinder möchten nachmittags überhaupt nicht mehr schlafen. Darüber hinaus sind die Schlafenszeiten nicht konstant; ein Kind, das morgens kein Nickerchen mehr machen wollte, kehrt manchmal nach zwei Wochen wieder zu seiner alten Gewohnheit zurück. Ziehen Sie also keine voreiligen Schlüsse und denken Sie daran, daß auch diese Zeit vorübergeht. Wenn ein Kind am frühen Morgen nicht schlafen will, so kann man es, sofern es will, etwa um 9 Uhr in sein Bettchen legen oder setzen. Es gibt aber Kinder, die dagegen protestieren, im Bett sein zu müssen, wenn sie wach sind.

Wenn das Kind kurz vor Mittag müde wird, so können die Eltern das Mittagessen ein paar Tage lang auf 11 oder 11 Uhr 30 vorverlegen. Das ermöglicht einen langen Nachmittagsschlaf. Mit einem einzigen Schlaf tagsüber werden manche Kinder vor dem Abendessen sehr müde sein. Es scheint, als seien zwei Schläfchen zuviel, aber eines zuwenig. Sie können ihrem Kind helfen, wenn Sie das Abendessen etwas früher reichen und das Kind danach ins Bettchen legen.

Glauben Sie nun nicht, alle Kinder gäben ihr Morgenschläfchen im gleichen Alter auf. Während bei einem Kind 9 Monate reichen, profitiert das andere noch im Alter von zwei Jahren von einem Schläfchen am Morgen.

Das Essen wird eine ernsthafte Beschäftigung

502. Baby wird wählerisch. Wenn das Baby ein Jahr alt ist, entwickelt es bereits einen gewissen Geschmack, und es wird wählerischer und ist weniger hungrig. Das ist nicht weiter überraschend. Wenn es genauso weiteräße und an Gewicht zunähme wie im ersten Jahr, würde das Kind sich bald in einen Fettwanst verwandeln. Nun aber ist die Zeit gekommen, da das Baby sich das, was es essen soll, anguckt und sich selbst zu fragen scheint: »Was sieht da nun lecker aus und was wird mir schmecken?« Welch ein Gegensatz zu seinen Gewohnheiten etwa im 8. Monat! Damals glaubte das Baby, es müsse verhungern, ehe die nächste Mahlzeit fällig war. Es wimmerte kläglich, während seine Mutter das Breichen abkühlte, und sperrte den Schnabel auf wie ein hungriger Vogel. Es spielte keine große Rolle, was es zu essen bekam. Das Baby war zu hungrig, um sich daraus viel zu machen.

Jetzt aber gibt es, neben dem weniger großen Hunger noch andere Gründe, die das Baby wählerisch sein lassen. Unser Baby beginnt nämlich, sich seiner eigenen Persönlichkeit bewußt zu werden, es beginnt, so etwas wie eigene Ansichten zu entwickeln. Sein Wille regt sich und wird der Mutter bedeuten, daß es das eine mag und das andere nicht ausstehen kann. Bis jetzt wußte das Baby das noch nicht so genau, jetzt aber sagt es sich: »Hm, mein Essen bekomme ich ja doch immer, sie passen schon auf, daß ich genug bekomme, und werden mir schon geben, was ich mag.«

Oft schwindet der Appetit des Kindes, wenn es Zähnchen kriegt, besonders wenn die ersten Backenzähne durchbrechen. Tagelang ißt ein Kind dann manchmal nicht mehr als die Hälfte seiner üblichen Portion. Gelegentlich wird es auch die Nahrung ganz verweigern. Schließlich aber – und vielleicht am wichtigsten – ist die Tatsache, daß der Appetit sich von Natur aus von Tag zu Tag und von Woche zu Woche ändern kann.

502. Die Experimente von Dr. Clara Davis. Eine amerikanische Kinderärztin, Dr. Clara Davis, wollte herausfinden, was Kinder essen würden, wenn man es ihnen überließe, sich selbst den Speisezettel zusammenzustellen. Sie begann mit ihrem Experiment bei Kindern im Babyalter, da sie befürchtete, daß ältere Kinder bereits eine Menge Vorurteile gegen bestimmte Gerichte und Nahrungsmittel entwickelt hätten. Frau Dr. Davis begann mit drei Babys im Alter von acht bis zehn Monaten, die bisher nichts anderes als Muttermilch kennengelernt hatten.

(Sie wurden in einem Waisenheim von einer Amme betreut.) Das war ihr Speiseplan:

Zu jeder Mahlzeit stellte eine Schwester sechs oder acht Teller mit verschiedenen Nahrungsmitteln vor die Kinder hin. Es gab Gemüse, Früchte, Eier, Nährmittel, Fleisch, Vollkornbrot, Milch, Wasser und Fruchtsaft. Die Schwestern hatten die Anweisung, dem Baby nicht zu helfen, bis es nicht gezeigt hatte, was es haben wollte. Das acht Monate alte Baby zum Beispiel beugte sich vor und stippte sein ganzes Fäustchen in einen Teller mit roten Rüben und versuchte, etwas davon in den Mund zu stecken. Daraufhin durfte die Schwester ihm ein Teelöffelchen voll roter Rüben zu essen geben. Dann mußte sie warten, bis das Kind darauf reagierte und zum zweiten Male seine Wahl traf, vielleicht blieb es bei roten Rüben, vielleicht auch stippte es seinen Finger in das Apfelmus.

1. Babys, die unter einer Anzahl von bekömmlichen Grundnahrungsmitteln wählen durften, entwickelten sich sehr gut, keines von diesen Kindern wurde zu dick oder blieb zu dünn.
2. Jedes Baby wählte nach einer gewissen Zeit instinktiv genau das, wovon der Ernährungswissenschaftler sagen würde, es sei eine ausgewogene Kost.
3. Von einer Mahlzeit zur anderen wandelte sich der Appetit der Kinder.

Nicht jede Mahlzeit war gut ausbalanciert. Es kam vor, daß ein kleines Kind bei mehreren Mahlzeiten grüne Gemüse oder Früchte vorzog. Dann wieder mochte es ein paarmal hintereinander lieber Stärkeprodukte. Manchmal hatte ein Kind einen Heißhunger auf nur Obst oder nur rote Rüben und aß dann eine solche Menge davon, wie ein Erwachsener sie gerade eben geschafft hätte. Und merkwürdigerweise bekam es weder Durchfall, noch hatte es sonst irgendwelchen Schaden davon. Zu manchen Mahlzeiten tranken die Kinder viel Milch, und manchmal mochten sie nur ein paar Schlucke. Ein Baby sogar aß mehrfach einige hartgekochte Eier noch zusätzlich zu seiner kompletten Mahlzeit. Frau Dr. Davis beobachtete z. B., daß ein kleines Mädchen mehrere Tage lang eine Vorliebe für Rindfleisch entwickelte. Nach einigen Tagen aber hörte sein Rindfleisch-Appetit wieder auf, obwohl es zuvor eine ganze Menge davon verputzt hatte. Die Art, in der sein Verlangen nach dem Fleisch sich entwickelte und dann wieder abnahm, veranlaßte Frau Dr. Davis zu der Annahme, daß hier ein wirkliches körperliches Bedürfnis vorlag, das den Appetit des Kindes beeinflußte.

Die Ärztin führte diese Experimente dann auch mit vielen älteren

Kindern durch, auch mit Kindern in Krankenhäusern, und sie kam überall zu den gleichen Resultaten.

504. Was können Eltern von Frau Dr. Davis lernen? Das Ergebnis dieses Experimentes bedeutet nun natürlich nicht, daß eine Mutter ihrem Kinde ständig sechs oder acht verschiedene Teller mit Nahrungsmitteln hinstellen soll, etwa so, wie die Vorgerichte in einem schwedischen Restaurant gereicht werden. Doch das Experiment beweist immerhin, daß die Mutter sich nach dem Appetit eines unverwöhnten Kindes richten kann, daß sie ihm ruhig verschiedene und abwechslungsreiche Kost bieten und ihm das geben sollte, was es offensichtlich gern mag. Aufgrund dieses Experimentes weiß man, daß ein Kind ruhig auch einmal größere Mengen von etwas essen darf, worauf sein Sinn gerade gerichtet zu sein scheint, weil sein Körper es anscheinend verlangt. Man braucht sich um die Konsequenzen keine allzugroßen Sorgen zu machen. Was aber noch wichtiger ist: es bedeutet, daß eine Mutter es nicht tragisch zu nehmen braucht, wenn ihr Kind eine besondere Abneigung etwa gegen ein Gemüse oder ein anderes Nahrungsmittel entwickelt. Der Geschmack kann sich sehr schnell ändern.

505. Lassen Sie das Kind bestimmte Gemüse nicht mehr essen, wenn es sie nicht mag. Manchmal wendet sich ein Kind gegen ein Gemüse, das es in der Woche vorher noch sehr mochte. Lassen Sie das Kind bei seinem Willen. Wenn Sie jetzt kein Aufhebens machen, kehrt das Kind in einer Woche oder einem Monat zu seiner alten Gewohnheit zurück. Wenn Sie auf dem Gemüse bestehen, betrachtet Ihr Kind dieses Nahrungsmittel leicht als seinen Feind. Vorübergehendes Mißfallen wird so zu einem dauerhaften Haß. Wenn das Kind mehrfach dasselbe Gemüse ablehnt, dann lassen Sie es am besten ein paar Wochen aus dem Speisezettel. Natürlich ist es für Eltern ärgerlich, wenn sie Nahrungsmittel kaufen, zubereiten und darreichen, nur damit so ein Balg ein Essen ablehnt, das er noch vor wenigen Tagen heiß und innig liebte. Da fällt es den Eltern schwer, nicht bösartig zu reagieren und das Kind zum Essen zu zwingen. Mit letzterem Verhalten würde das Gegenteil erreicht. Wenn ein Kind die Hälfte des Gemüses ablehnt, so gebe man ihm die andere Hälfte, die es mag. So können Eltern die Vielfalt frischer, gefrorener und eingemachter Gemüse nutzen. Wenn das Kind jegliches Gemüse ablehnt, aber Obst sehr mag, dann gebe man ihm mehr Obst. Nimmt das Kind genügend Milch, Obst und gute Cerealien zu sich, läßt sich der Verlust an Gemüse ausgleichen (siehe auch Abschnitt 451 bezüglich Ersatz für Gemüse).

506. Was soll man tun, wenn das Kind keine Getreideflocken mehr mag? Viele Kinder haben gegen Ende des zweiten Lebensjahres Getreideflocken am Abend satt. Zwingen Sie sie nicht hinein! Es gibt viele Ersatzstoffe, die im Abschnitt 453 besprochen werden. Ein Kind nimmt keinen Schaden, auch wenn es mehrere Wochen lang keine stärkehaltigen Nährmittel zu sich nimmt.

507. Viele Kinder wollen mit einem Jahr zeitweise kein Fleisch mehr essen. Trotzdem erhalten sie noch ausreichend Eiweiß durch die Milch- und Getreideprodukte. Bieten Sie Ihrem Kind dann einfach einmal ein zartes Fischfilet oder Stückchen weichgekochtes Huhn oder ein Stück Unterschenkel vom Huhn an. Ein paar Wochen später können Sie dann wieder Fleisch anbieten. Bestehen Sie aber nicht darauf. Das Kind wird Ihnen zeigen, wann es soweit ist.

508. Sie brauchen sich nicht zu beunruhigen, wenn der Appetit des Kindes auf Milch nachläßt. Milch ist ein sehr wertvolles Nahrungsmittel. Wie in Abschnitt 488 erklärt wird, sind in ihr die meisten Nährstoffe und Spurenelemente enthalten, die ein Kind zur gesunden Entwicklung braucht. In einigen Erdteilen gibt es aber weder Kuh noch Schaf noch Ziege: die Kinder erhalten alle Nährstoffe, die sie nach der Entwöhnung brauchen, auf anderem Wege. Im Alter zwischen ein und drei Jahren braucht ein Kind etwa 600 bis 800 ml Milch pro Tag, wenn die Ernährung im übrigen ausgewogen ist. Kinder zwischen ein und zwei Jahren möchten manchmal sogar weniger trinken. Wenn nun die Eltern das Kind zwingen, eine größere Menge Milch aufzunehmen, verstärkt sich des Kindes Abneigung. Langfristig trinkt es dann weniger Milch, als wenn es nicht gezwungen worden wäre.

Einige Babys wollen nach dem Entwöhnen nur noch Saft trinken. Sie nehmen keine Milch aus der Tasse. Dieses Problem können Sie umgehen, wenn Sie dem Baby schon vor dem Entwöhnen zu Beginn der Fütterung immer erst Milch aus der Tasse anbieten. Aber nur Milch, keinen Saft zu den Mahlzeiten. Zeigen Sie dem Kind aber auch nicht immer wieder die Tasse, wenn es die Milch einmal abgelehnt hat. Mit jedem Mal wird die Ablehnung schroffer ausfallen. Trinkt das Kind weniger als ¼ Liter Milch pro Tag, sollten Sie ein paar Tage warten, ob es nicht von selbst wieder etwas zulegt.

Wenn es wochenlang weniger als 500 ml Milch trinkt, so kann man auf andere Milchprodukte übergehen; sie werden in Abschnitt 446 besprochen. Ihr Nährwert ist genauso hoch, als käme die Milch direkt von der Kuh. Joghurt und Käse sind vom Nährwert her mit Milch zu vergleichen, wobei Doppelrahmkäse und Hüttenkäse weniger wertvoll sind.

Wenn auch das Ausweichen auf andere Milchprodukte keine Besserung bringt, so sollten Sie zum Arzt gehen, der dem Kind Calcium-Tabletten oder -Lösung verschreibt, bis der Appetit auf Milch zurückkommt.

509. Achten Sie jetzt auf Ernährungsprobleme! Die verschiedenen Spielarten des Appetits bei Kindern sind für die weitere Entwicklung sehr wichtig. Ernährungsprobleme haben meist im Alter von ein bis zwei Jahren ihren Ursprung. Hat ein Kind bereits einen starken Widerwillen entwickelt und sind die Eltern bereits zornig, dann ist es 5 Minuten vor 12. Je mehr die Eltern drängen, desto weniger ißt das Kind. Und je weniger das Kind ißt, um so größer wird die Sorge der Eltern. Mahlzeiten werden zur Tortur, und das Problem kann sich über Jahre hinziehen. Aus dieser Spannung zwischen Eltern und Kind erwachsen auch andere Verhaltensprobleme. Kinder essen gut, wenn sie lernen, daß Nahrung etwas Interessantes für sie ist. Wenn sie eine bestimmte Nahrung bevorzugen, sollen sie davon mehr essen dürfen, und im Gegenzug andere Nahrung wenig oder gar nicht verzehren müssen. Bei der Zusammenstellung der Mahlzeiten achte man auf einen ausgewogenen Küchenzettel, der aber vor allem die gesunden Nahrungsbestandteile, die das Kind mag, beinhalten soll. Denken Sie auch daran, daß sich der Geschmack des Kindes von Monat zu Monat ändern kann. Wenn Sie bei der Zusammensetzung der Ernährung keinen Arzt zu Rate ziehen können, schauen Sie am besten in den Abschnitten 445–453 und 464 nach;

dort steht, wie man Nahrungsbestandteile durch andere austauschen kann, wenn der Appetit des Kindes sich wandelt.

Wenn Sie aus der Ernährung keine Streitfrage machen, wird das Kind voraussichtlich Woche für Woche eine ausgewogene Ernährung bevorzugen; die Schwankungen in der Nahrungszusammensetzung von Mahlzeit zu Mahlzeit und von Tag zu Tag gleichen sich mittelfristig aus. Erst wenn die Ernährung über Wochen einseitig zu werden droht, sollten Sie - aber dann unbedingt - mit Ihrem Arzt sprechen.

510. Stehen und Spielen bei den Mahlzeiten. Während des ersten Lebensjahres kann dies bereits zum Problem werden. Das Kind interessiert sich viel weniger für das Essen als für andere Tätigkeiten, z. B. Klettern, mit dem Löffel hantieren, im Essen herumrühren, die Tasse umgekehrt aufstellen und Gegenstände auf den Boden fallen lassen. Ich habe gesehen, wie einjährige Kinder im Stehen auf dem Stuhl gefüttert wurden oder wie die Eltern ihnen mit Löffel und Teller durch das Haus folgten.

Herumspielen beim Essen zeigt nur, daß das Kind heranwächst, und daß die Eltern viel mehr Interesse am Essen haben als das Kind selbst. Das Herumspielen ist nicht nur unangenehm, sondern es kann auch Probleme bei der Ernährung nach sich ziehen. Ich würde es keinesfalls fördern. Sicher haben Sie schon bemerkt, daß ein Kind nur herumklettert und spielt, wenn es teilweise oder ganz satt ist, nicht aber, wenn es noch Hunger hat. Wenn ein Kind kein Interesse mehr am Essen zeigt, dürfen Sie annehmen, daß es satt ist, es von seinem Stuhl heben und das Essen forträumen. Festigkeit ist gut, aber Ärger schadet nur. Verlangt das Kind anschließend gleich wieder etwas zu essen, und zeigt damit, daß es eigentlich noch hungrig ist, so sollten Sie ihm noch eine Chance geben. Jammert es aber nicht, dann sollten Sie auch nicht versuchen, die Mahlzeit nach kurzer Unterbrechung fortzusetzen.

Verspürt ein Kind zwischen den Mahlzeiten Hunger, so gebe man ihm eine Zwischenmahlzeit oder die nächste Hauptmahlzeit etwas früher. Wenn Sie immer die Mahlzeiten beenden, sobald das Interesse am Essen nachläßt, wird Ihr Kind seinen Hunger regelmäßig anmelden.

Hier gilt aber eine Einschränkung. Im Alter von einem Jahr unterliegt ein Kind dem unwiderstehlichen Drang, mit dem Finger ins Gemüse zu tupfen, etwas Haferflocken in der Hand zu zerdrücken oder einen Tropfen Milch im Teller zu verteilen. Das ist mit Herumspielen nicht gemeint; denn das Kind öffnet gleichzeitig meist seinen Mund für weitere Nahrung. Das Kind sollte ruhig seine Nahrung »erfühlen« dürfen. Aber halten Sie es zurück, wenn es den Teller ausleeren will. Im schlimmsten Fall müssen Sie den Teller wegstellen und die Mahlzeit unter- oder abbrechen.

511. Lassen Sie Ihr Kind so früh wie möglich selber essen. Man weiß, daß es von der Einstellung der Eltern abhängt, wann ein Kind selber zu essen beginnt. So fand man beispielsweise heraus, daß einige Kinder bereits vor Abschluß des ersten Lebensjahres mit dem Löffel essen können. Überbesorgte Eltern dagegen meinen, daß selbst Zweijährige noch nicht allein essen können. Es hängt davon ab, ob Sie als Eltern Ihrem Kind dazu die Möglichkeit geben.

Die meisten Kinder versuchen, im Alter von einem Jahr mit dem Löffel umgehen zu lernen, und sie können oft im Alter von 15 Monaten bei genügend Übung allein mit dem Löffel essen. Eine Vorbereitung lernt das Kind mit 6 Monaten, wenn es Brot und andere Nahrungsmittel selbst in Händen halten darf. Im Alter von 9 Monaten versuchen Kinder, ihr kleingeschnittenes Essen Stück für Stück mit den Fingern aufzunehmen und zum Mund zu führen. Ein Kind, das nie mit den Fingern essen durfte, wird später oft mit dem Löffel Schwierigkeiten haben.

Ein braves Kind im Alter von 10 bis 12 Monaten hält nur sein Händchen auf der Hand von Mutter oder Vater, wenn es gefüttert wird. Viele Kinder aber versuchen, den Eltern den Löffel aus der Hand zu nehmen. Das ist keine schlimme Sache; am besten geben Sie dem Kind den Löffel und nehmen sich selbst einen neuen. Bald wird es erkennen, daß es viel schwerer ist, mit dem Löffel umzugehen, als ihn zu besitzen. Es dauert Wochen, bis das Kind Nahrung auf den Löffel schaufeln kann, und es dauert weitere Wochen, bis es den Löffel vom Teller zum Mund führen kann, ohne daß er seine Ladung verliert. Wenn das Kind keine Lust mehr hat und mißmutig im Essen herumrührt oder herumstochert, sollte man den Teller wegstellen. Man kann ein paar Fleischstücke auf dem Tablett lassen, mit denen das Kind weiter versuchen kann zu essen.

Sie müssen sich darauf gefaßt machen, daß auch ein Kind, das redlich essen lernen will, viel Durcheinander anrichtet. Wenn Sie um Ihren Teppich fürchten müssen, sollten Sie ein großes Tischtuch aus Plastik unter dem Stuhl ausbreiten. Es hilft auch, wenn man einen Wärmteller mit Einteilung benutzt. So bleibt das Essen warm, der Teller kann nicht so leicht umgeworfen werden und seine Wand verhindert, daß Essen aus ihm herausfallen kann. Kinderlöffel mit einer breiten, flachen Löffelfläche und einem kurzen, geschwungenen Griff sind sehr gut. Sie können aber auch einen normalen Teelöffel nehmen.

512. Wenn Ihr Kind allein essen kann, dann soll es auch immer allein essen dürfen. Es reicht nicht, dem Kind einen Löffel in die Hand zu geben; man muß ihm immer öfter die Gelegenheit verschaffen, ihn auch zu benutzen. Anfangs probiert ein Kind, mit dem Löffel umzugehen, weil es manche Dinge eigenständig tun will. Wenn das Kind sieht, wie schwierig das ist, und wenn Sie es weiterhin vergleichsweise schnell füttern, gibt es diese Versuche bald wieder auf. In anderen Worten: wenn das Kind einen Bissen erfolgreich in den Mund befördert hat, sollten Sie es ein paar Minuten mit dem Essen allein lassen. Der Appetit wird das Kind zu weiteren Versuchen veranlassen, vor allem zu Beginn der Mahlzeit, wenn es noch sehr hungrig ist. Je besser das Kind allein essen kann, desto mehr sollten Sie ihm bei jeder Mahlzeit Gelegenheit dazu geben.

Ist das Baby soweit, daß es einen Teller voll von seinem Lieblingsgericht in zehn Minuten allein aufessen kann, darf Mama ganz von der Bildfläche verschwinden. Gerade in diesem Punkt machen viele Mütter es falsch: Sie sagen: »Es ißt zwar Fleisch und Obst schon sehr schön, aber das Gemüse und die Kartoffeln muß ich selbst füttern.« Das ist ein bißchen riskant: wenn nämlich das Kind mit der einen Speise technisch fertig wird, kann es zweifellos auch die andere bewältigen. Füttert die Mutter nun etwa das Gemüse oder den Kartoffelbrei, weil sie glaubt, das Baby äße es dann besser, wird das Kind gegen diese Nahrungsmittel voreingenommen werden. Es unterscheidet dann allmählich zwischen dem, was es zu seinem eigenen Vergnügen allein essen darf, und dem, was es pflichtgemäß von Mamas Löffel nehmen muß. Überläßt man es dem Kind aber, nach und nach mit jeder Art von Nahrungsmitteln, ob Gemüse, ob süßem

Pudding, ob Brot, Milch oder Fleisch, fertig zu werden, bestehen größere Chancen, daß es nach und nach zu einem guten Gleichgewicht findet, selbst wenn es manche Dinge bei dieser oder jener Mahlzeit einmal übergeht.

Über die Manieren bei Tisch mache man sich noch keine Gedanken. Ein Kind wird mit der Zeit lernen, sauber und manierlich zu essen. Es wird von den Fingern zum Löffelchen übergehen, vom Löffelchen zur Gabel und den Erwachsenen abgucken, wie man mit Speise und Trank fertigwird.

Dieser Punkt, die Selbständigkeit des Kindes beim Essen, ist absichtlich so ausführlich behandelt worden. Man muß wissen, daß ein Kind zwischen 12 und 15 Monaten in einem Alter ist, in dem es versuchen möchte, allein zu essen. Nehmen wir an, eine Mutter geht nicht darauf ein und füttert das Kind immer weiter, ohne ihm die Möglichkeit zu geben, es selbst zu lernen. Ein paar Monate später, wenn die Mutter dann meint, nun sei es Zeit, das Kind an Selbständigkeit zu gewöhnen, wird sie merken, daß das Baby keine Ambitionen mehr hat, das Löffelchen allein zu führen. Jetzt scheint es zu sagen: »O nein, es ist mein gutes Recht, gefüttert zu werden.« Es ist über das Alter hinaus, in dem es reizvoll gewesen wäre, einen Löffel handhaben zu lernen. Das Kind ist uninteressiert daran, weil der richtige Zeitpunkt, der von der Natur bestimmt ist, von der Mutter verpaßt wurde.

Indessen sollte man sich auch darüber keine grauen Haare wachsen lassen. Verpaßt man aus irgendwelchen Gründen diesen an sich »richtigen« Zeitpunkt, so wird es später zwar etwas schwieriger für Mutter und Kind, wenn das Kind allein essen lernen soll, aber schließlich wird es auch das begreifen. Nur zwingen sollte man es nicht und auch nicht versuchen, ihm mit Strenge etwas beibringen zu wollen, was es mit der Zeit von selbst lernt.

Lesen Sie in den Abschnitten 466–478 über Ernährungsprobleme nach.

DER UMGANG MIT DEM KLEINKIND

Spiel und Aufgeschlossenheit

513. Das Spiel ist für das kleine Kind eine ernsthafte Beschäftigung. Wenn wir Erwachsenen Kindern beim Spielen zusehen - sie schieben Klötzchen hin und her und erklären, daß es Autos oder Flugzeuge seien, sie setzen Brotstückchen aneinander und meinen, das sei eine Eisenbahn -, so glauben wir in unserem höchst welterfahrenen und erwachsenen Sinn, das seien eben die Spielchen der Kleinen, und wir kommen gar nicht auf die Idee, etwa eine Parallele zu ziehen zu der Ernsthaftigkeit, mit der ein Erwachsener seiner Arbeit nachkommen muß. (In unserer Jugend hat man uns allen oft genug gesagt, daß das Spielen ein Vergnügen, die Schularbeit eine Pflicht und der Beruf eine Schinderei seien.)

In Wirklichkeit aber leisten auch das Baby, das sein Klapperchen von der einen Hand in die andere nimmt oder eine Treppe hinaufkrabbeln lernt, der kleine Junge, der ein Klötzchen die Fußbodenritze entlangschiebt, weil seine Eisenbahn ja fahren muß, harte Arbeit: sie lernen die Welt und das Leben kennen. Sie trainieren für eine im allgemeinen Sinn nützliche Arbeit, die sie später einmal leisten müssen. Und zwar ebenso ausdauernd wie der Gymnasiast, der über seinen Mathematikaufgaben brüten muß. Das Kind liebt sein Spiel nicht, weil es Vergnügen, sondern weil es harte Arbeit ist. Es bemüht sich von Stunde zu Stunde, mit Schwierigkeiten fertig zu werden und das zu tun, was ältere Kinder oder Erwachsene auch tun. Die Mutter eines einjährigen Kindes z. B. wird feststellen, daß es seine bunten Klötzchen verläßt und dafür mit Töpfchen, Deckeln und Küchengeräten spielt. Nun, Baby hat bereits gesehen und begriffen, daß Mama auch mit Töpfen, Deckeln und Pfannen spielt und nicht mit Klötzchen. Mama ist Vorbild, und deshalb will Baby diese Dinge auch gern haben.

514. Die einfachsten Spielsachen sind die besten. Im allgemeinen lieben Kinder die primitivsten und einfachsten Spielsachen am meisten und spielen mit ihnen am liebsten. Nicht etwa, weil die Kinder primitiv wären – nein, sondern weil sie eine sehr lebhafte Phantasie haben. Da gibt es z. B. zwei verschiedene Sorten von Eisenbahnen: die eine aus Metall, naturgetreu angemalt, läuft auf kleinen Metallschienen. Die andere ist aus Holz gedrechselt, rund und glatt, eigentlich sind es nur kleine Holzstückchen, die aneinandergehängt sind. Alles, was ein noch sehr kleines Kind mit einer Blecheisenbahn zu tun vermag, ist, daß es einen Wagen auf dem Boden entlangschiebt. Weder kann es die einzelnen Wagen aneinanderkoppeln, noch kann es sie auf den Schienen laufen lassen. Es kann nicht einmal etwas in die Wagen hineintun, wenn es nicht das Blechdach demontiert. Die hölzernen Wagen aber kann es leicht aneinanderhängen und sich einen langen Zug zusammenbauen. Es kann zudem kleine Klötzchen oben auf das flache Dach legen und kann Güterzug spielen. Wenn das Kind die Überlandfahrt satt hat, kann es den Zug auseinandernehmen, und die einzelnen Wagen sind auf einmal Schiffe auf dem Meer oder Kühe im Stall. Auf diese Weise kann sich unser Baby, das nun langsam größer und verständiger wird, lange Zeit beschäftigen.

Manchmal sind Eltern, die nur wenig Geld haben, traurig darüber, daß sie ihren Kindern nicht blitzende Automobile und andere verlockende Spielsachen kaufen können. Aber ihnen zum Trost sei gesagt: Man bedenke doch nur, was alles ein Kind mit einem Schuhkarton anfangen kann – ein solcher Karton ist ein Bett, ein Haus, ein Lastwagen, ein Tankauto, eine Puppenstube, eine Garage. Es wäre völlig falsch, sich Gedanken darüber zu machen, daß man seinem Kind nicht genügend Spielsachen kaufen kann. Später, wenn es größer ist, wird ein Kind dann irgendwann auch Spielsachen haben wollen, die komplizierter und anspruchsvoller sind. Es ist jedoch besser, solange das Baby noch klein ist, lieber für das Dreirad oder den Roller jeweils etwas Geld zurückzulegen, als daß man für ein Einjähriges viel Spielzeug kauft.

Bevor das Baby seine Händchen richtig gebrauchen lernt, liebt es farbenfrohe und schwarzweiße Dinge, die in Reichweite seiner Augen über oder an seinem Bettchen angebracht sind und sanft hin und her baumeln. In der zweiten Hälfte des ersten Jahres beginnt es dann ein Klapperchen festzuhalten und damit zu klappern. Oder es hat schon kleine Stoff- oder Plastiktierchen, an denen es mit mehr oder weniger Inbrunst herumkaut. Man muß aufpassen, daß man den Kindern keine Dinge gibt, die mit Farbe angemalt sind, und auch keine dünnen Zelluloidspielsachen.

Im Alter von 12 bis 18 Monaten liebt das Kind es, ein Ding in das andere zu stecken und die Spielsachen vor sich herzuschieben oder hinter sich herzuziehen. Das Klötchen, das auf vier Rädern läuft und Löcher hat, in die man etwas hineinstecken kann, ist das Lieblingsspielzeug, doch ein leerer Karton mit einem Bindfaden daran ist genauso interessant und schön. Das Schieben kommt in der Entwicklung des Kindes vor dem Ziehen. In dieser Zeit gehören Töpfe, Deckel, Siebe und Küchenlöffel zum begehrtesten Spielzeug.

Stoffpuppen und -tiere werden von den meisten Kindern während der ersten Jahre sehr geliebt, doch es gibt auch Kinder, die sich gar nichts daraus machen. Je mehr sich Baby dem Ende des zweiten Lebensjahres nähert, desto mehr wird es die Erwachsenen kopieren wollen. Zunächst macht es das nach, was es direkt sieht: wenn Mama saubermacht, aufwischt, das Geschirr abwäscht oder Papa sich rasiert, dann muß es das auch versuchen. Je älter das Kind aber wird, desto phantasievoller wird sein Spiel, und auch die Imitation der Erwachsenen wird schöpferischer. Jetzt fängt die Zeit der Puppen und Puppenmöbel an, der Spielautos in verschiedenen Ausführungen und vor allem der Bauklötze - Bauklötze, die man aneinanderstellen und zu hohen Häusern und Kirchtürmen aufschichten kann, Bauklötze, aus denen man - wie wunderschön - immer wieder einen Zug herstellen kann. Oder sie sind auch ein Zaun, den man um ein Haus herumlegt, ein Gatter um eine Weide, und schließlich sind sie die hübschesten Haustiere im Schuhkartonställchen. Ein Beutel voller Holzklötzchen in verschiedenen Größen ersetzt mindestens zehn andere, mehr oder weniger komplizierte Spielzeuge, und zwar bis zum Alter von sechs bis acht Jahren.

515. Man muß Kinder auf ihrem eigenen Niveau spielen lassen. Wenn Erwachsene mit kleinen Kindern spielen, geschieht es leicht, daß das Spiel zu kompliziert wird. Eine Mutter, die ihrem kleinen Mädchen eine Puppe mit einer ganzen Ausstattung gekauft hat, möchte dem Kind vielleicht beibringen, wie man die Puppe an- und auszieht, und zwar mit Unterwäsche und Oberbekleidung. Das Kind aber möchte mit der roten Regenkapuze anfangen und findet, daß das eine völlig ausreichende Bekleidung für das Puppenkind ist. Nun denn. Eine andere Mutter kauft ihrem kleinen kranken Jungen etwa einen Kasten mit Buntstiften und ein Buch zum Ausmalen von Zeichnungen. Das Kind nimmt einen roten Stift und kritzelt damit kreuz und quer über die Seiten, es versucht gar nicht erst, innerhalb der vorgezeichneten Linien zu bleiben, und es macht ihm auch nichts aus, daß sein roter Stift auch über den blauen Himmel und das grüne Gras fährt. Es ist schwer für die Eltern, in einem solchen Fall nicht zu sagen: »O nein, nicht so mußt du das machen.« Oder aber ein Vater, der selbst als Kind niemals eine elektrische Eisenbahn gehabt hat, schenkt seinem drei Jahre alten Sohn zu Weihnachten eine solche Eisenbahn mit allem Drum und Dran. Papa kann es gar nicht erwarten, bis er sie aufbauen kann, er bastelt liebevoll und pedantisch die Schienen aneinander, doch der Sohn ergreift einen der Wagen und läßt ihn über den Teppich flitzen – bums, gegen ein Stuhlbein. »Aber nein«, sagt Papa, »du mußt den Wagen auf die Schienen stellen, guck mal so.« Bübchen gibt dem Wagen einen temperamentvollen Schubs, so daß er die Schienen entlangläuft und in der nächsten Kurve aus der Bahn geschleudert wird. »Nein«, sagt Papa wieder, »du mußt den Motor anstellen, dann zieht er die Maschine von selbst.« Aber das arme Bübchen weiß weder, was ein Motor ist, noch weiß es, wie man ihn anstellt, es macht sich noch nichts aus der Wirklichkeit. Wenn Papa das nicht einsieht und eine halbe Stunde lang vergeblich versucht hat, vernünftig mit ihm zu spielen, werden beide das Spiel verärgert aufgeben, und das Kind wird sich aus Eisenbahnen zunächst einmal gar nichts mehr machen, weil es mit dieser Art von Spielzeug doch nicht fertig wird.

Nach und nach lernt ein Kind sein Püppchen ordentlich anziehen, Bilder akkurat ausmalen und mit Spieleisenbahnen vernünftig umgehen. Doch man soll Kinder nicht drängen und ihrer Entwicklung nicht vorgreifen wollen. Wenn man zu große Anforderungen stellt, wird man nur Komplexe züchten, das aber muß auf jeden Fall vermieden werden. Ein Kind findet es wunderbar, wenn die Eltern oder andere Erwachsene mit ihm spielen, aber es muß auf seinem Niveau geschehen. Die Erwachsenen müssen sich von dem Kind zeigen lassen, was es gern spielen möchte. Wenn man ein Spielzeug gekauft hat, das noch zu kompliziert ist, soll man das Kind damit auf seine Weise spielen lassen, auch wenn es der Meinung der Erwachsenen nach »falsch« ist, oder man soll es wieder verschwinden lassen, bis das Kind alt genug ist, um es zu begreifen.

516. Großzügigkeit kann man nicht erzwingen. Wenn die Kinder von eineinhalb bis zweieinhalb Jahren anfangen, miteinander zu spielen, haben sie zunächst die Tendenz, alle Spielsachen an sich zu raffen und das, was begehrenswert ist, dem anderen Kind ohne viel Umstände zu entreißen. Ein kleines Kind gibt seine Besitztümer niemals her, auch nicht, wenn man ihm sagt, daß es ein liebes Kind sein solle. Es klammert sich an den Gegenstand, um den es geht, als hänge sein Leben davon ab, und nur mit Gewalt kann man ihn ihm wegnehmen. Mütter, die das beobachten, sind manchmal erschreckt und glauben, es handle sich um ein sehr egoistisches Kind.

Doch wenn auch das Kind im Alter von zwei Jahren seine Spielsachen um die Welt nicht hergeben und nicht mit anderen teilen will, sondern sogar den anderen Kindern die ihren noch wegnimmt, so bedeutet das noch lange nicht, daß das Kind später ein besitzgieriger Egoist wird. In diesem Alter ist das Baby noch zu klein, als daß es schon ein Gefühl für andere hätte. Man darf es ruhig gewähren lassen. Wenn es immer und unter allen Umständen der Sieger in solchen Kämpfen ist, lasse man es eine Weile mit etwas älteren Kindern spielen, die sich und ihre Rechte selbst verteidigen können. Wenn das eine Kind ein anderes immer übervorteilt und sich als stärker erweist, lasse man gerade diese beiden nicht so oft miteinander spielen. Wenn zwei Kinder sich schrecklich zu zanken anfangen, soll man sie auf möglichst unauffällige Weise voneinander trennen, indem man sie ablenkt und ihnen interessante Dinge zeigt. Es ist besser, man beschimpft die Kinder nicht und zwingt sie nicht, sich schämen zu müssen – das würde sie unter Umständen im Unterbewußtsein nur noch angriffslustiger machen und die Gegnerschaft verstärken.

Wenn ein Kind ungewöhnlich aggressiv und im Alter von 3 Jahren nicht gewillt ist zu lernen, mit anderen Kindern zusammen zu spielen, sich einzufügen und auch einmal einen Pflock zurückzustecken, ist es Zeit, nach dem Grund dafür zu forschen. Dieses Verhalten kann unter Umständen eine Reaktion auf seine Umwelt sein oder in dem Verhältnis des Kindes zu seinen Eltern begründet liegen. Ein guter Arzt kann in diesem Stadium bei der Lösung dieser Probleme helfen (Abschnitte 861 und 862).

Ist ein Kind im Alter von zwei Jahren nicht dazu zu bewegen, seine Besitztümer herauszugeben, so verhält es sich durchaus normal. Erst nach und nach erwacht der Sinn für Großzügigkeit und dafür, daß man mit anderen teilen muß, erst nach und nach wächst das Verständnis des Kindes, lernt es, mit anderen Kindern zu spielen und sie liebzuhaben.

Wenn man ein Kind in diesem Alter zwingt, sein geliebtes Stoffpüppchen abzugeben, wann immer ein anderes Kind es begehrt, wird man in ihm das Gefühl erwecken, daß die ganze Welt nur darauf aus ist, ihm seine liebsten »Besitztümer« wegzunehmen. Dieses Gefühl aber bewirkt, daß es nur noch mehr an seinen Schätzen hängt, es wird nicht, wie die Eltern wünschen, eine Großzügigkeit entwickeln. Hat das Kind das Alter erreicht, in dem es ihm Freude macht, mit anderen zu spielen – etwa gegen Ende des 3. Lebensjahres –, dann kann man ihm helfen, indem man ein hübsches Spiel daraus macht, mit anderen zu teilen: »Zuerst setzt Hänschen sich auf das Dreirad und Katrinchen schiebt es, und dann setzt Katrinchen sich darauf und Hänschen wird schieben!« Auf diese Weise wird das Kind dazu gebracht, andere Kinder mitspielen zu lassen, und das Teilen eines Spielzeugs nicht als lästige Pflicht, sondern als Vergnügen zu betrachten.

517. Schüchternheit. Das erstgeborene Kind, das mit anderen Kindern nicht viel spielen konnte, wird im Alter von zwei Jahren anderen bereitwillig sein Spielzeug überlassen und wird von anderen gerne herumgestoßen. Es ist dann ganz überrascht und läuft oft weinend zu Mutter oder Vater. Diese sind darüber beunruhigt. In den meisten Fällen handelt es sich aber um fehlende Erfahrung mit anderen Kindern, und das geht vorbei, wenn Ihr Kind regelmäßig mit anderen spielt. Dann lernt es sicher, auch einmal auf seinem Recht zu beharren und zu zeigen, wenn es böse auf ein anderes Kind ist. Die Eltern sollten jetzt nicht zuviel Sorge oder Sympathie zeigen, vor allem sollen sie nicht für das Kind kämpfen oder ihm sagen, es müsse sein Spielzeug teilen. Viel besser ist es, wenn sie ihrem Kind raten, doch einmal zu versuchen, das Spielzeug zurückzubekommen.

Das zweite oder dritte Kind einer Familie hat selten dieses Problem, da es um sein Recht schon im Alter von einem Jahr kämpfen mußte.

Wenn in der Gruppe aber ein aggressives Kind ist, das regelmäßig Ihr Kind anfällt, und wenn Ihr Kind im Laufe von Wochen immer stärker eingeschüchtert wird, dann sollten Sie es vorübergehend woanders spielen lassen. Nur so hat es die Möglichkeit, wieder neuen Mut zu fassen.

Wenn ein Kind im Alter von drei bis vier Jahren von anderen immer nur gehänselt wird, wenn andere immer nur auf ihm herumhakken, so sollten Sie den Kinderarzt, Kinderpsychologen oder Kinderpsychiater um Rat fragen.

518. Trost für ein verletztes Kind. Wenn ein Kind sich verletzt hat, will es getröstet werden, und auch die Eltern möchten das. Ein Kind trösten ist eine völlig natürliche und rechte Sache.

Manchmal haben Eltern Angst, ihre Kinder würden zu Muttersöhnchen werden, wenn sie immer getröstet würden; sie möchten lieber, daß ihre Kinder tapfer sind und sich nicht beklagen. Ich meine aber, daß ein sicheres Kind vom Trost der Eltern nur gewinnen kann. Ein Kind, das sich über kleine Verletzungen und Schmerzen gleich beklagt, hat meist eine schwierige Vergangenheit. Möglicherweise ist es früher viel zu sehr beschützt worden. Das findet man manchmal beim ersten Kind. Da waren die Eltern noch unerfahren. Oft sind es auch ziemlich strenge und kritische Eltern, die ihre Zuneigung nur zeigen, wenn das Kind verletzt oder krank ist. Als Eltern sollten Sie also nicht um das Kind besorgter sein, wenn es ihm einmal schlecht geht, sondern ihm zeigen, daß Sie es lieben und an ihm Freude haben, wenn es unverletzt und gesund ist.

Es gibt auch Eltern, die vor Verletzungen eine schreckliche Angst haben, und deren Kind diese Angst mitbekommt.

In vielen Familien ist es Tradition, daß Jungen Schmerz und Furcht nicht zeigen sollen. So aber unterdrücken und verneinen Jungen alle möglichen Gefühle einschließlich das der Zärtlichkeit, und dies kann im Laufe des Lebens die guten Beziehungen in Familie, mit Freunden und Kollegen schwer beeinträchtigen.

Eine Verletzung beim Kind soll man nicht übertreiben. Mit dem Trost soll man schlußmachen, so früh dies eben geht. Gehen Sie davon aus, daß ein Kind, wenn es älter wird, immer tapferer sein möchte und für kleine Verletzungen immer weniger Trost braucht.

519. »Ein bißchen toben« kann lang anhaltende Folgen haben. Viele Väter lieben es, mit ihren kleinen Kindern zu toben, und die meisten Kinder finden das auch wunderbar. Doch werden kleine Kinder schnell übererregt, und manchmal führt das zu Angstträumen in der Nacht. Es ist gut, wenn man sich vergegenwärtigt, daß die Gefühlsregungen bei kleinen Kindern – Liebe, Haß und Angst – noch völlig unkontrolliert sind. Kleine Kinder können zwischen Scherz und Ernst noch nicht unterscheiden. Für sie ist der Vater, der im Spiel den »bösen Wolf« oder den »Brummbär« darstellt, in diesem Moment wirklich ein solches Ungeheuer. Das ist für gewöhnlich zuviel für sein Fassungsvermögen. Es ist besser, man spielt und tobt mit kleinen Kindern nicht zu wild, besonders nicht am Abend vor dem Schlafengehen, auch dann nicht, wenn das Kind nach mehr bettelt! Das Herumtoben soll auch nicht wie ein Kampf oder eine Verfolgungsjagd aufgezogen werden, sondern lieber turnerische Züge haben; wenn das Kind einen überanstrengten Eindruck macht, wird natürlich sofort aufgehört.

Wenn Menschen sich gegenseitig nicht ausstehen können, dürfen sie nicht einfach aufeinander einschlagen oder Beleidigungen austauschen. Aber es ist völlig in Ordnung, wenn man sich etwas neckt. Auch das soll ein Kind lernen. Wenn Eltern sich über ihre Kinder etwas ärgern, so können sie den Dampf ablassen, indem sie sie nekken oder etwas aufziehen. Kinder fühlen sich aber erniedrigt, wenn man über sie lacht, da sie nicht wissen, wie man mit gleicher Münze zurückzahlt. Es ist nicht gut für kleine Kinder, wenn man sie hänselt.

Aggressionen

520. Die Entwicklung von Aggressionen. Wenn Kinder aufwachsen, können sie ihre Aggressionen ganz natürlich mehr und mehr unter Kontrolle bringen, wenn die Eltern ihnen dabei helfen. Ein ein- bis zweijähriges Kind, das mit einem anderen einen Streit hat, beißt gelegentlich ohne Zögern in dessen Arm. Im Alter von drei oder vier Jahren hat ein Kind aber meist schon gelernt, daß grobe Aggression nicht in Ordnung ist. Dennoch »schießt« ein Kind gerne auf einen Bösen. Manchmal tun sie so, als erschössen sie Mutter oder Vater, aber lachen dazu, um anzudeuten, daß es mit dem Gewehr und ihrer feindlichen Einstellung gar nicht soweit her sei.

Im Alter von 6 bis 12 Jahren spielen Kinder manchmal ernste Kriegsspiele, die aber eine Menge Regeln enthalten. Sie streiten sich und kämpfen miteinander zu Hause, aber echte Kämpfe sind doch sehr selten. In dieser Altersstufe schießen Kinder nicht einmal im Spaß auf Mutter oder Vater. Nicht die Eltern sind strenger geworden, sondern das Gewissen des Kindes. Selbst der Gedanke, ihren Eltern etwas Böses zu wünschen, ist für sie belastend. Bei Jugendlichen werden die aggressiven Gefühle noch stärker, aber wohlerzogene Kinder lassen sie in Sport und andere Wettbewerbe einfließen, oder sie lassen diese Aggression an ihren Kameraden aus.

521. Gewehre und Kriegsspielzeug. Soll ein Kind mit Gewehren spielen oder nicht? Lange Jahre glaubte ich, das sei harmlos. Wenn nachdenkliche Eltern ihre Kinder nicht mit Pistolen oder anderem Kriegsspielzeug beschenkten, da sie sie keinesfalls ermuntern wollten, Kriminelle oder Militaristen zu werden, pflegte ich ihnen zu erklären, wie gering die Verbindung zwischen diesen Dingen sei.

In anderen Worten: ich habe früher erklärt, daß Kriegspielen ein natürlicher Weg zur Kontrolle der Aggression bei kleinen Kindern sei; ich sagte, daß die meisten Priester und Pazifisten wahrscheinlich das Gleiche täten, und daß idealistisch gesinnte Eltern sich über diese Sache keine Gedanken machen müßten. Ich glaubte auch, daß der jugendliche Kriminelle nicht persönlichkeitsgestört war, weil er als 5- oder 10jähriger einen Räuber oder Ganoven spielen durfte, sondern weil er in seinen ersten Lebensjahren vernachlässigt war, als sich sein Charakter formte; das heißt: seine Zukunft sei festgeschrieben worden, noch bevor er irgendwelche Spielsachen, die diesen Namen verdienten, hatte.

Heute ermutige ich Eltern, ihr Kind weg von der Gewalt zu erziehen. Verschiedene Eindrücke haben mich von der Richtigkeit dieses Rates überzeugt.

522. Aggressionen in unserer Gesellschaft. Da war zunächst einmal die Beobachtung einer erfahrenen Kindergärtnerin. Ihre Kinder kämpften plötzlich, ohne daß man sie provoziert hätte, mehr als früher miteinander. Als sie sie darauf hinwies, protestierten sie mit dem Hinweis, sie hätten dies in einer Kindersendung im Fernsehen gesehen. Dies zeigte mir, daß bereits das Beobachten von Gewaltszenen den Verhaltensstandard eines Kindes senken kann. Psychologische Versuche aus jüngster Zeit haben gezeigt, daß auch bei Erwachsenen Brutalität im Film Grausamkeit im Leben zur Folge haben kann.

Ein weiterer Grund war die Reaktion mancher Kinder bei der Ermordung Präsident Kennedys: sie freuten sich darüber. (Ich fand, daß weniger die Kinder daran schuld seien als vielmehr die Eltern, die über einen Präsidenten, den sie nicht mochten, leichtfertig sagen: »Wenn ich ihn bekäme, würde ich ihn erschießen!«)

Ich habe dann darüber nachdenken müssen, daß Amerikaner und andere westliche Nationen gegenüber Härte, Gesetzlosigkeit und Gewalt oft sehr tolerant sind. Amerika war mit den Indianern sehr rücksichtslos. In manchen Grenzgebieten wurde Lynchjustiz geübt. Später, bei den Einwanderern, verhielten wir uns auch nicht eben gastfreundlich. Gruppen mit unterschiedlichen religiösen oder politischen Ansichten wurden nicht immer gerecht behandelt. Die Kriminalitätsrate in den Vereinigten Staaten, aber auch in anderen westlichen Industrienationen, liegt weit über dem Weltdurchschnitt. Mit Gewalt angefüllte Westernfilme, brutale Kriminalgeschichten im Fernsehen und im Kino haben einen unübersehbaren Einfluß auf Erwachsene und Kinder. In den USA kam die Geschichte des Rassismus hinzu. Es gibt Kinder und Säuglinge, die im Krankenhaus mit Verletzungen behandelt werden, die ihnen von ihren brutalen Eltern zugefügt wurden.

Natürlich sind diese Phänomene für einen kleinen Prozentsatz der Bevölkerung charakteristisch. Es heißt auch nicht, daß Amerikaner oder Deutsche im allgemeinen häufiger und stärker aggressiv sind als andere Nationen. Es könnte aber sein, daß die Aggressivität etwa in den Vereinigten Staaten von Kindheit an viel weniger kontrolliert wird.

523. Für die Zukunft unserer Zivilisation wäre es besser, wenn die kommende Generation mehr Respekt für das Recht, die Rechte anderer Menschen und deren Empfindlichkeiten lernen würde. Eine solche Haltung kann man auf vielerlei Weise anerziehen. In der ersten Hälfte der Kindheit können wir Eltern zeigen, daß wir Gesetzlosigkeit und Gewalt im Fernsehen und beim Kriegsspiel der Kinder nicht billigen.

Ich glaube auch, daß das Überleben der Menschheit heute viel mehr von dem Bewußtsein abhängt, daß Krieg vermieden und friedliches Einvernehmen erreicht werden muß. Es gibt genügend Kernwaffen, um die gesamte Zivilisation zu vernichten. Ein einziger Zwischenfall auf internationaler Ebene, sei es aus Kriegslist oder Schlamperei, könnte innerhalb weniger Stunden die gesamte Menschheit auslöschen. Diese schreckliche Situation verlangt von den Führern der Nationen und ihren Bürgern sehr viel mehr Stabilität und Selbstbeschränkung, als es in den vergangenen Jahren verlangt wurde. Unsere Kinder verdienen diese Rücksicht, und wir sollten sie auf diese schreckliche Verantwortung frühzeitig vorbereiten. Mir scheint, als sei diese Vorbereitung heute sehr dürftig.

Durch unser Verhalten können wir rücksichtsloses und gedankenloses Verhalten fördern. Wir dürfen daher nicht so tun, als ob Grausamkeit in Ordnung sei, wenn sie sich gegen bestimmte Individuen oder Gruppen richtet, wenn sie im Dienste des Vaterlandes steht (gleich ob das Vaterland recht oder unrecht hat) oder wenn es sich um eine Manipulation handelt.

Aber können wir uns vorstellen, daß unsere Kinder auf Kriegsspielzeug verzichten und keine Western oder Kriminalgeschichten mehr ansehen? Ich glaube, wir sollten uns ernsthaft daran gewöhnen - zumindest teilweise.

Ich glaube, daß Eltern das Kriegspielen ihrer Kinder oder andere Spiele, die Grausamkeit oder Bösartigkeit fördern, unterbinden sollten. (Das heißt allerdings nicht, daß jeder kleine Streit oder jede Rauferei verboten sein soll.)

Hätte ich einen drei oder vier Jahre alten Sohn, der sich von mir ein Spielzeuggewehr wünscht, so würde ich ihm mit einem freundlichen Lächeln erklären, daß er kein Gewehr bekommt. Ich würde ihm erklären, daß zuviel Bösartigkeit und Morden auf der Welt passiert, und daß wir alle lernen müssen, freundlich und gutnachbarlich miteinander auszukommen. Und ich würde ihn fragen, ob er statt dessen ein anderes Geschenk wollte.

Sähe ich bald darauf, daß er ein Stück Holz als Pistole benutzt, um sich einer Jugendbande anzuschließen, dann würde ich nicht gleich auf ihn zurennen und meine Ansicht noch mal darlegen. Er sollte seine Freude haben, solange dies nicht mit Grausamkeit verbunden ist. Bekäme er von seinem Onkel ein Gewehr oder einen Soldatenhelm zum Geburtstag, so würde ich den nicht wegnehmen wollen. Wäre er sieben oder acht Jahre und wollte sein Taschengeld für Kriegsspielzeug ausgeben, so würde ich es ihm nicht verbieten. Ich würde ihn allerdings erinnern, daß ich Kriegsspielzeug nicht gekauft oder als Geschenk verwendet haben möchte; nur müssen wir daran denken, daß ein Junge von jetzt an immer öfter weg von zu Hause ist und seine eigenen Entscheidungen trifft; er wird auch hier selbst entscheiden müssen. Mein Gespräch mit ihm würde ich nur nicht so aufzäumen, daß er eingeschüchtert würde und nur aus Gehorsam meinem Rat folgte. Ich würde natürlich versuchen, ihn von meinem Standpunkt aus möglichst zu beeinflussen. Und ich glaube, daß, selbst wenn er sich jetzt Spielzeugwaffen kaufte, er als Jugendlicher und Erwachsener ein Gefühl für die Probleme des Friedens hätte – ob ich es ihm nun verböte oder nicht.

Ich lehne ein striktes Verbot auch deswegen ab, weil dies auf die Menschen, die es am wenigsten benötigten, den größten Einfluß hätte. Wenn alle Eltern davon überzeugt wären, daß Kriegsspielzeug nicht gut für ihre Kinder ist und keines mehr kaufen würden, wäre das natürlich ideal. Aber dies wird in absehbarer Zeit nicht der Fall sein, wenn nicht eine Atomrakete zufällig abgeschossen wird und das Ergebnis die Welt so schockiert, daß sie alle echten und vorgetäuschten Waffen verbannt. Ein kleiner Prozentsatz der Eltern, die besonders viel Rücksicht nehmen und gewissenhaft sind, werden zunächst ihre Kinder von Kriegsspielzeug abzubringen versuchen; aber ihre Kinder werden ohnehin viel empfindsamer und verantwortungsbewußter als andere Kinder sein. Daher sollte man es bei den Menschen nicht übertreiben, die ohnehin für Frieden und gute Nachbarschaft einstehen, während ihre Bekannten das Gewehr zu Hause im Schrank stehen haben. (Es wäre vielleicht gut in einer Nachbarschaft, wo die meisten Eltern die gleiche Überzeugung haben.) Wichtig ist, daß Kinder mit einer liebevollen Haltung gegenüber allem Menschlichen aufwachsen. Den Grundstein dazu legt die Atmosphäre in unseren Familien. Die Erziehung wird verstärkt durch die Haltung, die wir gegenüber anderen Ländern und Gruppen in der Gesellschaft einnehmen. Die Abschaffung des Kriegspielens hätte sicher einen zusätzlichen Einfluß, der aber den Einfluß der beiden zuerst genannten Faktoren nicht übertrifft.

Ich bin allerdings kompromißlos hinsichtlich der Brutalität in Film und Fernsehen. Wenn Kinder sehen, wie ein menschliches Gesicht von einer Faust zerrissen wird, so hat das viel mehr Bedeutung für sie als das, was sie sich unter Gewalt in ihren eigenen Erzählungen vorstellen können.

Ich meine, daß Eltern ihren Kindern solche gewalttätigen Sendungen einfach verbieten müssen. Nebenbei gesagt sind sie auch für Erwachsene nicht gut. Hinzu kommt, daß kleine Kinder kaum zwischen Schauspiel und Wirklichkeit unterscheiden können. Sie als Eltern können es so erklären: »Es ist nicht richtig, wenn Menschen sich verletzen oder gegenseitig umbringen, und ich möchte nicht, daß du dabei zusiehst.«

Selbst wenn Kinder im Geheimen solche Programme ansehen, wissen sie doch genau, daß ihre Eltern dies nicht billigen. Dieses Wissen schützt sie zu einem gewissen Grad vor der brutalisierenden Wirkung dieser Szenen.

524. Schimpfworte. Im Alter von drei, öfter noch vier Jahren gehen die Kinder durch eine Phase, in der sie es lieben, mit Schimpfworten um sich zu werfen. Mit dem größten Vergnügen beleidigen sie sich gegenseitig, und Drohungen halten sie für sehr witzig und ausgesprochen tapfer. Man sollte dieses Stadium als ganz normal betrachten. Natürlich kann man dem Kind sagen, es solle derlei unterlassen, doch man kann ihm ebensogut seinen Spaß lassen, bis es von selbst genug davon hat.

Wenn sie größer werden, lernen alle normalen Kinder, die mit anderen zusammen spielen (und das sollten sie auf alle Fälle), eine Menge Schimpfworte und unflätige Ausdrücke. Sie benutzen sie oft, ohne daß sie wissen, was die Worte bedeuten. Sie glauben, daß es ein Beweis für ihre Selbständigkeit und ihre Klugheit ist, wenn sie mit solchen Worten um sich werfen und zeigen, daß es ihnen nichts ausmacht, sich auch mal schlecht zu benehmen. Im allgemeinen bedeutet es einen ziemlichen Schock für verantwortungsbewußte Eltern, wenn sie derlei Worte aus dem Munde ihrer unschuldigen Kleinen vernehmen. Was haben gute Eltern zu tun? Es empfiehlt sich, nicht aus der Haut zu fahren oder sich übermäßig zu entsetzen. Für ein furchtsames Kind könnte die Wirkung zu stark sein. Wenn die Eltern sehr böse werden, wird es Angst bekommen, und es wird sich nicht mehr recht trauen, mit anderen Kindern zu spielen, zu deren Vokabular solche Worte gehören. Die meisten Kinder aber, die entdekken, daß sie ihre Eltern schockiert haben, sind darüber höchst entzückt, zumindest im geheimen. Einige werden den neuen Sport zu Hause weiterbetreiben in der Hoffnung, diese Belustigung fernerhin zu genießen. Andere, denen die Eltern die Schimpfworte streng verboten haben, werden, da sie ihn zu Hause nicht loswerden können, ihren Vorrat an Schimpfworten an anderer Stelle mit Spielgefährten abschießen. Man braucht nun aber auch nicht so zu tun, als hörte man derlei Worte nicht, und braucht sich nicht verpflichtet fühlen, sie zu ertragen. Es genügt in den meisten Fällen, wenn man seinem Sprößling ruhig, aber fest bedeutet, daß man selbst – und die meisten anderen auch – solche Worte absolut nicht schön fände und daß er sie lieber nicht benutzen solle.

525. Kinder, die beißen. Es ist ein ganz natürlicher Reflex, wenn ein Baby um das erste Jahr herum Mutter oder Vater in die Wangen zu beißen versucht. Seine Zähnchen wollen betätigt sein, und wenn das Baby müde ist, neigt es im besonderen dazu zu beißen. Das hat in diesem Alter nichts zu sagen, auch nicht, wenn ein Kind von einem Jahr ein gleichaltriges Kind beißt – ob nun aus freundlichen oder feindlichen Gefühlen.

Die Eltern oder ein anderer Erwachsener kann dann in bestimmten Ton zum Kind sagen: »Das tut doch weh!« und es zurechtweisen oder auch für einen Augenblick aus der Gruppe herausnehmen.

Im Alter von zwei bis zweieinhalb Jahren aber hängt es dann davon ab, wie oft das Kind beißt und wie es sich im übrigen benimmt und entwickelt. Wenn das Kind gesund, fröhlich und aufgeschlossen ist und nur hin und wieder, in seinem Zweikampf zur Waffe seiner Zähnchen greift, so ist das nichts Außergewöhnliches und kein Grund, sich Gedanken zu machen. Wenn das Kind aber leicht gereizt, in sich gekehrt und unglücklich ist, wenn es andere Kinder oft beißt, und zwar ohne ersichtlichen Grund, so ist das ein Zeichen dafür, daß irgend etwas nicht stimmt. Vielleicht hat das Kind zuwenig Gelegenheit, mit anderen Kindern zu spielen und sich »zurechtzuraufen«; vielleicht hat es Angst, fühlt sich ständig in der Defensive und glaubt, sich wehren zu müssen. Vielleicht wird es von seinen Eltern zu streng gehalten, wird dauernd und zuviel an ihm herumerzogen, so daß es sich in einem ständigen Zustand der Erregung und der Abwehr befindet. Vielleicht auch ist das Kind eifersüchtig auf ein jüngeres Baby zu Hause und überträgt nun seine Ressentiments und seine Angst, zu kurz zu kommen, auf alle anderen Kinder, so als nähmen auch sie ihm etwas von der elterlichen Liebe weg. Wenn die Eltern den wahren Grund nicht erkennen oder nicht beseitigen können, wäre Fühlungnahme mit erfahrenen Psychologen oder Pädagogen angebracht. (Siehe Abschnitt 861).

Einige Eltern, die selbst gebissen wurden, fragen, ob sie zurückbeißen sollten. Eltern können ihr Kind aber viel besser lenken, wenn sie freundlich die Oberhand bewahren und nicht auf die Stufe des Kindes hinabsteigen, indem sie beißen, schlagen oder streiten. Im übrigen kann ein Kind durchaus weiter kämpfen und Freude daran haben, wenn Sie es beißen oder schlagen. Und wenn Sie es tadelnd anblicken, dann provozieren Sie nur seinen Widerstand. Sie müssen nur eines tun: wenn das Kind diesen bestimmten Blick im Auge hat, dann sollten Sie sich zurückziehen, um nicht nochmal gebissen zu werden; zeigen Sie dem Kind aber auch, daß Sie das nicht mögen und daß dies nicht wieder vorkommen darf.

Zubettgehen

526. Zubettgehen als eine glückliche Zeit. Ob ein Kind gerne zu Bett geht oder sich dagegen wehrt, hängt von mehreren Faktoren ab.

Die Schlafengehenszeit sollte man angenehm und glücklich gestalten. Denken Sie daran, daß es für ein müdes Kind angenehm und einladend ist, wenn man daraus nicht eine ungemütliche Pflicht macht. Begegnen Sie der Schlafengehenszeit mit heiterer Gelassenheit. Erwarten Sie von Ihrem Kind, daß es pünktlich nach Hause kommt – so wie es ja auch pünktlich sein Sandmännchen sehen will. Kinder sollten ihre Eltern manchmal ruhig dazu überreden dürfen, ihre Absichten zu ändern und die Schlafengehenszeit hinauszuschieben (z. B. am Geburtstag, zu Weihnachten oder Neujahr). Oft aber ist das Zubettgehen die Quelle vieler Streitigkeiten. Ein Mittagsschläfchen hält man am besten gleich nach dem Mittagessen, bevor die Kinder Zeit hatten, mit Spielen zu beginnen. Der Zusammenhang zwischen Abendessen und Schlafengehen ist meist schwieriger, da das Kind noch gebadet werden muß und der arbeitende Elternteil jetzt nach Hause kommt.

Kinder sollte man zum Bett geleiten und nicht ins Schlafzimmer abkommandieren, insbesondere wenn sie weniger als drei bis vier Jahre alt sind. Wiegen Sie ein kleines Kind zärtlich zu Bett, führen Sie das drei bis vier Jahre alte Kind an der Hand und reden Sie mit ihm, während Sie auf das Bett zusteuern.

Bei kleinen Kindern hilft ein gewisses Ritual. Beispielsweise kann man die Puppe ins Bett stecken und zudecken. Anschließend steigt auch der Teddybär ins Kinderbettchen. Und zuletzt folgt das Kind und bekommt noch einen dicken Kuß. Danach ziehen die Eltern die Rolläden herunter oder löschen das Licht. Verfallen Sie dabei aber, auch wenn Sie wenig Zeit haben, nicht in Hektik. (Andererseits sollte das Kind auch nicht dieses Ritual hinausschieben dürfen.) Schlafengehen soll ein friedliches Ereignis sein. Wenn Sie genügend Zeit haben, erzählen Sie dem Kind oder lesen ihm eine Geschichte vor. Diese Geschichte soll das Kind aber nicht erschrecken. Die meisten Kinder mögen es, wenn sie ein kuscheliges Spielzeugtier oder eine Puppe als Schlafgenossen haben.

Probleme beim Zubettgehen und Schlafprobleme bei Babys werden in den Abschnitten 338 und 339, im Alter von zwei Jahren in den

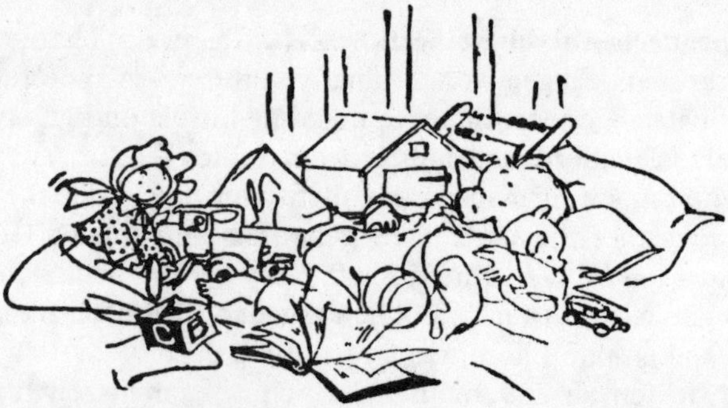

Abschnitten 591, 592 und 596, ab drei Jahren in Abschnitt 607 behandelt.

527. Wieviel Schlaf braucht ein Kind? Im allgemeinen kann man darauf vertrauen, daß ein Kind sich so viel Schlaf nimmt, wie es braucht. Wenn das Kind zwei Jahre und älter ist, kann man es ihm nicht mehr überlassen, das selbst zu entscheiden. Unter Umständen braucht es sehr viel Schlaf, aber es wird ihn nicht bekommen, weil sein Leben voller Spannungen ist: Einsamkeit, Angst, allein gelassen zu werden, Angst vor Dunkelheit, vor Alpträumen, Angst auch, das Bettchen naß zu machen, Aufregung aufgrund all der Erlebnisse und Erfahrungen, die der Tag bringt. Das eine Kind kann, obwohl übermüdet, unter Umständen nicht einschlafen, weil es alles genauso machen möchte wie sein älterer Bruder, das andere verzehrt sich vielleicht vor Eifersucht auf eine jüngere Schwester. Es kann sein, daß sich jeden Abend erst ein Kampf entspinnt, weil das Kind nicht zu Bett gehen will und die Eltern energisch werden müssen, dann ist es recht erregt und kann nicht einschlafen.

Wie man verhindern kann, daß das Kind in solche Schwierigkeiten gerät, wird an anderer Stelle erörtert werden. Hier seien diese Punkte nur angeführt, um zu zeigen, daß ein Kind, nachdem es zwei Jahre alt geworden ist, wahrscheinlich mehr Schlaf braucht, als es sich freiwillig nimmt. Das zweijährige Kind braucht durchschnittlich 12 Stunden Schlaf während der Nacht und ein bis zwei Stunden am Nachmittag. Der Nachmittagsschlaf wird kürzer, je älter das Kind wird, doch der Nachtschlaf sollte der gleiche bleiben. Erst zwischen den sechsten und neunten Lebensjahr kann das Kind eine Stunde des nächtlichen Schlafes aufgeben, und im Alter von 12 Jahren genügen dann etwa 10 Stunden Schlaf. Dies sind indessen Durchschnittsgrößen - das eine Kind braucht mehr, das andere weniger Schlaf. Viele Kinder hören mit dem Nachmittagsschlaf schon im Alter von drei oder vier Jahren auf. Doch im Grunde brauchen sie diese Ruhe noch, und wenn sie absolut nicht ins Bett wollen, so sollte man sie wenigstens ein bis zwei Stunden verhältnismäßig ruhig zu Hause spielen lassen. Im einzelnen hängt das Schlafbedürfnis natürlich von der Konstitution und dem Temperament eines jeden Kindes ab.

528. Man sollte ein Kind seine Pflichten genießen lassen. Wie lernt ein Kind, verschiedene Pflichten zu übernehmen und auszuüben? Es liegt in der Natur des Kindes, daß es Dinge wie sich selbst an- und ausziehen, Zähneputzen, Auffegen oder Aufräumen als etwas betrachtet, was Erwachsene tun. Es wird deshalb zunächst das Bestreben haben, es den Eltern nachzumachen. Haben seine Eltern ein freundliches und liebevolles Verhalten zu dem Kind - um so verständnisvoller, je älter es wird -, so wird es stolz darauf sein, wenn es den Eltern helfen kann. Es erledigt kleine Besorgungen, es trägt Holz heran, klopft Teppiche, weil es genauso wichtige Aufgaben übernehmen möchte wie Papa und Mama. Mit zwei Jahren kann man von ihnen schon verlangen, beim Aufräumen der Spielsachen zu helfen. Im Alter von drei Jahren kann es schon kleine Pflichten übernehmen, wie zum Beispiel beim Tischdecken helfen oder den Papierkorb leeren, obwohl sie dabei den Eltern noch nicht viel Arbeit erleichtern. Mit sieben oder acht Jahren sollten sie dann wirklich jeden Tag nützliche Tätigkeiten verrichten. Die meisten Eltern (der Autor dieses Buches eingeschlossen) bringen es nicht fertig, ihre Kinder so vollkommen zu erziehen, daß sie jederzeit auf ihr absolutes Entgegenkommen rechnen können; aber wenn man sich nur einmal klarmacht, daß Kinder im Grunde hilfsbereit sein möchten, wird man vielleicht eher einen Weg finden, sie die kleinen Pflichten des Alltags nicht als unerfreulichen Zwang ansehen zu lassen.

Es wäre auch verkehrt, wollte man das Kind dafür verantwortlich machen, wenn es seinen Pflichten nicht hundertprozentig nachkommt. Selbst mit 15 Jahren ist das zeitweilig noch zuviel verlangt (auch manche Erwachsenen geraten von Zeit zu Zeit in einen Zustand, in dem sie nicht voll verantwortlich sein können). Das Kind aber muß immer wieder erinnert werden. Wenn man genügend Geduld aufbringt, sollte man versuchen, diese Erinnerungen ganz beiläufig und höflich vorzubringen, so, als spräche man mit einem anderen Erwachsenen. Es ist der nörgelnde, herabsetzende Ton, der allen Stolz auf eine Arbeit tötet. Es hat sich auch als sehr hilfreich erwiesen, wenn man einem Kind eine Aufgabe zuweist, die es in der Gesellschaft anderer Familienmitglieder ausführen kann, sei es nun Geschirrabtrocknen oder Rasenmähen. Dadurch, daß das Kind in den Kreis der Erwachsenen mit einbezogen ist und dieselbe Arbeit leisten darf wie Vater und Mutter, wird sein Ehrgeiz angeregt und gleichzeitig auch die Freude an der Arbeit.

529. Selbständiges An- und Ausziehen. Im Alter von eineinhalb bis zwei Jahren fängt ein Kind an zu versuchen, sich selbst auszuziehen. (Es zieht die große Zehe von seinem Strümpfchen direkt auf seinen Magen zu, wo es einen Halt hat.) Weit kommt es mit seinen Versuchen zunächst noch nicht. Doch mit 2 Jahren wird es sich schon ganz schön allein seiner Sachen entledigen können. Nun versucht es, Hemd und Höschen auch wieder anzuziehen, doch zunächst wird es sich heillos verheddern. Es wird wahrscheinlich ein Jahr dauern, bis es lernt, wie man die Kleidungsstücke überzieht, und ein weiteres Jahr (bis vier oder fünf), wie man mit schwierigen Dingen, wie Knöpfen, Reißverschlüssen und Bändern, fertig wird.

Diese Zeit von eineinhalb bis zu vier Jahren erfordert viel Takt. Wenn man das Kind nicht all das, was es bereits allein kann, tun läßt oder sich zuviel einmischt, besteht die Möglichkeit, daß man es reizt und ärgerlich macht. Wenn man ihm gar keine Chance läßt, jeweils das zu lernen, was dem Grad seiner Entwicklung entspricht, lähmt man seinen Trieb, überhaupt zu lernen. Andererseits: hilft man ihm gar nicht, wird es auch nicht zu Rande kommen, und es ist vielleicht ratlos und am Ende wegen seiner Unfähigkeit voller Komplexe. Man muß einem Kind auf taktvolle und psychologisch richtige Weise helfen. Man kann ihm zum Beispiel die Strümpfchen halb überziehen, so daß es sie dann allein hochziehen kann. Man kann ihm auch Hemdchen oder Höschen so zurechtlegen, daß es den richtigen Einschlupf findet. Man kann dem Kind den leichteren Teil des Anziehens überlassen und es dafür interessieren, während man selbst den schwierigeren Teil übernimmt. Wenn das Baby sich in seinen Sachen verheddert, sollte man nicht die Geduld verlieren und es nun selbst anziehen, sondern ihm zeigen, wie es richtig ist, und es dann allein weitermachen lassen. Wenn das Kind fühlt, daß man Geduld und Verständnis hat, wird es sich viel mehr Mühe geben, selbst mit der neuen Aufgabe fertig zu werden.

Problematisch ist auch das Auswählen der Kinderbekleidung. Einige Eltern fragen das Kind überhaupt nicht, was es anziehen möchte. Andere Eltern führen einen täglichen Kampf ums Anziehen. Eine

Möglichkeit wäre, bei bestimmten Anlässen das Kind wählen zu lassen - in Grenzen (natürlich keine Lackschuhe am Strand) während bei anderen besonderen Anlässen (Urlaub, Hochzeiten) die Eltern das letzte Wort haben müssen. Ich glaube ein Grund, weshalb sich Eltern so über die Kleidung ihrer Kinder aufregen, besteht darin, daß sie meinen, nach der Kleidung ihres Kindes beurteilt zu werden.

530. Aufräumen. Wenn Ihr Kind noch sehr klein ist und Sie dennoch erwarten, daß es seine Spielsachen aufhebt und nach dem Spielen wegräumt, so kann man auch dies mit dem Spiel verbinden. »Die viereckigen Blöcke kommen hier auf große Haufen, die langen Blöcke gehören hierher. Und da drüben, siehst du, da ist eine Garage, und da gehen alle Autos abends schlafen.« Im Alter von vier oder fünf Jahren hat das Kind die Gewohnheit, seine Spielsachen aufzuräumen und dies gerne zu tun, angenommen. Oft braucht man es gar nicht mehr daran zu erinnern. Wenn es aber manchmal Hilfe braucht, sollten Sie als Eltern es bereitwillig unterstützen.

Wenn Sie einem dreijährigen Kind sagen: »Räum' endlich deine Sachen auf«, dann klingt das recht unfreundlich. Selbst wenn das Kind es gerne macht, so ist dies doch eine Aufgabe, die seine Ausdauer überfordert. Außerdem ist das Kind noch stark im Trotzalter.

Für die Eltern ist es leichter, dem Kind mit Freude beim Aufräumen zu helfen und damit eine positive Haltung zu prägen, als wegen des Aufräumens einen Streit auszulösen.

531. Trödeln. Wenn man sieht, wie diese und jene Mutter ihr trödelndes Kind am Morgen in Gang bringen will, wie sie es drängt, verwarnt, mit Schimpfen antreibt, aufzustehen, sich zu waschen, sich anzuziehen, sein Frühstück zu essen und sich auf den Schulweg zu machen, tun einem Mutter und Kind leid. Das Kind, das trödelt, war nicht von Geburt an so. Es ist das Produkt einer Erziehung, bei der es nach und nach als Antwort auf ständiges Antreiben einen gewissen Widerstand entwickelt hat. »Beeil dich und iß schnell auf.« - »Wie oft soll ich dir noch sagen, daß du schneller ins Bett gehen sollst?« Wie leicht verfallen Eltern in den Fehler und in die Gewohnheit, ihre Kinder auf diese Weise anzutreiben? Und sie wundern sich dann, daß die Kinder eine gewisse Dickfelligkeit an den Tag legen.

Die Eltern entschuldigen sich und sagen, wenn sie das Kind nicht drängten, würde es niemals fertig werden. Für gewöhnlich werden solche Eltern es gar nicht merken, wieviel Initiative sie ihren Kindern dadurch nehmen.

In den ersten Jahren, bevor das Kind fähig ist, Anweisungen allein auszuführen, muß man es praktisch bei der Hand nehmen und es bei allen Aufgaben, die es zu bewältigen hat, führen. Ist das Kind alt genug, daß es selbst Verantwortung übernehmen möchte, sollte man sich zurückziehen und sie dem Kind soweit wie möglich überlassen. Gibt es einen Rückschlag und zeigt es sich, daß das Kind vergißt, was es tun sollte, sei man zur Hand und übernehme wieder die Führung.

Wenn das Kind zur Schule kommt, soll man ihm den Glauben lassen, daß es seine persönliche Aufgabe sei, zur rechten Zeit dort zu sein. Wenn man ihm ruhig einmal erlaubt, zu spät zu kommen, wird es ihm peinlich sein, und es wird sich in Zukunft von selbst bemühen, pünktlich zu sein. Kinder hassen es, etwas zu versäumen, und für den kleinen Trödler ist es der beste Antrieb, sich am nächsten Tage mehr zu beeilen.

Hier soll gewiß nicht der Eindruck erweckt werden, daß es richtig sei, wenn man ein Kind nicht zu seinen Pflichten anhält. Im Gegenteil. Das Kind muß zu Tisch kommen, wenn die Mahlzeit angerichtet ist, und muß am Morgen zur rechten Zeit aufstehen. Aber es muß dem Kind erlaubt sein, eigene Initiative zu entwickeln. Man soll es beiläufig erinnern, wenn es etwas zu tun vergißt, doch man soll es nicht unnötig und übertrieben drängen, weil man dadurch das Kind lediglich zu Widerstand und Trotz treiben würde.

532. Ein bißchen Dreck schadet gar nichts. Ein kleines Kind liebt Beschäftigungen, bei denen es schmutzig wird, und es braucht diese Beschäftigungen auch. Es buddelt leidenschaftlich gern im Sand oder in schwarzer Erde, spielt mit »Kleckermatsch«, patscht mit Vorliebe in Pfützen oder in das Wasser im Waschbecken. Es kugelt auf dem Rasen herum und zerquetscht Sand und Matsch zwischen seinen Händchen. Wenn man dem Kinde die Möglichkeit läßt, sich so herrlich zu unterhalten, wird sein kleiner Geist angeregt, es wird von Lebensfreude erfüllt und liebt das Leben genauso, wie etwa ein Erwachsener ein gutes Konzert hört oder sich verliebt. Ein kleines Kind, das immer streng ermahnt wird, nur ja seine Sachen nicht schmutzig zu machen, das nicht nach Herzenslust auch einmal im Matsch buddeln darf und sich diese Ermahnungen zu Herzen nimmt, wird seelisch verkrampft werden. Kinder, die dazu erzogen werden, sich ängstlich vor jedem Fleckchen zu hüten, werden auch in anderer Beziehung überängstlich sein und keine Chance haben, sich zu einem unabhängigen, warmherzigen und dem Leben gegenüber aufgeschlossenen Menschen zu entwickeln, der sie doch eigentlich werden sollten.

Natürlich braucht man nun nicht alles über sich ergehen zu lassen, was ein kleines Kind anzurichten in der Lage ist. Aber wenn man seinem Sprößling Einhalt gebieten muß, sollte man es auf eine freundliche Weise tun, man sollte das Kind nicht beschimpfen und nicht einschüchtern; am besten ist es, man bietet ihm einen Ersatz an, der es vollauf befriedigt. Wenn das Kind in seinen Sonntagskleidern mit Kleckermatsch spielen möchte, dann ziehe man es zuvor um und stecke es in alte Sachen. Wenn es eine alte Bürste in die Finger kriegt und das Haus anmalen will, lasse man es ruhig »arbeiten« (mit einem Eimer und Wasser als Farbe), auf dem Kachelfußboden der Küche oder des Badezimmers kann es nach Herzenslust »anstreichen«.

533. Gute Manieren stellen sich ganz von selbst ein. Es ist nicht sehr sinnvoll, dem Kind als erstes beizubringen, wie es »Bitte« und »Danke schön« zu sagen habe. Am wichtigsten ist es, daß das Kind andere Menschen erst einmal mag. Wenn es nicht bereit ist, die anderen gern zu haben, wird es schwer sein, ihm auch nur die äußeren Regeln der Höflichkeit beizubringen. Das Kind muß sich ganz allmählich und ohne daß es dazu gezwungen wird, an andere Menschen gewöhnen. Eltern sind oft so stolz auf ihr Kind (besonders, wenn es das erste ist), daß sie es jedem Besucher sofort vorführen und am liebsten eine kleine Konversation zwischen dem Kind und dem Besucher anregen. Ein zweijähriges Kind aber findet das höchst überflüssig und lästig. Schon wenn es sieht, daß die Eltern jemanden begrüßen, bekommt es Angst und bezieht Abwehrstellung, weil es aus Erfahrung weiß, daß es nun gleich herbeigeholt und vorgeführt wird. Es ist sehr viel richtiger, wenn man einem Kind in den ersten drei bis vier Jahren Zeit läßt, sich an Fremde zu gewöhnen. Ein Kind von drei oder vier Jahren beobachtet den Fremden, der mit seiner

Mutter spricht, sehr aufmerksam einige Minuten lang. Dann plötzlich mischt es sich in die Unterhaltung, indem es etwas sagt: »Das Wasser ist heute im Klosett übergelaufen und hat alles überschwemmt.« Das ist zwar nicht das, was man unter gutem Benimm nach Knigge versteht, aber es ist ein erster Annäherungsversuch, und das Kind glaubt, daß es ein so faszinierendes Ereignis auch den anderen mitteilen müsse. Wenn diese Einstellung Fremden gegenüber erhalten bleibt, wird das Kind bald lernen, sich in einem freundlichen konventionellen Umgangston mit seiner Umwelt zu unterhalten.

Der wichtigste Punkt bei der Erziehung zur Höflichkeit aber ist das Beispiel in der Familie. Haben die anderen Mitglieder der Familie einen liebevollen und freundlichen Umgangston untereinander, dann wird das Kind ganz von allein diesen Ton annehmen. Es wird »bitte« und »danke« sagen, weil die ganze Familie es sagt und es auch meint. Es findet es wunderbar, sein Mützchen zu ziehen wie Papa seinen Hut, wenn eine Dame vorübergeht. Denn so wie Papa möchte der kleine Junge auf alle Fälle auch sein. Natürlich muß man ein Kind auch *lehren*, wie es höflich und aufmerksam zu sein hat. Wenn das aus einem freundlichen Geist heraus geschieht, wird es stolz darauf sein zu lernen. Wichtiger noch: Jedermann hat ein gut erzogenes Kind gern und ist unwillkürlich voreingenommen gegen gedankenlose, schlecht erzogene und unhöfliche Kinder. Die Eltern schulden es also ihrem Kind, daß sie ein liebenswertes Geschöpf aus ihm machen. Die Anerkennung, die ein Kind erringt, läßt es in Erwiderung noch freundlicher sein.

Wenn man ein Kind seiner Manieren wegen tadeln muß, sollte man es tun, wenn man mit ihm allein ist, nicht in Gegenwart anderer Leute.

Disziplin

534. In den letzten Jahrzehnten haben sich Psychologen, Pädagogen, Psychoanalytiker, Kinderpsychiater und Kinderärzte in vielen wissenschaftlichen Studien mit der Kinderpsychologie befaßt. Die Eltern waren gespannt, die Ergebnisse zu erfahren, und in Zeitungen, in Zeitschriften ist viel darüber veröffentlicht worden. Man hat, nach und nach, manches gelernt, z. B., daß Kinder die Liebe ihrer Eltern mehr brauchen als sonst irgend etwas; daß sie von allein an sich arbeiten, um möglichst erwachsen zu sein und Verantwortung zu tragen; daß viele von denen, die in die größten Schwierigkeiten geraten, viel eher unter einem Mangel an Liebe gelitten haben als unter einem Mangel an Strenge; daß Kinder mit Eifer lernen, wenn sie von verständnisvollen Lehrern unterrichtet werden und die Aufgaben ihrer Entwicklungsstufe entsprechen; daß Gefühle der Eifersucht Brüdern und Schwestern gegenüber und gelegentlicher Zorn auf die Eltern ganz natürlich sind und daß sich ein Kind dessen nicht zu schämen brauche; daß ein kindliches Interesse an den Dingen des Lebens und in einiger Hinsicht auch des Geschlechts ganz normal sei; daß eine zu heftige Unterdrückung aggressiver Gefühle und sexuellen Interesses zu Neurosen führen könne; daß unbewußte Gedanken einen ebensolchen Einfluß ausüben können wie bewußte Gedanken; daß jedes Kind eine Persönlichkeit für sich sei und daß man ihm erlauben solle, es zu sein.

All diese Eigenschaften erscheinen heute selbstverständlich, doch als sie zum ersten Male klar ausgesprochen wurden, fand man sie erstaunlich. Viele von ihnen standen im Gegensatz zu dem, was man jahrhundertelang für richtig befunden hatte. Es ist unmöglich, so viele tief eingewurzelte Maximen und Gesetze der Kindererziehung zu ändern, ohne daß viele Eltern dadurch verwirrt oder zu Widerspruch gereizt werden. Eltern, die selbst eine sehr liebevolle und von ihren eigenen Eltern klug geleitete Kindheit erlebt haben und außerdem einsichtsvoll sind, werden am wenigsten von diesem Wechsel der Anschauungen betroffen gewesen sein. Sie haben interessiert von all diesen neuen Ideen gehört und mögen ihnen selbst zugestimmt haben. Wenn sie dann der Aufgabe gegenüberstanden, die eigenen Kinder zu erziehen, werden sie es doch genauso getan haben wie ihre eigenen Eltern. Und der Erfolg wird ebensogroß sein, wie er in ihrer eigenen Kindheit gewesen ist. Dies ist die ganze natürliche Art und Weise, Kindererziehung zu erlernen: indem man selbst das Kind einer glücklichen, verantwortungsbewußten Familie war.

535. Einige häufige Mißverständnisse. Die Eltern aber, die selbst nicht allzuviel Glück in ihrer eigenen Kindheit erfahren haben, fanden all diese neuen Ideen zunächst abwegig, und es fiel ihnen schwer, sie zu begreifen. Viele von ihnen waren immer noch von einem Gefühl teils des Ressentiments, teils der Schuld belastet, wenn sie an das gespannte Verhältnis zu ihren eigenen Eltern zurückdachten. Sie wollen es ganz gewiß vermeiden, daß ihre eigenen Kinder ein ähnliches Gefühl ihnen gegenüber hegen. Aus diesem Grunde haben sie die neuen Theorien sehr eingehend studiert. Sie haben z. B. gelesen, daß alles, was Kinder brauchen, Liebe ist. Daß man ihnen erlauben sollte, ihre gewalttätigen Anwandlungen Eltern und Geschwistern gegenüber ruhig auszutoben; daß, wenn immer irgend etwas schiefgeht, es die Schuld der Eltern sei; daß Kinder, die sich schlecht benehmen, nicht gestraft, sondern mit größerer Liebe behandelt werden müßten. All diese halben Wahrheiten und falsch verstandenen Theorien erweisen sich als gefährlich, wenn man sie zu weit treibt. Sie ermutigen die Kinder, unbescheiden und aufsässig zu werden. Sie sind dafür verantwortlich, wenn Kinder sich schlecht benehmen und dann von Schuldgefühlen befallen werden. Sie treiben Eltern dazu, Übermenschen sein zu wollen. Wenn die Kinder sich schlecht benehmen und ungezogen sind, versuchen die Eltern eine Weile, ihren Zorn zu unterdrücken, aber irgendwann werden sie explodieren, dann fühlen sie sich schuldig und entmutigt, das aber löst wiederum weitere Ungezogenheiten bei den Kindern aus.

Manchmal trifft man Eltern, die selbst sehr höfliche Menschen sind und ihren Kindern doch erlauben, abscheulich unartig nicht nur ihnen selbst gegenüber, sondern auch zu Fremden zu sein. Es scheint, als ob sie es gar nicht bemerkten. Wenn man der Sache auf den Grund geht und das Verhalten dieser Eltern genau betrachtet, so wird man meist feststellen, daß sie in ihrer eigenen Kindheit ständig ermahnt worden sind, gut zu sein, und daß sie all ihre natürlichen Gefühle unterdrücken mußten. Nun wollen sie, zum Teil vielleicht unbewußt, ihre Kinder nicht unter einen gleichen Druck zur Güte setzen, und sie lassen ihrem eigenen Fleisch und Blut alle Freiheit, sich auszutoben, die man ihnen selbst vorenthalten hat. Als Alibi für sich selbst werden sie immer sagen, daß sie sich nach den neuesten Theorien der Kindererziehung richten.

536. Schuldgefühle der Eltern können Erziehungsprobleme heraufbeschwören. Es gibt viele Situationen, in denen Eltern sich dem einen oder anderen ihrer Kinder gegenüber ein bißchen schuldig fühlen können: die Mutter, die nebenbei einen Beruf hat und zur Arbeit geht, ohne daß sie sich klargemacht hat, wie sehr ihr Kind dadurch vernachlässigt wird; Eltern, die ein Kind mit einem körperlichen oder geistigen Schaden haben; Eltern, die ein Kind adoptiert haben und nun das Gefühl nicht loswerden, daß sie sich zuviel aufgebürdet oder daß sie eine gute Tat getan haben, indem sie das Kind eines anderen aufnahmen und nun großziehen; Eltern auch, die sich mit Kinderpsychologie beschäftigt haben und wissen, was alles man falsch machen kann - sie werden unter Umständen unsicherer sein als Eltern, die aus natürlichem Instinkt heraus das Richtige tun.

Was immer auch der Grund für diese Schuldgefühle sein mag - sie sind hinderlich bei der Erziehung des Kindes und belasten nicht nur die Eltern, sondern am Ende auch das Kind. Die Eltern werden dazu neigen, von ihrem Kind zuwenig, von sich selbst aber zuviel zu verlangen. Die Mutter wird im allgemeinen von diesem Problem mehr betroffen sein, da sie sich den Tag über direkt mit der Sorge um das Kind und mit seiner Erziehung beschäftigt, aber manchmal wird für den Vater das gleiche gelten. Die Mutter wird oft selbst dann, wenn ihre Geduld auf eine allzu harte Probe gestellt wird, noch versuchen, freundlich und versöhnlich zu sein, während das Kind tatsächlich einmal eine energisch feste Hand brauchte.

Ein Kind aber weiß genau wie ein Erwachsener recht gut, wann es zu weit gegangen ist, wann es ungezogen und rüde ist, auch wenn seine Mutter versucht, es nicht zu bemerken. Innerlich hat es ein schlechtes Gewissen, und es wäre ihm sehr lieb, wenn man es an weiteren Unarten hinderte. Doch wenn man es nicht zurechtweist, wird es aus einem zunächst noch unbewußten Drang heraus in immer stärkerem Maß ungezogen sein. Es benimmt sich so, als wollte es sagen: »Wie schlecht muß ich mich eigentlich benehmen, bis es euch zuviel wird?«

Unter Umständen wird es sich so provozierend benehmen, daß der Geduldsfaden der Mutter endlich reißt. Sie schimpft oder sie bestraft den kleinen Sünder. Der Friede ist wiederhergestellt. Doch die Schwierigkeit bei den Eltern, die mit Schuldgefühlen belastet sind, liegt darin, daß sie sich schämen, wenn sie einmal die Geduld verlieren. Haben sie ihr Kind schließlich einmal bestraft, versuchen sie hinterher, es zu trösten. Manchmal auch nehmen sie die Strafe wieder zurück oder erlassen dem Kind den Rest der Strafe. Auf alle Fälle sind sie inkonsequent.

All das klingt sehr kompliziert und vielleicht übertrieben. Doch wenn man sich nicht vorstellen kann, daß es diese Probleme gibt, dann zeigt das nur, daß man selbst von derartigen Schuldgefühlen gottlob nicht geplagt wird. Tatsächlich aber bedeuten sie kein so sehr seltenes Problem. Die meisten aller verantwortungsbewußten Eltern lassen dem Kind hin und wieder einmal etwas durchgehen, wenn sie das Gefühl haben, daß sie ungerecht oder achtlos waren. Aber sie finden ihr Gleichgewicht schnell zurück. Wenn jedoch Eltern sagen: »Wir haben das Gefühl, daß wir mit unserem Kind nicht fertig werden«, so ist das ein Zeichen dafür, daß die Eltern unter einem Schuldkomplex leiden und zu nachgiebig sind. Das Kind reagiert darauf mit ständiger Provokation. Kein Kind ist von Natur aus so geartet, daß es seine Eltern derart irritiert. Wenn die Eltern herausfinden, daß sie und in welcher Hinsicht sie zu nachgiebig sind, wenn sie sich selbst korrigieren und das Kind fester an die Hand nehmen, werden sie in den meisten Fällen mit Freude feststellen, daß ihr Kind sich nicht nur besser benimmt, sondern auch viel glücklicher ist. Auch die Eltern werden ihr Kind dann mehr lieben können, und die ganze Atmosphäre wird eine wärmere und zufriedenere sein.

537. Man kann beides sein: fest und freundlich zugleich. Ein Kind braucht das Gefühl, daß Mutter und Vater - wie liebevoll sie auch immer sind - ihre eigenen Rechte haben, daß sie fest bleiben können und daß sie das Kind nicht unvernünftig oder wissentlich ungezogen sein lassen. Das Kind, wenn es das weiß, wird seine Eltern mehr lieben. Dieses Wissen erzieht es von Anfang an dazu, mit anderen Leuten vernünftig umzugehen. Das verwöhnte Kind ist nicht glücklich, nicht einmal in seinem eigenen Heim. Und wenn es in die Welt hinauskommt, ob das nun mit 2, mit 4 oder mit 6 Jahren geschieht -, wird es zunächst einen argen Schock zu überwinden haben. Es wird merken, daß keiner bereit ist, sich nach ihm zu richten und all seine Wünsche zu erfüllen; im Gegenteil - niemand mag es leiden, da es selbstsüchtig und verwöhnt ist, oder aber es muß unter vielen bitteren Erfahrungen lernen, wie man seine Selbstsucht zügelt.

Viele Eltern erlauben ihrem Kind eine Zeitlang, ihnen auf der Nase herumzutanzen - bis ihre Geduld erschöpft ist. Und dann werden sie zornig. Aber weder das eine noch das andere ist wirklich nötig. Wenn Eltern ein gesundes Selbstbewußtsein haben, setzen sie ihren Willen durch, solange sie noch überlegen und ruhig bleiben können. Wenn z. B. ein Kind darauf besteht, in einem Spiel fortzufahren, die Mutter aber ermüdet ist oder keine Zeit mehr hat, sollte sie freundlich, aber bestimmt sagen: »Ich bin jetzt müde, jetzt ruhe ich mich ein Weilchen aus und lese ein Buch, und du kannst auch ein Buch lesen.« Will das Kind mit seinem Spiel immer noch nicht aufhören und schafft man es mit Güte allein nicht, dann kann man ruhig energisch werden, auch wenn es zunächst für eine Minute Gebrüll gibt.

538. Natürlicher Zorn. Man sollte das Kind wissen lassen, daß es ganz normal sei, wenn es hin und wieder wütend und bockig wird. Wenn ein Kind ungezogen gegen seine Eltern wird - vielleicht, weil es gestraft werden mußte oder weil es eifersüchtig auf seine Geschwister ist -, sollten die Eltern ihm sofort Einhalt gebieten und darauf bestehen, daß es wieder höflich und artig ist. Aber zur gleichen Zeit könnten die Eltern ihm auch erzählen, daß sie sehr wohl wüßten, daß alle Kinder hin und wieder ungezogen seien. Sie könnten durchaus verstehen, daß man einmal wütend wird, aber dann müsse man hinterher auch wieder vernünftig sein. Das scheint vielleicht ein Widerspruch in sich und klingt so, als wollte man widerrufen, daß man eben zuvor das Kind ermahnt habe, artig zu sein. Alle pädagogischen Untersuchungen haben ergeben, daß ein Kind glücklicher ist und sich besser benimmt, wenn seine Eltern auf gutem Benehmen bestehen. Doch gleichzeitig hilft es dem Kind, wenn es weiß, seine Eltern haben Verständnis für gelegentliche Wutanfälle und tragen sie ihm nicht nach. Es kommt dann viel leichter über sein »Böckchen« und seinen akuten Ärger hinweg, und es setzen sich keine Schuldgefühle im Unterbewußtsein fest.

539. Man frage ein Kind nicht, ob es dieses oder jenes möge, sondern tue, was notwendig ist. Es kommt immer wieder vor, daß Mütter in die Gewohnheit verfallen, ihre kleinen Kinder zu fragen: »Möchtest du jetzt dein Breichen essen?« oder »Wollen wir uns jetzt anziehen?« oder »Mußt du wohl ein Bächlein machen?« Die Antwort des Kindes wird in 95 von 100 Fällen »Nein« heißen, und dann muß die

Mutter mit vielen Worten versuchen, das Kind zu überreden, das zu tun, was doch nicht zu vermeiden ist. Es ist viel richtiger, dem Kind erst gar nicht die Wahl zu lassen. Wenn es Zeit zum Essen ist, trägt oder führt man es an den Tisch und unterhält sich dabei mit ihm, um es abzulenken, über das, was es gerade im Sinn hat. Wenn die Zeit heran ist, daß es aufs Töpfchen muß, setze man es darauf, ohne viel zu fragen.

Indessen kann man, wenn man ein Kind in einem Spiel unterbrechen muß, das es gerade sehr fesselt, ihm kleine psychologische Stützen geben. Wenn das Zweijährige vor der Schlafenszeit mit seinem Stoffhund spielt, könnte man sagen: »Komm, wir bringen den Bello jetzt zu Bett«; wenn der Dreijährige auf das Töpfchen im Badezimmer gesetzt werden muß und gerade so herrlich mit seinem Auto spielte, kann man ihm sagen, was für eine weite Reise das doch sei und ob das Auto wohl die lange Strecke bis zum Badezimmer zurücklegen könne? Erleichtert man es den Kindern auf solche Weise, mit dem Spiel aufzuhören und das zu tun, was zunächst noch störende Unterbrechung ist, wird man ihnen über manche Klippe hinweghelfen.

Je älter das Kind wird, desto weniger läßt es sich jedoch ablenken, desto mehr konzentriert es sich auf seine jeweilige Beschäftigung. Dann nützt es mehr, wenn man ihm eine kleine freundliche Verwarnung erteilt. Wenn ein Junge von 4 Jahren eine halbe Stunde lang damit beschäftigt gewesen ist, aus Klötzchen ein Segelschiff zusammenzubauen, und es wird allmählich Zeit, zu Bett zu gehen, kann man etwa sagen: »Nun richte noch schnell die Segel auf, ich will noch sehen, wie es dahinschwimmt, bevor du ins Bett gehst.« Das ist besser, als wenn man es ohne Warnung aus seinem Spiel herausreißt. Natürlich braucht auch diese Taktik den Kindern gegenüber viel Geduld, die man nicht immer hat.

540. Man soll kleinen Kindern nicht zuviel Gründe nennen. Es kann durchaus geschehen, daß man ein Kind im Alter von ein bis drei Jahren dadurch verwirrt und belastet, daß man ihm für alle Anordnungen und Verweise Gründe sagt. Die Mutter eines zweijährigen Jungen etwa versucht immer, ihn mit exakten Erklärungen dazu zu bringen, zu gehorchen: »Hänschen, du mußt die Brille vom Onkel Doktor liegen lassen – wenn du sie kaputt machst, kann er nicht mehr sehen.« Hänschen guckt die Brille mit einem sehr besorgten Ausdruck an und sagt: »Der Onkel Doktor kann nicht sehen.« Eine Minute später versucht er, die Tür zur Straße zu öffnen, seine Mutter warnt ihn: »Geh nicht aus der Tür, Hänschen. Hänschen könnte verlorengehen, und Mami weiß dann nicht, wo er ist.« Das arme Hänschen wälzt diese neue Gefahr in seinem Kopf und wiederholt: »Mami weiß nicht, wo er ist.« Es ist schlimm für ihn, damit fertig zu werden, daß das Leben so gefährliche Dinge bereithält. Seine Phantasie wird unnötig mit Pessimismus belastet. Ein zweijähriges Kind sollte sich nicht damit befassen müssen, was dabei herauskommt, wenn es dies oder jenes tut. Das soll nun nicht heißen, daß man ein Kind niemals warnen soll; man soll es nur nicht unnötig damit belasten, daß man ihm allerlei noch unverdauliche Ideen in den Kopf setzt. Es gibt Mütter, die glauben, daß sie einem Kind von drei Jahren eine vernünftige Erklärung für alles, was sie tun oder was das Kind tun soll, geben müßten. Wenn es Zeit zum Spazierengehen ist, werden diese Mütter es niemals fertigbringen, das Kind einfach und ganz selbstverständlich anzuziehen und mit ihm auszugehen, nein, sie sagen: »Wollen wir jetzt unseren Mantel anziehen?« – »Nein«, sagt das Kind. »Oh, aber wir wollen doch spazierengehen, die Luft ist so schön.« Das Kind ist es gewöhnt, daß die Mutter sich verpflichtet fühlt, für alles einen Grund anzugeben, und das ermutigt das kleine Wesen, auch seine eigene Meinung zu sagen und zu streiten. Es wird also jetzt sagen: »Warum?« – doch nicht etwa, weil es das wirklich wissen will: »Frische Luft ist gesund, davon bekommst du Appetit und wirst groß und stark.« – »Warum?« fragt das Kind, und so geht es weiter und weiter den ganzen lieben langen Tag. Dieses sinnlose Hin und Her von Frage und Antwort macht durchaus kein vernünftigeres Kind aus ihm und wird es nicht davon überzeugen, daß seine Mutter ein vernünftiger, zu respektierender Mensch sei. Das Kind wäre viel glücklicher und würde sich viel sicherer bei seiner Mutter fühlen, wenn sie eine Atmosphäre von ruhigem Selbstvertrauen ausstrahlte und das Kind in einer freundlichen, aber bestimmten Art durch den Tag steuerte.

Sehr kleine Kinder bewahre man vor gefährlichen oder verbotenen Dingen und Situationen, indem man sie aufnimmt und sie mit etwas anderem Interessanten, aber Harmlosen ablenkt. Wenn das Kind älter wird und begreift, was man ihm sagt, sollte man es mit einem beiläufigen »Nein« ermahnen und es noch intensiver ablenken. Wenn es eine Erklärung oder einen Grund zu hören wünscht, sollte man dem Kind in einfachen Worten klarmachen, worum es geht. Man braucht aber nicht anzunehmen, daß ein Kind für jede Anordnung, die man ihm zuteil werden läßt, eine Erklärung haben möchte. Das Kind weiß im Grunde, daß es noch unerfahren ist, und es rechnet damit, daß seine Eltern es vor Gefahr bewahren. Es fühlt sich sicher, wenn es weiß, die Eltern passen auf, daß ihm nichts geschieht, vorausgesetzt, daß man es auf verständnis- und taktvolle Art tut.

541. Wutanfälle. Im Alter zwischen ein und drei Jahren haben fast alle Kinder hin und wieder einmal einen Wutanfall, ihr »Böckchen«. In diesem Alter entwickelt sich die Persönlichkeit des Kindes, und es wird sich seiner eigenen Wünsche bewußt. Wenn sie abgeschlagen oder nur einfach nicht erfüllt werden, merkt das Kind es schon ganz gut und wird dann ärgerlich. Für gewöhnlich ist das aber noch kein Grund, daß es seine Eltern, die ihm den Wunsch nicht erfüllt haben, angreift. Vielleicht sind die Erwachsenen noch zu überwältigend groß und zu unbegreiflich. Sein Kampfgeist ist im übrigen auch noch nicht voll entwickelt.

Wenn der Ärger in einem kleinen Kind hochschießt und es aufbringt, fällt ihm nichts Besseres ein, als diesen Zorn am Fußboden und an sich selbst auszulassen. Es wirft sich auf die Erde, schreit und trommelt mit Händen und Füßen und vielleicht auch mit seinem Kopf auf die Erde.

Ein Wutanfall hin und wieder hat nichts zu bedeuten. Gründe dafür gibt es immer: Hunger, Ermüdung oder man verlangt einfach zuviel vom Kind (die meisten Wutanfälle im Kaufhaus zählen dazu). Ist das der Grund, kann die Mutter den Auslöser ignorieren und gleich das Grundproblem ansprechen: »Du bist jetzt müde und hungrig, nicht wahr? Komm, wir gehen nach Hause. Dann essen wir etwas und gehen ins Bett. Dann ist dir besser.« Häufige Wutanfälle lassen auch darauf schließen, daß die Mutter es nicht versteht, ihr Kind mit Verständnis und kluger Geduld zu behandeln. In diesem Falle wären mehrere Fragen zu stellen: Hat das Kind genügend Möglichkeiten, im Freien zu spielen, und zwar an einem Ort, wo die Mutter nicht dauernd daneben steht und aufpassen muß, und hat das Kind dort Geräte, an denen es klettern und sich ausarbeiten kann? Und zu Hause, hat es dort genug Spielsachen oder Küchengeräte, mit denen es spielen kann, und ist der Haushalt so eingerichtet, daß die Mutter ihm nicht alles und jedes verbieten muß? Erregt die Mutter vielleicht, ohne daß sie es selbst merkt, seinen Widerspruch, indem sie es ständig ermahnt, dies und das zu tun, anstatt daß sie dem Kind hilft, zunächst mit allen Schwierigkeiten fertig zu werden? Wenn sie sein Spiel unterbrechen und es ins Haus oder zum Essen holen muß – tut sie es dann vielleicht zu abrupt, ohne daß sie dem Kind die Übergänge vom Spiel zu den Pflichten des Daseins erleichtert? Wenn sie sieht, daß sich ein Sturm zusammenbraut – wird sie ihn grimmig entschlossen mit sozusagen geballter Energie erwarten oder wird sie ihn ablenken und das Schlimmste sich in anderer Richtung austoben lassen?

Man kann nicht allen Wutanfällen ausweichen. Eine Mutter hätte übernatürliche Kräfte, wenn es ihr Gelänge, so viel Geduld und Klugheit aufzubringen. Wenn der Sturm losbricht, sollte man ihn beiläufig über sich ergehen lassen und auf diese Weise dem Kind und sich selbst helfen, damit fertig zu werden. Ganz gewiß soll man nicht resignieren und das Kind aus Schwäche gewähren lassen, dann nämlich würde es Wutanfälle bekommen, sooft es ihm Spaß macht. Doch man kann in solch einem Moment ein Kind nicht zur Rede stellen, weil es nicht in der Lage ist, seinen Irrtum einzusehen. Wenn man selbst in Zorn entflammt, wird das Kind sich noch weniger schnell beruhigen können. Man muß ihm die Möglichkeit geben, seinen »Bock« von selbst und freiwillig zu überwinden.

Das eine Kind kommt am schnellsten wieder zu sich, wenn die Mutter aus seinem Blickfeld entschwindet und ihrer Tätigkeit nachgeht, als ob ihr des Kindes Zorn gar nichts ausmache. Das andere Kind, das vielleicht mehr Selbstbewußtsein und Stolz besitzt, wird seinen Zorn solange auskosten, bis die Mutter ihm mit einer freundlichen und versöhnlichen Geste entgegenkommt. Sie könnte sich dem Kind zuwenden und so tun, als sei ihr etwas Hübsches eingefallen, was man jetzt unternehmen sollte; sie könnte den kleinen Schreihals auf den Arm nehmen und ihm zeigen, daß alles halb so schlimm und das Ärgste vorüber ist.

Es ist natürlich höchst unangenehm, wenn ein Kind mitten auf einer belebten Straße einen Wutanfall bekommt. Dann ist es das beste, man nimmt es schnell auf den Arm, mit einem Lächeln, wenn man das fertigbringt, und bringt es an eine verhältnismäßig ruhige Stelle, wo das eigene Gemüt und das Kind sich erst einmal wieder abkühlen können.

Oft brüllt ein Kind so sehr, daß es keine Luft mehr bekommt und blau anläuft - das kann durchaus ein Ausdruck der Erregung und seines Temperaments sein. Solche Augenblicke ängstigen eine Mutter sehr, aber sie sollte versuchen, mit Vernunft darüber hinwegzukommen, damit das Kind es sich nicht angewöhnt, übermäßige Wut zu einer Taktik werden zu lassen, mit der es die Mutter zwingt, ihm seinen Willen zu erfüllen. Siehe Abschnitt 368.

542. Ist Strafe notwendig? Die einzige Antwort darauf ist, daß gute Eltern wissen, daß sie ihr Kind hin und wieder einmal strafen müssen. Vielleicht gibt es einige wenige Eltern, die es fertigbringen, ihre Kinder mit Erfolg zu erziehen, ohne das Mittel der Strafe jemals anzuwenden. Es hängt viel davon ab, wie die Eltern selbst erzogen worden sind. Wenn sie mit guten Gründen hin und wieder einmal eine Strafe erhalten haben, werden sie es für richtig finden, in ähnlichen Situationen ihre eigenen Kinder auch zu strafen. Und wenn sie nur durch das gute Vorbild mit Vernunft und Verständnis erzogen worden sind, werden sie versuchen, ihre Kinder ähnlich zu behandeln. Es kann jedoch nicht verheimlicht werden, daß es eine ganze Menge sehr unerzogener Kinder gibt: Ein Teil dieser Kinder wird viel gestraft, andere haben nie Strafen erhalten. Man kann also weder sagen, daß es immer wirkt, wenn man die Kinder mit gelegentlichen Strafen erzieht, noch daß es besser wäre, sie ganz zu vermeiden. All das hängt von den Erziehungsprinzipien der Eltern im ganzen ab.

Bevor wir uns aber eingehender mit dem Thema »Strafen« befassen, sollten wir uns klarmachen, daß sie *niemals* das Hauptelement der Erziehung sind - Strafe ist lediglich ein etwas kräftiger Hinweis für das Kind, daß die Eltern das, was sie sagen, auch meinen und befolgt wissen wollen. Wir alle kennen Kinder, die viel geohrfeigt, geschlagen und ausgeschimpft wurden und doch sehr ungezogen sind. Viele Verbrecher haben die Hälfte ihres Lebens im Gefängnis verbracht, und doch waren sie jedesmal, wenn sie entlassen wurden, kurze Zeit später wieder in eine neue Untat verwickelt.

Die beste Basis für eine gute Erziehung ist es, wenn das Kind in einer liebevollen Familie aufwächst – es ist so wichtig, daß es geliebt wird und lernt, die anderen wiederzulieben. Der Mensch möchte gern freundlich und aufgeschlossen sein – jedenfalls zumeist –, weil er dazu geschaffen ist, in Gemeinschaft zu leben, und weil er gern auch von anderen geliebt werden möchte. (Gewohnheitsverbrecher sind Menschen, die in ihrer Kindheit nicht genug Liebe genossen haben, so daß sie ihrerseits auch kein Gefühl dafür haben – viele von ihnen sind sogar mißhandelt worden.) Im allgemeinen wird ein Kind etwa im Alter von 3 Jahren damit anfangen, freiwillig etwas abgeben zu wollen – nicht nur, weil seine Mutter das von ihm verlangt und es erinnert (obwohl auch das manchmal hilft), sondern weil seine Zuneigung zu anderen Kindern sich jetzt allmählich entwickelt.

Ein anderes sehr vitales Element der Erziehung ist der Wunsch des Kindes, den Eltern so sehr wie möglich zu gleichen. Es strengt sich an, höflich und zivilisiert und pflichtgetreu zu sein, und zwar kann man diesen Zug der Entwicklung vor allem im Alter von drei bis sechs Jahren beobachten (Abschnitt 602). Dies ist die Zeit, in der sich kleine Jungen an männliche Freunde anschließen; sie wollen in Gefahr genauso tapfer sein wie ein Mann, höflich zu Damen und zuverlässig bei der Erledigung einer Aufgabe, wie Papa es ist. Und dies ist auch das Alter, in dem das Mädchen angeleitet wird, im Haushalt kleine Dienste und Pflichten zu übernehmen, und in dem es mit großer Liebe an kleinen Babies hängt (Puppen eingeschlossen) und zärtlich zu anderen Familienmitgliedern ist, wie sie es der Mama abgeguckt hat.

543. Zur täglichen Aufgabe der Eltern gehört es, die Kinder durch Festigkeit zu leiten. Obwohl Kinder den Hauptteil ihrer Erziehung der Liebe und dem Trieb zur Nachahmung verdanken, bleibt, wie man weiß, immer noch eine Menge für die Eltern zu tun übrig. Mit dem Auto verglichen, liefert das Kind die Energie, die Eltern müssen das Steuer übernehmen. Einige Kinder sind fordernder als andere – sie sind aktiver, impulsiver und hartnäckiger. Dann braucht man mehr Kraft, damit sie nicht aus der Spur brechen. Die Motive des Kindes sind in den meisten Fällen gut, aber das Kind hat noch nicht die Erfahrung und Ausdauer, die man braucht, um auf dem richtigen Weg zu bleiben. Die Eltern müssen sagen: »Nein, über die Straße darf man nicht gehen, das ist zu gefährlich.« Oder: »Damit darfst du nicht spielen, du könntest jemanden verletzen.« Oder: »Das Dreirad können wir nicht mit nach Hause nehmen, das gehört Fritzchen.« Und so weiter. Wieweit die Führung der Eltern Erfolg hat, hängt davon ab, ob sie auf vernünftige Weise ihren Willen durchsetzen (es ist unmöglich, daß man seinen Willen *immer* durchsetzt), ob man wirklich *meint*, was man sagt, und ob man einem Kind mit gutem Grund etwas verbietet oder befiehlt - und nicht nur, weil man glaubt, daß man dem Kind seine eigene Macht zeigen müsse.

Man sitzt nicht neben einem kleinen Kind, beobachtet, wie es irgend etwas kaputtmacht, und bestraft es dann hinterdrein. Man greift aber schließlich doch zum Mittel der Strafe in den Augenblikken, in denen man mit ruhiger Konsequenz nichts auszurichten scheint. Ein Kind ist manchmal in der Stimmung, daß es ausprobieren will, ob ein Verbot, das ihm wohl bewußt ist, immer noch Geltung hat. Oder es ist sehr verärgert und absichtlich ungezogen. Vielleicht auch macht es etwas sehr Kostbares kaputt, aus Achtlosigkeit oder aus Übermut. Manchmal auch fällt der Moment, in dem ein Kind unartig ist, mit einem anderen Ärgernis zusammen, oder das Kind ist auf der Straße achtlos und wäre fast in Gefahr geraten, überfahren zu werden. In solchen Situationen kochen der Ärger oder die Sorge in der Mutter über, und sie gibt dem Kind einen Klaps oder schimpft es aus.

Den besten Beweis dafür, ob man mit der Bestrafung recht getan hat, wird das Verhalten des Kindes selbst erbringen. Wenn das Kind bockiger, ungezogener und aggressiver ist, als zuvor, dann waren die Erziehungsmaßnahmen zweifellos falsch. Wenn das Kind über Gebühr zerknirscht ist und sich die Sache sehr zu Herzen nimmt, ist man zu energisch geworden. Jedes Kind reagiert auf Strafen anders.

Es gibt Zeiten, in denen das Kind aus Ungeschick oder aus Achtlosigkeit einen Teller zerschlägt oder ein Loch in sein Höschen reißt. Wenn es in einem liebevollen Verhältnis zu seinen Eltern steht, wird es über solche kleinen Mißgeschicke selbst unglücklich sein, und es ist nicht nötig, daß man es dafür bestraft. Manchmal muß man es dann sogar trösten. Ein Kind zu schelten, das von sich aus schon beschämt ist, wäre falsch. Man würde es verwirren, unter Umständen sein Bedauern in das Gegenteil verkehren und Streitlust in ihm entfachen.

Bei älteren Kindern, die mit dem Geschirr immer dummes Zeug und ständig etwas kaputtmachen, hilft es manchmal, wenn man sie Ersatz von ihrem eigenen Taschengeld kaufen läßt.

Das Kind von sechs Jahren entwickelt einen ausgesprochenen Sinn für Gerechtigkeit und sieht es ein, wenn eine Strafe angebracht ist. Bevor es sechs Jahre alt ist, sollte man aber nicht immer auf der Logik von Unart und Strafe beharren – bei einem Kind *unter* drei Jahren ist sie noch vollends überflüssig. Es hat keinen Zweck, in kleinen Kindern belastende Schuldgefühle zu wecken. Im Alter von ein und zwei Jahren ist es die Aufgabe der Eltern, das Kind zu behüten und vor Schwierigkeiten und Gefahren zu schützen, es ist noch nicht notwendig, die eigene Verantwortlichkeit in einem so kleinem Kind wecken zu wollen.

Einige Eltern glauben, daß »Stubenarrest« ein gutes Mittel der Erziehung sei. Doch das hat einen anderen Nachteil: auf diese Weise wird einem Kind sein Zimmer als Gefängnis erscheinen. In manchen Familien – und das scheint die bessere Methode zu sein – setzt man kleine Kinder zur Strafe lediglich auf einen bestimmten Stuhl, wo sie ein paar Minuten sitzen bleiben müssen, ohne daß sie herunterkrabbeln dürfen.

Drohungen sollte man möglichst vermeiden. Sie sind bestenfalls geeignet, die Disziplin zu schwächen. Es scheint, flüchtig gesehen, ganz vernünftig, zu sagen: »Wenn du mit deinem Dreirad nicht von der Straße wegbleibst, muß ich es Dir wegnehmen.« Aber im Grunde ist eine Drohung für ein Kind nur eine Herausforderung, denn sie schließt die Möglichkeit ein, daß das Kind eben *nicht* gehorcht. Es macht dem Kind viel mehr Eindruck, wenn man ihm klar und bestimmt sagt, es habe sich von der Straße fernzuhalten, und wenn es aus Erfahrung weiß, daß die Mutter auch das meint, was sie sagt. Es gibt indessen Fälle, in denen man wirklich einmal drastische Maßnahmen ergreifen und dem Kind das Dreirad vielleicht für ein paar Tage wegnehmen muß. Dann ist es besser, man läßt dem Kind zuvor eine Warnung zukommen. Ganz gewiß aber ist es töricht und zerstört sehr schnell die Autorität der Eltern, wenn man Drohungen äußert, die man weder wahrmachen will noch kann. Drohungen, die das Kind ängstigen, etwa »ein Monster« oder »die Polizei kommt«, sind in jedem Falle falsch und zu unterlassen.

544. Aus mehreren Gründen sollte man auf körperliche Bestrafung verzichten. Das Kind bekommt den Eindruck, daß der Größere, Stärkere sich durchsetzen kann, auch wenn er nicht im Recht ist. Das wird es seinen Eltern vielleicht nie verzeihen. Einige Kinder, die geschlagen werden, finden es dann ganz richtig, wenn sie ihrerseits schwächere Kinder schlagen.

Wenn ein Abteilungsleiter in einem Büro oder ein Meister in der Industrie mit der Arbeit eines Angestellten unzufrieden ist, wird er ihn nicht anbrüllen und verprügeln. Er tritt ihm mit Achtung gegenüber und erklärt, wie die Arbeit auszuführen ist. In den meisten Fällen reicht das auch. Kinder unterscheiden sich nicht so sehr von Erwachsenen in ihrem Wunsch, Verantwortung zu tragen und dieser Verantwortung auch gerecht zu werden. Sie reagieren gut auf Lob und eine angemesse Erwartungshaltung.

Früher wurden die Kinder meist geschlagen, da man der Auffassung war, dies sei notwendig, um ihnen gutes Benehmen beizubringen. Jetzt, im 20. Jahrhundert, da Eltern und Wissenschaftler die Kinder bei uns und in anderen Ländern beobachtet haben, mußten sie erkennen, daß sich Kinder auch ohne körperliche oder andere Bestrafung gut benehmen können, hilfsbereit und höflich sind. Ich selbst kenne viele Kinder, auf die das zutrifft, und es gibt Länder in der Welt, in denen körperliche Bestrafung unbekannt ist.

545. Eltern, die mit ihren Kindern nicht fertig werden oder sie ständig strafen müssen, brauchen Hilfe. Manche Eltern haben über Gebühr große Schwierigkeiten mit der Erziehung ihrer Kinder. Sie erklären, ihr Kind wolle einfach nicht gehorchen, es habe wohl einen schlechten Charakter. Das erste, was man feststellt, wenn man solche Eltern – nehmen wir einmal an, es sei die Mutter – beobachtet, ist, daß sie gar nicht *wirklich* versuchen, den richtigen Ton zu finden, obwohl sie es im Grunde möchten und denken, sie täten es. Manche Mutter droht und schimpft ständig. Aber sie läßt ihren Drohungen niemals die Tat folgen. Im anderen Falle setzt die Mutter, obwohl sie eine Strafe diktiert, am Ende ihren Willen niemals durch und bringt das Kind nicht dazu, ihren Anordnungen zu folgen. Wieder eine andere Mutter wird vielleicht einmal ihren Willen durchsetzen, doch 5 oder 10 Minuten oder eine halbe Stunde später läßt sie dem Kind wieder seinen eigenen Willen.

Es gibt viele Möglichkeiten, Fehler dieser Art zu begehen. Es ist zum Beispiel auch grundverkehrt, Kinder in Gegenwart von Fremden zur Rede zu stellen oder etwa die Nachbarin zu fragen: »Haben sie schon jemals ein so unartiges Kind gesehen?« Wenn das Kind so etwas hört, wird es ganz gewiß bockig und renitent werden und seine eigenen Wege gehen. Eltern, die solche Erziehungsfehler machen, glauben zumeist, daß mit ihrem Kind eben nichts anzufangen sei und daß man nichts tun könne, um einen guten Menschen aus ihm zu machen. Sie sind sich gar nicht dessen bewußt, daß sie, ob sie nun freundlich oder aber streng zu dem Kind sind, es nicht um des Kindes willen sind, sondern weil sie selbst irgendwelche Gefühle abreagieren.

Eltern dieser Art haben oft selbst eine sehr unglückliche Kindheit hinter sich und niemals die Versicherung erhalten, daß sie nette und wohlerzogene Menschen seien. Sie haben deshalb nicht genügend Selbstvertrauen und setzen auch nicht genügend Vertrauen in die Natur ihres Kindes. In solchen Fällen ist es ratsam, daß Eltern sich mit Kinderärzten oder Kinderpsychologen unterhalten, damit sie klarsehen und damit das ungute Verhältnis zu ihren Kindern gebessert werden kann (Abschnitt 861 und 862).

Jammern

546. Jammern tritt am häufigsten in der Vorschulzeit und in den ersten Schuljahren auf. In diesem Abschnitt möchte ich das besondere Problem des chronischen ununterbrochenen Jammerns behandeln, das den Kindern und den Eltern so viel zu Schaffen macht. Hier handelt es sich um ein übersteigertes Verlangen etwas zu fordern, das sich über Wochen und Monate herausbildet und das lange anhält. (Damit meine ich das gewohnheitsmäßige Jammern eines physisch gesunden Kindes. In selteneren Fällen jammern Kinder aufgrund von Erkrankungen oder akutem Kummer, zum Beispiel nach der Scheidung der Eltern.)

Das Jammern selbst vollzieht sich in den verschiedensten Formen. »Ich weiß nicht, was ich machen soll«, nörgelt das Kind an einem Regentag. Oder: »Warum kann ich den Film nicht sehen?«, nachdem die Eltern bereits darauf hingewiesen haben, daß am nächsten Tag Schule ist. Dabei handelt es sich nicht um einen einzelnen Wunsch, sondern der Wunsch wird immer wieder in einem nörgelnden Ton geäußert. Die meisten Wünsche sind ganz natürlich, das heißt sie betreffen Dinge oder Tätigkeiten, die allen Kindern Spaß machen, doch sie werden ständig ohne jede Einsicht wiederholt.

Meist jammert das Kind nur bei einem Elternteil, nicht bei beiden (es gibt Ausnahmen). Das Jammern ist also nicht nur ein Ausdruck einer Gewohnheit oder einer Stimmung des Kindes, sondern auch der Haltung zu einem Elternteil oder Ausdruck einer leicht gestörten Beziehung zu diesem Elternteil. Oft geschieht es, daß eine Mutter oder ein Vater mit zwei oder mehr Kindern bei einem Kind das Jammern zuläßt. Ich war einmal bei einer Familie zu Besuch. Die Mutter war sehr sachlich, nüchtern und drei ihrer Kinder waren höflich, hilfsbereit, selbständig und fröhlich. Die fünf Jahre alte Tochter jedoch ließ die Mutter nicht in Ruhe. Ständig beschwerte sie sich. Zuerst wegen Langeweile, dann wegen Hunger, wegen Durst, dann war ihr kalt. Dabei hätte sie sich sehr leicht selbst helfen können. Für eine Weile ignorierte die Mutter ihr Benehmen, dann gab sie unentschlossen und sich rechtfertigend nach. Selbst nach einer Stunde ständigen Jaulens setzte sie sich nicht durch.

Kurz gesagt, das Jammern ist keine schlimme Angelegenheit, aber es zerrt an den Nerven der anderen Familienmitglieder und ihrer Freunde und kann bei dem Elternteil, der es zu oft hören muß, zu Frustrationen führen.

547. Warum tolerieren Eltern das Jammern ihrer Kinder? Sie spüren, zumindest unbewußt, daß das Kind ein Recht hat, übertriebene Forderungen zu stellen und daß sie aus einem Schuldgefühl heraus nachgeben müssen. Vielleicht fühlen sie sich schuldig, weil sie ihrem Kind nicht all das geben, was es möchte oder weil sie glauben, sie seien geizig oder lieben das Kind nicht genug. Ganz gewissenhafte Eltern, die selbst in ihrer Kindheit viel von den eigenen Eltern kritisiert wurden und die sich demzufolge sehr schnell unsicher fühlen, haben oft von Anfang an ein leichtes Schuldgefühl, da sie meinten, sie wüßten nicht genug über die Kinderpflege und würden etwas falsch machen.

Für dieses unterschwellige Schuldgefühl gegenüber einem ihrer eigenen Kinder gibt es vielfältige Gründe. Vielleicht waren die Eltern auf die Schwangerschaft noch nicht vorbereitet, freuten sich nicht auf das Kind, bzw. ein Elternteil kommt mit dem Kind, das möglicherweise sehr quengelig und fordernd ist, überhaupt nicht zurecht. Es kann auch sein, daß das Kind an die eigene Schwester oder den Bruder erinnert, der dem Vater oder der Mutter damals das Leben schwer gemacht hat. Schon damals entwickelte sich dann ein Gefühl von Feindschaft und Schuld, das auch jetzt noch ihr Verhalten bestimmt. Oft ist es also dieses Gefühl der Unsicherheit oder Schuld, das es den Eltern unmöglich macht, sich durchzusetzen, nüchtern und fest und sofort zu reagieren. Das würde dem Jammern ein Ende setzen, denn die Kinder wissen ganz genau, wann die Eltern es ernst meinen. Sie finden die Schwachstellen der Eltern und setzen sich durch.

548. Wie kann man dem Kind das ständige Jammern abgewöhnen? Als erstes müssen Sie sich fragen, ob Sie nicht selbst durch Ihr Verhalten dazu beitragen. Vielleicht sind Sie zu ausweichend oder zögernd in Ihren Reaktionen oder zeigen Unsicherheit bzw. Schuldgefühle zusammen mit der unvermeidlichen Gereiztheit, die sich entwickelt, wenn man sich ausgeliefert fühlt. Dieser erste Schritt ist der schwierigste, da die Eltern sich für gewöhnlich dessen ganz unbewußt sind und nur ihre eigene Ungeduld und das fordernde Verhalten des Kindes bemerken. Sie können sich mit diesen Problemen auch an einen Fachmann wenden, der Ihnen hilft, die Gründe für das Jammern und für andere Probleme in Ihrer Familie zu erkennen.

Eltern, die ausreichend Selbstvertrauen bei der Erziehung ihrer Kinder haben, verbinden Freundlichkeit mit der nötigen Strenge. Diese Freundlichkeit hält das Kind für die Erziehung aufgeschlossen und die Bestimmtheit gibt dem Kind die Orientierung, die es braucht.

Man kann verschiedene Regeln aufstellen, von denen nicht abgegangen wird. Das Kind geht stets zur gleichen Zeit ins Bett, da hilft keine Ausrede. Nur bestimmte Fernsehsendungen dürfen gesehen werden. Auch der Besuch von Freunden kann eindeutig geregelt werden.

Jammert Ihr Kind wegen Langeweile, schlagen Sie ihm verschiedene Aktivitäten vor, so daß es einsehen muß, die Langeweile liegt an ihm selbst. Sie sind nicht dazu da, das Kind zu unterhalten.

Kinder haben das Recht, gelegentlich etwas Außergewöhnliches zu verlangen. Die Eltern müssen jedoch lernen, ein Jammern der Kinder zu verhindern, indem sie von Anfang an mit Bestimmtheit Grenzen festlegen.

Eifersucht und Rivalität

549. Eifersucht kann sich als hilfreich, aber auch als sehr schädlich erweisen. Sie ist auch bei Erwachsenen oft sehr stark ausgeprägt, doch in der Entwicklung eines keinen Kindes kann sie ein erheblicher Störungsfaktor sein, weil das Kind noch nicht analysieren kann, was es quält, wenn es eifersüchtig ist. Ist die Eifersucht sehr stark, vermag sie des Kindes Sicht und sein Verhältnis zum Leben für eine ganze Weile zu trüben. Eifersucht aber ist nun einmal eines jener Gefühle im Leben, die man nicht völlig verhindern kann, und Eltern sollten nicht erwarten, daß ihnen das Unmögliche gelingt. Sie können jedoch viel dazu beitragen, daß die Eifersucht in Grenzen gehalten wird, und können dem Kind helfen, seine Eifersucht umzuformen in etwas weniger schmerzhafte, dafür aber konstruktivere Gefühle. Wenn das Kind merkt, daß es gar keinen Grund hat, einen Rivalen zu fürchten, wird sein Charakter geformt und gestützt, und später wird es mit der Rivalität anderen Kindern und noch später anderen Menschen gegenüber eher fertig werden - sei es nun zu Haus, in der Schule oder im Beruf.

550. Wenn ein neues Baby erwartet wird, sollte man das andere Kind darauf vorbereiten. Ist das erste Kind alt genug, daß es die Tatsache überhaupt begreift, dann ist es gut, wenn man ihm rechtzeitig erzählt, daß es ein neues Baby in der Familie geben wird – so daß es Zeit genug hat, sich an den Gedanken zu gewöhnen (man verspreche ihm nicht, daß es ein Junge oder ein Mädchen wird, Kinder nehmen solche Versprechungen sehr ernst). Die Beantwortung der Frage, wo das Baby denn herkomme, wird ausführlich in den Abschnitten 626–633 behandelt werden. Natürlich nicht vom Klapperstorch!!!!

Die meisten Pädagogen und Kinderpsychologen sind dafür, dem Kind zu sagen, daß das Baby im Leib seiner Mutter wachse, und daß es auch einmal fühlen darf, wie es sich bewegt. Natürlich ist es sehr schwer, solche Dinge schon einem Kind unter zwei Jahren erklären zu wollen.

Die Ankunft eines neuen Babys sollte das Leben eines Kindes so wenig wie möglich verändern – besonders, wenn es bis dahin das einzige Kind in der Familie gewesen ist. Betonen Sie, was alles bleiben wird, wie immer: Du wirst dein Lieblingsspielzeug behalten; wir werden immer weiter auf deinen Spielplatz gehen; wir werden weiter unsere kleinen Vergnügen haben. Es ist besser, wenn man die notwendigen Veränderungen einige Monate vor der Geburt des Kindes vornimmt. Ist das andere Kind über 10 oder 12 Monate und noch nicht entwöhnt, wird es jetzt für das Kind einfacher sein als später. Es wird mit Stolz die Tasse halten. Wenn Sie das nicht machen, wird es sich vielleicht zurückgesetzt fühlen, wenn es zusehen muß, wie das neue Baby gestillt oder mit der Flasche gefüttert wird. Wenn zum Beispiel das Zimmer, in dem das Kind bis jetzt geschlafen und gespielt hat, nun an das Baby abgegeben werden muß, sollte man das ältere Kind drei oder vier Monate zuvor in seinen neuen Wohnraum ziehen lassen. Als Begründung gibt man an, daß es doch nun schon recht groß sei und ein anderes hübsches Zimmer gebrauchen könne. Auf diese Weise kommt das Kind gar nicht auf den Gedanken, daß das Baby es aus seinem Zimmer vertrieben habe. Dasselbe ist es, wenn das erste Kind in ein größeres Bettchen umziehen muß. Bedeutet die Ankunft des neuen Kindes, daß das ältere nun in den Kindergarten geschickt wird, dann sollte man auch damit ein paar Monate früher beginnen. Nichts nimmt ein Kind mehr gegen den Kindergarten ein als das Gefühl, verbannt worden zu sein. Doch wenn das Kind sich bereits im Kindergarten eingelebt hat, wird es auch nach der Geburt des neuen Babys gern hingehen, und die Ereignisse zu Hause werden seine Zufriedenheit nicht sonderlich stören.

Ein entscheidender Faktor dafür, ob Mutter und Kind miteinander auskommen, ist das Verhalten des Kindes, während die Mutter im Krankenhaus ist. Ganz wichtig ist, wer sich um das Kind während dieser Zeit kümmert. Dies wird in den Abschnitten 60,63 und 593 besprochen.

551. Mutter bringt das Baby nach Hause. Für gewöhnlich ist es ein äußerst aufregender Moment für alle Familienmitglieder, wenn Mama mit dem neuen Sprößling aus der Klinik kommt. Sie ist müde und noch immer sehr angegriffen, der Papa rennt in der Wohnung umher und will sich nützlich machen. Wenn das ältere Kind zu Hause ist, steht es herum und fühlt sich verlassen und sehr unglücklich. Das also ist das neue Baby!

Solche Situation könnte man dem Kind vielleicht ersparen. Wenn es sich einrichten läßt, ist es besser, man schickt es mit der Großmama oder mit jemand anderem Zuverlässigen auf einen Spaziergang. Eine Stunde später, wenn Mama ein bißchen Ruhe gefunden hat, das Baby in seinem Körbchen verstaut ist, alle Sachen da sind, wo sie hingehören und der Papa auch nicht mehr so aufgeregt agiert, ist der Moment viel geeigneter, die zurückgekehrte Mama und das neue Baby zu begrüßen. Mama kann das Älteste gleich in die Arme schließen, es liebkosen und ihm ihre ungeteilte Aufmerksamkeit zuwenden. Man sollte warten, bis das Kind die Rede selbst auf das Baby bringt, und es nicht drängen, von ihm Kenntnis zu nehmen. Man sollte während der ersten Wochen mit den Gefühlen des älteren Kindes schonend umgehen und nicht zuviel Begeisterung und aufgeregte Freude über das neue Baby an den Tag legen. Das neue Kind gehört nun selbstverständlich mit zur Familie, man braucht aber nicht *mehr* über das Baby zu reden (in Gegenwart des älteren Kindes) als über jedes andere Mitlgied der Familie auch. Merkt man, daß das ältere Kind eifersüchtig ist, so vermeide man es, das Baby zu herzen und mit ihm zu spielen, wenn das ältere Kind dabei ist. Viele Kinder sind am eifersüchtigsten, wenn sie sehen, daß Mama das neue Baby füttert, besonders, wenn sie stillt. Vielleicht kann man es so einrichten, daß man das ältere Kind während der Stillzeiten auf einen Spaziergang schickt oder es im Kinderzimmer beschäftigt. Ist das Kind in der Nähe und möchte es gern dabeisein, so kann man ihm erlauben, beim Füttern zuzugucken. Merkt man indessen, daß es dem Kind unangenehm ist, wenn das Baby gestillt wird, so lasse man es in Frieden und versuche nicht, es dafür zu interessieren.

Wenn das Kind den Wunsch äußert, auch einmal aus der Flasche zu trinken, sollte die Mama auf den Spaß eingehen und ihm ein Extrafläschchen zurechtmachen. Natürlich ist es ein etwas trauriger Anblick, wenn man sieht, wie das ältere Kind versucht, aus der Flasche zu trinken, weil es das Baby beneidet. Das Kind glaubt, daß dies nun wunderschön sei. Wenn es die Flasche versucht, wird sich Enttäuschung auf seinem Gesichtchen malen. Es ist nichts als Milch, sogar mit einem Geschmack nach Gummi. Wenn es auch ein paar Tage daran festhält, daß es seine Flasche haben will, braucht die Mutter dennoch nicht zu befürchten, daß es nun auf die Dauer die Flasche zu trinken wünscht. Es wird dem Kind ganz von allein wieder langweilig werden, und es wird diese Klippe der Eifersucht überwinden, wenn die Mutter ihm Brücken baut.

Andere Menschen spielen bei dieser Eifersucht ebenfalls eine Rolle. Wenn der Vater nach Hause kommt, sollte er seinen Impuls unterdrücken, als erstes nach dem neuen Baby zu fragen. Es ist besser, er verhält sich so wie zu der Zeit, als es noch kein neues Baby gab, und läßt erst ein Weilchen verstreichen, ehe er sich beiläufig erkundigt oder ins Kinderzimmer geht. Auch Großmamas, die dazu neigen, aus jedem neuen Kind eine Sensation zu machen, können ein Problem bedeuten. Wenn Großmama zu Besuch kommt, mit einem in Seidenpapier gewickelten Paket im Arm, und sagt: »Wo ist denn unser kleines Schwesterchen? Ich habe ihr etwas Schönes mitgebracht«, dann ist des Kindes Freude, die Großmama zu sehen, plötzlich in Bitterkeit verwandelt. Bei anderen Besuchern kann Ähnliches geschehen. Wenn eine Mutter nicht sicher ist, daß die Besucher soviel Taktgefühl besitzen, für das ältere Kind auch ein kleines Geschenk mitzubringen, so sollte sie selbst ein paar kleine Geschenkpäckchen bereithalten, die sie dem Kind dann eventuell von den Besuchern geben läßt oder, wenn das nicht geht, dem Kind selbst gibt.

Für viele Kinder, ob Jungen oder Mädchen, bedeutet es einen großen Trost, mit einer Puppe zu spielen, während die Mutter das Baby zurechtmacht. Das ältere Kind wird die Flasche der Puppe ebenso wärmen wollen, wie Mama es tut, und es möchte Windeln, Jäckchen und Mützchen haben, damit es sein Püppchen an- und ausziehen kann, als wäre es das Baby. Aber das Spiel mit der Puppe kann im Grunde die Anteilnahme an dem lebendigen Baby nicht ersetzen und sollte es auch gar nicht; es ist lediglich Ablenkung und vorübergehender Trost.

552. In solchen Perioden seines kleinen Lebens hilft es, wenn man dem Kind das Gefühl vermittelt, es sei doch schon recht groß. Wenn ein zweites Baby in der Familie erscheint, reagieren die ersten Kinder meist damit, daß sie so tun, als seien sie nun auch wieder ein kleines Baby, und das ist eine ganz normale Erscheinung. Sie wollen aus der Flasche trinken, und es kommt sogar vor, daß sie, eben mühselig zur Sauberkeit erzogen, auf einmal wieder ins Bettchen machen und öfter am Tage nasse Hosen haben. Sie reden auf einmal wieder in der Babysprache und tun, als ob sie dies und das nicht allein könnten, was sie zuvor schon sehr ordentlich bewältigt haben. Solche Versuche des Kindes, die Eltern auf sich aufmerksam zu machen und seine Eifersucht abzureagieren, sollen die Eltern mit Humor nehmen. Sie können sogar in einzelnen Fällen das Spielchen mitmachen, das Kind in sein Zimmer tragen, es ausziehen und ins Bettchen legen. Dann wird das Kind feststellen, daß man ihm nicht böse ist, wenn es sich auf einmal anders benimmt als sonst, doch der Reiz des Spiels wird sich sehr bald geben.

Dennoch dürfte man einem Kind wahrscheinlich auf die Dauer mehr helfen, wenn man es auf vernünftige Weise bei seinem Ehrgeiz packt. Man kann ihm vor Augen halten, wie groß, stark, klug und geschickt es doch schon sei. Nicht etwa, daß man ihm ständig eine übertriebene Darstellung seiner Fähigkeiten geben sollte - doch wenn es angebracht ist, kann man es lieber einmal zuviel als zuwenig loben. Wenn man mit ihm dann von Zeit zu Zeit von der Hilflosigkeit des jüngeren Babys spricht, wird das Kind von sich aus sich lieber zu den Größeren zählen wollen. Einen direkten Vergleich zwischen den beiden Kindern anzustellen und dem älteren Kind zu sagen, daß man es natürlich lieber habe, wäre völlig verkehrt. Gewiß mag es das eifersüchtige Kind vorübergehend trösten, wenn man ihm sagt, daß es nach wie vor das liebste Kind sei. Aber auf die Dauer wird das Kind mißtrauisch werden und Angst davor haben, daß die Eltern diese Ansicht zugunsten des jüngeren Familienmitglieds ändern könnten. Die Eltern sollten ihre Liebe zu dem kleinen Baby sichtbar werden lassen, so daß das ältere Kind von Anfang an daran gewöhnt wird, daß die Liebe der Eltern gleichmäßig verteilt ist. Wenn man ihm darüber hinaus die Möglichkeit gibt, stolz darauf zu sein, daß es älter als das Baby ist, wenn man ihm erzählt, daß es gar nicht so schön sei, so klein zu sein und im Körbchen liegen zu müssen, dann wird es mit seiner Eifersucht schon fertig werden, ohne daß sie allzu schmerzhaft ist. Natürlich sollte man auch bei dem Verfahren, des Kindes Ehrgeiz anzufachen, damit es sich »größer«

fühlt, mit Vorsicht vorgehen. Wenn die Eltern alles das mißbilligen, was das Kind gar zu gern tun möchte (weil es ihm als ein Weg erscheint, die Konkurrenz des neuen Babys in der Familie auszuschalten), und ihm nun ständig vorhalten, es sei doch schon »ein so großes Kind«, wird es sich am Ende entschließen, die Rolle eines Babys erst recht zu spielen.

553. Rivalität wandelt sich in Hilfsbereitschaft. Es gibt noch eine andere Art, mit der kleine Kinder instinktiv über den Schmerz, einen jüngeren Rivalen zu haben, hinwegzukommen versuchen: und zwar tun sie manchmal so, als seien sie selbst kein Kind mehr, sondern ein dritter Elternteil. Natürlich – wenn das Kind sehr eifersüchtig auf das neue Baby ist, wird es so tun, als sei es ein unzufriedener Erwachsener. Doch wenn seine Gefühle freundlicher sind und es irgenwo doch sicher ist, daß seine Eltern es genauso lieben wie das Baby, wird es versuchen, einen Elternteil darzustellen, der dem Baby Spielsachen gibt, der versucht, ihm etwas beizubringen, der beim Füttern, Baden und Wickeln helfen will, der das Baby tröstet, wenn es unglücklich ist, und es vor Gefahren bewahrt. Das Kind versucht, in eine solche elterliche Rolle zu schlüpfen, ohne daß die Eltern selbst ihm dabei helfen. Aber die Eltern *können* ihm tatsächlich helfen, wenn sie ihm nachdrücklich klarmachen, was für eine große Hilfe es ihnen bedeutet, und es für seine Anstrengungen und Bemühungen loben. Tatsächlich haben Mütter von Zwillingen bestätigt, wieviel ehrliche Hilfsbereitschaft sie bei ihrem älteren Kind, das selbst erst 3 oder 4 Jahre alt war, gefunden haben. Auch ein kleines Kind kann schon ein Handtuch herbeiholen oder eine Windel, oder es kann eine Flasche aus dem Kühlschrank holen. Es wir dem Kind große Befriedigung gewähren, wenn es schon auf das Baby »aufpassen« darf, während die Mutter außer Sicht ist. Ein kleines Kind möchte das neue Baby in der Familie fast immer gar zu gern auf dem Arm halten, eine Mutter aber wird zögern, ihm diese Bitte zu erfüllen, weil sie Angst hat, es könnte es fallen lassen. Doch wenn das Kind auf dem Fußboden sitzt, einen Teppich oder eine dicke Decke unter sich, oder wenn es in einem großen Lehnsessel oder in der Mitte des Bettes sitzt, besteht kaum die Gefahr, daß dem Baby etwas passiert. Außerdem paßt die Mutter ja auf, und hin und wieder sollte sie dem älteren Kind seinen Wunsch erfüllen.

Auf diese Art können Eltern ihrem ersten Kind helfen, mit seiner Eifersucht auf das neue Baby fertig zu werden und sie in ein Gefühl der Zärtlichkeit und der Hilfsbereitschaft umzuwandeln. Im allgemeinen wird diese Art der Eifersucht immer nur beim ersten Kind auftreten, da es sich bisher als Mittelpunkt der Familie hat fühlen können und die Liebe der Eltern mit niemand anderem zu teilen brauchte. Die folgenden Kinder brauchen sich mit diesem Problem nicht mehr zu beschäftigen, für sie ist es bereits selbstverständlich, daß sie zu mehreren sind. Wahrscheinlich ist dieses Gefühl der ersten Kinder, daß sie gleichsam wie die Eltern über die kleineren Kinder wachen müssen, der Grund dafür, daß erstgeborene Kinder häufig Berufe ergreifen, in denen sie für andere sorgen können (Lehrer, Sozialpfleger, Krankenschwestern, Ärzte).

554. Eifersucht nimmt viele Formen an. Wenn ein Kind ein Bauklötzchen nimmt und damit nach dem Baby wirft, so weiß die Mutter gut genug, daß das Eifersucht ist. Aber andere Kinder sind weniger spontan. Sie bewundern das Baby zwei Tage lang ohne Enthusiasmus und sagen dann ungerührt: »So, jetzt bring es zurück in die Klinik.« Das eine Kind läßt alle seine gekränkten Gefühle an der Mutter aus und versucht, ihr absichtlich Kummer zu machen; es bringt seinen Buddeleimer voll Sand mit in die Wohnung und schüttet ihn auf dem Wohnzimmerteppich aus. Ein anderes Kind wird auf einmal quengelig und hält sich den ganzen Tag am Schürzenzipfel der Mutter fest, und alle Spielsachen können es nicht mehr reizen. Unter Umständen wird es, mühsam zur Sauberkeit erzogen, nachts wieder das Bett naß machen oder sogar am Tage die Höschen voll haben. Gelegentlich trifft man ein Kind, bei dem die Eifersucht sozusagen »nach innen« geschlagen hat. Es wird alles, was es sieht und denkt, in meist sinnlosen Zusammenhang mit dem neuen Baby bringen. Sieht es einen Hund, sagt es: »Das Baby mag den Hund leiden.« Wenn es seinen Freund auf einem Dreirad sieht, sagt es: »Baby hat auch ein Dreirad.« Das Baby belastet alle seine Gedanken, obwohl das Kind selbst sich darüber gar nicht klar ist. Ein solches Kind braucht noch mehr Hilfe als dasjenige, das genau weiß, es kann das neue Baby – aus Eifersucht – nicht leiden.

Eltern behaupten manchmal: »Wir brauchen uns gar keine Sorgen darüber zu machen, daß unser Ältestes eifersüchtig sein könnte, es hat das neue Baby sehr gern.« Natürlich ist man froh, wenn ein Kind Zuneigung zu dem Neuankömmling zeigt, doch das bedeutet noch keineswegs, daß man nicht auf Eifersucht gefaßt zu sein braucht. Sie kann sich unter Umständen indirekt zeigen oder auch nur bei besonderen Gelegenheiten. Vielleicht ist das ältere Kind innerhalb der vier Wände mit dem Baby ausgesöhnt – sobald aber auf der Straße fremde Leute das Baby bewundern, wird das Kind vor Kummer ungezogen. Monatelang wird das ältere Kind vielleicht kein Zeichen von Eifersucht von sich geben, doch wenn das Baby eines Tages auf dem Boden herumkrabbelt und ein Spielzeug des Älteren in die Finger kriegt, schießt Eifersucht wie eine Stichflamme hoch. Manchmal stellt sich dieser Wechsel der Gefühle bei dem ersten Kind zu dem Zeitpunkt ein, zu dem das jüngere Kind laufen lernt. Manchmal beobachten Mütter, daß das ältere Kind das Jüngere umarmt und herzt und dabei so drückt, daß das Baby quietscht oder schreit. Das ist kein Zufall und nicht aus Versehen passiert. Die Gefühle des älteren Kindes sind noch ganz ungeklärt, und es weiß sich selbst keinen Rat, wie es mit seiner Eifersucht fertig werden soll.

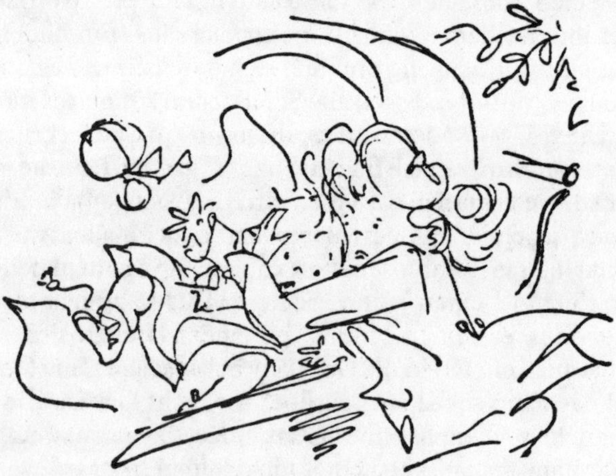

Die kindlichen Gefühle sind eine Mischung aus Liebe und Eifersucht auf das Baby.

Man geht wohl nicht fehl in der Annahme, daß jedes Kind, vor allem jedes erste Kind, für das neue Baby eine Mischung aus Eifersucht und Zuneigung empfindet. Bei dem einen Kind mag sich das eine, bei dem anderen das andere stärker zeigen. Die Eltern sollten die Eifersucht nicht ignorieren und auch nicht versuchen, sie dem Kind auszutreiben oder gar es veranlassen, sich zu schämen; vielmehr sollten sie ihm helfen, das Gefühl der Zuneigung allmählich stärker zu entwicklen, so daß es nach und nach den Sieg über die Eifersucht davonträgt.

555. Wie behandelt man die verschiedenen Fälle und Arten der Eifersucht? Wenn ein Kind dem Baby gegenüber tätlich werden will, wird der erste Impuls der Mutter sein, das Kind abzuwehren, es zu schelten und ihm zu sagen, es solle sich schämen. Das aber wäre aus zwei Gründen nicht richtig. Das Kind kann das Baby nicht leiden, weil es Angst hat, daß seine Mutter das Baby nun *mehr* lieben wird als es selbst. Wenn sie nun dem Kind droht und ihm sagt, es sei ein böses Kind und solle sich schämen, so wird seine Befürchtung nur noch verstärkt werden, es wird sich innerlich quälen und das Baby hassen. Das Gefühl der Scham wird seine Eifersucht nur noch komprimieren. Eifersucht wird, wenn das Kind sie unterdrücken muß, seiner kleinen Seele mehr Schaden zufügen, und sie wird länger dauern, als wenn es ihr rasch einmal Luft machen darf.

Drei Dinge muß eine Mutter beachten: Sie hat das Baby zu schützen, sie muß dem Kind klarmachen, daß sie ihm nicht erlauben wird, seine Gefühle dem Kleinen gegenüber in die Tat umzusetzen, und sie muß ihm zeigen und immer wieder versichern, daß ihre Liebe zu ihm nicht geringer geworden ist. Wenn sie sieht, daß das Kind mit einem wild entschlossenen Ausdruck auf seinem Gesichtchen und einem harten Gegenstand in der Hand auf das Baby zugeht, muß sie schnell zuspringen, das Kind ergreifen und ihm ruhig, aber bestimmt bedeuten, daß es das Baby nicht verletzen dürfe. (Sollte es dem Kind nämlich einmal gelingen, dem Baby wirklich weh zu tun, so wird es sich schuldig fühlen, und es wird noch weit mehr irritiert sein.) Die Mutter kann dann den festen Griff allmählich in eine liebevolle Umarmung münden lassen und freundlich sagen: »Ich weiß schon, wie dir manchmal zumute ist. Du möchtest am liebsten, daß Mami nicht für das Baby zu sorgen hätte.

Aber du brauchst nicht traurig zu sein, Mami hat dich genauso lieb wie das Baby.« Wenn dem Kind in einem solchen Augenblick klar wird, daß die Mutter seine zornigen Gefühle (nicht Handlungen) versteht, daß sie sie verzeiht und das Kind immer noch liebhat, dann wird es am ehesten einsehen, daß es keinen Grund hat, sich zu grämen.

Was das Kind betrifft, das sein Buddeleimerchen voll Sand im Zimmer ausstreut, so wäre es eine natürliche Reaktion, wenn die Mutter ärgerlich oder gar böse würde und das Kind vielleicht strafte. Doch in solchen Fällen sollte sich eine Mutter vor Augen halten, daß das Kind nur aus einem tiefen Gefühl der Enttäuschung und der Verzweiflung heraus so handelt.

Nicht ohne Grund reagiert das Kind in dieser Weise, denn sein Seelenfrieden ist durch den Neuankömmling zunächst einmal empfindlich gestört.

Ein Kind, das von Eifersucht gequält wird und deprimiert ist, weil es besonders empfindsam und seine kleine Seele noch sehr labil ist, braucht viel Liebe und Zärtlichkeit. Die Mutter muß ihm immer wieder versichern, wie lieb sie es noch hat. Einem Kind, das unbewußt oder bewußt Hemmungen hat und nicht seine Gefühle zu zeigen wagt, kann eine Mutter ebenfalls helfen: wenn sie ihm sagt, sie wisse wohl, daß es ärgerlich auf das neue Baby sei, wird das Kind vielleicht aus sich herausgehen und seinen unterdrückten Gefühlen Luft machen. Wenn indessen gar nichts hilft und das ältere Kind ernstlich zu leiden scheint, so sollte man sich entschließen, eine Zeitlang jemanden zur Pflege des Babys herbeizuholen oder anzustellen, auch wenn das eine finanzielle Belastung bedeutet, die man sich im Grunde nicht leisten kann: Für den Seelenfrieden des älteren Kindes muß man sorgen, und wenn es nach einiger Zeit wieder fröhlich und obenauf ist, macht sich die Mehrausgabe bezahlt.

Mit Kindern, bei denen die Eifersucht keinen Weg nach außen findet und das neue Baby sich zu einer Art Komplex entwickelt, sollte man vielleicht zu einem Kinderpsychiater gehen. Unter Umständen gelingt es dem Arzt, die Gefühle des Kindes aufzuschlüsseln, so daß es sich über den Grund seiner inneren Unruhe klarwerden kann und damit fertig wird.

Tritt die Eifersucht des älteren Kindes erst zutage, wenn das Baby herumkrabbelt und sich an des Kindes Eigentum »vergreift«, dann hilft es manchmal, wenn man die beiden trennt und dem älteren Kind ein Zimmer für sich allein zuweisen kann. Es kann dann in Ruhe für sich spielen, ohne unliebsame Unterbrechungen fürchten zu müssen. Wenn ein Extraraum nicht zur Verfügung steht, sollte man dem älteren Kind ein Regal oder ein Schränkchen bauen, das man mit einem Schloß verschließen kann. Dort kann es dann seine Spielsachen und seine übrigen Besitztümer in Sicherheit bringen, und außerdem gibt das Bewußtsein, wie die großen Leute einen Schlüssel in der Tasche zu tragen, dem Kind ein wärmendes Gefühl von Wichtigkeit.

Sollte das Kind angehalten oder dazu gezwungen werden, seine Spielsachen mit dem Baby zu teilen? Gezwungen auf keinen Fall. Die Ermunterung, dem Baby etwas von seinen Spielsachen abzugeben, Dinge, über die es selbst längst hinausgewachsen ist, kann unter Umständen den Sinn für Großzügigkeit in dem Kind wecken. Aber Großzügigkeit, wenn sie auch nur den geringsten Sinn haben soll, muß aus dem Innern kommen. Und man muß seiner selbst sicher und dem anderen Menschen zugetan sein. Wenn man ein Kind zwingt, seine Besitztümer zu teilen, solange es selbst noch unsicher und noch nicht zu rechtem Bewußtsein gekommen ist, wird das Kind nur noch selbstsüchtiger und unsicherer werden.

Die Eifersucht auf ein Baby ist bei Kindern unter fünf Jahren am stärksten ausgeprägt, da sie in diesem Alter noch unbedingt abhängig von ihren Eltern sind und die Welt außerhalb des Familienkreises ihnen noch nicht viel bedeutet. Das Kind, daß sechs Jahre alt ist oder darüber hinaus, beginnt sich schon ein wenig von den Eltern zu entfernen und sich unter seinen Spielgefährten eine eigene Position zu erobern. Zu Hause nicht mehr im Mittelpunkt zu stehen, tut dann nicht mehr ganz so weh. Dennoch wäre es ein Fehler zu glauben, ältere Kinder könnten nicht eifersüchtig sein. Auch Schulkinder brauchen die Überzeugung und sichtbare Zeichen dafür, daß ihre Mutter sie genauso liebt wie eh und je. Ein älteres Kind, das ungewöhnlich sensibel ist und seinen Platz in der Außenwelt noch nicht gefunden hat, benötigt unter Umständen genausoviel seelischen Schutz und sichtbare Zärtlichkeit wie ein sehr kleines Kind. Stiefkinder, deren Beziehungen in der Familie noch nicht so gefestigt sind, benötigen unter Umständen besondere Hilfe und Zuspruch. Sogar heranwachsende Mädchen mit ihrem ständig stärker werdenden

Wunsch, eine Frau zu werden, sind im Unterbewußtsein oft sehr eifersüchtig, wenn ihre Mutter ein Kind erwartet.

Bei diesem ganzen Komplex aber gibt es auch eine Gefahr, vor der man sich hüten sollte: Wenn man die Eifersucht des Kindes zu tragisch nimmt, dieses ältere Kind sehr vorzieht und ihm mit allen Mitteln klarzumachen versucht, daß das neue Baby ja noch gar keine Bedeutung habe, können die Eltern einen Punkt erreichen, bei dem sie sich schließlich dem Baby gegenüber schuldig fühlen, da sie wissen, daß ihr Handeln nicht richtig ist. Kommt es soweit, wird das ältere Kind unwillkürlich spüren, daß irgend etwas nicht in Ordnung ist, und wenn die Eltern sich entschuldigen und unsicher werden, wird das Kind ebenfalls unsicher sein. Am Ende wird es Mißtrauen gegen die Eltern und natürlich auch gegen das Baby hegen, und nichts ist gebessert. Mit anderen Worten: Die Eltern sollten Verständnis für die Gefühle ihres ersten Kindes haben, doch sollten sie nicht anfangen, sich zu entschuldigen.

556. Braucht das neue Baby nicht auch Aufmerksamkeit? Wir haben jetzt hauptsächlich an das ältere Kind gedacht und überlegt, wie man ihm helfen kann, die Eifersucht auf das jüngere Baby in der Familie zu überwinden. Das neue Kind aber braucht ebenfalls Aufmerksamkeit und Liebe, doch in der ersten Zeit seines Lebens schläft es drei Viertel des Tages, und nur wenige Minuten ist es wach, und auch dann erwartet es zunächst noch nicht, daß man sich mit ihm unterhält oder mit ihm spielt. Im Hinblick auf das ältere Kind ist das von der Natur weise eingerichtet, denn gerade während der ersten Wochen und Monate, nachdem ein neues Kind angekommen ist, braucht es besondere Aufmerksamkeit und Zeichen der Zuneigung von seiten seiner Eltern. Wenn die Eltern sich von Anfang an dem ersten Kind gegenüber richtig verhalten, wird es seine Vorurteile dem Baby gegenüber überwinden und sich nach und nach an die neue Situation gewöhnen. Wenn dann das Baby soweit ist, daß es nun ebenfalls die Gesellschaft und die sichtbare Zuneigung der Umgebung braucht, hat das ältere Kind bereits gelernt, sich leichter damit abzufinden.

Hat das Neugeborene eine Kolik oder benötigt es aus anderen Gründen mehr Aufmerksamkeit, müssen die Eltern auch dem älteren Kind zeigen, daß sie es noch genauso wie vorher lieben. (Ihm muß auch gesagt werden, daß es selbst keine Schuld an der Erkrankung des Babys hat.) Es kann sich als günstig erweisen, daß die Eltern ihre Pflichten aufteilen, so daß sich immer auch jemand um das ältere Kind kümmern kann.

557. Eifersucht zwischen älteren Kinder. Etwas Eifersucht ist bei mehreren Kindern in der Familie immer im Spiel, und wenn sie nicht schwerwiegend ist, hilft sie den Kindern vielleicht, toleranter, selbständiger und großzügiger zu werden. Es ist einleuchtend: Je richtiger - in pädagogischem und freundlichem Sinne - die Eltern ihre Kinder erziehen, desto weniger Eifersucht wird in der Familie herrschen. Wenn jedes Kind zufrieden ist und der Liebe seiner Eltern gewiß sein darf, hat es keinen Grund, nach den anderen Kindern zu schielen und sie zu beneiden. Ein Kind muß das sichere Gefühl haben, daß seine Eltern es um seiner selbst willen liebhaben und anerkennen, ob es nun ein Junge oder Mädchen, ob es klein oder groß, klug oder durchschnittlich begabt, ob es hübsch oder weniger ansehnlich ist. Wenn die Eltern ein Kind mit seinen Brüdern und Schwestern vergleichen, ob offen oder im geheimen, wird das Kind das fühlen und wird unglücklich sein und in seinem Innern einen Groll gegen Eltern und Geschwister hegen. Eine pflichtbewußte Mutter, die ihren eifersüchtigen Jungen mit absoluter Gerechtigkeit zu behandeln versucht, sagt vielleicht: »Guck mal, Hänschen, hier ist ein herrliches rotes Feuerwehrauto, es ist genau das gleiche, das auch Peter bekommt«, und sie wird glauben, sie habe es richtig gemacht, weil sie beiden Buben das gleiche Spielzeug mitgebracht hat. Aber Hänschen, anstatt daß es nun zufrieden ist, wird sein eigenes Auto mißtrauisch mit dem des Brüderchens vergleichen, ob auch nicht irgendein Unterschied oder ein Makel festzustellen sei. Mutters Bemerkung hat die Rivalität erst wachgerufen. Es wirkt so, als hätte sie gesagt: »Ich habe für dich auch ein Auto gekauft, damit du nicht denkst, ich ziehe dein Brüderchen vor.« Dabei hätte das Kind es so gern gehört, wenn die Mutter gesagt hätte: »Ich habe dir das schöne Auto mitgebracht, weil ich weiß, daß du diesen Typ besonders gern magst.« Je weniger Vergleiche - ob nun positiver oder negativer Art - zwischen Geschwistern angestellt werden, um so besser. Wenn man zu einem Kind sagt: »Warum kannst du nicht so lieb sein wie deine Schwester«, so wird es dazu führen, daß das Kind sein Schwesterchen nicht mag. Und auch gegen die Mutter und gegen den Gedanken, »lieb« zu sein, ist das Kind dann voreingenommen. Und wenn man etwa zu einem Schulkind sagt: »Mach dir nichts draus, wenn Barbara dich nicht besuchen will, du bist klüger als sie, und das allein zählt«, so hilft das dem Kind nicht über seine Enttäuschung hinweg.

Im allgemeinen ist es besser, wenn die Mutter sich aus den Kämpfen ihrer Kinder heraushält, und zwar von dem Zeitpunkt an, da sie sich selbst verteidigen können. Wenn sie, um den Streit zu schlichten, einem Kind recht gibt, wird das andere sich benachteiligt fühlen und nur noch eifersüchtiger sein. Wenn sich Kinder aus Eifersucht zanken, so geht es darum, daß jedes die besondere Liebe seiner Eltern für sich haben möchte. Ergreifen die Eltern nun also Partei und versuchen sie, zu entscheiden, wer recht und wer unrecht hat, so wird das die Kinder nur noch mehr aufstacheln, und die Zänkereien werden schlimmer, denn jedes Kind will erreichen, daß die Eltern es vorziehen und das andere ausschalten.

Wenn Eltern einen Streit beenden müssen, um ungerechte Rangkämpfe zu vermeiden oder einfach die Ruhe wiederherzustellen, so sollten sie ein Ende der Streitigkeiten verlangen. Es ist falsch, sich die Argumente anzuhören oder sich bei der Suche nach der Schuld zu beteiligen (außer wenn die Schuldfrage ganz eindeutig ist): man sollte sich lieber auf die Zukunft konzentrieren und die Vergangenheit Vergangenheit sein lassen. In dem einen Fall können sie einen Kompromiß vorschlagen, in einem anderen die Kinder mit etwas ablenken. Man kann auch die Kinder voneinander trennen und jedes in eine nicht so interessante Richtung schicken.

Das Kind in der Familie

558. Das Einzelkind. In der heutigen Zeit haben viele Familien, insbesondere wenn beide berufstätig sind, nur ein Kind. Ein Einzelkind kann genauso glücklich und gut aufwachsen, wie ein Kind mit Geschwistern. Achten Sie aber darauf, daß sie nicht alle Ihre Hoffnungen und Träume auf dieses eine Kind setzen – kein Kind könnte diese Last ertragen. (Lesen Sie auch die Abschnitte 336,407,559 und 634.)

559. Das erste Kind braucht im allgemeinen die meiste Hilfe, wenn es sich an seine Umgebung gewöhnen, sich an andere Kinder anschließen muß. Die ersten Kinder wachsen zwar genauso glücklich und in das Leben wohl eingeordnet auf wie die zweiten, dritten und vierten Kinder der Familie; aber man stellt doch oft fest, daß die ersten Kinder es schwerer haben, sich in der Umwelt zurechtzufinden.

Man hört immer wieder Mütter sagen: »Das zweite Baby ist so leicht zu erziehen. Es schreit nicht, da gibt es kaum Probleme, es ist zufrieden mit sich selbst und ist immer freundlich, wenn man in seine Nähe kommt.« Ist es ein paar Jahre älter, sagt die Mutter: »Der zweite ist so ein lieber Bub, ein aufgeschlossenes Kind, und jeder liebt es gleich bei der erste Begegnung.« Auf der Straße bleiben Fremde stehen, lächeln das Kind an und fragen, wie alt es denn sei. Von dem ersten, älteren Kind nehmen sie erst hinterher Notiz und fragen, um nicht unhöflich zu sein, auch nach seinem Alter. Natürlich ist das ältere Kind verletzt, denn eigentlich braucht es vielmehr Beachtung und Anerkennung als das jüngere.

Woher mag das rühren? Was ist der Unterschied zwischen den beiden? Das erste Kind, bei dem die Eltern noch nicht ganz sicher sind, wie es zu behandeln und zu erziehen sei, ist mehr oder weniger ein Experimentierkind. Meist werden viel zuviel Umstände um das erste Kind gemacht, und besonders vom sechsten Monat an, wenn das Kind sich mit sich selbst zu beschäftigen und seine Umwelt zu erkennen beginnt, wird es oft gestört. Die Eltern nehmen zuviel Notiz von ihm, suggerieren ihm allerlei, versuchen ihm dies und das beizubringen, nehmen es auf und wollen selbst ihren Spaß mit ihm haben – und all das in viel größerem Maße, als notwendig oder auch nur gut für das Kind ist. Dadurch hat das Kind zu geringe Möglichkeiten, seine eigenen Interessen zu entwickeln. Es wird zum Beispiel selten Gelegenheit haben, von sich aus die Erwachsenen anzusprechen oder zu grüßen, weil die Eltern immer zuerst reden. Das erste Kind wird anderen Erwachsenen zu oft vorgezeigt. In geringerem Maße ist das nicht schlimm, aber auf die Dauer wird das Kind seiner selbst allzu bewußt, und das führt unter Umständen zu einer gewissen Egozentrik. Wenn das erste Kind krank wird, ist es an sich ganz natürlich, daß die Eltern sich viel größere Sorgen machen und das Kind ängstlicher bewachen, als das bei den folgenden Kindern der Fall sein wird, bei denen sie schon wesentlich mehr Erfahrung haben. Und wenn ein Kind unartig ist, werden sie ihm viel mehr Beachtung schenken, als sie es später bei den anderen tun würden.

Diese ständige, allzu große Aufmerksamkeit, die man einem Kind widmet, wird es entweder verwöhnen oder von seiner nächsten Umgebung über Gebühr abhängig machen, so daß es ihm schwerer fällt, Kontakt mit der Außenwelt zu finden. Ein solches Kind hat das Gefühl, daß es der Mittelpunkt des Universums sei und daß jeder es bewundern müsse. Auf der anderen Seite aber hat das erste Kind keine Übung darin, sich selbst zu genügen und neuen Menschen gegenüber aufgeschlossen und freundlich zu sein.

Nun bedeutet das natürlich nicht, daß man sein Kind – das erste – weniger liebhaben soll. Es braucht zärtliche Aufmerksamkeit. Aber man sollte es doch auch seine eigenen Spielchen spielen lassen und sich nicht zuviel mit ihm beschäftigen, solange das Kind glücklich und zufrieden ist. Man störe es nicht, indem man glaubt, es unterhalten oder aber an ihm herumerziehen und seinen Verstand wecken zu müssen.

Man sollte einem Kind die Möglichkeit geben, manchmal selbst ein Gespräch zu beginnen. Wenn Besucher kommen, lasse man es von allein herankommen und die Bekanntschaft suchen. Will das Kind mit den Eltern spielen oder möchte es ein bißchen schmusen, sollten sie warmherzig und freundlich sein, aber sie sollten es dann auch wieder in Ruhe lassen, wenn es ganz offensichtlich zu seinem eigenen Spieleckchen zurückkehren möchte.

Auch wenn die Eltern zu streng sind, kann sich das in der Haltung des Kindes seiner Umwelt gegenüber ausdrücken. Es braucht gar nicht zu bedeuten, daß Mama und Papa an sich grimmige Leute sind, doch glauben Eltern manchmal, daß man ein Kind nur mit äußerster Konsequenz erziehen könne.

Sie können sich denken, was ich meine, wenn Sie einmal sehr verspannte Leute bei ihrem ersten Ritt zu Pferde beobachtet haben. Sie sitzen steif wie Porzellanpuppen, wissen nicht sich den Bewegungen des Pferdes anzupassen und versuchen es, viel zu sehr zu lenken. Für Pferd und Reiter ist es eine Qual. Erfahrene Reiter wissen, wie man sich entspannt, wo man ab und zu gibt, ohne aus dem Sattel zu fallen, und wie man das Pferd sanft aber bestimmt lenkt. Die Erziehung eines Kindes läßt sich zwar nicht mit dem

Zureiten eines Pferdes vergleichen, aber: es hilft, wenn man mit einer vergleichbaren Geisteshaltung herangeht.

Ein weiteres Beispiel ist der junge Offizier oder Manager, der zum ersten Mal Personalvorgesetzter ist. Ist er zu unsicher, so ist er anfangs zu feierlich und restriktiv, weil er Angst hat, die Kontrolle zu verlieren. Hat er mehr Erfahrung, so fürchtet er sich nicht mehr, freundlich und zugänglich zu sein. Nun könnten Sie einwenden: »Das Problem ist, daß ich keine Erfahrung habe.« Aber Sie brauchen wirklich keine Erfahrung, um mit einem Kind umgehen zu können – Sie brauchen nur die richtige Einstellung dazu. Ein Kind wirft Sie im Gegensatz zu einem Pferd nicht aus dem Sattel (zumindest solange es noch klein ist), und es lacht Sie auch nicht aus wie ein Bataillon Soldaten. Entspannen Sie sich, gehen Sie auf das Kind zu und versuchen Sie, nicht so steif zu sein.

560. Das mittlere Kind. Es wird so viel über das mittlere Kind geredet, daß man manchmal sogar von einem »Syndrom« spricht, als ob es eine Krankheit wäre. So etwas gibt es natürlich nicht. Richtig ist jedoch, daß das mittlere Kind ab und zu das Gefühl hat, seine älteren und jüngeren Geschwister werden von den Eltern als etwas »Besonderes« angesehen. Dadurch fühlt es sich ausgeschlossen. (Dieses Gefühl kann bei jedem Kind auftreten, daß nicht das älteste oder das jüngste Kind in der Familie ist.) Diesen Kindern kann am besten geholfen werden, indem man jeden Vergleich zwischen seinen älteren und jüngeren Geschwistern vermeidet. Es muß wissen, daß es genauso geliebt und geachtet wird wie die anderen.

561. Das jüngste Kind in der Familie findet aus verschiedenen Gründen mehr Beachtung. Daran ist nichts auszusetzen, solange die Eltern für eine ausgewogene Entwicklung des Kindes sorgen. Es gibt auch Situationen, in denen die Eltern von ihrem älteren Kind enttäuscht sind. Vielleicht ist es nicht der Sportler oder der Wissenschaftler gworden, den sie sich erhofft hatten. Das wollen sie mit dem Jüngsten wettmachen; oder sie wollten eigentlich einen Jungen als »Stammhalter« haben. Jetzt ist es aber ein Mädchen geworden, und die Eltern zeigen ihre Enttäuschung deutlich, so daß das Kind darunter leidet. Es ist wichtig, solche Dinge zu vermeiden.

ERZIEHUNG ZUR SAUBERKEIT

Was heißt das?

562. Die Bereitschaft der Eltern. Jeder redet von der Bereitschaft der Kinder zur Sauberkeit, aber auch die Eltern müssen dazu bereit sein. Viele Eltern sind sehr besorgt um die Sauberkeit des Babys. Das hat damit zu tun, daß man über alles das, was mit der Funktion des Darmes und der Blase zu tun hat, nicht offen redet. Dadurch fühlen wir uns von dem Interesse, das die Kinder ihren Körperfunktionen entgegenbringen, unangenehm berührt.

Diese Besorgnis rührt auch daher, daß wir unbewußt wollen, daß unser Kind, zur »richtigen« Zeit und auf die »richtige« Art sauber wird. Bei arbeitenden Eltern kommt hinzu, daß ein sauberes Kind weniger Arbeit für einen Babysitter bedeutet bzw. manche Kindertagesstätten nur Kinder aufnehmen, die bereits sauber sind.

Als ersten Schritt zur Sauberkeit Ihres Kindes sollten Sie sich über Ihre eigenen Gefühle im klaren sein. Haben Sie eine ablehnende Haltung, seien Sie bemüht, sich wenigstens neutral zu geben, wenn Sie bei einem zweijährigen Kind stark verschmutzte Windeln wechseln. Anstatt zu schimpfen, sollten Sie so etwas sagen, wie: »Meine Güte, das ist heute aber viel. Wärst du auf dein Töpfchen gegangen, müßtest du jetzt nicht die ganze Zeit stilliegen und warten, bis ich dich sauber gemacht habe. Das nächste Mal sagst du es mir vorher, damit ich dir auf den Topf helfen kann.« Haben Sie das erst einmal geschafft, werden Sie auch die Anzeichen des Kindes besser erkennen und ihm helfen können, sich zur Sauberkeit zu erziehen.

563. Für das Kind bedeutet es in mehrfacher Hinsicht einen Schritt nach vorn, wenn es gelernt hat, das Töpfchen oder die Toilette zu benutzen.
Wenn Sie also das natürliche Bedürfnis des Babys ausnutzen, erwachsen und unabhängig zu werden, dann wird Ihnen beiden die Erziehung zur Sauberkeit einfacher fallen. Nun ist es nämlich in der

Lage, zwei seiner Körperöffnungen selbst unter Kontrolle zu halten, und darauf ist es natürlich stolz. Es hat damit sozusagen seine erste schwere Verantwortung übernommen. Diese neu erworbene Reinlichkeit hat für die Mutter natürlich auch die Bedeutung, daß von nun an schmutzige Windeln und damit viel Arbeit wegfallen, viel wichtiger ist aber ein anderer Aspekt: Die Sauberkeit, die das Baby nun gelernt hat, stellt nämlich praktisch die Grundlage für die ein ganzes Leben lang bestehenbleibende Vorliebe für jede Art von Sauberkeit und Ordnung dar, ob es sich nun um einen sauberen Körper, saubere Kleidung, ein gepflegtes Zuhause oder eine ordentliche Berufsausbildung handelt. Diese Erziehung hilft dem Kind also bei der Entwicklung eines Sinnes für Verpflichtung und systematisches Handeln.

Was hat das zu bedeuten? Wenn Kinder lernen, eine Toilette zu benutzen, ist es für sie ein großer Schritt vorwärts. Zum einen können sie zwei Körperöffnungen kontrollieren, die vorher automatisch funktionierten, und sie sind sehr stolz darauf; sie sind manchmal so stolz, daß sie die Toilette alle paar Minuten ausprobieren. Sie übernehmen gerne die erste große Verantwortung, die ihnen die Eltern geben. Wenn die Zusammenarbeit auf diesem Gebiet klappt, so lernen Eltern und Kinder einander neu vertrauen. Und ein Kind, das mit Essen und Stuhlgang vorher recht sorglos umging, legt jetzt plötzlich Wert auf Sauberkeit. Die Eltern glauben oft, daß dies vorwiegend sich in weniger verschmutzten Windeln niederschlägt. Das ist schon richtig. Aber die Neigung zur Sauberkeit, die bei einem Kind im Alter von etwa zwei Jahren sich aufbaut, bedeutet eine Menge mehr. Sie ist in der Tat die Begründung für eine lebenslange Vorliebe für saubere Hände, saubere Kleidung, ein nettes Zuhause, und eine ordentliche Art, sich im Geschäftsleben zu bewegen. Die Sauberkeitserziehung sagt den Kindern, daß es richtige und falsche Wege im Leben gibt; sie entwickeln dadurch einen Sinn für Verantwortung und Systematik. Die Sauberkeitserziehung spielt also bei der Bildung der Persönlichkeit des Kindes und beim Aufbau des Urvertrauens zwischen Eltern und Kind eine große Rolle.

564. Das erste Jahr. Im ersten Lebensjahr ist sich das Kind der Funktion seines Darmes wenig bewußt; es nimmt auch nicht freiwillig und bewußt an der Darmentleerung teil. Füllt sich der Enddarm, insbesondere nach einer Mahlzeit, wenn die Muskelaktivität des Magens den gesamten Verdauungstrakt anregt, so drückt der Inhalt des Rektums gegen die innere Afteröffnung und weitet diese ein bißchen. Durch einen Reflex führt dies zum Drücken und zu einer abwärts gerichteten Bewegung der Bauchmuskulatur. Im Gegensatz zu älteren Kindern oder Erwachsenen entscheidet das Kind also nicht zu »drücken«, sondern drückt automatisch.

Während des ersten Lebensjahres sind die Kinder im gewissen Rahmen bereit, eine Erziehung durchzumachen: die erste Darmentleerung findet meist 5 bis 10 Minuten nach dem Frühstück statt. Sofern Eltern das wünschen, können sie solche Kinder auf das Töpfchen setzen, damit sie rechtzeitig zur Darmentleerung kommen. Nach einigen Wochen gewöhnt sich das Nervensystem daran, es wird »konditioniert«, und die Kinder drücken automatisch, sobald sie den Rand des Töpfchens unter sich fühlen. Hier gehört nur wenig Übung dazu, da das kleine Kind sich der Darmentleerung und seiner eigenen Rolle dabei nicht bewußt ist. Das Kind arbeitet nur unbewußt mit.

Man vermutet, daß Kinder, die sehr früh an diese Art Sauberkeitserziehung gewöhnt wurden, später durch verlängertes Verschmutzen der Windeln oder Bettnässen gegen ihre Eltern rebellieren. Daher empfehle ich nicht, mit der Sauberkeitserziehung im ersten Jahr zu beginnen.

565. In der ersten Hälfte des zweiten Lebensjahres bemerken Kinder immer früher, wenn eine Darmentleerung bevorsteht. Sie unterbrechen dann ihre Tätigkeit und ändern plötzlich ihren Gesichtsausdruck, auch wenn sie noch lange nicht bereit sind, jetzt ihre Eltern zu verständigen.

Wenn sie ihren Stuhl entweder in der Windel oder auf dem Fußboden haben liegen sehen, oder wenn er sich im Töpfchen befand, entwickeln sie einen Besitzerinstinkt. Sie sind stolz darauf, wie sie stolz auf ihre Nase oder auf ihren Nabel sind. Manchmal riechen sie sehr intensiv daran, wie sie an einer schönen Blume riechen.

Ein Aspekt dieses Besitzerstolzes ist der Widerwille, den Stuhl dem Töpfchen und damit den Eltern zu überlassen, und wenn es den Eltern gelungen ist, das Kind auf das Töpfchen zu bringen. Manche Kinder entwickeln auch Angst, wenn der Stuhl in der Toilette hinuntergespült wird. Für kleine Kinder ist das so störend, als werde ihr Arm dort hinuntergespült.

566. Indirekte Zeichen, daß das Kind bereit ist. Zu Beginn des zweiten Lebensjahres zeigen sich andere Zeichen der Bereitschaft, die wir mit der Sauberkeitserziehung meist nicht in Verbindung bringen. Kinder entwickeln den Wunsch, Geschenke zu verteilen, und das befriedigt sie sehr - auch wenn sie die Geschenke sofort wieder zurückhaben wollen. (Ihre widersprüchlichen Gefühle zeigen sich beispielsweise, wenn sie eines ihrer Spielzeuge einem Besucher hinreichen, es aber nicht loslassen wollen.)

In dieser Altersstufe sind Kinder davon fasziniert, Dinge in Behälter hineinzustecken - dies ist eine enge Verbindung zum Benutzen des Töpfchens.

Wenn sie gelernt haben, Spielzeuge und Kleidung wegzuräumen, haben sie auch mitbekommen, daß bestimmte Dinge an ihren Platz gehören.

Im Laufe der Zeit versuchen sie immer mehr, die Tätigkeiten ihrer Eltern oder älteren Geschwister nachzuahmen. Dieser Nachahmungstrieb kann bei der Sauberkeitserziehung eine wichtige Rolle spielen.

Sie sind sehr stolz darauf, jede Tätigkeit zu lernen, die sie unabhängig ausführen können - und sie freuen sich am Lob über ihren Erfolg.

567. Bocken. Kinder, die schon zu Beginn des zweiten Lebensjahres das Töpfchen benutzt haben, wechseln oft ihr Verhaltensmuster. Sie setzen sich willig auf das Töpfchen, haben aber während dieser Zeit keinen Stuhlgang. Kurz danach aber machen sie ihr »Geschäft« in eine Ecke oder in ihre Hose. Die Eltern sagen dann manchmal: »Ich glaube, mein Kind hat alles vergessen.« Ich glaube nicht, daß Kinder so leicht vergessen. Ich glaube, daß ihr Besitzerstolz aus psychologischen Gründen kurzzeitig wieder stärker geworden ist und daß sie einfach ihren Stuhl nicht aufgeben wollen. Zu Beginn des zweiten Lebensjahres möchten Kinder möglichst alles selbst und auf ihre Weise tun, und die Sauberkeitserziehung scheint ihnen zu sehr eine Sache der Eltern zu sein. Sie halten eben dann ihren Stuhlgang ein, bis sie vom Töpfchen wieder runterkommen: das Töpfchen ist ein Symbol der Aufgabe und des Nachgebens.

Hält der Widerstand viele Wochen an, so halten die Kinder nicht nur den Stuhl zurück, wenn sie auf dem Töpfchen sitzen, sondern sie dehnen dieses Zurückhalten auf den ganzen Tag aus. Dies nennt man dann eine psychologische Verstopfung.

Bocken kommt in der ersten Hälfte des zweiten Lebensjahres häufiger als in der zweiten Hälfte vor. Daher sollte man mindestens bis zur Mitte dieses Jahres warten, bis man mit der Sauberkeitserziehung beginnt, so daß das Kind das Gefühl hat, es selber habe Darm und Blase jetzt steuern wollen; das Kind hat so nicht das Gefühl, dem Verlangen der Eltern nachgegeben zu haben.

568. Gesteigerte Bereitschaft zwischen 18 und 24 Monaten. Zwischen 18 und 24 Monaten zeigen die meisten Kinder ihre Bereitschaft zur Sauberkeitserziehung deutlich. Sie bemerken eher, wenn eine Darmentleerung bevorsteht oder sich vollzieht. Sie hören kurz mit dem Spielen auf oder sie fühlen sich anschließend etwas unwohl. Den Eltern deuten sie durch Zeichen oder Geräusche an, daß die Windel verschmutzt ist und daß sie gerne wieder saubergemacht würden. Das Kind macht diese Mitteilungen eher, wenn die Eltern ihm dies vorher vorgeschlagen haben. Meist dauert es etwas länger und braucht den Zuspruch der Eltern, bevor Kinder sie bereits vom bevorstehenden Stuhlgang informieren; nur dann – und nicht wenn er schon in der Windel ist – haben Sie die Möglichkeit, dem Kind aufgrund seines Hinweises zu helfen.

Zunächst hat das Kind einen starken Stolz auf seinen Stuhl, einschließlich dessen Geruch entwickelt, und es spielt gerne damit herum; in der zweiten Hälfte des zweiten Lebensjahres läßt sich dieses Verhalten leicht in Neigung zur Sauberkeit umwandeln. Ich glaube nicht, daß es gut oder notwendig ist, dem Kind eine negative Reaktion auf den Stuhlgang oder andere Körperfunktionen anzuerziehen. Aber die Bereitschaft, sauber zu werden, hilft dem Kind, die

Sauberkeitserziehung durchzumachen und das Gelernte auch beizubehalten.

569. Bevor die Eltern mit der Sauberkeitserziehung beginnen, sollten sie auf zusätzliche Zeichen achten, wie sie in den Abschnitten 565, 566 und 568 beschrieben wurden.

Das Kind sollte auch nicht gerade eben erst das Gehen gelernt haben, da es sich sonst sehr ungern ruhig hinsetzt.

Auch eine Trotzphase ist zu vermeiden, da das Kind in dieser Zeit bei jedem Vorschlag außer sich gerät.

Es wäre auch eine große Hilfe, wenn das Kind mitteilen könnte, daß es zur Toilette muß, obwohl dies nicht Voraussetzung ist.

570. Der Hintergrund der Sauberkeitserziehung. Dr. T. Berry Brazelton, ein Kinderarzt, der sich lange mit der Sauberkeitserziehung beschäftigt hat, hat die folgende Idee und Technik ausgearbeitet. Mehr als 2000 Kinder in seiner Praxis haben sie bereits erprobt, und 80 % von ihnen haben noch im Alter von 28 Monaten einen plötzlichen Erfolg bei Darm- und Blasenentleerung erreicht. Nächtliches Bettnässen verschwand noch im Alter von drei Jahren. Das sind vergleichsweise hervorragende Ergebnisse.

Dr. Brazeltons Grundprinzip ist die Freiwilligkeit und nicht der Zwang; so können Kinder am einfachsten geübt werden, und so werden sie später am wenigsten in die Hosen machen oder bettnässen. (Nur 1,5 % seiner Kinder waren im Alter von fünf Jahren noch Bettnässer. Dies steht im Gegensatz zu den 15 % beim Beginn des Wehrdienstes, die aus einem europäischen Land mit einer bekannt strengen Sauberkeitserziehung berichtet wurden.) Dr. Brazelton rät den Eltern, sie sollten das Kind taktvoll vorbereiten, es aber nicht tadeln, wenn die Darm- und Blasenkontrolle nicht sofort funktioniert. Sie sollten auch das Kind nicht auf das Töpfchen setzen, wenn es dagegen ist. Ebenso sollte das Kind nicht länger auf dem Töpfchen bleiben, als es unbedingt will.

So entscheiden die Kinder selbst, freiwillig und nach ihren Fähigkeiten, weil sie schließlich ja erwachsen werden wollen.

Diese Methode verlangt, daß die Eltern auf den Wunsch ihres Kindes heranzuwachsen vertrauen, und daß sie bereit sind, ohne Ungeduld darauf zu warten.

571. Toilette oder Töpfchen? Von Anfang an gewöhnen sich einige Kinder an die Kinderklobrille, die an der Toilette der Erwachsenen befestigt wird. Bei einer solchen Konstruktion ist es gut, wenn für das Kind eine Fußstütze vorhanden ist, so daß es sich sicherer fühlt. Die Eltern könnten außerdem eine Art Treppe für den Toilettensitz bauen, so daß das Kind alleine hinaufkommen kann.

Meines Erachtens sollte ein Kind bis zum Alter von zweieinhalb Jahren ein Töpfchen benutzen. Kinder mögen ein eigenes Stück Möbel lieber, auf das sie sich selbst setzen und wieder herunterbewegen können. Ihre Füße können so auf dem Boden bleiben, und es besteht nicht die Gefahr, daß der Höhenunterschied sie unsicher macht. Bis zum Alter von zweieinhalb Jahren würde ich das Töpfchen leeren und die Toilette spülen, nachdem das Kind wieder weggegangen ist.

572. Die Gewöhnung an das Töpfchen. Der erste Schritt bei der Sauberkeitserziehung sollte nicht darin bestehen, daß man die Windel des Kindes wegnimmt und es auf das Töpfchen setzt. Das wäre eine zu seltsame und plötzliche Erfahrung. Es ist viel besser, wenn man nach dem Kauf des Töpfchens das Kind sich mindestens eine Woche lang daran gewöhnen läßt; dann betrachtet es das Töpfchen als eigenes Stück Möbel, setzt sich angezogen darauf und sieht in dem Töpfchen nicht eine geheimnisvolle Falle, mittels derer die Eltern (ich übertreibe jetzt) dem Kind seinen Besitz wegnehmen wollen.

Die Eltern können dem Kind das Töpfchen zeigen, ihm erklären, daß es ihm gehört und vorschlagen, daß es früher oder später einmal damit Versuche unternimmt. (Kinder in dieser Altersstufe werden sehr ängstlich, wenn man sie drängt oder in eine unbekannte Situation manövriert.) Sie können auch dem Kind zeigen, wie man auf der Toilette sitzt (Sie behalten natürlich Ihre Kleider an). Aber reden Sie bei dieser Gelegenheit nicht von Stuhlgang oder Urin, bis das Kind mit dem Töpfchen als einer Sitzgelegenheit vertraut geworden ist. Man sollte nicht versuchen, dem Kind mehr als eine neue Idee zu vermitteln.

Wenn das Kind vom Töpfchen will, so sollten Sie ihm das sofort erlauben. Diese Erfahrung wird, auch wenn sie kurz ist, dem Kind sehr helfen. Das Sitzen auf dem Töpfchen sollte dem Kind nicht als eine Art Zwang, sondern als freiwilliges Ritual erscheinen, über dessen Ausführung es stolz ist.

Beim Babysitz für die Toilette können Sie genauso verfahren.

Wenn das Kind sich nach einer Woche noch nicht an das Töpfchen gewöhnt hat, so geben Sie ihm noch etwas mehr Zeit.

573. **Wenn das Kind sich mit dem Töpfchen vertraut gemacht hat** und es nicht mehr fürchtet, dann kann man es anleiten, dort seine »Geschäfte« zu verrichten. Die Eltern können ihm erklären, wie sie oder ältere Bekannte des Kindes die Toilette benützen. Vielleicht kann Ihr Kind auch zusehen, wenn ein Freund von ihm auf dem Töpfchen sitzt. (Wenn ein älteres Geschwister da ist, wird das Kind wahrscheinlich schon zugeschaut und daraus gelernt haben.)

Sollen die Eltern es zeigen, wenn keine Freunde da sind? Einige Kinderpsychiater meinen, daß Eltern ihre Genitalregion vor ihren Kindern nicht entblößen sollten; aber der Stuhlgang sollte ohne zuviel Entkleiden doch möglich sein (Abschnitt 608).

Nachdem Sie die Frage der Darm- oder Blasenentleerung in das Töpfchen mit dem Kind ein paar Mal besprochen haben, können Sie jetzt die Windel des Kindes abnehmen, wenn der nächste Stuhlgang bevorsteht, das Kind zum Töpfchen führen und es einmal darauf probieren lassen. Drängen Sie das Kind bitte nicht, wenn es nicht möchte. Versuchen Sie es ein anderes Mal oder an einem anderen Tag. Wenn das Kind ein einziges Mal gemerkt hat, daß der Stuhl in das Töpfchen fiel, hat es viel mehr Verständnis dafür und arbeitet da besser mit.

Machen Sie eine Woche lang einmal am Tag diesen Gang zum Töpfchen. Zeigen Sie außerdem dem Kind jedesmal, wenn es Stuhl in der Windel hat den Inhalt der Windel, nachdem Sie das Kind zum Töpfchen geführt und es dort draufgesetzt haben. Erklären Sie dem Kind, daß Mutti und Vati ihren Stuhl auf der Toilette machen, und daß das Kind seinen eigenen Sitz hat; vergessen Sie auch nicht zu erklären, daß eines Tages das Kind seinen Stuhl dort auch erledigen wird - genau wie Sie auch. (Für einen Erwachsenen ist das ja ziemlich langweilig und wiederholt sich ständig, finden Sie nicht?)

Hat es innerhalb einer Woche mit dem Stuhlgang oder Wasserlassen auf dem Töpfchen nicht geklappt, dann setzen Sie ein paar Wochen aus und versuchen es behutsam wieder.

574. Wasserspülung. In dieser Phase ist es besser, wenn Sie den Stuhl aus der Windel erst herunterspülen, wenn das Kind sein Interesse daran verloren hat und weggegangen ist. Die meisten ein- bis zweijährigen Kinder sind von dem Spülvorgang zunächst begeistert und möchten es selbst tun. Später erschrecken sie aber, weil das Wasser den Stuhl so schnell wegspült; sie entwickeln sogar Angst, auf der Toilette zu sitzen. Möglicherweise befürchten Sie, daß sie hineinfallen und auf ähnliche Weise verschwinden könnten. Bis zum Alter von etwa zweieinhalb Jahren würde ich das Töpfchen erst leeren und die Toilette erst spülen, wenn das Kind weggegangen ist.

575. Wenn das Kind Interesse entwickelt. Fängt das Kind an, Interesse zu entwickeln und mitzuarbeiten, dann können Sie es zwei- oder dreimal am Tag zum Töpfchen führen, insbesondere wenn es den ersten Hinweis auf einen bevorstehenden Stuhlgang oder Wasserlassen gibt.

Wenn es etwa nach einer Mahlzeit geklappt hat oder das Kind ein paar Stunden trocken gewesen ist, dann müssen Sie ihm kübelweise Lob spenden. (»Das hast du gut gemacht, genau wie Vati« oder Mutti oder Schwester oder ein lieber Freund.) Aber übertreiben Sie es nicht. In diesem Alter möchte ein Kind nicht als allzu willfährig erscheinen.

576. Das Kind geht von sich aus. Wenn Sie das Gefühl haben, daß Ihr Kind für den nächsten Schritt bereit ist, lassen Sie es eine gewisse Zeit ohne Kleider um den Bauch spielen. Setzen Sie das Töpfchen in die Nähe, drinnen oder draußen, und erklären Sie ihm, daß Sie das deswegen tun, damit es das Töpfchen selbständig benutzen kann. Wenn das Kind mitmacht, können Sie es etwa alle Stunde daran erinnern, daß es von nun an allein auf das Töpfchen gehen darf. Wenn es dadurch gelangweilt oder verärgert wird oder sich verletzt hat, ziehen Sie ihm wieder die Windeln an und warten ab.

577. Angst vor schmerzhaftem harten Stuhlgang. Manchmal entwickelt ein Kind eine Verstopfung mit ungewöhnlich hartem Stuhlgang, der nur schwer abgesetzt werden kann und dabei Schmerzen verursacht. (Nicht jeder harte Stuhlgang verursacht Schmerzen.) Eine

Sammlung kleiner harter Kugeln - die Folge einer sogenannten spastischen Verstopfung - verursacht selten Schmerzen. Meist ist daran ein Stuhlgang in einem großen breiten Stück schuld. Manchmal reißt der After ein ganz klein wenig ein und blutet dabei. Wenn eine solche Blutung im Rahmen einer »Fissur« vorhanden ist, so wird sie bei jedem weiteren Stuhlgang gedehnt. Das macht unter Umständen starke Schmerzen, und die Fissur heilt daher nur langsam. Daher ist es leicht zu verstehen, warum ein Kind, das sich beim Stuhlgang so verletzt hat, sich vor Wiederholung fürchtet und gegen die Sauberkeitserziehung eingestellt ist. Daraus entwickelt sich manchmal ein Teufelskreis, da das Kind den Stuhlgang tagelang zurückhält und er daher nur um so härter wird.

Beim Beginn harter Stühle sollte man insbesondere in diesem empfindlichen zweiten Jahr umgehend den Arzt verständigen, damit er unter Umständen die Zusammensetzung der Nahrung ändert oder ein Arzneimittel verschreibt, das den Stuhl weich macht. Im allgemeinen reicht es, wenn man Pflaumen oder Pflaumensaft der Nahrung jeden Tag hinzugibt. Auch Nährmittel aus Vollkorn, Haferflocken, Müsli, Brot und Kräcker können etwas dazu beitragen. Manchmal ist es auch günstig, wenn das Kind im warmen Wasser in der Badewanne mit gekreuzten Beinen mehrfach am Tage jeweils 10 bis 15 Minuten sitzt. Eine Mischung aus Vaseline und Lanolin kann man so oft wie nötig in die Aftergegend einreiben.

Man sollte dem Kind sagen, daß man weiß, wie sehr es Angst vor einem weiteren Stuhl hat; man darf ihm auch sagen, daß es keine Angst mehr vor Verletzungen oder Schmerzen haben muß, da nun der Stuhlgang durch das Arzneimittel oder Veränderungen in der Ernährung weich gehalten wird.

Hat das Kind aber Angst oder weiter Schmerzen, so sollte der Arzt den After untersuchen, ob nicht doch eine Fissur entstanden ist und nicht abheilen will.

Die Blasenentleerung

578. Die gleichzeitige Kontrolle von Darm und Blase. Dr. Brazeltons Vorgehen wird durch die Tatsache bestätigt, daß Kinder die Kontrolle über Darm und Blase meist gleichzeitig erreichen, wenn sie ohne Zwang herangeführt werden. In anderen Worten: in der ersten Hälfte des dritten Lebensjahres ist das Kind vom Bewußtsein und von seinen körperlichen Fähigkeiten her für Darm- und Blasenkontrolle bereit. Jetzt muß das Kind nur noch wünschen, in dieser Hinsicht erwachsen zu werden; zusätzliche Anstrengungen der Eltern für die Kontrolle der Blasenentleerung sind nicht nötig.

579. Die Einstellung zu Stuhl und Urin. In ihrer Einstellung zu Stuhl und Urin gibt es bei Kindern erhebliche Unterschiede, die das Verhalten des Kindes erklären.

Die Kontrolle der Blasenentleerung geht langsamer als die des Enddarms; es ist für den Afterschließmuskel leichter, etwas Festes zurückzuhalten, als für den Blasenschließmuskel, den Durchfluß von Urin zu stoppen. (Bei Durchfällen nimmt die Wirkung des Afterschließmuskels bekanntermaßen ab.)

Wasserlassen während des Tages ist für Kinder keine große Sache. Anders als den Stuhl betrachten sie den Urin nicht als ihren Besitz. Nächtliches Bettnässen kann andererseits für verschiedene Formen von Protest und Aufregung stehen.

Die Blasenfunktion reift von selbst ohne Übung heran. Im ersten Jahr entleert sich die Blase recht oft. Aber im Alter von 15 bis 18 Monaten hält sie den Urin schon ein paar Stunden zurück, selbst wenn das Kind dazu nicht angehalten wird. Gelegentlich gibt es sogar kleine Kinder, die bereits im Alter von einem Jahr nachts nicht mehr bettnässen.

Während des Schlafens hält die Blase den Urin länger zurück als während des Wachens; ein Kind kann nach zwei Stunden Schlaf immer noch trocken sein, obwohl es während des Tages noch nicht die Kontrolle über die Blasenentleerung erreicht hat.

Gelegentlich näßt das Kind auch während des Tages noch ein, obwohl es im allgemeinen die Kontrolle über die Blasenentleerung schon erreicht hat; dies kommt zum Beispiel vor, wenn das Kind spielt und dabei nicht unterbrochen werden möchte.

580. Übungshosen. Wenn Ihr Kind Darm und Blase erfolgreich unter Kontrolle hat, so können Sie ihm Übungshosen anziehen, die es selbst herunterlassen kann. Dadurch vermindert sich das Risiko, daß das Kind in seine alten Gewohnheiten zurückfällt. Verwenden Sie diese Hosen aber nicht, bevor das Kind mit Blase und Darm im allgemeinen zurechtkommt; einem Kind, das noch größere Probleme damit hat, helfen sie gar nichts und ihre »Verstärkerfunktion« ist damit vertan.

581. Kinder, die nur auf ihrem eigenen Töpfchen Erfolg haben. Es gibt Fälle, in denen ein etwa zweijähriges Kind sich so an sein eigenes Töpfchen in seinem Zimmer gewöhnt hat, daß es woanders einfach sein Geschäftchen nicht erledigen kann. Man kann ein solches Kind weder zwingen, noch es unter Androhung von Strafe dazu bringen. Vielleicht wird es die Höschen naß machen, aber auch dann sollte man es nicht ausschimpfen. Wenn die Blase des Kindes schmerzhaft gefüllt ist und es doch sein Bächlein nicht machen kann, sollte man es eine halbe Stunde lang in warmes Badewasser setzen, das hilft vielleicht. Sagen Sie ihm, daß es ruhig in die Badewanne pullern darf. Diese Möglichkeit muß man in Betracht ziehen, wenn man mit dem Kind verreist, und auf alle Fälle sollte man auf Reisen immer sein eigenes Töpfchen mitnehmen. Es ist jedoch besser, man gewöhnt das Kind schon von Anfang an daran, daß es an verschiedenen Orten sein Geschäftchen erledigt, übrigens auch im Freien.

582. Das Wasserlassen im Stehen kommt erst später. Manche Eltern machen sich Sorgen, wenn ihr zwei Jahre alter Junge keine Anstalten macht, im Stehen wasserzulassen. Man soll daraus keine Staatsaffaire machen. Früher oder später wird der Junge auch dies tun, besonders wenn er ältere Jungens oder seinen Vater dabei beobachtet hat. Als Vorstufe lassen manche Jungens Wasser in eine Kanne oder Urinflasche, die man vor sie hält. Über die Nacktheit der Eltern wird in Abschnitt 608 gesprochen.

583. Nachts trocken bleiben. Viele Eltern glauben, der einzige Grund, warum ein Kind lernt, nachts trocken zu bleiben, ist die abendliche Toilette. Sie fragen: »Nun ist mein Kind einigermaßen trocken am Tag; wann sollte ich es abends nochmals auf die Toilette setzen?« Dieser Gedanke ist falsch und legt nahe, daß nachts trocken zu bleiben eine schwere Arbeit ist. Man sollte eher sagen, daß ein

Kind ganz natürlicherweise nachts trocken wird, wenn die Blase dazu reif ist - vorausgesetzt, das Kind ist nicht nervös oder trotzig (Abschnitt 768). Man kann dies daran sehen, daß eines von hundert Kindern ab dem Alter von 12 Monaten nachts nicht mehr bettnäßt, obwohl die Eltern sich nicht darum kümmerten und das Kind während des Tages noch nicht trocken ist. Einige andere Kinder werden im Alter von zwei oder drei Jahren nachts zunächst trocken und erreichen die Kontrolle über ihre Blase tagsüber erst sehr viel später. Der Grund, weshalb die Blase Urin während des Schlafens länger zurückhalten kann, beruht darauf, daß bei Menschen im Schlaf die Nieren automatisch weniger Urin, dafür aber konzentrierten Urin, herstellen.

Die meisten Kinder werden im Alter von etwa drei Jahren nachts trocken. Bei Jungens dauert es meist etwas länger als bei Mädchen, und verspannte Kinder brauchen länger als entspannte. Oft spielen dabei auch erbliche Faktoren eine Rolle.

Ich glaube, daß Eltern mit dem Kind wegen des nächtlichen Trockenbleibens keine Anstalten machen sollten. Das natürliche Reifen der Blase zusätzlich zur Erziehung am Tag - nämlich dem Hinweis, daß Urin in die Toilette gehört - reichen in den meisten Fällen aus. Natürlich hilft es einigermaßen, wenn die Eltern das Kind loben und sich mit ihm freuen, wenn es das erste Mal nachts trocken geblieben ist. Wenn das Kind sechs oder auch acht Monate nachdem es tagsüber sauber ist, den Wunsch äußert, auch nachts ohne Windel zu schlafen, sollten Sie sich darüber freuen und es probieren.

Säubern nach dem Stuhlgang

584. Wenn Ihr Kind sich nach der Toilette selbst säubern möchte, sollten Sie mit ihm ausmachen, daß es zuerst den Po sauber wischen darf und Sie dann noch einmal nachwischen, bis es das auch selbst tun kann. Jetzt ist der Zeitpunkt gekommen, dem Mädchen zu zeigen, daß es immer von *vorn nach hinten* wischen muß, damit es keine Infektion der Harnwege bekommt (siehe Abschnitt 777).

585. Erwarten Sie Rückschläge. Die Erziehung zur Sauberkeit geht bei den meisten Kindern in kleinen Schritten vor sich. Dabei kommt es immer wieder zum Stillstand oder auch zu Rückschlägen. Die Gründe dafür sind vielfältig: Aufgeregtheit, Krankheit, Verreisen, ein neues Baby. Schimpfen oder bestrafen Sie das Kind nicht, wenn es einmal passiert. In diesem Fall benötigt Ihr Kind Zuspruch, daß es bald wieder sauber ist und daß Sie wissen, das Kind schafft es.

586. Ein Rückschlag bei der Darmentleerung, wenn die Blasenentleerung unter Kontrolle ist. Viele Kinder, häufiger Jungens, machen ihren Stuhl nicht mehr ins Töpfchen, wenn sie die Blasenentleerung üben. Anscheinend können sie nicht gleichzeitig allen Anforderungen ihrer Eltern nachgeben. Wenn die Eltern jetzt aber versuchen, das Kind zu drängen oder zu zwingen, so hält es oft seinen Stuhl zurück, was zu harten und schmerzhaften Darmentleerungen führt; ein neuer Teufelskreis kann so beginnen. In diesem Fall können die Eltern dem Kind sagen, daß es seinen Stuhlgang in die Windel machen darf.

DAS KIND VON ZWEI JAHREN

Wie und was ist so ein Kind, das nun schon aufrecht auf seinen Beinchen steht und mit wachen Augen die Welt anschaut?

Was es liebt

587. Das Kind von zwei Jahren lernt, indem es die Erwachsenen kopiert. Wenn es zur Untersuchung zum Arzt gebracht wird, setzt es sich feierlich das Stethoskop auf seine eigene Brust, guckt mit dem Ohrenspiegel in Onkel Doktors Ohr und ist sehr erstaunt, daß es gar nichts sehen kann. Zu Hause folgt es der Mama auf Schritt und Tritt, fegt die Wohnung auf, wenn Mama fegt, wischt Staub, wenn sie Staub wischt, putzt sich die Zähne, wenn sie sich die Zähne putzt. Und all das tut es mit feierlichem Ernst. Das Kind macht jetzt in seiner Entwicklung Riesenschritte, und zwar wachsen seine Geschicklichkeit und sein Verstand am Vorbild der Erwachsenen.

Mit zwei Jahren ist ein Kind noch absolut abhängig von seiner Mutter, und es scheint, daß es wohl weiß, *wer* es ist, der es beschützt und ihm das Gefühl der Sicherheit verleiht. Das Kind zeigt das auf verschiedene Weise. Da klagt eine Mutter etwa: »Mein Zweijähriger scheint ein rechtes Muttersöhnchen zu werden, er hängt den ganzen Tag an meinem Schürzenzipfel. Wenn uns jemand besucht, versteckt er sich hinter meinem Rock.« Dies ist das Alter, in dem Kinder sehr leicht jammern und sich an ihre Mutter klammern – jetzt kommt es vor, daß sie abends aus ihrem Bettchen klettern und ins Wohnzimmer gelaufen kommen oder von ihrem Bettchen aus rufen. Oft haben die Kinder Angst, wenn sie von ihrer Mutter allein gelassen werden. Sie sind verstört, wenn ein Elternteil oder ein anderes Mitglied des Haushalts ein paar Tage lang nicht da ist oder wenn die Familie umzieht. Man sollte die Sensibilität eines Kindes in diesem Alter mit in Rechnung stellen, wenn größere Veränderungen in der Familie oder im Haushalt geplant werden.

588. Jetzt ist die Zeit, da man die Kinder ermutigen sollte, sich an andere anzuschließen. Mit zwei Jahren sind die Kinder im allgemeinen noch nicht soweit, daß sie von sich aus mit anderen Kindern spielen, sie lieben es jedoch, sie zu beobachten und, wenn auch für sich selbst, in der Nähe anderer Kinder zu spielen.

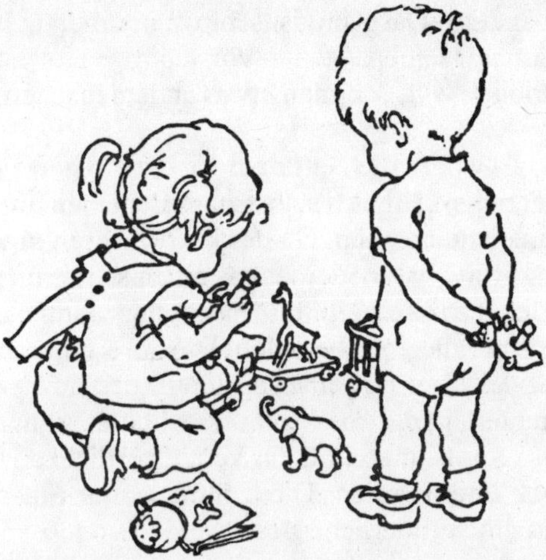

Nahe sein beim Spielen und Zuschauen geht dem gemeinsamen Spielen voraus.

Es ist der Mühe wert, ein zweijähriges Kind jeden Tag, zumindest aber ein paarmal in der Woche, dorthin zu bringen, wo es in Gesellschaft anderer Kinder sein und spielen kann. Ein zweieinhalb bis drei Jahre altes Kind wird es nicht lernen, mit anderen zusammen zu spielen und zu teilen, wenn es nicht mindestens einige Monate zuvor an die Gegenwart anderer Kinder gewöhnt worden ist.

Widerspruchsgeist und »Bock«

589. Das »Böckchen«. Im Alter zwischen zwei und drei Jahren melden sich meist sehr kräftige Zeichen von Widerspruchsgeist und anderen inneren Spannungen. Auch Babys haben manchmal Zeiten, in denen sie nicht so wollen wie Mama, und so ist das an sich nichts Neues. Aber jetzt ist das »Böckchen« viel kräftiger entwickelt und nimmt auch neue Formen an. Das ein Jahr alte Kind leistet Widerstand gegen seine Umwelt, mit zweieinhalb Jahren aber richtet sich dieser sogar gegen das Kind selbst. Es fällt ihm schwer, einen Entschluß zu fassen, und ist es ihm schließlich gelungen, so wünscht es, ihn wieder zu ändern. Das Kind ist sehr oft querköpfig und will bei allem, was es tut, nur seinen eigenen Vorstellungen folgen. Wenn ihm jemand beibringen will, daß man etwas anders machen müsse, wird es wütend.

Es sieht so aus, als wollte die Natur ein Kind zwischen zwei und drei Jahren dazu erziehen, für sich selbst zu entscheiden und jedem Druck von außen zu widerstehen. Da das kleine Wesen noch nicht genügend Welterfahrung hat, bedeutet das einen schweren Kampf, von dem es innerlich ganz ausgefüllt ist. Besonders dann, wenn die Eltern Menschen sind, die gern befehlen. Diese Periode im Leben des Kindes ist vergleichbar mit einer späteren, der Zeit zwischen sechs und neun Jahren, in der das Kind versucht, der Abhängigkeit von seinen Eltern zu entrinnen und die Verantwortlichkeit für sein Verhalten selbst zu übernehmen. Diese Stufe seiner Entwicklung bereitet dem Kind große innerliche Beschwerden und löst Gereiztheit und nervöse Angewohnheiten aus.

Es ist oft schwer, mit einem Kind im Alter von zwei bis drei Jahren fertig zu werden. Eltern müssen verständnisvoll sein. Sie dürfen während dieser Zeit nicht zuviel an dem Kind herumerziehen und es vor allem nicht zu etwas zwingen wollen. Man sollte das Kind selbst mithelfen lassen, sich an- und auszuziehen, wenn es das gern möchte. Mit dem Baden fange man früh genug an, so daß es Zeit hat, ein bißchen herumzuplanschen und in der Wanne zu spielen. Bei den Mahlzeiten sollte man es selbst essen lassen, ohne immerfort zu drängen und zu sagen: »Nun iß doch endlich.« Wenn es in seinem Essen nur noch herumspielt, beende man die Mahlzeit. Wenn es Zeit ist, ins Bett zu gehen oder einen Spaziergang zu machen oder vom Spielplatz wieder nach Hause zu gehen, sollte man das Kind ablenken, indem man ihm etwas erzählt, was seine Aufmerksamkeit fesselt. Es wäre falsch, sich auf Debatten einzulassen und dem Kind Unsicherheit zu zeigen.

Lassen Sie den Mut nicht sinken; auch das geht vorüber.

590. Manchmal ist ein Kind sehr lieb und folgsam, wenn es entweder mit dem Vater oder mit der Mutter allein ist, aber wenn der andere Elternteil auftaucht, scheint das zuviel für sein kleines Gemüt zu sein. Zum Teil mag das einer gewissen Eifersucht entspringen, zum Teil aber wird es auch daran liegen, daß ein Kind in diesem Alter mit zwei so wichtigen Persönlichkeiten noch nicht recht fertig wird. In den meisten Fällen ist es der Vater, der in dieser Zeit noch leicht Schrecken erregt, und manchmal hat solch ein armer Vater das Gefühl, er sei ein »schwarzer Mann«. Er sollte das nicht so ernst nehmen oder sich verletzt fühlen. Es hilft schon, wenn er sich regelmäßig selbst um das Kind kümmert, das heißt mit dem Kind spaßt und die täglichen Pflichten, wie füttern und baden, übernimmt. So lernt das Kind den Vater lieben und achten. Sollte es das erste Mal Probleme geben, wenn er das Kind von der Mutter übernimmt, darf man sich dadurch nicht entmutigen lassen. (Außerdem ist das eine gute Gelegenheit für die Mutter, sich ein wenig Ruhe zu gönnen.) Das Kind muß lernen, daß die Eltern sich lieben, daß sie zusammen leben wollen und sich nicht von ihm drangsalieren lassen.

Sorgen mit zwei Jahre alten Kindern

591. Trennungsangst. Viele normale Kinder entwickeln im Alter von etwa einem Jahr die Angst, sie könnten von ihren Eltern getrennt werden (siehe Abschnitt 492). Dies zeigt, wie sehr ihr Sinn für Sicherheit von der Nähe zu den Eltern abhängt. Wahrscheinlich ist es der gleiche Instinkt, der die Jungtiere in anderen Arten, etwa Schafe und Ziegen, nahe ihren Müttern folgen und blöken läßt, wenn man sie trennt. Es ist natürlich, daß Lämmer und Zicklein gleichermaßen diese Angst von Geburt an mitbringen, da sie nicht weglaufen können. Aber kleine Menschenkinder erlernen diese Angst im Alter von etwa einem Jahr, wenn sie endlich laufen lernen, so daß ein starker Drang zum Umkehren in ihnen erwacht, wenn sie sich einmal von der Mutter entfernt haben.

Wenn ein sehr sensibles Kind von eindreiviertel, zwei oder zweieinviertel Jahren – besonders das einzelne Kind – plötzlich von seiner Mutter getrennt wird, so entsteht eine schwierige Situation.

Es kann sein, daß die Mutter gezwungen ist, eine Reise zu machen, oder sie beschließt, ihren Beruf wiederaufzunehmen, und stellt ein Kindermädchen an, das tagsüber auf das Kind aufpaßt. Im allgemeinen ist das Kind den Tag über friedlich, aber wenn Mama dann nach Hause kommt, hängt es wie eine Klette an ihr und weigert sich, die andere Person auch nur in seine Nähe kommen zu lassen. Das Kind wird von Panik ergriffen, wann immer es denkt, die Mutter könnte wieder weggehen. Diese Angst wird zur Schlafenszeit am größten. Das erschreckte Kind weigert sich, ins Bett zu gehen. Wenn seine Mutter sich davonstiehlt, schreit es stundenlang vor Angst. Wenn sie sich neben sein Bettchen setzt, bleibt es solange liegen, wie sie still sitzen bleibt – die geringste Bewegung zur Tür hin läßt es sofort wieder hochfahren. In einigen dieser Fälle wird das Kind versuchen, seine Mutter an sich zu fesseln, indem es ständig sagt, es müsse aufs Töpfchen. Seine Mutter setzt es aufs Töpfchen, der Erfolg sind zwei Tröpfchen, und fünf Minuten, nachdem es wieder im Bettchen liegt, muß es schon wieder. Es scheint, als sei das eine Taktik des Kindes, seine Mutter in der Nähe zu halten. Aber es ist nicht nur das. Die Angst solcher Kinder teilt sich ihrem ganzen Nervensystem mit, und so haben sie auch mehr oder weniger unbewußt Angst, sie könnten ins Bettchen machen. Manchmal wachen sie alle zwei Stunden während der Nacht auf und fürchten, es könnte ein Malheur geschehen. Die Mutter, die sich eben bemüht, das Kind zur Sauberkeit zu erziehen, wird über jeden »Unfall« enttäuscht oder verärgert sein. Wenn das Kind das merkt, wird es von neuen Befürchtungen gequält werden, nämlich denen, daß seine Mutter es nun nicht mehr liebhat, weil es noch das Bettchen naß gemacht hat. So hat das Kind zwei Gründe, weshalb es sich wehrt, ins Bettchen zu gehen.

592. Wenn ein zweijähriges Kind sich in ein Stadium ständiger Angst vor dem Schlafengehen hineinmanövriert hat, so ist das sicherste, aber auch das für die Mutter härteste Mittel, neben seinem Bettchen sitzen zu bleiben, bis es sich beruhigt hat und eingeschlafen ist. Man darf es nicht eilig haben und das Zimmer verlassen wollen, bevor das Kind schläft. Dadurch würde es, wenn es vielleicht dicht vor dem Einschlafen ist, wieder alarmiert, und nun ist es erst recht aus. Jetzt ist seine Angst von neuem geweckt und beruhigt sich so schnell nicht wieder. Dieser Kampf kann Wochen dauern, aber am Ende sollte er wohl siegreich bestanden werden. Ist das Kind ängstlich geworden, weil man hatte verreisen müssen, dann möge man eine neue Reise mindestens ein paar Monate lang vermeiden.

Wenn man das Haus täglich verlassen *muß*, weil man berufstätig ist, so sage man dem Kind besonders liebevoll, aber mit einem Ton der Selbstverständlichkeit und Fröhlichkeit »Auf Wiedersehen«. Wenn man ihm beim Abschied zeigt, daß man selber traurig darüber ist, nun weggehen zu müssen und daß es im Grunde nicht richtig sei, wird sich diese Unsicherheit auf das Kind übertragen, und seine Ängste werden neu belebt.

Manchmal hilft es die Schwierigkeiten beim Einschlafen überwinden, wenn man das Kind ein bißchen länger aufbleiben läßt oder seinen Nachmittagsschlaf verkürzt, oder aber, wenn der Arzt ein harmloses beruhigendes Mittel verschreibt. Für gewöhnlich aber können diese Maßnahmen das Grundübel nicht beseitigen. Ein von panischer Angst ergriffenes Kind bringt es fertig, stundenlang wach zu bleiben, obwohl es todmüde ist. Man muß vor allem den Grund seiner Befürchtungen ausschalten.

Wenn ein Kind Angst hat, daß es sein Bettchen naß macht, muß man ihm versichern, daß das nicht so schlimm sei und daß man es trotzdem liebhabe.

593. Man vermeide drastische Änderungen. Kinder, die von klein auf daran gewöhnt sind, mit verschiedenen Menschen zusammen zu sein, und denen man erlaubt hat, eine gewisse Selbständigkeit und Unabhängigkeit zu entwickeln, sind weniger in Gefahr, von Angst vor einer Trennung befallen zu werden.

Wenn ein Kind zwei Jahre alt ist, sei man vorsichtig mit drastischen Änderungen im Ablauf des Tages und in seinen Lebensgewohnheiten. Wenn es nicht darauf ankommt, ob man mit einer Reise noch ein halbes Jahr wartet oder ob man wieder anfängt, in seinem Beruf zu arbeiten, dann entschließe man sich für den späteren Termin, besonders dann, wenn es das einzige Kind ist. Läßt sich eine vorübergehende oder auch eine tägliche Trennung nicht vermeiden, dann sorge man dafür, daß die Person, der man sein Kind anvertrauen muß, es auch richtig, vernünftig und liebevoll behandelt. Außerdem sollte sich das Kind, bevor es sich von seiner Mutter trennen muß, an diese Person gewöhnt haben. (Wenn das Kind in eine andere Umgebung übersiedeln soll, ist es noch wichtiger, daß es zuvor diese Umgebung kennengelernt und sich dort eingelebt hat.) Zwei Wochen zum Umgewöhnen sollte man dem Kind mindestens geben. Die Ersatzmama, ob es nun eine Schwester, die Großmama oder eine Freundin ist oder aber eine fremde Person, sollte sich zunächst ein paar Tage lang in der Wohnung, d. h. in der Nähe des Kindes, aufhalten und mit ihm Freundschaft zu schließen versuchen, ohne daß sie zunächst die Pflege übernimmt. Dann, nach und nach, kann sie die Aufgabe der Mutter übernehmen, so daß das Kind sieht: Mama und diese andere Person sind miteinander befreundet, man ist also bei dieser Ersatzmama auch gut aufgehoben. Wichtig ist, daß alle Übergänge langsam und schmerzlos vollzogen werden. Ein Kind in diesem Alter braucht Zeit, sich an einen neuen Zustand zu gewöhnen, schnelle Wechsel sind also auf jeden Fall zu vermeiden.

594. Übertriebene Sorgen um die Kinder steigert ihre Furcht. Ein Kind, das durch eine Trennung erschreckt worden ist – oder auch aus einem anderen Grunde –, hat ein feines Gefühl dafür, ob seine Mutter genauso empfindet wie es selbst. Wenn die Mutter jedesmal, wenn sie das Kind verlassen muß, sich schuldig fühlt und zögert und Unsicherheit zeigt, wenn sie nachts öfter in das Zimmer des Kindes kommt, um nachzusehen, ob ihm auch nichts passiert sei, wird ihre eigene Besorgnis das Kind anstecken, und es glaubt am Ende, es sei wirklich Grund vorhanden, Angst zu haben, wenn Mama nicht da ist.

Das, werden Sie sagen, stehe doch im Widerspruch dazu, daß eine Mutter das erschreckte Kind beruhigen soll, indem sie z. B. an seinem Bettchen sitzen bleibt, bis es eingeschlafen ist. Es ist jedoch kein Widerspruch, denn *wenn* ein Kind erst durch irgend etwas in einen Zustand der panischen Angst geraten ist, *muß* die Mutter ihm helfen, darüber hinwegzukommen, ebenso wie sie es im Falle einer Krankheit gesundpflegen würde. Aber ihre allgemeine Haltung dem Kind gegenüber, und zwar von Anfang an, sollte fröhlich, voller Selbstvertrauen und ohne Spuren von Unsicherheit sein. Sie soll das Kind beobachten, und wenn sie glaubt, daß es soweit sei, nun Schritt für Schritt selbständiger zu werden und eine eigene Persönlichkeit zu entwicklen, soll sie es ermutigen und ihm die Chance geben, sich selbst zu bewähren. Diese Grundhaltung der Mutter ist die wichtigste Stütze des Kindes, wenn es gilt, über seine Angst hinwegzukommen.

Gerade die Zusammenhänge zwischen der übertriebenen Besorgtheit der Mutter und der Abhängigkeit des Kindes lösen sehr viele andere schwierige Situationen aus. Sie führen nicht nur zu den Schlafproblemen, sondern auch dazu, Kinger übermäßig zu verwöhnen. Eine ganze Kindheit und Jugend kann dadurch überschattet werden.

595. Einige Gründe für die übertriebene Sorge. Ein übermäßiger Beschützerinstinkt wird zumeist dort auftreten, wo Eltern sehr weichherzig und ihrer Sache nicht ganz sicher sind. Auch dort, wo die Eltern ohne Grund leicht von irgendwelchen Schuldgefühlen geplagt sind. In den meisten Fällen aber ist es so, daß die Eltern sich einfach nicht vorstellen können, sie hätten auch bisweilen ein Recht darauf, auf ihre Kinder böse zu sein.

Eltern und Kinder, die nicht erkennen wollen, daß es in jedem Leben absolut natürliche Momente gibt, in denen sie Zorn gegeneinander hegen, machen sich das Leben unnötig schwer. Es ist nicht zu vermeiden, daß die Eltern manchmal von einem gerechten Zorn auf ihren Sprößling erfüllt sind und daß sie ihm, wenn es ihren Prinzipien entspräche, gern das Fell versohlen würden. Und bei Kindern ist es oft so, daß sie in ihrer Wut den Eltern alles Böse wünschen. Wenn man weiß, daß diese dunklen Momente zum Leben gehören, wird man, wenn man erwachsen ist, sich zwar zusammennehmen und den Zorn nicht überhandnehmen lassen, aber man wird sich seiner auch nicht schämen und deswegen ein schlechtes Gewissen dem Kind gegenüber haben. Wenn die Eltern ihrem Zorn – vielleicht halb im Scherz – Luft machen, reinigt das die Atmosphäre wie ein Sommergewitter, und es bleiben keine unterdrückten Unmutsgefühle irgendwo hängen, wo sie noch lange Zeit Unheil anrichten können. Aus dieser Erkenntnis heraus kann man auch dem Kind helfen, indem man ihm, wenn es gerade angebracht scheint, erklärt: »Ich weiß, daß du wütend auf die Mami bist, wenn sie dies oder jenes tun muß.«

596. Normale Schwierigkeiten beim Schlafengehen. Es soll nun nicht der Eindruck erweckt werden, als ob jedes zwei Jahre alte Kind, das sich dagegen wehrt, ins Bett gebracht zu werden, unter einem Furchtkomplex leide - weit entfernt davon. Wirklich schwere Angstzustände sind selten. Aber ein leichtes Mißtrauen, daß man sie allein läßt, ist bei Kindern nichts Außergewöhnliches. Die Kinder wenden kleine Tricks an, mit denen sie die Mutter im Raum halten wollen: Sie sagen z. B., daß sie aufs Töpfchen müssen, obwohl sie kurz vorher ihr Bächlein gemacht haben. Dadurch aber wird die Mutter in einen Erziehungskonflikt gebracht. Sie weiß genau, daß es sich nur um einen Vorwand handelt, andererseits aber fordert sie das Kind ständig auf, zu sagen, wenn es aufs Töpfchen gehen muß; es erscheint ihr unklug, das zu ignorieren. So sagt sie: »Gut, versuchen wir es noch einmal.« Sobald das Kind wieder im Bett liegt und sie nun endgültig das Zimmer verlassen will, ertönt eine Stimme: »Ich hab' Durst.« Wenn die Mutter nun hingeht und etwas zu trinken holt, wird das Kind diesen Trick jeden Abend wiederholen. Ein solches Kind hat nicht unbedingt große Angst, aber ein bißchen ungemütlich ist ihm abends, wenn das Licht ausgemacht wird, doch zumute. Für gewöhnlich ist es das beste und hat sich auch als erfolgreich erwiesen, wenn die Mutter das Kind in einem freundlichen, beruhigenden, aber festen Ton daran erinnert, daß es ja gerade eben ein Bächlein gemacht und vor einem Viertelstündchen erst seine Milch getrunken habe und unmöglich schon wieder Durst haben könne. Dann soll sie gute Nacht sagen und, ohne zu zögern, das Zimmer verlassen. Ist sie nachgiebig, ist ihr Blick voller Mitleid und ihre Stimme bedauernd, dann hat sie das Spiel schon wieder halb verloren. Auch wenn das Kind ruft und ein paar Minuten weint, ist es besser, die Mutter bleibt fest. Es ist viel leichter für das Kind, seine Lektion sofort zu lernen, als daß es einen wochenlangen abendlichen Kampf auszufechten gilt.

Wenn die Kinder soweit sind, daß sie aus ihrem Bettchen klettern können, versuchen sie, die Schlafenszeit hinauszuzögern, indem sie, nachdem die Mutter das Licht ausgemacht und das Zimmer verlassen hat, bei den Eltern im Wohnzimmer auftauchen. Sie sind raffiniert genug, daß sie in solchen Augenblicken besonders lieb und charmant sind. Sie klettern auf Papas Schoß und sind die reinsten Engelchen vor lauter Liebenswürdigkeit. Für die Eltern ist es dann schwer, fest zu bleiben. Aber fest bleiben *müssen* sie nun einmal und das Kind ins Bett zurückbringen. Andernfalls macht das Kind eine Gewohnheit daraus, aus dem Bett zu klettern und angelaufen zu kommen, und das führt zu allabendlichen Kämpfen, die dann gar nichts Erfreuliches mehr haben.

Manchmal fragen Eltern, ob sie die Tür des Kinderzimmers zuschließen sollen, wenn das Kind jeden Abend aus dem Bett klettert und sie mit dieser Angewohnheit nicht fertig werden können. Der Gedanke, daß ein Kind sich hinter verschlossener Tür in den Schlaf weint, ist etwas sehr Unerfreuliches, und von diesem Mittel ist abzuraten.

Solange das Kind noch nicht selbst aus dem Bettchen klettern kann, sollte man es in seinem Kinderbettchen lassen, auch wenn für ein neues Baby ein zweites Bett angeschafft werden müßte. Wenn man nämlich das Kind zu früh in ein größeres Bett legt, das keine Seitenwände hat, ist die Versuchung herauszuklettern zu groß. Man hört oft von Zweijährigen, die immer wieder aus ihrem Bett klettern und nachts umherlaufen, wenn sie aus ihrem Gitterbettchen in das nächstgrößere Bett umgezogen sind. Sobald mehrere Geschwister in einem Raum schlafen, lösen sich diese abendlichen Probleme meist ganz von selbst.

597. Wie hilft man einem ängstlichen Kind von zwei Jahren? Wenn man einem Kind helfen will, seine Ängstlichkeit zu überwinden, muß man ihm bei allem Zeit lassen. Es hätte keinen Sinn, ein solches Kind etwa drängen zu wollen, mit Hunden Freundschaft zu schließen oder »tapfer« zu sein und ins tiefe Wasser zu gehen. Irgendwann wird ein von Natur aus ängstliches Kind auch diese Dinge tun wollen, aber bevor es nicht soweit ist, sie freiwillig zu tun, quäle man es nicht mit Mutproben.

Nachts allerdings sollte man einem Kind nicht erlauben, in das Bett seiner Eltern zu kommen - es muß lernen, in seinem eigenen Bettchen zu bleiben. Ein Schulkind, das unter einer krankhaften Furcht vor der Schule leidet, muß früher oder später ja wieder in die Schule zurückkehren. Je länger es der Schule fernbleibt, um so schwerer wird der Anfang wieder sein. Bei all diesen verschiedenen Arten der Angst sollte die Mutter zunächst doch immer mit sich selbst zu Rate gehen, ob nicht ihre übertriebene Sorge um das Kind einen Teil dieser Angst ausgelöst haben könnte. Gelingt es den Eltern allein nicht, das Kind aus einem unnatürlichen und ständigen Zustand der Angst zu lösen, so empfiehlt es sich, mit Pädagogen oder Kinderpsychiatern zu sprechen.

598. Kinder nutzen die Trennungsangst manchmal, um ihre Eltern zu kontrollieren. Ein Kind klammert sich an Mutter oder Vater, weil es eine echte Angst entwickelt hat, von ihr (ihm) getrennt zu werden. Wenn es aber herausfindet, daß die Eltern diese Angst ernstnehmen und alles tun, um das Kind zu beruhigen, dann kann dieses Wissen für das Kind zu einem Druckmittel werden. Drei Jahre alte Kinder, die Angst haben, im Kindergarten zu bleiben, und deren Eltern nicht nur tagsüber dort bleiben, sondern auch ihren Kindern nahe sind und alles tun, was sie wünschen, nur um sie ruhig zu halten, übertreiben nach einiger Zeit ihr Unwohlsein, da sie gelernt haben, wie sie ihre Eltern dominieren können. Die Eltern könnten eigentlich sagen: »Ich finde, daß du jetzt größer bist und nicht mehr vor dem Kindergarten Angst haben mußt. Du willst nur, daß ich tue, was du willst. Morgen bleibe ich nicht bei dir im Kindergarten.«

Stottern

599. Im Alter zwischen zwei und drei Jahren kommt es oft vor, daß Kinder stottern. Man weiß zwar nicht ganz genau, wodurch dieses Gestotter und Gestammel ausgelöst wird, aber man weiß *einiges* darüber. In manchen Familien ist es Vererbung; bei Jungen kommt es häufiger vor als bei Mädchen. Manchmal beginnt es bei einem linkshändigen Kind, das man auf die rechte Hand umzuschulen versucht. Der Teil des Gehirns, der die Sprache kontrolliert, steht in engem Zusammenhang mit jenem Teil, der die Hand kontrolliert, die man für gewöhnlich braucht. Wenn man ein Kind zwingt, seine »falsche« Hand zu benutzen, so scheint das auch sein Sprachzentrum zu irritieren.

Man weiß auch, daß der seelische Zustand des Kindes viel mit dem Stottern zu tun hat. Meist sind es die übersensiblen Kinder, die unter irgendeiner inneren Spannung stehen, die stottern. Manche stottern nur, wenn sie aufgeregt sind oder wenn sie mit einer ganz bestimmten Person sprechen. Hier einige Beispiele aus der Praxis: Ein kleiner Junge fing an zu stottern, als seine neugeborene Schwester aus der Klinik nach Hause gebracht wurde. Er ließ seine Eifersucht äußerlich nicht merken. Er hat auch niemals versucht, das Baby zu schlagen oder ihm seine Abneigung tätlich zu zeigen. Das Kind vergrub seinen Kummer, und das Ergebnis war, daß es stotterte. Ein kleines Mädchen von zweieinhalb Jahren begann zu stottern, als eine Verwandte abreiste, die lange Zeit in der Familie gelebt hatte und an der das Kind sehr hing. Nach zwei Wochen legte sich das wieder. Als die Familie in ein neues Haus zog, hatte das Kind Heimweh nach dem alten Haus und stotterte wieder eine Zeitlang. Zwei Monate später wurde der Vater zum Militär eingezogen. Die Familie war sehr aufgeregt, und das kleine Mädchen fing von neuem an zu stottern. Mütter wissen zu berichten, daß das Stottern ihrer Kinder immer dann schlimmer wurde, wenn sie selbst gereizt und verärgert waren. Außerdem sind Kinder, deren Mütter sehr viel reden und die Kinder ermutigen, schnell sprechen zu lernen, besonders anfällig. Manchmal wird Stottern auch dadurch hervorgerufen, daß der Vater strengere Saiten der Erziehung aufzieht.

Warum ist das Stottern aber gerade zwischen 2 und 3 Jahren so verbreitet? Dafür gibt es zwei mögliche Erklärungen: Dies ist die Zeit, in der das Kind sich sehr bemüht, sprechen zu lernen. Als es noch kleiner war, bediente es sich einer Kurzsprache und brauchte nicht zu überlegen, wie es Sätze zu bilden habe. Doch wenn es zwei Jahre alt ist, versucht es, Gedanken auszudrücken, die gewisse Formulierungen und Sätze erfordern. Es beginnt mit einem Satz drei- oder viermal und hört in der Mitte wieder auf, weil es die richtigen Worte nicht finden kann. Seine Mutter hört schon gar nicht mehr recht zu. Sie sagt: »Ja, ja«, und geht ihrer Beschäftigung weiter nach. Das Kind aber ist verletzt und ratlos, weil es nicht imstande war, seine kleine Rede zu halten. Dann aber ist es auch möglich, daß die Widerspenstigkeit, mit der es in diesem Alter zu kämpfen hat, seine Sprache beeinflußt.

600. Was tut man gegen Stottern? Man wird sich vielleicht besonders große Sorgen machen, wenn man selbst oder ein anderes Mitglied der Familie zeit seines Lebens gekämpft hat, um das Stottern zu überwinden. Aber im allgemeinen ist kein Grund für besondere

Besorgnis vorhanden. Neun von zehn Kindern, die zwischen zwei und drei Jahren zu stottern anfangen, werden diesen kleinen Fehler in wenigen Monaten überwunden haben, wenn man ihnen nur eine kleine Chance gibt. Es sind nur die ganz besonders schweren Fälle, die von Dauer sind. Man sollte nicht versuchen, die Sprache des Kindes zu korrigieren oder das Kind etwa in eine Sprachschule zu geben. Man überlege lieber, was es wohl sein könnte, das das Kind aufregt oder ängstigt. Hat das Kind vielleicht darunter gelitten, daß es eine Weile von Mutter oder Vater getrennt worden ist, dann vermeide man solche Trennungen während der folgenden Zeit (siehe Abschnitt 593). Wenn man sich zuviel mit dem Kind unterhalten und zu große Anforderungen gestellt hat, bezähme man seine eigene Redseligkeit und seinen Ehrgeiz und lasse ihm Ruhe. Man kann auch mit ihm spielen, ohne daß man sich die ganze Zeit mit ihm unterhält. Hat das Kind auch genug Möglichkeiten, mit anderen Kindern zu spielen, die es gern mag und mit denen es sich verträgt? Hat es genug Spielsachen in seinem Zimmer und auch draußen, so daß es sich selbst beschäftigen oder den anderen Kindern auch ein Spiel vorschlagen kann? Wenn die Eltern sich mit ihrem Kind beschäftigen, sollten sie es ohne Hast und ohne Nervosität tun. Sie sollten fröhlich und entspannt sein und dem Kind die Führung im Spiel überlassen. Will das Kind etwas sagen, so höre man ihm ruhig und aufmerksam zu, damit es nicht ungeduldig wird. Wenn Eifersucht es aufregt, so sehe man zu, daß man den Grund dafür beseitigt. Stottern dauert in den meisten Fällen ein paar Monate, in denen es sich mehr oder weniger bemerkbar macht. Man sollte nicht erwarten, daß es von heute auf morgen wieder aufhört, sondern zufrieden sein, wenn nach und nach ein Fortschritt zu merken ist.

Wenn Sie nicht herausfinden können, woran es liegt, sollten Sie einen Kinderpsychiater um Rat fragen. Ein »Zungenband« (wenn das Zungenbändchen, die Hautfalte, die von der Mitte der Zungenunterseite zum Mundboden zieht, zu kurz für eine freie Bewegung ist) hat nichts mit Stottern zu tun und sollte auch nicht durchschnitten werden.

In einigen Schulen und Kliniken gibt es spezielle Spracherziehungsklassen oder -abteilungen, in denen älteren Kindern eine besondere Sprachausbildung zuteil wird.

Dies hilft oft, aber nicht immer. Solche Unterstützung hilft meistens dem Schulkind, das spezifische Hilfe benötigt. Ist das Kind aber eindeutig nervös, so sollte man erst zu einem Kinderpsychiater gehen, um die zugrundeliegende Nervosität und Spannung zu entdecken und zu beseitigen.

KINDER VON DREI BIS SECHS JAHREN

Große Anhänglichkeit an die Eltern

601. Im Alter von drei bis sechs Jahren sind Kinder im allgemeinen viel leichter zu lenken. Jungen und Mädchen haben mit drei Jahren ein Stadium erreicht, in dem sie herausgefunden haben, daß Vater und Mutter großartige Menschen sind. Sie wollen nun alles genauso machen wie die Eltern, die gleichen Sachen tragen wie Papa und Mama, dieselben Worte benutzen. (Abschnitt 45)

Die Neigung zu Wutanfällen und Bockigkeiten, die das Kind zwischen zwei und drei Jahren zu überwinden hatte, scheint jetzt abzuklingen. Die Gefühle des Kindes gegen seine Eltern sind nicht nur freundlich, sondern zärtlich und warm. Das schließt jedoch nicht aus, daß das Kind auch unartig sein kann und des öfteren nicht gehorcht. Es wird ja doch mehr und mehr eine Persönlichkeit eigener Prägung mit eigenen Vorstellungen und Ideen. Das Kind will sich selbst behaupten, auch wenn es dabei manchmal mit den Eltern in Konflikt gerät.

Bei Vierjährigen geht diese Selbstbehauptung manchmal so weit, daß sie viel Lärm machen, den ganzen Tag schwadronieren, voller Albernheiten stecken und über die Stränge schlagen. Dann braucht die Mutter eine feste Hand.

602. Jetzt möchten Kinder wie ihre Eltern sein. Im Alter von zwei Jahren wollten Kinder bei jeder Gelegenheit ihre Eltern imitieren: sie fegten den Boden oder hämmerten einen imaginären Nagel ein. Für sie war es wichtig, mit dem Handfeger und dem Hammer umgehen zu lernen. Im Alter von drei Jahren möchten die Kinder ihren Eltern als Persönlichkeiten ähnlicher werden (siehe Abschnitt 50). Im Spiel gehen sie zur Arbeit, machen den Haushalt (kochen, säubern, waschen), kümmern sich um Kinder (um eine Puppe oder ein kleineres Kind). Sie tun, als wollten sie im Familienauto einen Ausflug machen oder sich für den Abend vorbereiten. Sie ziehen die Kleider ihrer Eltern an, imitieren ihre Gespräche, ihre Tischmanieren und ihre Eigenheiten. Manchmal nennt man diesen Vorgang »Identifikation«.

Identifikation ist viel wichtiger als das einfache Spiel. Erst dadurch baut sich der Charakter des Kindes auf – und das ist viel mehr davon abhängig, wie Kinder ihre Eltern sehen und wie sie sich an ihnen ausrichten, als was ihre Eltern ihnen in Worten beizubringen versuchen. Jetzt werden ihre Grundideale und -haltungen geprägt – gegenüber der Arbeit, gegenüber anderen Menschen und gegenüber sich selbst. Später, wenn das Kind reifer und bewußter ist, werden sie nur noch leicht modifiziert. Die Kinder üben sich jetzt in die Rolle von Eltern ein, die sie vielleicht in 20 Jahren sein werden; und wenn man ihnen zuhört, dann hört man irgendwo die späteren Erwachsenen, die zärtlich oder mit Schimpfworten mit ihren Puppen (= Kindern) umgehen.

In diesem Alter lernt ein Mädchen, daß es einmal eine Frau sein wird. Sie beobachtet besonders ihre Mutter und verhält sich nach deren Vorbild. Sie lernt, wie ihre Mutter ihren Mann sieht (z. B.: Herr und Meister, armes Würmchen oder geliebter Partner); sie lernt das männliche Geschlecht im allgemeinen kennen; sie lernt Frauen als Freundinnen oder Wettbewerberinnen kennen; sie lernt, daß Jungen oder Mädchen manchmal bevorzugt werden, und sie lernt die Einstellung zu Arbeit und Hausarbeit – als Fron oder als positive Herausforderung.

Sicher wird ein kleines Mädchen nicht die exakte Kopie ihrer Mutter werden, aber sie wird in vielerlei Hinsicht von ihr bewußt oder unbewußt beeinflußt.

Ein Junge in diesem Alter bemerkt, daß er später einmal ein Mann sein wird, und er richtet sich vorwiegend nach seinem Vater aus. Er beobachtet, wie sein Vater sich gegenüber seiner Frau und dem weiblichen Geschlecht im allgemeinen verhält, wie er auf andere Männer wirkt und von ihnen behandelt wird, wie er sich seinen Kindern, ob Junge oder Mädchen, gegenüber verhält, und welche Rolle bei ihm die Arbeit und die Hausarbeit spielen.

Obgleich sich ein Kind in erster Linie mit dem Elternteil des gleichen Geschlechts identifiziert, so gibt es während dieser Lebensphase auch eine gewisse Identifikataion mit dem Elternteil des anderen Geschlechts. Nur so können sich die Geschlechter verstehen lernen und später miteinander leben und auskommen.

603. Mädchen und Jungen sind jetzt von allem begeistert, was irgendwie mit Babys zusammenhängt. Sie wollen wissen, woher sie kommen, wollen sie versorgen und liebhaben und können stundenlang Vater-Mutter-Kind spielen.

Meist macht man sich gar nicht so recht klar, daß auch kleine Jungen schrecklich gern selbst Babys bekommen möchten! Wenn man ihnen dann verständlich machen will, daß das halt nun einmal nicht geht, sehen sie das keinesfalls ein, sondern sagen: »Ich will aber . . .«, als ob sie glaubten, daß man etwas schließlich doch bekommt, wenn man es sich nur intensiv genug wünscht. In unseren zivilisierten Ländern wird nun ein Junge, der sich wie ein Mädchen benimmt, meist geneckt und ausgelacht. Wir wollen uns aber daran erinnern, daß bei manchen primitiven Volksstämmen sich auch heute noch die Männer ebenfalls ins Wochenbett legen, wenn ihre Frauen ein Kind bekommen, d. h. sie begeben sich mit mitleidenden Freunden stöhnend und sich krümmend in eine speziell für diese »Entbindung« bestimmte Hütte!

604. Jungen neigen in diesem Alter ihrer Mutter gegenüber zu romantischer Schwärmerei und Mädchen dem Vater gegenüber. Bis etwa zum Alter von drei Jahren hing der Junge mit einer absolut abhängigen Liebe, die noch die kreatürliche Liebe des Babys war, an seiner Mutter. Jetzt aber bekommt diese Liebe einen romantischen Zug, ebenso wie die seines Vaters zur Mutter. Im Alter von vier Jahren ist ein Junge oft wild entschlossen, Mami zu heiraten, wenn er groß ist. Er weiß zwar nicht genau, was das ist: »heiraten«, aber er weiß ganz sicher, welches die wichtigste und begehrenswerteste Frau der Welt ist. Das kleine Mädchen, das sich nach dem genauen Vorbild seiner Mutter entwickelt, wird ähnliche Gefühle seinem Vater gegenüber hegen.

Diese romantischen Schwärmereien helfen den Kindern, geistig und seelisch zu wachsen und die richtige Einstellung zum anderen Geschlecht zu erlangen, die sie später in einer guten Ehe leiten wird. Es gibt aber auch eine Kehrseite des Bildes, die in fast allen Kindern in diesem Alter gewisse Spannungen verursacht, manchmal sogar zu einem regelrechten Komplex wird. Wenn ein männliches Wesen, ob jung oder alt, eine Frau sehr liebt, wird es sie ganz für sich allein besitzen wollen. Es wird auf jede andere Liebe, die dieser Frau zuteil wird, eifersüchtig sein. Ein Junge von drei oder vier Jahren, der mit zärtlicher Liebe an seiner Mutter hängt, wird natürlich gewahr werden, daß sie ja doch eigentlich seinem Vater gehört. Im Unterbewußtsein irritiert ihn das sehr, unabhängig davon, wie sehr er den Vater liebt und bewundert. Manchmal wird der Junge wünschen, Papa möge verschwinden, gar nicht mehr wiederkommen, doch dann schämt er sich solcher Gedanken und ist ratlos, weil er mit diesem Konflikt nicht fertig wird. Der Junge wird nach Kinderlogik annehmen, daß der Vater die gleichen bitteren Gefühle auch gegen ihn, seinen Jungen, hege, weil er Mama liebt.

Bei kleinen Mädchen hat man die gleichen Erscheinungen mit umgekehrten Vorzeichen. Sie bringen es fertig, zur Mama zu sagen: »Du kannst mal auf eine längere Reise gehen, *ich* sorge inzwischen für Papi!«, und auch sie haben dann Angst, Mama könnte eifersüchtig sein – und dann haben wir den gleichen Kreislauf. Wenn Kinder auch versuchen, solche Gedanken und Gefühle aus Loyalität zu unterdrücken – im Unterbewußtsein arbeiten sie weiter und tauchen unter Umständen nachts in seinen Träumen auf. Diese Mischung von Liebe, Eifersucht und Angst ist es wahrscheinlich, die bei kleinen Jungen zwischen drei und sechs Jahren so oft Alpträume auslöst, in denen Riesen, Räuber, Ungeheuer und andere erschreckende Figuren ihnen die Ruhe nehmen. (Abschnitt 612)

Diese Angst bei Kindern – ihre Eltern könnten ihnen böse sein – vermischt sich jetzt auch noch mit ernsthaften und komplizierenden Betrachtungen darüber, warum Jungen und Mädchen verschieden aussehen. Im allgemeinen aber macht das normale Kind diese Entwicklungsphase ohne allzu große Schwierigkeiten durch. Dieses Problem wird auch in Abschnitt 615 behandelt.

Da unserer Meinung nach alle kleinen Kinder diese Phase durchmachen, ist das kein Grund besonderer Besorgnis für die Eltern. Wird das Kind aber übertrieben ängstlich oder lehnt es sich heftig gegen das Elternteil vom gleichen Geschlecht auf und nähert es sich zu stark dem Elternteil vom anderen Geschlecht, sollten Sie zum Beispiel den Rat eines Kinderpsychiaters suchen.

605. Diese romantische Anhänglichkeit des Kindes an den Elternteil des anderen Geschlechts geht mehr oder weniger mit einer bestimmten Entwicklungsphase konform. Im Alter zwischen drei und sechs Jahren legt die Natur wahrscheinlich den geistigen und seelischen Fonds für das spätere Leben der Kinder und damit auch den Fonds für das Leben zu zweien. Doch die Natur hat es ganz offensichtlich nicht so eingerichtet, daß diese Zuneigung von Dauer ist und ein ganzes Leben lang in dieser Form weiterbesteht, nicht einmal die ganze Kindheit hindurch. Sie hat es vielmehr so eingerichtet, daß das Kind von fünf oder sechs Jahren schon gar nicht mehr so unbedingt daran interessiert ist, die Liebe von Papa oder Mama für sich allein zu erringen. Jetzt richtet es sein Interesse bereits auf andere Dinge, die es ablenken und die so spannend sind, daß sie ein guter Ersatz für die romantische Liebe zu Mutter oder Vater sind. Die Spielkameraden, die Schule, neue Menschen, die man kennenlernt ... Die intensive »romantische Zuneigung« hat dann ihre Aufgabe erfüllt und das Wesen des Kindes in gewisser Richtung geformt; es ist vergleichbar mit jener Phase der Entwicklung, da das Kind von einem Jahr das Stadium des Kriechens überwindet, wenn es laufen lernt.

Wenn also ein Vater merkt, daß sein kleiner Sohn im Unterbewußtsein gegen ihn eingenommen ist und Angst vor ihm hat, dann hat es in diesem Stadium nicht viel Sinn, zu freundlich und zu nachgiebig zu sein und ihm vielleicht dadurch helfen zu wollen, daß man sagt: »Mami gehört ja nur dir allein. Papi hat Mami gar nicht so lieb wie du.« Wenn das Kind zu dem Schluß kommt, daß sein Vater nicht genügend Festigkeit und Selbstvertrauen besitzt und daß man ihm die Liebe zu Mama wegnehmen kann, wird der kleine Geist noch viel mehr in Verwirrung geraten. Das Kind wird den Vater bemitleiden, und es wird sich schuldig fühlen, weil es selbst die Mutter zu lieb hat, und am Ende wird die Angst vor dem Vater nur noch größer werden. Außerdem wird es das männliche Vorbild vermissen, das es so dringend braucht, um sich danach formen zu können.

Und am besten wird auch eine Mutter mit ihrer kleinen Tochter (selbst wenn sie weiß, sie ist manchmal eifersüchtig) zurechtkommen, wenn sie selbstbewußt und überlegen ist, sich nicht von dem Kind einengen und bedrängen läßt und sich auch nicht scheut, ihre Liebe zu ihrem Mann zu zeigen.

Es liegt ziemlich klar auf der Hand, daß es das Leben eines kleinen Jungen sehr erschweren muß, wenn seine Mutter nachgiebiger und zärtlicher zu ihm ist als der Vater. Auch wenn die Mutter dem

Jungen mehr Zuneigung entgegenbringt als ihrem Mann, wird das für das Kind einen innerlichen Konflikt bedeuten. In beiden Fällen wird der Junge dem Vater leicht entfremdet, und er wird beginnen, ihn zu fürchten. Und ebenso gefährlich ist es, wenn ein Vater seine Tochter vorzieht und ihr größere Aufmerksamkeit schenkt als seiner Frau. Dem Kind wird damit nicht geholfen, im Gegenteil - es wird ein falsches Bild vom Leben gewinnen und es später dann schwer haben, wenn das Leben dieses Bild korrigiert.

Im allgemeinen betrachtet man es als ganz normal, wenn Mutter und Sohn und Vater und Tochter im besonderen aneinander hängen. Die Natur hat es wohl so eingerichtet; und es gibt weniger Grund zur Rivalität zwischen den verschiedenen Geschlechtern als zwischen zwei männlichen oder zwei weiblichen Wesen.

Die Eltern sollen sich nun aber nicht so viele Gedanken über diese Zusammenhänge machen, daß sie selbst am Ende unsicher werden und befürchten, sie könnten etwas falsch machen. In den meisten Familien wird man eine vernünftige Ausgeglichenheit zwischen den Gefühlen der Eltern und denen ihrer Kinder finden, und im allgemeinen hilft der gesunde Menschenverstand den Eltern, das Richtige zu tun, ohne daß sie es absolut bewußt täten. Wenn dieses Thema so ausführlich behandelt worden ist, dann im Hinblick auf diejenigen Fälle, in denen die Beziehungen zwischen Eltern und Kindern gespannt und schwierig sind und die Eltern sich vielleicht nicht erklären können, woran das liegen mag.

Das trifft zum Beispiel zu, wenn die Eltern sich ständig über Disziplinfragen streiten oder der Junge anderen Jungen und Männern gegenüber zu schüchtern wird oder auch ein Mädchen ihrer Mutter zu herausfordernd gegenübertritt.

606. Die Eltern können den Kindern helfen, diese romantische, aber eifersüchtige Periode zu überwinden, indem sie ihnen freundlich klarmachen, daß Eltern nun einmal zueinander gehören, daß ein Junge seine Mutter nicht ganz für sich allein und ein Mädchen seinen Vater nicht nur für sich haben kann. Doch sollten die Eltern die Kinder auch wissen lassen, daß sie nicht böse darüber sind, wenn sie feststellen, daß die Kinder von Zeit zu Zeit mit besonderer, vielleicht auch übertriebener Überschwenglichkeit an dem einen Elternteil hängen.

Wenn ein Junge seiner Mutter erklärt, er werde sie später einmal heiraten, dann kann sie antworten, sie sei sehr erfreut über diese Aussicht, aber sie sei leider bereits verheiratet, und wenn er einmal ein großer Junge wäre oder ein Mann, würde er schon ein anderes Mädchen finden, das er heiraten könne. Wenn die Eltern beeinandersitzen und sich unterhalten, dann brauchen und sollten sie ihre Unterhaltung nicht von dem Kind unterbrechen lassen. Sie können es freundlich, aber bestimmt daran erinnern, daß sie nun über wichtige Dinge zu sprechen hätten und daß das Kind sich auch allein beschäftigen könne. Ihr Takt wird ihnen ohnehin verbieten, in Gegenwart eines Kindes, das eifersüchtig ist, zärtlich miteinander zu sein, aber sie brauchen auch nicht beschämt aufzuspringen, wenn das Kind unerwartet ins Zimmer tritt, und sie sich gerade umarmen und küssen.

Wenn ein Junge seinem Vater gegenüber ungezogen wird, weil er eifersüchtig ist, oder zu seiner Mutter, weil sie der Grund für diese Eifersucht ist, sollten die Eltern darauf bestehen, daß er sich entschuldigt. Gleichzeitig sollten sie durchblicken lassen, daß sie zwar seine Gefühle verstehen könnten, aber daß es doch sehr unvernünftig sei, sich so schlecht zu benehmen. Lesen Sie dazu auch Abschnitt 538.

607. Schwierigkeiten beim Einschlafen im Alter von drei, vier und fünf Jahren. Man hat in Kinderkliniken festgestellt, daß Schlafschwierigkeiten bei dieser Altersgruppe sehr oft durch diese romantische Eifersucht ausgelöst werden. Oft gehen Kinder mitten in der Nacht in das Schlafzimmer der Eltern und versuchen, in ihre Betten zu kriechen, weil sie, mehr oder weniger unbewußt, unter dem Gefühl leiden, ausgeschlossen zu sein, und weil sie nicht wollen, daß die Eltern miteinander allein sind. Es ist in jedem Falle richtiger, wenn die Eltern das Kind sofort und ohne irgendwelche Debatten, doch ohne daß sie böse werden, in sein eigenes Bettchen zurückzubringen. (Abschnitt 279)

608. Wie schamhaft soll man zuhause sein? In weniger als einem Jahrhundert sind wir von der außerordentlichen Prüderie zur teilweisen Nacktheit im Badeanzug und zur kompletten Nacktheit zuhause in einer Reihe von Familien gekommen. Die meisten Menschen meinen (und ich auch), daß die heutige lockere Haltung viel gesünder ist. Kindergärtnerinnen, Kinderpsychiater und -psychologen meinen übereinstimmend, daß es für *kleine* Kinder beider Geschlechter gut ist, wenn sie sich gelegentlich zuhause, am Strand und im Waschraum eines Kindergartens nackt sehen.

Es gibt aber auch Hinweise aus der Arbeit der Psychiatrie, daß zumindest einige kleine Kinder Schaden erleiden, wenn sie ihre Eltern regelmäßig nackt sehen. Die Hauptursache dafür ist, daß die Gefühle kleiner Kinder für ihre Eltern so intensiv sind. Ein Junge liebt seine Mutter viel mehr als irgendein gleichaltriges Mädchen. Er fühlt sich als Rivale mit seinem Vater, und dieses Gefühl der Rivalität hat er mit keinem Jungen seines Alters. Der Blick auf seine Mutter ist dann vielleicht zu stimulierend, und der Vergleich mit seinem Vater fällt Tag für Tag ungünstig aus; es kann der Wunsch erwachsen, seinem Vater etwas anzutun. (FKK-Anhänger unter den Vätern haben mir erzählt, daß ihre drei bis vier Jahre alten Söhne beim Rasieren am Morgen mit der Hand Abschneidebewegungen in der Nähe des Penis des Vaters andeuteten.) Anschließend fühlt sich ein Junge schuldig und voller Angst. Auch ein kleines Mädchen, das seinen Vater regelmäßig nackt sieht, kann zuviel Stimulation erfahren.

Ich behaupte nun nicht, daß alle Kinder durch die Nacktheit der Eltern beunruhigt würden. Es gibt keine statistischen Untersuchungen, da wir aber von der Möglichkeit wissen, sollten Eltern sich im Zweifel für das Wohl des Kindes entscheiden. Sie sollten also sich im Haus angezogen bewegen und ihre Kinder von Badezimmer/WC fernhalten, wenn einer der Eltern badet oder das WC benutzt. Man braucht dies nicht zum Extrem zu treiben. Gelegentlich werden Eltern überrascht und sollten nun nicht diese Überraschung oder Wut zeigen. Sie sollten einfach sagen: »Würdest du bitte draußen warten, bis ich mich angezogen habe?« Von sechs oder sieben Jahren an möchten die meisten Kinder ohnehin etwas mehr Privatleben für sich selbst, und man sollte dies auch respektieren.

Neugier und Einbildungskraft

609. Die Neugier eines Kindes ist in diesem Alter sehr ausgeprägt. Es will wissen, was dies und jenes und schlechthin alles bedeutet, was es sieht und hört. Seine Phantasie ist reich, und es zählt zwei und zwei zusammen und zieht seine Schlüsse. Es bringt alles mit sich selbst in Zusammenhang. Wenn von einem Zug gesprochen wird, will es sofort wissen: »Werde ich auch mal mit einem Zug fahren?« Wenn es hört, daß von einer Krankheit gesprochen wird, wird es denken: Ob ich das auch kriege?

610. Etwas Phantasie ist gut und nützlich. Wenn ein Kind von drei oder vier Jahren eine Geschichte erzählt und Dinge, die es sich ausgedacht hat, als wahr hinstellt, so lügt es keineswegs im Sinne der Erwachsenen. Seine Phantasie und Einbildungskraft sind äußerst lebendig, das Kind ist selbst nicht einmal sicher, wo die Wirklichkeit aufhört und seine Phantasie anfängt. (Deshalb auch sind Kinder in diesem Alter im Kino fast immer verängstigt und eingeschüchtert, und man sollte sie Filme, selbst Märchenfilme, noch nicht ansehen lassen.) Man sollte Kinder, die gern derlei Geschichten erzählen, nicht schelten und ihnen etwa vorhalten, daß es ja gar nicht stimme, was sie da sagen.

Es wäre falsch, wenn man in dem Kind ein Schuldgefühl erzeugte, und es ist auch völlig unnötig, daß man sich selbst Gedanken darüber macht, wenn das Kind im übrigen zufrieden und voller Harmonie ist und sich mit anderen Kindern verträgt.

Fabuliert das Kind jedoch auffällig viel, erzählt es von eingebildeten Freunden und Abenteuern, und zwar nicht aus Spaß, sondern weil es selbst daran glaubt, dann erhebt sich die Frage, ob es in seinem Alltag nicht etwas vermißt. In solchen Fällen hilft es oft, wenn man dem Kind Gelegenheit verschafft, mit anderen Kindern gleichen Alters zu spielen und mit ihnen zusammen fröhlich zu sein. Eine andere Frage ist, ob das Kind bei seinen Eltern genügend heitere Kameradschaftlichkeit findet. Ein Kind braucht es, daß man es von Zeit zu Zeit umarmt, huckepack trägt, es braucht kleine Späßchen mit seinen Eltern und freundliches Gespräch. Wenn die Erwachsenen rundum sich des Kindes nicht annehmen und weite Distanz zu ihm halten, träumt das Kind von verständnisvollen prächtigen Spielkameraden, wie ein Hungriger von einem Kotelett träumt. Haben die Eltern immer etwas an dem Kind auszusetzen, so erfindet es einen bösen Gefährten, den es wegen all der schlechten Dinge, die er tut oder tun will, tadeln kann.

Gelegentlich überfüttern Mütter, die selbst zeit ihres Lebens eine sehr stark entwickelte Phantasie gehabt haben, ihre Kinder mit Geschichten und Märchen, und alle beide, Mutter und Kind, leben in einer Art von Feenreich. Die Spiele und Geschichten der anderen Kinder sind dagegen armselig und uninteressant. Auf diese Weise wird das Kind von seinem Interesse an den lebendigen Menschen und Vorgängen abgelenkt und hat es später um so schwerer, sich in der Welt zurechtzufinden. Das heißt nicht, daß eine Mutter nun überhaupt keine Geschichten erzählen sollte, aber sie sollte mit Märchen und Phantasiefiguren vorsichtig umgehen.

Ängste im Alter von drei, vier und fünf Jahren

611. Imaginäre Ängste sind in diesem Alter sehr häufig. In den vorangegangenen Abschnitten habe ich darüber gesprochen, wie unterschiedlich Ängste in verschiedenen Lebensphasen sind. Im Alter von drei oder vier Jahren erlebt das Kind neue Ängste. Die Angst vor der Dunkelheit, vor Hunden, vor der Feuerwehr, vor dem Tod oder vor behinderten Menschen. Die Vorstellungswelt des Kindes ist jetzt in einem Stadium, wo das Kind sich in andere Menschen hineinversetzen und Gefahren ausmalen kann, die es noch gar nicht wirklich erlebt hat. Seine Neugier drängt nun in alle Richtungen. Es will nicht nur die Ursache von allem wissen, sondern will auch wissen, was die Dinge damit zu tun haben. Wenn das Kind zufällig etwas über das Sterben mitbekommt, will es wissen, was das ist. Sobald es auch nur eine Ahnung davon hat, wird es fragen: »Muß ich auch einmal sterben?«

Diese Ängste gibt es häufiger bei Kindern, die aufgrund der Kämpfe über Ernährung und Sauberkeitserziehung verspannt sind; sie sind auch häufiger bei Kindern, deren Vorstellungswelt durch schreckliche Märchen oder zu viele Warnungen überreizt ist. Viele Kinder, die ihre Unabhängigkeit nicht ausreichend entwickeln konnten und deren Eltern zu beschützend waren, leiden unter diesen Ängsten (Abschnitt 594). Das Unwohlsein, das diese Kinder im Laufe der Zeit ansammelten, wird durch die Vorstellungwelt des Kindes in konkrete Befürchtungen umgewandelt. Das klingt nun so, als sei jedes Kind, das bestimmte Ängste entwickelt, in der Vergangenheit schlecht behandelt worden, aber soweit möchte ich nicht gehen. Ich glaube, einige Kinder werden schon empfindlicher als andere geboren; und ich glaube auch, daß alle Kinder, ganz gleich wie sie erzogen werden, vor irgendetwas Angst haben. Bitte lesen Sie auch Abschnitt 604 über die Gefühle der Kinder gegenüber ihren Eltern.

Wenn Ihr Kind Angst vor dem Dunkeln hat, so sollten Sie es beruhigen. Da kommt es mehr auf die Art an wie Sie es tun, als auf Ihre Worte. Machen Sie sich nicht über das Kind lustig und seien Sie auch nicht ungeduldig mit ihm, versuchen Sie vor allem nicht, die Angst rational anzugehen. Wenn das Kind mit Ihnen darüber reden will, tun Sie das - aber es ist sehr unwahrscheinlich. Geben Sie dem Kind das Gefühl, daß Sie verstehen, was es empfindet, aber daß Sie sicher sind, ihm werde nichts Böses geschehen. Auf keinen Fall sollten Sie das Kind mit Zauberern, der Polizei oder dem Teufel bedrohen. Vermeiden Sie auch Filme und erschreckende Fernsehprogramme, ebenso wie grausame Märchen. Das Kind ist durch die »Erzeugnisse« seines eigenen Geistes erschreckt genug. Beenden Sie abends jeden Streit, etwa über das Essen oder das Trockenbleiben, der während des Tages begann. Sorgen Sie durch eine klare Führung, daß Ihr Kind sich gut benimmt; das ist besser, als wenn man das Kind sich zunächst daneben benehmen läßt und die Entwicklung von Schuldgefühlen später in ihm fördert. Bemühen Sie sich, daß Ihr Kind ein volles und kontaktfreudiges Leben mit anderen Kindern hat - und das jeden Tag. Je mehr das Kind in Spielen und Plänen beschäftigt ist, desto weniger wird es sich um seine inneren Ängste kümmern können. Lassen Sie auch nachts die Tür offen, wenn das Kind es will, oder lassen Sie ein ganz schwaches Licht in seinem Zimmer brennen. Das ist eine einfache Lösung, um die Gespenster zu bannen. Das Licht oder auch Gespräche im Wohnzimmer werden ein Kind viel weniger wach halten als seine Ängste es können. Wenn die Angst wieder nachläßt, wird das Kind auch die Dunkelheit wieder ertragen.

Manchmal nutzen Kinder eine Phobie, um ihre Eltern zu beherrschen. Siehe auch Abschnitt 598.

Denken Sie daran, daß in diesem Alter die Fragen über den Tod vom Kind erstmals gestellt werden. Versuchen Sie, die erste Erklärung einfach und nicht zu erschreckend zu machen. Sie könnten sagen: »Jeder Mensch muß eines Tages sterben. Die meisten Menschen sterben, wenn sie sehr alt, müde und schwach sind – sie hören einfach auf zu leben.« Einige Eltern möchten dem Kind den Tod religiös nahebringen: «Er war sehr, sehr krank, und Gott nahm ihn in den Himmel auf und kümmert sich um ihn.« Vergessen Sie nicht, Ihr Kind zu knubbeln, mit ihm zu lachen und es daran zu erinnern, daß Sie beide mit ihm zusammen noch lange Jahre leben werden.

Da Kinder in diesem Alter manchmal Schlaf und Tod durcheinanderbringen, so darf man den Tod nicht als »Einschlafen« oder »Schlafengehen« beschreiben. Dies ist oft der Fall, wenn ein Haustier sehr krank ist und vom Tierarzt getötet werden muß. Viele Eltern sagen dann, das Tier sei »eingeschläfert« worden. Ich glaube es ist besser, wenn man dem Kind sagt, das Tier habe ein besonderes Arzneimittel erhalten, durch das sein Herz zu schlagen aufgehört habe. Man kann dem Kind sagen, daß dieses Mittel keinerlei Schmerzen verursacht hat, und daß das Tier nun tot ist. Alle gesunden Menschen jeden Alters fürchten und verabscheuen den Tod. Diese Tatsache kann man nicht umgehen, wenn man mit Kindern vom Tod redet. Wenn Sie aber den Tod als etwas betrachten, das man mit Würde und Tapferkeit auf sich nimmt, so können Sie etwas von diesem Gefühl auch Ihrem Kind vermitteln. Viele Eltern fragen, ob ein Kind beim Begräbnis eines Verwandten oder eines engen Freundes der Familie dabeisein sollte. Ich glaube, daß ein Kind ab dem Alter von drei Jahren durchaus bei Begräbnissen dabeisein und sogar die Familie auf den Friedhof begleiten soll. Voraussetzung ist, daß das Kind dies will und daß die Eltern damit einverstanden sind sowie das Kind auf das Begräbnis vorbereiten. Es ist wichtig, daß um das Kind jederzeit ein Erwachsener ist, den es kennt und der Fragen beantworten und, wenn nötig, das Kind wieder mit nach Hause nehmen kann, wenn es von dem Ereignis zu stark mitgenommen wird.

Die Angst vor Tieren ist in dieser Periode an der Tagesordnung, selbst dann, wenn das Kind noch keine schlechten Erfahrungen gemacht hat. Es hat keinen Zweck, dem Kind seine Furcht vor dem Hund abgewöhnen zu wollen, indem man es ermutigt, nah an den Hund heranzugehen. Je näher man ein Kind an einen Hund heranführen will, desto stärker wird es in der entgegengesetzten Richtung ziehen. Läßt man es aber in Ruhe, ohne daß man etwas erzwingen will, dann wird es mit der Zeit auch diese Angst überwinden. Ähnlich ist es mit der Scheu vor Wasser. Wenn ein Kind nicht freiwillig im Schwimmbad ins Wasser gehen will, wäre es grundfalsch, das kleine schreiende Bündel zu packen und ins Wasser hineinzutragen, selbst wenn es nur mit den Füßen planschen soll. Es kommt wohl hin und wieder vor, daß ein Kind, das man zwingt, ins Wasser zu gehen, dann plötzlich Spaß daran findet und von einer Minute zur anderen seine Scheu überwindet. Doch in den meisten Fällen hat jeder Zwang nur das Gegenteil zur Folge. Im Grunde möchte nämlich jedes Kind sehr gern ins Wasser gehen, auch wenn es Angst davor hat. Läßt man ihm Zeit, Mut zu fassen, dann wird es der Verlockung des Wassers eines schönen Tages schon erliegen. Die Furcht vor Hunden, vor der Feuerwehr, der Polizei und anderen konkreten Dingen kann ein Kind manchmal überwinden, wenn es sie in sein Spiel mit einbezieht. Sich auf diese Weise aus dem Stadium der Angst herauszuarbeiten, ist das beste Mittel für ein Kind – wenn es ihm gelingt.

Jedwede Angst ist dazu geschaffen, eine Handlung auszulösen. Der menschliche Körper wird in der Sekunde der Angst von Adrenalin, einem Hormon (Wirkstoff) der Nebennieren, durchflutet; dieses Nebennierenhormon beschleunigt die Herztätigkeit und sorgt außerdem für die Freisetzung von Zucker aus den Speicherorganen des Körpers, womit die Energie augenblicklich verstärkt wird. In Momenten größter Angst ist der Mensch bereit, schnell wie der Wind zu rennen oder wie ein wildes Tier zu kämpfen. Das Rennen und das Kämpfen, die Aktion schlechthin, absorbiert dann die Angst. Bliebe man einfach still sitzen, wäre man weiterhin von der Angst gelähmt. Wenn also ein Kind, das sich vor Hunden fürchtet, im Spiel seinen Stoffhund in heldenhaftem Kampf besiegen kann, wird ihm schon das Erleichterung schaffen. Wird ein Kind von besonders intensiver Angst oder von verschiedenen Ängsten gequält, von Alpträumen zum Beispiel, sollte man sich an einen Kinderpsychiater bzw. Kinderpsychologen wenden.

612. Alpträume. Alle Kinder im Alter von drei bis sechs Jahren haben gelegentlich Alpträume. Den Grund dafür kennen wir nicht genau. Wir vermuten, es liegt zum Teil an dem Schuldgefühl, das sich entwickelt, wenn das Kind das Elternteil vom gleichen Geschlecht als Rivalen ansieht und dem Elternteil des anderen Geschlechts mehr Zuneigung entgegenbringt (siehe Abschnitt 604).

Wenn ein Junge oder Mädchen in diesem Alter davon redet, ihren Vater oder seine Mutter zu heiraten, sind sie sich tief im Innern darüber im klaren, daß sie sich damit gegen das jeweils andere Elternteil stellen. Das führt zu Angst vor Bestrafung. So träumen sie vielleicht von einem Monster (das »gegnerische« Elternteil), das sie holen will. Ein anderer möglicher Grund für Alpträume ist, daß die Kinder in diesem Alter sich noch nicht über den Unterschied zwischen Schlaf und Tod im klaren sind. Diese Verwirrung und das Unverständnis darüber kann sich nachts in einem Alptraum äußern.

Erwacht Ihr Kind durch einen Alptraum, schreit und weint es, müssen Sie es trösten und versuchen, den Grund herauszufinden. Dann erklären Sie ihm, daß es nur ein Traum war und daß Sie bei ihm bleiben, bis es einschläft. Am nächsten Morgen können sich die Kinder oft noch an ihre Alpträume erinnern. Gelegentlich haben sie den gleichen Alptraum mehrere Male.

613. Nächtliches Aufschrecken kommt durchaus, obwohl nicht so häufig, bei drei- bis sechsjährigen Kindern vor. Es ist nicht mit Alpträumen zu verwechseln. Nächtliches Aufschrecken scheint durch eine vorübergehende Störung im Nervensystem während des Schlafens verursacht zu sein. Es ist häufig erblich bedingt und ist spätestens nach ein paar Jahren überwunden. Das Kind wacht schreiend auf und, obwohl seine Augen weit geöffnet sind, reagiert es nicht, wenn Sie mit ihm sprechen, so als ob es Ihre Anwesenheit gar nicht wahrnimmt. Dieser Schreck läßt nach wenigen Minuten nach, das Kind verfällt in tiefen Schlaf und wird sich am nächsten Morgen an nichts erinnern.

Wenn dies bei Ihrem Kind vorkommt, versuchen Sie es zu trösten, indem Sie es festhalten (es wehrt sich vielleicht), es leicht schütteln und ihm erklären, daß alles in Ordnung ist, daß es nur einen bösen Traum hatte und daß Sie bei ihm bleiben werden, bis es wieder eingeschlafen ist. Manchmal hat ein Kind häufiger diese Störungen. Dann sollten Sie sich an Ihren Arzt wenden, der Ihnen ein Medikament verschreiben kann, das Sie einige Tage oder auch Wochen zur Schlafenszeit dem Kind geben, bis es wieder ruhig durchschläft.

614. Schlafwandeln scheint auch durch eine vorübergehende Störung im Nervensystem verursacht zu sein, ist meist erblich bedingt und gibt sich in der Mehrzahl der Fälle in wenigen Monaten oder Jahren ohne besondere Behandlung. In solch einem Fall führen Sie das Kind zurück zum Bett, beruhigen es und erklären ihm, daß es gleich weiterschläft und Sie solange bei ihm bleiben. Das Kind wird sich an sein Schlafwandeln nicht erinnern. Schlafwandelt Ihr Kind häufig oder besteht die Gefahr, daß es sich dabei verletzt, kann Ihr Arzt Ihnen die gleiche Medizin wie beim nächtlichen Aufschrecken verschreiben. Das Medikament ist sehr wirksam und muß nur für wenige Tage oder Wochen genommen werden.

615. Angst vor Verletzungen. Die Angst vor körperlichen Verletzungen im Alter zwischen zweieinhalb und fünf Jahren möchte ich getrennt behandeln und Wege zur Verhütung und Behandlung aufzeigen. In dieser Altersstufe möchten die Kinder den Grund für Alles und Jedes wissen, sie machen sich oft Sorgen und beziehen die Gefahren auf sich selbst. Sehen sie einen behinderten Menschen, wollen sie zuerst den Grund dafür kennenlernen, versetzen sich dann in die Lage dieses Menschen und fragen sich, ob ihnen so etwas auch zustoßen könnte.

In dieser Altersstufe möchte das Kind viele körperliche Aktivitäten beherrschen, wie z. B. hüpfen, laufen und klettern. Seine körperliche Unversehrtheit ist für das Kind daher sehr wichtig, und es regt sich über alles auf, was zerbrochen ist. Daher kann sich ein Kind im Alter von zwei oder drei Jahren an einem zerbrochenen Plätzchen so stören, daß es die zwei Hälften nicht annehmen will und nach einem ganzen Plätzchen verlangt.

Diese Angst entwickeln Kinder übrigens nicht nur bei körperlichen Verletzungen. Auch die natürlichen Unterschiede zwischen Jungen und Mädchen machen ihnen zu schaffen. Wenn ein kleiner Junge von drei Jahren ein kleines Mädchen sieht, das nichts anhat, so wird er sich wundern, daß es »da vorn nichts hat«. Er wird sagen: »Wie macht sie denn das Bächlein?« Wenn er nicht gleich eine befriedigende Antwort bekommt, kann er zu dem Schluß kommen, daß seiner Spielgefährtin etwas Schlimmes widerfahren sei. Als nächstes wird ihn Angst erfassen, dasselbe könne auch ihm widerfahren. Umgekehrt kann das gleiche Mißverständnis auch das kleine Mädchen belasten, wenn es feststellt, daß Jungen anders aussehen. Zuerst fragt es: »Was ist das?« Dann wird es ängstlich wissen wollen:

»Warum hab ich so was nicht?« Das etwa ist die Art, in der der dreijährige kleine Geist arbeitet. Das Kind wird im Augenblick so aufgeregt über diese Entdeckung sein, daß es Angst hat, seine Mutter zu fragen.

Diese schwierige Frage, warum Jungen anders gebaut sind als Mädchen, kann die Kinder auf sehr verschiedene Weise beschäftigen. Ein kleiner Junge von etwa drei Jahren beobachtete es zum Beispiel sehr genau und mit einem sorgenvollen Ausdruck im Gesicht, wenn seine kleine Schwester gebadet wurde, und sagte zu seiner Mutter: »Baby hat Auweh.« Seine Mutter wurde nicht recht klug daraus und wußte nicht, was er meinte, bis er den Mut aufbrachte, darauf zu zeigen. Von der gleichen Zeit an beobachtete er sich selbst genau und guckte sich seinen Penis besorgt an. Seine Mutter war bestürzt und dachte, das sei der Anfang einer schlechten Angewohnheit. Sie kam gar nicht auf den Gedanken, daß diese beiden Dinge miteinander im Zusammenhang stehen könnten. Die kinderärztliche Statistik weist viele Fälle auf, in denen kleine Kinder auf diese oder jene Weise mit ihrer Besorgnis fertig zu werden versuchten, wenn sie entdeckten, daß sie anders gebaut sind als Bruder oder Schwester. Die Eltern tun klug daran, von vornherein damit zu rechnen, daß Kinder zwischen zweieinhalb und dreieinhalb Jahren solche Dinge, wie etwa Unterschiede zwischen Jungen und Mädchen, beobachten. Wenn sie den Kindern keine befriedigende, ihrem Geistesniveau entsprechende Erklärung geben, werden die Kinder zu Schlußfolgerungen kommen, die sie ängstigen. Natürlich darf man nicht darauf warten, daß ein Kind fragt: »Warum sieht ein Mädchen anders aus als ein Junge?«, weil ein Kind so präzis gar nicht fragen würde. Es wird irgend etwas fragen, was vielleicht nur in losem Zusammenhang damit steht, es druckst an der Frage herum, oder aber es sagt nichts, und die offengebliebenen Probleme belasten sein kleines Köpfchen. Es wäre völlig falsch zu glauben, daß es sich hier um ein ungesundes Interesse an geschlechtlichen Dingen handelt. Für das Kind ist es eine Frage wie jede andere auch. Darum auch wäre es falsch, wenn man dem Kind den Mund verbieten, es schelten oder prüde tun und ihm nicht antworten wollte. Das Kind würde sofort argwöhnen, daß es sich hier um ein gefährliches Gebiet handelt, und gerade das soll man ja vermeiden. Andererseits braucht man auch nicht so feierlich zu tun, als wollte man dem Kind eine Lehre fürs

Leben erteilen. Es ist viel leichter als das. In erster Linie ist es gut, wenn man die Befürchtungen des Kindes offen ausspricht und meint, daß er (oder es) wohl denke, ein kleines Mädchen müsse auch etwas »vorn dran« haben, und nun sei es verletzt, und deshalb fehle das kleine Ding. Dann versucht man in einem beiläufigen, freundlichen Ton zu erklären, daß kleine Mädchen und auch Mamis eben anders gemacht seien als Jungen und Papis. Das sei ganz richtig so, und darüber brauche man sich gar keine Sorgen zu machen. Ein kleines Kind wird eher begreifen, wenn man ihm Beispiele nennt. Man kann ihm also erklären, daß Hänschen geradeso gemacht ist wie Papi und Onkel Fritz und der Gemüsemann und das Bärbelchen genauso aussieht wie Mami, das Kindermädchen oder die Gärtnersfrau. Ein kleines Mädchen braucht besondere Beruhigung, da sie ganz natürlicherweise auch etwas haben möchte, was man sehen kann. Man erzählte mir von einem kleinen Mädchen, das sich ihrer Mutter gegenüber beschwerte: »Aber Charlie sieht so lustig aus und ich so langweilig.« Es hilft kleinen Mädchen, wenn ihre Mutter ihnen versichert, daß sie es gerade wunderschön findet, daß sie so aussehen.

Das ist vielleicht auch der richtige Zeitpunkt zu erklären, daß bei Mädchen, wenn sie älter sind, Babys im Körper wachsen können, und daß sie dann Brüste haben werden, um sie zu stillen. Für ein Mädchen von drei oder vier Jahren ist das eine faszinierende Vorstellung.

616. Die Angst vor dem Atomkrieg oder atomaren Unfall beherrscht heute schon kleine Kinder. Kleine Kinder äußern oft die Befürchtung, ihre Eltern könnten getötet werden und niemand würde sich mehr um sie kümmern. Ältere Kinder beziehen die Gefahr auf sich direkt. Jugendliche neigen zu Pessimismus und fragen nach dem Sinn gesunder Lebensweise, wenn sie ohnehin stürben, bevor sie Aufgaben im Arbeitsleben oder Familie übernehmen.

Eltern können ihre Kinder teilweise beruhigen, indem sie sagen: »Die Gefahr besteht tatsächlich, aber es muß nicht zu einem Atomkrieg kommen, wenn wir alle für den Frieden arbeiten. Wir wählen Kandidaten für Bundestag und Landtag, die für die Abrüstung, den Abbau der Atomwaffen und die friedliche Lösung von Streitfragen eintreten. Wir schreiben unseren Abgeordneten, arbeiten in Friedensgruppen mit und nehmen an Demonstrationen teil. Briefeschreiben und an Demonstrationen teilnehmen kannst auch du.« Manche Kinder sind zu klein, um Briefe zu schreiben oder bei Demonstrationen mitzumachen. Sie können ihnen aber sagen, daß ihre Eltern und andere Erwachsene sich darum bemühen, daß ein Atomkrieg nie ausbricht.

Nägelkauen

617. Nägelkauen ist ein Zeichen nervöser Spannungen. Überempfindliche Kinder sind besonders anfällig dafür. Sie fangen damit an, wenn sie Angst haben - z. B. wenn sie darauf warten, in der Schule aufgerufen zu werden, oder wenn sie im Kino eine sehr aufregende Szene sehen. Es muß nicht unbedingt ein besorgniserregendes Zeichen bedeuten, wenn das Kind im übrigen zufrieden und glücklich zu sein scheint. Aber Eltern sollten sich doch in jedem Fall Gedanken darüber machen. Ein Kind, das an den Nägeln herumkaut, zu necken oder zu bestrafen, hilft nicht länger als eine halbe Minute, weil das Kind es zumeist gar nicht merkt, wenn es das tut. Solche Maßnahmen können seine innere Spannung auf die Dauer nur verschärfen. Es hilft auch nicht, wenn man ihm etwas auf die Nägel streicht, was bitter oder schlecht schmeckt. Das führt nur zur Verschärfung der Spannungen und verstärkt die Angewohnheit.

Es ist viel besser, man versucht herauszufinden, was das Kind bedrückt, und befreit es von diesem Druck. Wird es zu streng erzogen? Zuviel ausgescholten? Erwarten die Eltern zuviel von ihm, hat es Angst, daß seine Zensuren nicht gut genug sind? Man sollte mit dem Lehrer über sein Verhalten in der Schule sprechen. Wenn Kino, Radio oder Fernsehen dieses Kind mehr aufregen als andere Kinder, sollte man ihm allzu abenteuerliche Programme nicht zeigen.

Ein Mädchen über drei Jahre kann man vielleicht bei seinem Ehrgeiz packen, indem man ihm ein Nagelnecessaire und etwas Nagellack schenkt, wie es die »großen Damen« haben. Manchmal hilft das über die Schwierigkeiten hinweg.

Masturbation

618. Dulden oder mißbilligen? Vor Beginn des 20. Jahrhunderts wurde in christlichen Ländern bei der Sexualität im allgemeinen und bei Masturbation im besonderen die Scham und die Schuld überbewertet. Den Kindern wurde gesagt, daß sie durch Masturbieren ihre Geschlechtsorgane verletzen würden – der Penis könnte schrumpfen oder sogar abfallen – und sie wahnsinnig werden könnten.

Ärzte, besonders Psychiater und Psychologen, die sich mit diesen Ängsten auseinandergesetzt haben, kamen zu der Schlußfolgerung, daß diese Ängste vollkommen unbegründet sind. Sehr viele Kinder und auch Erwachsene masturbieren, besonders in bestimmten Phasen der Entwicklung, ohne daß es zu physischen oder psychischen Schädigungen führt. Lediglich bei einigen sehr empfindlichen Menschen kann sich ein übertriebenes Schuldgefühl aufbauen. Diese Wissenschaftler gehen davon aus, daß die Masturbation zur normalen Entwicklung gehört, daß sie eine Möglichkeit für die Kinder ist, ihre eigenen Körper zu entdecken und Unterschiede zwischen den Geschlechtern kennenzulernen. Es baut Spannungen ab und beruhigt Kinder und Erwachsene, die versuchen, Ängste und Sorgen zu beherrschen.

Babys entdecken ihre Genitalien genauso, wie sie die anderen Teile des Körpers entdecken und empfinden die Berührung als angenehm. Die meisten Ärzte sind der Auffassung, daß sie im Alter von drei, vier und fünf Jahren eine Periode gesteigerten sexuellen Interesses durchleben, das schwächer ist als im Jugendalter, welches jedoch dazu führt, daß die Kinder die Genitalien in ihre Spiele einbeziehen. Sie bauen eine starke romantische Beziehung zum Elternteil des anderen Geschlechts auf, fragen sich, wo die Babys herkommen und möchten selbst eines haben und masturbieren häufiger. Im Alter von sechs bis elf Jahren geht dieses sexuelle Interesse etwas zurück (bzw. wird in andere Richtungen gelenkt, wie zum Beispiel Interesse an der Natur, Wissenschaft, Schulfächer), da die Kinder jetzt eifriger mit dem Elternteil des gleichen Geschlechts konkurrieren, sich Gedanken über die Unterschiede zwischen den Geschlechtern machen oder auch, weil die Eltern die Masturbation und andere sexuelle Aktivitäten ablehnen. Dann führen die hormonellen Veränderungen in der Pubertät und in der Jugendzeit dazu, daß die Sexualität - so stark wie nie zuvor - in den Vordergrund tritt.

Diese Auffassung der Ärzte über die Sexualität und Masturbation als Bestandteil einer normalen kindlichen Entwicklung wirft für Eltern mit entgegengesetzter religiöser oder moralischer Wertung Probleme auf. Diesen Eltern würde ich einen Kompromiß vorschlagen. Sie sollten nicht mit Verdammnis, Wahnsinn oder Verletzungen drohen, da das bei empfindlichen Kindern zu schweren Angstzuständen und dauerhaften Sexualproblemen führen kann. Statt dessen wäre es angebracht, die Masturbation durch solche Sätze wie: »Ich würde mich freuen, wenn du das nicht tätest.« oder »Wenn du so etwas tust, macht mich das sehr traurig.« zu unterbinden versuchen.

619. Babys in der zweiten Hälfte des ersten Lebensjahres entdecken ihre Genitalien genauso, wie sie ihre Finger und ihre Zehen und alle anderen Körperteile entdecken. Es bereitet ihnen Freude, wenn sie ihre Genitalien streicheln, und sie erinnern sich an dieses Gefühl, wenn sie älter werden. So berühren sie ihre Genitalien hin und wieder ganz bewußt.

620. Spiel- und Vorschulkinder. Im Alter von eineinhalb bis zweieinhalb Jahren werden sich die Kinder der Unterschiede zwischen den Geschlechtern immer mehr bewußt, konzentrieren sich dabei aber auf den Penis des Jungen und auf das Fehlen des Penis beim Mädchen. So sehen das die Kinder, bis sie lernen, daß Mädchen dafür eine Scheide und eine Gebärmutter haben, in der die Babys wachsen. Dieses natürliche Interessse an den Genitalien stimuliert mehr Kinder zur Masturbation.

Wir sind der Auffassung, daß im Alter von drei Jahren die Kinder, denen es nicht verboten wurde, von Zeit zu Zeit masturbieren. Sie streicheln dabei ihre Genitalien nicht nur mit der Hand, sondern reiben ihre Oberschenkel aneinander, machen rhythmische Beckenbewegungen im Sitzen oder im Liegen.

In diesem Alter interessieren sich Jungen und Mädchen deutlich für den Körper des anderen, spielen »Mutter und Kind« oder »Arzt« und befriedigen so ihre Neugier als Teil einer umfassenden Entwicklung. Sie streicheln ihre Genitalien auch, wenn sie sich trösten wollen oder Angst haben. (Im Abschnitt 615) besprachen wir Beispiele von Kindern aus der Nachbarschaft, die sich übermäßig mit ihren Genitalien beschäftigten, nachdem sie sich fragten, warum Jungs und Mädchen unterschiedlich aussehen. Eltern sollten wissen, daß die Angst, die Genitalien seien nicht in Ordnung oder ihnen könne etwas zustoßen, ein Hauptgrund für übermäßige Masturbation im Kleinkindalter ist.

Man macht die Sache nur um so schlimmer, wenn man den Kindern sagt, sie würden sich dadurch schädigen. Noch mehr Angst entsteht, wenn man ihnen versichert, sie seien böse und man liebte sie nicht mehr. Es ist vernünftig, die Angst schon im Keim zu ersticken. Wenn Ihr kleiner Junge eine solche Sorge äußert, sollten Sie ihn im Wissen um diese Probleme beruhigen. Das gleiche Verständnis braucht ein Mädchen, das ängstlich versuchte, andere Kinder auszuziehen. Geht ein Kind aber in die Badestube, um sich kurz an seine Genitalien zu greifen, ist das keine Masturbation.

621. Schulkinder. Nach Freud gibt es etwa ab sechs oder sieben Jahren bis zum Jugendalter eine »Latenzperiode« des verringerten sexuellen Interesses. Studien haben allerdings ergeben, daß die meisten Kinder weiterhin masturbieren, allerdings nicht mehr so offen und nicht mehr so häufig. Die beruhigende Wirkung der Masturbation hilft ihnen, sich mit ihren Sorgen auseinanderzusetzen.

In diesem Alter ist es ganz natürlich, daß die Jungen und die Mädchen Größe und Aussehen ihrer Genitalien untereinander vergleichen. Das ist ganz normal und kein Anzeichen für homosexuelle Neigungen.

622. Jugendliche. Die natürliche biologische und psychische Entwicklung des Jugendlichen fügt den Phantasien bei der Masturbation eine eindeutig sexuelle Komponente hinzu. Bei den meisten, aber nicht bei allen Jungen treten erstmals »feuchte Träume« auf, in denen es ohne Masturbation zum Samenerguß kommt, der dann beim Masturbieren regelmäßig auftritt. Bei den Mädchen werden die Scheide und die Schamlippen nach solchen Träumen oder nach der Masturbation sehr feucht mit Schleim, der von den Drüsen im Genitalbereich abgesondert wird.

In diesem Abschnitt masturbieren die Jugendlichen häufiger, um sexuelle und auch andere Spannungen abzubauen. Mit fortschreitender Entwicklung befriedigen sich viele verliebte Jugendliche auch gegenseitig und bereiten sich so auf einen späteren Geschlechtsverkehr vor.

623. Häufiges Masturbieren kann Ausdruck einer inneren Spannung oder Gequältheit sein. Es gibt Kinder jeden Alters, die sehr viel und manchmal sogar ganz öffentlich an ihren Geschlechtsteilen spielen. Meist handelt es sich um Kinder, die sich innerlich angespannt und gequält fühlen. Sie sind nun nicht etwa nervös, weil sie masturbieren, ganz im Gegenteil: sie masturbieren, weil sie nervös sind. Hier muß man auf alle Fälle versuchen, die Gründe dieser Angespanntheit und Nervosität herauszufinden und nicht das Masturbieren als solches bekämpfen wollen. Einige Beispiele sollen dazu beitragen, dieses Problem verständlicher zu machen: Da ist vielleicht ein Kind völlig verstört, weil es annimmt, daß seine kranke Mutter nun sterben müsse; es kann sich in der Schule auf nichts mehr konzentrieren, sitzt in seiner Bank, starrt aus dem Fenster und manipuliert völlig geistesabwesend an seinen Genitalien. Ein anderes Kind kann sich einfach nicht einfügen, es hat Schwierigkeiten mit anderen Kindern und steht überhaupt seiner gesamten Umwelt völlig kontaktlos gegegenüber.

Da es von der Außenwelt abgeschnitten ist, muß es sich mit sich selbst beschäftigen. Solche Kinder und ihre Eltern brauchen Hilfe von einem Psychiater oder Kinderpsychologen (Abschnitt 861).

624. Die Haltung der Eltern. Die Eltern sollten sich einigen, welche Haltung sie zur Masturbation haben. Bei starken Meinungsverschiedenheiten, kann auch ein Arzt oder Psychologe helfen, einen Kompromiß zu finden. Unabhängig von Ihren persönlichen Auffassungen und Gefühlen sollten Sie Ihren Kindern aber niemals mit Strafe drohen. Sie werden dann nur versuchen, ihre sexuellen Gefühle vor Ihnen zu verstecken, was bei ihnen zu einem Gefühl der Schuld führt. Vielleicht erklären Sie Ihrem Kind einfach, wie Sie erzogen wurden und bitten es, bestimmte Dinge nicht vor Ihren Augen zu tun, weil es *Ihnen* unangenehm ist.

Stellt Ihr Kind Fragen oder – was häufiger vorkommen wird –

äußert es sich abwertend über die Masturbation, weil es das von anderen Kindern so gehört hat, versuchen Sie eine beruhigende Antwort zu geben. Sie müssen anfangs bestimmt auch falsche Vorstellungen korrigieren. Sagen Sie dem Kind, daß masturbieren häufig und normal ist, damit es merkt, es kann den Eltern auch Fragen zur Sexualität stellen.

Es gibt Eltern, die aufgrund ihrer eigenen Erziehung Hemmungen empfinden, wenn sie über das Thema Masturbation und Sexualität mit ihren Kindern reden müssen. Das sollten sie dem Kind offen sagen, damit es keine Mißverständnisse gibt. Vielleicht geben sie dem Kind eines der vielen guten Bücher, die diese Themen altersgerecht behandeln. Dieses Buch darf jedoch nicht als Ersatz für ein Gespräch angesehen werden. Es soll vielmehr als Anregung dazu dienen.

625. Drohungen schaden nur. Die moderne Forschung hat bestätigt: Die Masturbation führt *nicht* zu Wahnsinn, geistiger Unterentwicklung, körperlichen Entstellungen, Blindheit, Pickeln, Haaren auf der Handinnenfläche, Epilepsie, Unfruchtbarkeit, Homosexualität oder sexuellen Abweichungen.

Diese Drohungen werden nicht verhindern können, daß ein Kind masturbiert. Sie werden jedoch dazu führen, daß viele Kinder dabei ein Gefühl der Schuld und Angst aufbauen. Wenn sich nun keine der Drohungen erfüllt, beginnen die Kinder auch an anderen Antworten zu zweifeln, die ihnen die Eltern zur Sexualität geben.

»Die Zusammenhänge des Lebens«

626. Die Aufklärung des Kindes beginnt schon früh, ob man es nun bewußt plant oder nicht. Im allgemeinen ist man der Ansicht, Aufklärung bedeute ein feierliches Gespräch zwischen Eltern und Kind oder ein Unterrichtsfach in der Schule (wie es in Amerika üblich ist). Das heißt aber, das Thema sehr zu begrenzen. Ein Kind lernt schon während seiner ganzen Kindheit die »Tatsachen des Lebens« kennen, und zwar nicht immer auf wünschenswerte Weise, sondern oft auf ungute Art. Das Geschlechtsleben nimmt einen wesentlich breiteren Raum ein als nur die Tatsache, daß Kinder gezeugt werden. Es schließt den ganzen Komplex des Verhältnisses von Mann zu Frau und ihre Stellung in der Welt ein. Hier seien ein paar sehr schlechte Beispiele dafür gegeben: Man stelle sich vor, ein Junge hat einen Vater, der tyrannisch, launenhaft und häßlich gegen die Mutter ist. Man kann diesen Jungen nicht aufklären, indem man ihm sagt, die Ehe sei etwas, was auf gegenseitiger Liebe, Achtung voreinander und Zärtlichkeit aufgebaut sei. Seine Erfahrungen haben ihn etwas ganz anderes gelehrt. Wenn er Einzelheiten über die körperliche Seite der Liebe erfährt, sei es von anderen Kindern oder Erziehern, so wird er sie in das Bild einbauen, das er zu Hause vor Augen hat: das Bild eines Mannes, der unfreundlich und häßlich gegen seine Frau ist. Oder man nimmt das Beispiel eines Mädchens, das mit dem Gefühl aufwächst, es sei unerwünscht, weil die Eltern den jüngeren Bruder ganz offensichtlich vorziehen. Dieses Mädchen wird von Ressentiments gegen Männer schlechthin erfüllt sein, weil sie glaubt, daß Männer in jedem Fall die Oberhand hätten und die Frauen die Opfer seien. Es wäre ohne Belang, in wie vielen Gesprächen man ihm die richtigen Perspektiven klarzumachen versuchte. Was immer das Mädchen hört oder erfährt, wird es in Zusammenhang mit den häuslichen Verhältnissen bringen, und das bedeutet, daß ein Mann die Frau nur ausnutzt. Auch wenn sie dann heiratet, wird sich diese Einstellung nicht wesentlich ändern.

Mit anderen Worten: Die Aufklärung des Kindes beginnt zu dem Zeitpunkt, in dem es fähig ist, seine Umwelt zu beobachten und Schlüsse zu ziehen. Sie beginnt in dem Augenblick, in dem es begreift, wie Vater und Mutter miteinander auskommen und wie sie sich ihren Kindern gegenüber verhalten.

627. Ich bin der Auffassung, daß die Sexualität eine körperliche und eine emotionale Komponente hat. Die Kinder sollten wissen, daß ihre Eltern auch so empfinden. Damit wird das Verliebtsein zu einer starken emotionalen Erfahrung. Die Verliebten möchten füreinander sorgen, einander gefallen, sich trösten. Schließlich möchten sie gemeinsam Kinder haben. Diese emotionalen Aspekte können einem einjährigen Kind natürlich nicht erklärt werden, obwohl die Liebe zwischen ihm und seinen Eltern dafür schon die Grundlage legt. Im Alter von drei, vier oder fünf Jahren ist es gut, wenn die Kinder hören und sehen, daß sich ihre Eltern nicht nur umarmen und küssen, sondern daß sie sich auch freundlich, hilfsbereit und mit Achtung begegnen. Fragen Kinder ab diesem Alter, woher die Babys kommen und welche Rolle der Vater spielt, ist es wichtig, daß die Eltern von ihrer Zuneigung zueinander sprechen, von dem Wunsch, gemeinsam Kinder zu bekommen und großzuziehen. Sie werden erklären, daß dies von einer körperlichen Liebe begleitet wird und dem Wunsch, den Samen vom Penis in die Scheide zu bringen. Kurz gesagt, die Eltern sollten die anatomischen und physiologischen Vorgänge auch mit emotionalen Aspekten verbinden.

Sie sollten den Kindern durch ihr eigenes Beispiel zeigen, wie man in der Ehe sich gegenseitig hilft, sich achtet und freundlich miteinander umgeht, auch bei unterschiedlichen Standpunkten. Diese Qualitäten einer Ehe sollten betont werden.

628. Die ersten Fragen. Ein normales Kind beginnt im Alter von drei Jahren, Fragen zu stellen. Mit diesem Alter kommen die Kinder in die Warum-Fragezeit, und ihre Neugier bezieht sich auf alle Dinge schlechthin. Ein Kind will (wie bereits in Abschnitt 615 besprochen) wissen, warum Jungen und Mädchen verschieden aussehen. Das ist eine rein theoretische, aber wichtige Frage. Wenn es einen falschen Eindruck gewinnt, kann das später zu Komplexen führen und im Unterbewußtsein Störungen hervorrufen.

629. »Wo kommen die Babys her?« Diese Frage wird mit Sicherheit auch in diesem Alter auftauchen. Es ist leichter und besser, mit der Wahrheit anzufangen, als den Kindern Geschichten aufzutischen, die man später revidieren muß. Am richtigsten versucht man die Frage genauso einfach zu beantworten, wie sie gestellt wird. Man kann z. B. sagen: »Das Baby wächst in einem besonderen Stübchen im Bäuchlein seiner Mutter.« Man braucht gar nicht mehr zu sagen, wenn es das Kind zufriedenstellt. Kann sein, es will nach ein paar Minuten oder nach ein paar Monaten anderes und mehr wissen: »Wie kommt das Baby da hinein, und wie kommt es da heraus?« Die erste Frage wird Papa und Mama ein bißchen aus der Fassung bringen. Sie werden vielleicht denken, das Kind wolle bereits über sexuelle Dinge aufgeklärt werden. Natürlich ist das Unsinn – wie sollte das Kind solche Ideen haben? Es weiß, daß etwas in den Bauch eines Menschen gelangt, indem man es ißt, und nun möchte es wissen, ob das Baby vielleicht auch auf diese Weise in Mamis Bauch hineingekommen ist. Eine einfache Antwort ist die, daß das Baby sich aus einem winzigen Körnchen entwickelt und schon immer darin gewesen ist. Es wird Monate, vielleicht Jahre dauern, bis es wissen will, ob Papa denn auch etwas damit zu tun hat.

Manche Leute sind der Meinung, daß man solche Fragen auch schon vernünftig beantworten solle. Man kann das tun, besonders in Fällen, in denen der kleine Junge vielleicht das Gefühl hat, daß Papa eigentlich gar keine Aufgabe hat und in dem Bild, das er sich macht, fehlt. Doch die meisten Experten stimmen darin überein, daß es noch nicht nötig ist, Kindern von drei und vier Jahren Erklärungen über die geschlechtlichen Beziehungen der Eltern abzugeben. Das Kind ist noch nicht soweit, daß es Fragen im einzelnen beantwortet haben müßte. Man muß lediglich seine Neugier auf der Ebene seines kleinen Verstandes befriedigen und man muß dem Kind das Gefühl vermitteln, daß es richtig ist, diese Fragen zu stellen.

Auf die Frage, wie denn das Baby wieder herauskomme, kann man dem Kind erklären, daß es dafür ein bestimmtes Türchen gäbe, groß genug, damit das Baby herausschlüpfen könne. (Es ist wichtig, ihm zu sagen, daß das nicht die Öffnung für Verdauung und Urin ist.)

Ein kleines Kind bekommt manchmal etwas von der Menstruation mit und denkt, man sei verletzt worden. Die Mutter sollte frühzeitig ihrem Kind erklären, daß alle Frauen eine solche Blutung monatlich haben und daß dies nichts mit einer Verletzung zu tun hat. Ab dem Alter von 3 Jahren können Sie dem Kind auch etwas über die Ursache und den Zweck der Monatsblutung erklären.

630. Warum soll man nicht den »Storch« bemühen? Wäre es nicht leichter und für das Kind besser, wenn man den Klapperstorch ins Feld führte? Aus mehreren Gründen ist es *nicht* besser. Kinder von drei, vier Jahren, die beobachten, daß ihre Mutter oder Tante die Figur verändert, auffallend rundlich wird, und die gleichzeitig hören, daß ein Baby erwartet wird, machen sich dann ihre eigenen Gedanken. Sie spitzen die Ohren, wenn über das Baby gesprochen wird, und wahrscheinlich werden sie zwischen Mamas Rundlichkeit und dem zukünftigen Baby kombinieren. Wenn Mama dem Kind dann geheimnisvolle Geschichten erzählt, wird es mißtrauisch sein und sich von neuem Gedanken machen. Auch wenn es mit drei Jahren noch nichts argwöhnt, wird es mit fünf, sechs oder sieben bestimmt die Wahrheit oder die halbe Wahrheit herausfinden. Es ist besser, wenn man nicht mit Märchen anfängt und später den Eindruck erweckt, man sei ein Schwindler. Wenn das Kind nämlich zu irgendeinem Zeitpunkt herausfindet, daß die Eltern nicht gewagt haben, ihm die Wahrheit zu sagen, wird sich eine Barriere zwischen ihnen aufrichten, und das Kind wird sich unbehaglich und unsicher fühlen. Es wird sich nicht entschließen können, mit anderen Fragen zu den Eltern zu kommen, wie sehr sie es auch quälen. Im übrigen ist ein Kind von drei Jahren mit einfachen Antworten ja durchaus schon zufrieden.

Man wird Übung darin erlangen, solche Fragen zu beantworten, und man wird auf die schwierigen Fragen, die später folgen werden, besser vorbereitet sein. Kleine Kinder, denen man die Wahrheit gesagt hat, setzen ihre Eltern manchmal in Erstaunen, indem sie auf einmal vom Klapperstorch erzählen und so tun, als glaubten sie daran. Manchmal werfen sie auch zwei oder drei Theorien durcheinander. Das ist ganz natürlich, kleine Kinder haben eine sehr lebhafte Phantasie, und sie glauben von allem, was man ihnen erzählt hat, ein gutes Teil. Sie versuchen nicht wie Erwachsene, die richtige Antwort herauszufinden. Außerdem behält ja ein Kind noch nicht, was man ihm *einmal* erzählt hat. Es wird vielleicht ein bißchen davon zurückbleiben, doch das Kind wird noch oft wiederkommen und dieselbe Frage stellen, bis es begriffen hat, worum es sich handelt. Auf jeder neuen Stufe der Entwicklung wird es eine neue Sicht erlangen.

631. Ein Schrittchen vorwärts jeweils genügt vollkommen. Man muß sich klar darüber sein, daß die Fragen eines Kindes niemals in der Form und zu der Zeit gestellt werden, die man selbst erwartet. Man meint vielleicht, daß Kinder beim Schlafengehen, wenn sie voller Vertrauen und liebedürftig sind, den Eltern ihre Fragen stellen werden. Tatsächlich aber taucht solch eine Frage vielleicht gerade beim Kaufmann auf, wenn der Laden voller Leute ist, oder wenn die Mutter sich mit einer Nachbarin unterhält, die ein Baby erwartet. In solchen Fällen wird man impulsiv versuchen, das Kind zum Schweigen zu bringen, aber diesen Impuls sollte man unterdrücken – wenn möglich, antworte man ihm gleich auf seine Frage, wenn das aber unmöglich ist, sagt man in selbstverständlichem Ton: »Das erkläre ich dir nachher. Das sind Dinge, über die man nur sprechen kann, wenn man zu Hause ist und nicht sehr viele Leute zuhören.« Es ist unnötig, die Angelegenheit zu dramatisieren. Wenn ein Kind fragt, warum das Gras grün ist oder warum der Hund einen Schwanz hat, antwortet man ihm ja auch offen und ohne zu zögern in einer Art, die dem Kind das Gefühl gibt, daß es sich um ganz natürliche Dinge handelt. Man sollte versuchen, dieselbe Atmosphäre des Natürlichen auch bei allen Gesprächen über die Dinge des Lebens zu schaffen. Man denke daran, wenn dieses Thema für einen selbst auch schwierig zu behandeln ist, für das Kind ist es lediglich etwas, was seine Neugier erregt. Die Frage, warum Babys erst kommen, wenn man verheiratet ist, oder was Papa dabei zu tun hat, werden Kinder nicht stellen, bevor sie nicht mindestens fünf oder sechs Jahre alt sind, oder aber bevor sie soweit sind, daß sie Tiere beobachten.

Dann können Sie erklären, daß der Samen aus dem Penis des Vaters in den Uterus der Mutter gelangt, der nicht mit dem Magen identisch ist, und worin das Kind heranwächst. Es wird einige Zeit dauern, bis das Kind sich diese Situation vorstellen kann. Wenn es reif genug ist, dann können Sie in Ihren eigenen Worten Liebe und zärtliche Umarmung erklären.

632. Wie ist das nun mit Kindern, die vier oder fünf Jahre alt sind und die noch keinerlei Fragen über all diese Dinge gestellt haben? Eltern nehmen manchmal an, das bedeute, ihr Kind habe sich mit diesen Vorgängen innerlich noch nie beschäftigt. Die meisten Menschen, die viel und sehr eng mit Kindern gearbeitet haben, bezweifeln das stark. Man nimmt an, daß es viel eher einen anderen Grund hat. Das Kind hat das Gefühl – ob Eltern es beabsichtigt haben oder nicht –, daß das unangenehme Dinge sind, die es ins Unterbewußtsein verdrängen will. Man wird dann auf indirekte Fragen und verschlüsselte Hinweise gefaßt sein müssen, die das Kind gebraucht, um herauszufinden, wie seine Eltern reagieren. Hier einige Beispiele: Ein Kind von sieben Jahren, von dem man annimmt, daß es nichts über Schwangerschaft wisse, beobachtet den größer werdenden Umfang seiner Mutter auf eine halb scherzhafte, halb aber irritierte Weise.

Jetzt wäre der Zeitpunkt gekommen, zu dem - besser spät als nie - die Mutter dem Kind die Zusammenhänge erklären müßte. Ein kleines Mädchen hat entdeckt und wundert sich nun, daß es nicht ebenso aussieht wie sein älterer Bruder. Es versucht auch, im Stehen sein Bächlein zu machen. Wenn die Mutter das beobachtet, hat sie nun die Gelegenheit, dem Kind vielleicht einige grundsätzliche Dinge in leicht faßlicher Form zu erklären, auch dann, wenn das Kind gar nicht danach gefragt hat. Es gibt fast jeden Tag Gelegenheit, in Gesprächen über Menschen, Tiere und Vögel dem Kind auf seine indirekten Fragen hin Auskunft zu geben. Die Mutter muß eben nur wissen, was solche Fragen bedeuten, und versuchen, die richtige Auslegung zu finden.

633. Der Einfluß der Schule. Wenn Vater und Mutter die ersten Fragen des Kindes richtig und für das Kind zufriedenstellend beantwortet haben, wird sein natürliches Interesse in Grenzen gehalten, aber das Kind wird mit zunehmendem Alter exaktere Kenntnisse gewinnen wollen. Im Biologieunterricht wird es die Tatsachen von Zeugung und Geburt auf sachliche und lehrplanmäßige Weise erfahren. In Amerika ist es üblich, daß all diese Dinge offen behandelt und die Kinder in der Schule auf wissenschaftlicher, sachlicher und unpersönlicher Basis unterrichtet werden. Es ist für die Kinder so leichter, sich an diese neuen Aspekte des Lebens zu gewöhnen, als wenn die Eltern es ungeschickt - und selbst unsicher - zu Hause täten.

Ab der fünften Klasse sollte in einfachen Worten auch die Biologie der Fortpflanzung erklärt werden. Zumindest einige Mädchen in diesem Alter kommen jetzt in die Pubertät und brauchen genaue Kenntnis über die dabei ablaufenden Vorgänge. Die Diskussion von etwas wissenschaftlicher Seite in der Schule sollte dem Kind dabei helfen, zuhause persönlicher darüber reden zu können.

Ich bin der Meinung, daß die Sexualerziehung, einschließlich seiner emotionalen Aspekte, Teil der gesamten gesundheitlichen und moralischen Erziehung vom Kindergarten an bis zum Ende der Schulzeit sein sollte. Hier können sich Eltern und Lehrer in idealer Weise ergänzen.

634. Im Alter zwischen zwei und drei und dem Kindergarten würden viele Kinder von einem Gruppenerlebnis Gewinn ziehen, aber das gilt nicht in jedem Einzelfall. Für ein Einzelkind ist es besonders wichtig, ebenso für ein Kind, das keine Spielkameraden hat, in einer kleinen Wohnung lebt oder dessen Eltern mit ihm nicht zurechtkommen. Jedes kleine Kind ab dem Alter von drei Jahren braucht gleichaltrige Spielkameraden, nicht nur um Spaß zu haben, sondern auch um zu lernen, wie man mit anderen umgeht. Dies ist die wichtigste Aufgabe im Leben eines Kindes. Kinder brauchen Platz zum Laufen, Herumtollen und Schreien, Klettergeräte, Blöcke, Kisten und Bretter zum Bauen, Eisenbahnen und Puppen zum Spielen. Sie müssen lernen, wie man außer mit den Eltern auch mit anderen Erwachsenen zurechtkommt. Wenige Kinder haben heute alle diese Möglichkeiten zuhause. Daher ist es wichtig, daß Kinder in einer Gruppe leben lernen, da in vielen Familien beide Eltern arbeiten gehen.

635. Kindertagesstätten nehmen Kinder berufstätiger Eltern während der Arbeitszeit (z. B. von 8 bis 18 Uhr) auf. Manchmal werden sie von öffentlichen Institutionen oder Firmen unterstützt. So hat die Tagesstätte die Vorteile des Kindergartens: ein erzieherisches Konzept, ausgebildete Lehrer und die notwendige Ausrüstung.

Das Konzept der Kindertagesstätte entwickelte sich in den Vereinigten Staaten während des Zweiten Weltkriegs, als die Bundesregierung es für wichtig hielt, daß auch Mütter mit kleinen Kindern in der Kriegsindustrie mitarbeiteten. Eine Kindertagesstätte ist meist für Kinder im Alter von zwei bis fünf Jahren ausgelegt. Oft aber gehören auch Kindergarten-Kinder oder Schüler der ersten Grundschulklassen dazu. Die Letzteren bleiben nach Schulschluß, bis sie von ihren Eltern nach deren Arbeit abgeholt werden. Bei der Kindertagesstätte sind zumindest die Gruppenleiter ausgebildete Kindergärtnerinnen und Kindergärtner. Eltern, andere Erwachsene, Schüler und Studenten sind manchmal als Helfer tätig. Man sollte sich rechtzeitig überlegen, was man tut, wenn das Kind krank ist und nicht zur Kindertagesstätte gehen kann.

In den Abschnitten 60–63 werden Kindertagesstätten für Kinder unter zwei Jahren beschrieben.

636. Das Konzept von Kindergärten wurde zu Beginn des 20. Jahrhunderts entwickelt. Das Ziel war nicht das einer Kinderkrippe oder einer Vorschule. Vielmehr ging es darum, drei-, vier- und fünfjährigen Kindern einen halben Tag lang unter Aufsicht eine Vielzahl wertvoller Erfahrungen zu vermitteln. Mit diesen könnten Kinder in jeder Hinsicht aufwachsen und sensibler, fähiger und kreativer werden: dazu gehörten Tanzen, Eurhythmie, Malen, Fingermalen, Modellieren mit Lehm, Bauen mit Klötzen und Spielen im Freien. So können sich Kinder auf das Erwachsensein vorbereiten, wenn sie mit Puppen das Leben in Familien nachspielen - das ihrer Eltern und ihr eigenes.

Im idealen Fall gibt es ruhige Ecken für Kinder, die auch einmal allein spielen möchten. Im Kindergarten sollen möglichst viele Fähigkeiten gefördert werden - akademische, soziale, künstlerische, musische und sportliche. Der Schwerpunkt liegt dabei auf Initiative, Unabhängigkeit, Fähigkeit zum Zusammenarbeiten (miteinander reden und Gedankenaustausch statt Kampf und Streit) und der Möglichkeit, daß ein Kind seine Ideen im Spiel umsetzen kann.

637. Vorschulen als Privatinitiative. Manche Eltern, die sich keinen Kindergarten leisten können, tun sich mit anderen zusammen und stellen einen Lehrer oder Betreuer ein, wobei sie selbst als Betreuer in dieser Vorschule mitwirken. So können die Eltern von den Lehrern lernen und mit ihrem Kind und anderen Kindern Kontakt aufnehmen, den sie in einer anderen Konstellation nicht hätten.

Diese Einrichtungen gibt es jetzt schon in Schulen, Berufsschulen und anderen Gemeinschaftseinrichtungen.

638. Die Montessori-Vorschulen wurden nach Maria Montessori (1870–1952), der ersten weiblichen Ärztin in Italien benannt. Dr. Montessori wandte wissenschaftliche Methoden (Beobachtung und Experiment) bei der Erziehung der Kinder an. Die von ihr entwickelten Praktiken basieren auf der natürlichen Lernbegierde der Kinder und schließen die schrittweise Meisterung von Aufgaben mit steigendem Schwierigkeitsgrad ein.

In ihren jahrelangen Experimenten entwickelte sie Methoden zur Ausbildung von Fertigkeiten: So mußten zum Beispiel farbige Karten der Farbe nach, Würfel der Größe nach geordnet oder eine

Schleife gebunden werden. Hatte das Kind die eine Aufgabe gemeistert, erhielt es die nächst schwierigere. So arbeitete sich das Kind ab einem Alter von zwei oder drei Jahren in kleinen Schritten über die nächsten zwei oder drei Jahre bis zu den Anfängen des Lesens, Rechnens und Schreibens heran.

Frau Dr. Montessori arbeitete anfangs mit Kindern, die in der Entwicklung zurückgeblieben waren. Dann wandte sie ihre Methoden auch bei normal entwickelten Kindern an. Sie stellte fest, daß die Kinder im Alter von vier oder fünf Jahren aufgrund der in diesem Alter vorherrschenden Interessen und Fähigkeiten am leichtesten schreiben und lesen lernen. Die normale Schule fängt jedoch erst später an. Heute ist das frühzeitige Erlernen des Schreibens und Lesens (in dieser Reihenfolge) wahrscheinlich das bekannteste Merkmal der Montessori-Schulen, obwohl es nicht das Hauptziel ist.

Zu den pädagogischen Elementen in der Montessori-Schule gehören allgemeinbildende, künstlerische und kulturelle Aktivitäten, die die sozialen Fähigkeiten ergänzen. Beim Lernen wird darauf geachtet, daß das Kind das Tempo selbst bestimmt. Es lernt in Harmonie mit der Umwelt, in Kontakt mit der Natur durch Aktivitäten im Freien und die Pflege von Pflanzen und Tieren. Die Kinder arbeiten allein oder zu zweit oder gelegentlich auch in größeren Gruppen.

Konkurrenzkampf, Belohnung und Strafe haben keinen Platz in der Montessori-Schule. Die Eltern werden als Partner angesehen, der Lehrer als Führer, der eingreift, wenn er gebraucht wird.

Wenn Eltern an dieser Schule für ihre Kinder interessiert sind, sollten sie sich erkundigen, wo in ihrer Nähe eine Montessori-Schule ist, die Lehrer ansprechen und die Kinder dort beobachten. Man sollte sich vergewissern, ob die Schule wirklich von der »L'Association Montessori Internationale« bestätigt ist.

639. Spielen und Darstellen in Kindergarten und Kindertagesstätte. Manche Menschen glauben, daß diese Institutionen zum Vergnügen und zu sonst keinem ernsthaften Zweck da sind, weil die Worte »spielen« und »darstellen« so oft verwendet werden. Aber weit gefehlt! Spiel ist meist für kleine Kinder etwas sehr Ernstes. So können sie die Tätigkeiten der Erwachsenen nachahmen und durchführen, nur so lernen sie, diese Fähigkeiten zu beherrschen und zu reifen.

Wenn sie Situationen aus dem Leben ihrer Eltern und ihrem eigenen Leben darstellen, so lernen sie, die damit verbundenen starken Gefühle zu kontrollieren. Vielleicht haben sie Angst vor dem Arzt: So werden sie selbst zum Arzt und stecken Nadeln in eine Puppe. (In der Psychologie kennt man diese Überwindung der Angst, wenn man aus der passiven in die aktive Rolle schlüpft.) Manche Kinder sind schmerzlich eifersüchtig auf Bruder oder Schwester und haben daher sehr starke Schuldgefühle entwickelt. Sie wollen wissen, daß sie von diesem »schlechten« Verhalten wieder loskommen; so erfinden sie dramatische Situationen, in denen sie Eltern spielen, sie ihr Puppenkind wegen schlechten, eifersüchtigen Verhaltens bestrafen.

Alle Kinder reifen in ihren Gefühlen, wenn sie diese Gefühle im Spiel darstellen und erproben können. Im Kindergarten helfen Ausrüstung und Freunde, an den Lebensdarstellungen der anderen teilzunehmen.

Im Spiel lernen Kinder auch, mit anderen Kindern und Erwachsenen unterschiedlicher Persönlichkeit auszukommen; sie lernen das Geben und Nehmen und wie man Konflikte löst. Spiel im Freien auf Schaukeln, Dreirädern und Wagen fördert die Koordination des Körpers und die Zusammenarbeit mit anderen.

Die Fähigkeit zur Zusammenarbeit, Initiative und Kreativität, die Kinder in guten Kindergärten oder -tagesstätten lernen, hilft ihnen. Sie bereitet sie in sozialer, emotionaler und geistiger Hinsicht auf Vorschule und Schule und letztlich auf das Erwachsen-Werden vor.

640. Die Auswahl der richtigen Vorschule. Einige der Montessori-Schulen, die in den vergangenen 20 Jahren entstanden sind, schöpfen viel aus der Kindergartenbewegung. Daher sind die Unterschiede zwischen ihnen meist nicht besonders groß. Wenn ich Eltern über die Auswahl der Vorschulerziehung beraten soll, so lege ich besonderen Wert auf die Lehrer. Sie sollen gut ausgebildet sein, am Umgang mit Kindern Freude haben, sie verstehen und sie führen können; wichtig ist, daß jede Möglichkeit für kreative Arbeit und erfindungsreiches Spiel bereitgestellt wird. Für die Schule ist ausschlaggebend, wie gut die Lehrer mit den Kindern zurechtkommen. Innerhalb jeder Gruppe – Kindergärten, Montessori-Schulen und Tagesstätten – gibt es in Qualität und Geist große Unterschiede. Am besten ist es, wenn Sie an verschiedenen Tagen jeweils für einige

Stunden sich die favorisierte Vorschule einmal ansehen und solange suchen, bis Sie die richtige gefunden haben.

Und wie können Sie die richtige erkennen? Sicher ist es wichtig, daß genügend Raum drinnen und draußen vorhanden ist, daß die Ausrüstung in Ordnung ist und daß kleine Plätzchen bereit stehen, wo ein oder zwei Kinder spielen können, daß genügend Lehrer und Helfer zur Verfügung stehen (ein Lehrer oder Helfer auf fünf Kinder).

Am wichtigsten aber ist die Einstellung der Lehrer und die Reaktion der Kinder darauf. Wenn die Lehrer sich mit Formalem aufhalten, meist die ganze Gruppe ansprechen und am liebsten »Vorlesungen« halten, dann ist das ein schlechtes Zeichen.

Wenn sie aber mit dem einzelnen Kind viel Zeit verbringen, sich dessen Bitten und Frustrationen anhören, ihm ins Auge sehen und ihm zulächeln können – dann haben Sie eine gute Schule gesehen. Stellen Sie sich in Gedanken noch weitere Fragen: Erziehen die Lehrer die Kinder, selbständig zu Antworten zu kommen? Lassen sie sie ihre eigenen Bilder, Gebäude und Darstellungen entwerfen?

Scheinen die Kinder entspannt zu sein? Vertrauen sie den Lehrern und wenden sie sich an sie um Hilfe? Arbeiten sie mit anderen Kindern zusammen oder gibt es häufig Kämpfe? Wenn sich Lehrer und Kind vertragen, dann zeigt sich das auch in den Beziehungen der Kinder untereinander. Eltern sollten in der Einrichtung gern gesehen sein und müßten jederzeit Zutritt haben.

Ich finde, daß die öffentliche Hand alle Vorschulen und Tagesstätten mit ausreichender Qualität unterstützen sollte; alle Kinder, deren Eltern dies wünschen, sollten eine Vorschule besuchen können, die mit ausgezeichnet ausgebildetem Personal bestückt ist.

Ich finde aber auch, daß für ein Kind unter drei Jahren die Familie der richtige Platz für die Erziehung ist. Im idealen Fall könnten sich Mutter und Vater die Sorge um das Kind teilen, indem sie versuchen, ihre Arbeitszeit entsprechend abzustimmen. Für den Rest des Tages könnte das Kind z. B. in einer anderen Familie untergebracht werden.

641. Wann soll man mit der Vorschule anfangen? Es gibt Vorschulen und Tagesstätten, die bereits zweijährige Kinder aufnehmen. Dies mag funktionieren, wenn das Kind ziemlich unabhängig und kontaktfreudig ist (was für die meisten Kinder dieser Altersstufe noch nicht zutrifft), wenn die Klassengröße klein ist (kleiner als acht) und wenn der Lehrer soviel Wärme und Verständnis ausstrahlt, daß das Kind rasch Zutrauen zu ihm fassen kann.

Es gibt aber bestimmte Kinder, die nicht reif genug sind, um im Alter von zwei Jahren einen ganzen Tag lang in einer solch großen Gruppe zu leben. Sie sind noch sehr von ihren Eltern abhängig, im Umgang mit anderen Kindern schüchtern, und sie ziehen sich gerne in ihr Schneckenhaus zurück oder lehnen sich an den Lehrer an. Ich meine damit nicht, daß diese Kinder ewig an ihren Eltern hängen sollten. Man sollte ihnen jede Gelegenheit geben, mit anderen Kindern zu spielen, damit sie sich daran gewöhnen können; sie müssen langsam das Interesse an anderen erfahren und sich aus ihrer Abhängigkeit lösen. Nur dauert dies eine gewisse Zeit. Wenn Sie nicht wissen, ob Ihr Kind für Vorschule oder Tagesstätte reif genug ist, sollten Sie dies mit einer guten Kindergärtnerin oder einem guten Kindergärtner besprechen.

642. Die ersten Tage im Kindergarten. Wenn ein vierjähriges Kind zum erstenmal in einen Kindergarten gebracht wird, geht es ihm im allgemeinen wie einem jungen Entchen, das zum erstenmal aufs Wasser geht. Es kann schwimmen, das Kind braucht keine Instruktionen, es mischt sich gleich unter die anderen Kinder. Anders ist es bei einem sensiblen Kind, das gewöhnt ist, an Mamas Schürzenzipfel zu hängen. Wenn die Mutter das Kind zum erstenmal allein im Kindergarten läßt, wird es zwar zunächst ganz friedlich sein, aber nach einem Weilchen wird es sie vermissen. Das Kind sucht seine Mutter, und wenn es sie nirgends finden kann, erschrickt es und beginnt sich zu fürchten. Am nächsten Tag wird es unter Umständen anfangen zu brüllen, wenn die Mutter es anzieht, um mit ihm in den Kindergarten zu gehen. Wenn das Kind so reagiert, ist es besser, man läßt ihm Zeit, sich an den Kindergarten zu gewöhnen. Mehrere Tage hintereinander geht seine Mutter dann mit ihm hin, sie bleibt ein Weilchen mit dem Kind da, guckt den anderen beim Spielen zu, und dann kehren sie miteinander wieder nach Hause zurück. Jeden Tag sollten sie dann ein bißchen länger dort verweilen, so daß das Kind die anderen Kinder und die Kindergärtnerin kennenlernen und sich an den Gedanken gewöhnen kann, mit ihnen zu spielen und einige

Stunden dort zu bleiben. Der springende Punkt dabei ist, daß man das Kind nicht zwingt, in einer Umgebung zu verweilen, die ihm fremd ist, es muß von selbst den Wunsch äußern, dableiben zu dürfen. Dann erst darf man sicher sein, daß es sich wohlfühlen wird.

Manchmal ist die Mutter ängstlicher als das Kind selbst. Wenn sie ihm dreimal auf Wiedersehn sagt und ihm allzu besorgt zuredet, wird das Kind mißtrauisch, und es wird sich sagen: »Es scheint, als ob dort etwas Schreckliches auf mich wartet. Es ist wohl besser, ich gehe gar nicht erst weg und fange schon vorher an zu brüllen.« Es ist ganz natürlich, daß eine zärtliche Mutter sich Gedanken darüber macht, wie ihr Dreijähriges sich in der fremden Umgebung zurechtfinden wird. Eine gute Kindergärtnerin aber hat genügend Erfahrung im Umgang mit so kleinen Kindern, sie wird im allgemeinen die Mütter beruhigen können.

Wenn ein Kind Angst hat, in den Kindergarten zu gehen, und sich dagegen wehrt, dann sollten die Eltern versuchen fest zu bleiben und ihm freundlich erklären, jedermann müsse jeden Tag von zu Hause weggehen, müsse in einen Kindergarten, in eine Schule oder zu seinem Dienst gehen. Es ist gut, wenn ein Kind schon frühzeitig lernt, auf Mamas Rockzipfel zu verzichten. Ist der Widerstand des Kindes aber außergewöhnlich groß, dann hätte es wenig Sinn, das Kind zwingen zu wollen.

In dieser Situation würde ich eine Beratung beim Kinderpsychiater in Erwägung ziehen. Zum Zusammenhang zwischen übertriebener Sorge und Angst lesen Sie Abschnitt 594.

643. Reaktionen zu Hause. Der Kindergarten strengt viele Kinder während der ersten Tage und Wochen ziemlich stark an. Die vielen anderen Kinder, neue Freunde, neue Spiele. All das regt das Kind an, ermüdet es aber auch. Wenn das Kind während der ersten Zeit sehr müde ist, heißt das nicht, daß ihm der Kindergarten zuviel wird, sondern daß es sich erst daran gewöhnen muß. Man kann mit der Kindergärtnerin darüber sprechen, ob man die Zeit vielleicht zunächst etwas kürzen sollte. Vielleicht ist es besser, wenn man das Kind erst ein oder zwei Stunden später hinbringt. Das übermüdete Kind früher abzuholen ist nicht ratsam, weil es immer schwierig ist, ein Kind mitten aus dem Spiel mit anderen Kindern herauszureißen. Manchmal zeigen die Kinder, während sie im Kindergarten sind, keinerlei Anzeichen von Ermüdung, doch wenn sie nach Hause kommen, klappen sie zusammen und sind gereizt und oft nicht mehr fähig, richtig zu essen. Dann bedarf es besonderer Geduld, bis das Kind sich an die neue Situation gewöhnt hat.

Eine gutausgebildete Kindergärtnerin sollte eine verständnisvolle Person sein und ist es im allgemeinen auch. Besonders dann, wenn sie schon einige Erfahrung mit Kindern gesammelt hat, können Mütter ruhig über Erziehungsfragen mit ihr sprechen, ob sie nun in direktem Zusammenhang mit dem Kindergarten stehen oder nicht.

644. Was gibt es für Vorschulen? Sie könnten einwenden: »Ich glaube zwar auch, daß mein Kind in eine Vorschule, einen Kindergarten oder eine Tagesstätte gehen sollte, aber so etwas gibt es in meiner Gemeinde nicht.« Es ist wahr: Solche Schulen brauchen eine gewisse Anlaufzeit. Gutausgebildete Lehrer, viel Ausrüstung, viel Platz drinnen und draußen sind notwendig und teuer. Gute Schulen sind nie billig, da ein Lehrer sich nur um eine bestimmte Zahl Kinder hinreichend kümmern kann. Die meisten dieser Schulen sind private Gründungen, und die Eltern bezahlen die gesamte Rechnung. In anderen Fällen stellen Kirchen den Raum zur Verfügung, manchmal auch Hochschulen oder Fachhochschulen, um ein »Trainingszentrum« für ihre Studenten zu haben. Langfristig wird es genügend Vorschulen und Tagesstätten geben. Die Unterstützung durch die öffentliche Hand wird aber nur zustande kommen, wenn die Bürger in jeder Gemeinde ihre Verwaltung davon überzeugen und ihr Stimmverhalten bei den Gemeinderatswahlen entsprechend ausrichten.

DIE SECHS- BIS ELFJÄHRIGEN

Anpassung an die Außenwelt

645. Mit sechs Jahren beginnt die Zeit, da das Kind sich seiner Umwelt, d. h. der Außenwelt, anpassen muß. Sein Lebensbild wandelt sich entscheidend. Es wird unabhängiger von seinen Eltern, manchmal sogar wird es ihnen gegenüber ungeduldig. Es hängt für das Kind viel davon ab, was die Spielkameraden sagen oder tun. Das Kind entwickelt einen stärkeren Sinn für Verantwortlichkeit bei den Dingen, die es für wichtig hält. Es ist in dieser Zeit an unpersönlichen Dingen wie Zählen und Rechnen und an Maschinen interessiert. Nicht lange mehr, und es beginnt damit, sich aus der direkten Abhängigkeit von seiner Familie zu lösen und den Platz eines verantwortlichen Bürgers in der Welt einzunehmen.

In Abschnitt 605 erwähnte ich Freuds Erklärung für die unbewußten Gefühle des Kindes, die in dieser Entwicklungsphase vorherrschen. Im Alter zwischen drei und fünf Jahren waren die Kinder anhänglich, brav und richteten ihre Tätigkeiten, Tischmanieren und ihre Sprechweise nach ihren Eltern aus. Das Mädchen versuchte den lieben langen Tag so wie die von ihr bewunderte Mutter zu sein und hatte gleichzeitig eine enge und liebevolle Zuneigung zu ihrem Vater empfunden. Beim Jungen war es genau umgekehrt. Aber diese sehr besitzergreifenden, romantischen Gefühle führen zu immer stärkerer Rivalität mit dem gleichgeschlechtlichen Elternteil. Die unbewußte Angst vor der Ablehnung durch diesen Elternteil und die Sorge um die Unterschiede in den Genitalien führen langsam dazu, daß offen gezeigte Gefühle verschwinden und viele Gefühle sich umkehren. Was früher romantischer Tagtraum war, wandelt sich in klare Abneigung. Kinder beginnen jetzt zu schreien, wenn ein Elternteil sie küssen will. Diese Abneigung schließt auch Kinder des anderen Geschlechts mit ein. Kinder gähnen, wenn sie im Film Liebesszenen sehen. Nach Freud wenden sich daher die Kinder solch unpersönlichen und abstrakten Gegenständen wie lesen, schreiben, rechnen, Mechanik, Naturwissenschaft und Umwelt zu. Die Freudsche Theorie erklärt so, warum Kinder in diesem Alter für die Arbeit in der Schule gefühlsmäßig bereit sein sollen.

Man kann diese psychologischen Veränderungen bei Kindern im Alter zwischen sechs und sieben Jahren auch anders sehen. Dieser andere Blickwinkel betrachtet die Evolution des Menschen aus dem Menschenaffen und anderen Vorfahren. Jeder Mensch im Alter zwischen sechs und zwölf Jahren zieht sich auf eine bestimmte Stufe der Evolution zurück. Vor Millionen von Jahren waren unsere nicht menschlichen Vorfahren körperlich und von ihren Instinkten her mit fünf Jahren voll entwickelt. Als Erwachsenen war ihre Einstellung zum Familienleben wahrscheinlich der unserer fünfjährigen Kinder sehr ähnlich: Sie waren glücklich, selbst als Erwachsene mit ihrer Familie zu leben, sie gehorchten gerne den Älteren ihrer Familie oder Sippe, und sie versuchten, wie sie zu sein und von ihnen zu lernen. In anderen Worten: Diese unsere Vorfahren waren lebenslang durch enge persönliche Familienbande zusammengeschmiedet. Erst spät im Laufe der Evolution entwickelten unsere Vorfahren die Fähigkeit, sich von ihren Eltern abzunabeln, durch Kooperation, Regeln, Selbstdisziplin und Nachdenken in einer größeren Gemeinschaft zu leben. Jeder Mensch braucht lange Jahre, bis er lernt, wie man in einer solch komplizierten Erwachsenenwelt zurechtkommt. Wahrscheinlich ist dies der Grund dafür, daß menschliche Wesen erst sehr spät ihre körperliche Reife erlangen. Das Kleinkind nimmt zunächst genau wie das ältere Kind während der Pubertät stark an Größe zu. In der Zwischenzeit aber verlangsamt sich das Wachstum und kommt in den zwei Jahren vor Beginn der Pubertät fast zu einem Stillstand. Hier scheint die Natur zu sprechen: »Paß auf! Bevor du einen kräftigen Körper und alle deine Instinkte erwirbst, mußt du erst lernen, für dich selbst zu denken und deine Wünsche und Instinkte zugunsten anderer zu beherrschen. Du mußt lernen, mit deinen Kameraden auszukommen, die Verhaltensregeln in der Welt außerhalb der Familie zu verstehen und dir die Kunst, zu leben anzueignen.«

646. Unabhängigkeit von den Eltern. Von sechs Jahren an lieben Kinder ihre Eltern noch genauso wie zuvor, aber sie zeigen es nicht mehr so offen. Sie mögen – und das gilt besonders für Jungen – nicht mehr so gern geküßt werden, wenigstens nicht vor fremden Augen, sie sind kühler und zurückhaltender anderen Erwachsenen gegenüber, bis sie herausgefunden haben, ob sie ihnen gut Freund sein wollen oder nicht. Jetzt will ein Kind nicht mehr wie ein reizendes Besitztum seiner Eltern und auch nicht wie »ein gutes Kind« geliebt und behandelt werden. Der Sinn für Würde und das Gefühl eine Persönlichkeit zu sein, beginnen sich in dem Kind zu regen, und es möchte entsprechend anerkannt werden.

Der unbewußte Wunsch, Unabhängigkeit von seinen Eltern zu erlangen, wird dazu führen, daß das Kind sich vertrauensvoll an andere Erwachsene wendet, wenn es etwas wissen will.

Die Grundgedanken von Gut und Böse, die der Vater seinen Sohn gelehrt hat, sind nicht etwa vergessen, aber sie sind in die Tiefe seines Bewußtseins hinabgeglitten, und das Kind glaubt nun, daß das seine eigenen Gedanken seien. Es wird ungeduldig, wenn seine Eltern es daran erinnern, was es zu tun habe, weil es das bereits weiß und weil es möchte, daß man seine eigene Verantwortlichkeit respektiert.

647. Schlechte Manieren. In dieser Zeit gefällt sich das Kind darin, besonders »kräftige« Worte der Erwachsenen aufzuschnappen und wieder in die Gegend zu schleudern. Es will die Kleider und die Frisur genauso haben, wie die anderen Kinder sie tragen. Wenn es einen Spielkameraden hat, der mit offenen Schnürsenkeln und ungekämmten Haaren umherläuft, möchte es das auch tun. Seine mühsam erlernten Tischmanieren wird es unter Umständen verleugnen, mit schmutzigen Händen zum Essen erscheinen, die Ellbogen aufstützen und sich den Mund vollstopfen. Wenn es nach Hause kommt, schleudert es seinen Mantel in irgendeine Ecke, es schmettert die Türen zu oder läßt sie ganz offen. Es erklärt damit, daß es sein gutes Recht sei, mindestens ebenso selbständig zu sein wie Mama und Papa. Bei allem schlechten Benehmen aber ist das Kind höchst selbstbewußt und absolut guten Gewissens, weil es *nichts* tut, was *moralisch* schlecht wäre.

Dieses schlechte Benehmen macht gute Eltern manchmal sehr unglücklich, sie glauben, daß das Kind alles wieder vergessen habe, was sie ihm so mühsam beigebracht hatten. In Wirklichkeit aber beweist dieser Wechsel im Benehmen lediglich, daß es sehr wohl und für die Dauer gelernt hat, was gutes Benehmen ist – andernfalls würde es sich nicht solche Mühe geben, dagegen zu rebellieren. Hat es erst das Gefühl, daß es seine Unabhängigkeit gewonnen hat und auch zu halten vermag, wird die gute Erziehung wieder zum Vorschein kommen. Bis es soweit ist, brauchen sich die Eltern keine Sorgen zu machen, sie dürfen versichert sein, daß ihr Kind sich völlig normal entwickelt.

Natürlich ist nicht jedes Kind während dieser Zeit ein kleiner Teufel. Kinder, die zu Hause sehr glücklich sind, deren Eltern ausgesprochen heiter veranlagt sind und das Leben nicht allzu tragisch nehmen, rebellieren vielleicht gar nicht spürbar gegen die starke Hand der Erwachsenen. Die Flegeljahre zeigen sich beim Jungen stärker als beim Mädchen. Doch wenn man genau aufpaßt, kann man auch bei Mädchen Anzeichen dafür entdecken, daß sich ihre Haltung den Erwachsenen gegenüber ändert.

Was soll man tun, um mit Kindern in den Flegeljahren fertig zu werden? So ein Bub muß ja hin und wieder in die Badewanne gesteckt werden, und ab und zu hätten die Eltern auch gern einen sauber angezogenen Jungen. Wenn es sich um geringfügige Anlässe handelt, darf man ruhig einmal über eine Unart hinwegsehen. Doch in grundsätzlichen und wichtigen Fragen sollten die Eltern fest

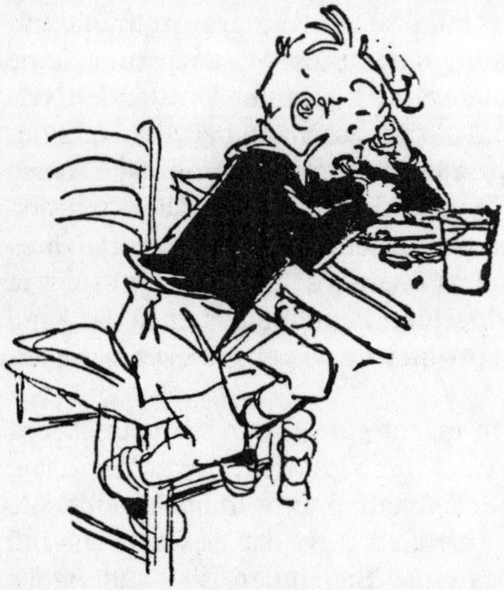

Allmählich verlieren sich die schlechten Manieren.

bleiben. Wenn der Junge sich die Hände waschen soll, kann man das in einem beiläufigen Ton sagen, der unterstellt, man spreche zu ihm als zu einem durchaus vernünftigen, schon bald erwachsenen Menschen. Ständiges Ermahnen macht das Kind in dieser Periode nur aufsässig, und Eltern und Kinder sind am Ende alle zusammen verärgert, und niemandem ist damit geholfen.

648. Klubs. Dies ist das Alter, in dem bei den Jungen die Klubs blühen. Mehrere Jungen, die schon längere Zeit miteinander befreundet sind, beschließen, einen Geheimklub zu bilden. Sie arbeiten fleißig wie die Biber, indem sie Mitgliedskarten und Abzeichen herstellen, indem sie sich einen nach Möglichkeit versteckten Treffpunkt aussuchen und herrichten und Listen mit den Statuten aufsetzen. Wahrscheinlich werden sie niemandem sagen können, was das Geheime an ihrem Klub ist. Doch geheim muß er sein. Vielleicht drückt sich darin der Wunsch aus, sich zu beweisen, daß sie schon absolut selbständig denken und handeln können, ohne von den Erwachsenen regiert oder von anderen Kindern belästigt und in ihrem Tatendrang behindert zu werden. Wenn ein Kind versucht, recht erwachsen zu sein, so bedeutet es ihm eine große Unterstützung, wenn es in Gesellschaft anderer Kinder ist, die sich ebenso groß und stark fühlen. Zu mehreren glauben sie sich unbesiegbar, und sie versuchen, Außenseiter »auf Vordermann« zu bringen, indem sie sie necken, ärgern oder bewußt aus ihren Reihen ausschließen. Das klingt für Erwachsene recht niederträchtig und grausam, aber im Grunde liegt das nur daran, daß die Erwachsenen lediglich raffiniertere Methoden anwenden, wenn sie einander mißbilligen oder sich den Rang ablaufen wollen. Die Kinder haben zunächst nur den instinktiven Wunsch, das Leben in Gemeinsamkeit zu organisieren. Das ist eine der Kräfte, dank denen unsere Zivilisation funktioniert.

649. Man muß einem Kind helfen, gesellig und seiner Umwelt gegenüber aufgeschlossen zu sein. Dies sind die ersten Schritte, die man in dieser Richtung tun kann: Während der ersten Jahre seines Lebens soll man nicht viel Lärm und Aufhebens um das Kind machen; von einem Jahr an gebe man ihm Gelegenheit, mit Kindern seines Alters zusammen zu sein; man lasse ihm genügend Freiheit, eine gewisse Selbständigkeit zu entwickeln; man vermeide soweit wie möglich größere Veränderungen oder Wechsel innerhalb des Familienlebens; man lasse es sich nach Möglichkeit genauso anziehen, lasse es genauso spielen und genauso reden wie die anderen Kinder in der Umgebung und räume ihm auch die gleichen Rechte ein, selbst wenn man nicht unbedingt einverstanden damit ist, wie die Nachbarskinder erzogen werden (das heißt natürlich nicht, daß man sich ausgerechnet die schlechtesten Vorbilder der Straße oder der Stadt aussuchen soll).

Die Stellung eines Erwachsenen, sein Glück, sein Ansehen im Beruf, in der Familie, im gesellschaftlichen Leben hängen zum großen Teil davon ab, wie er in seiner Kindheit mit anderen Kindern ausgekommen ist. Wenn Eltern ihre Kinder in einem kultivierten Rahmen und auf einem hohen charakterlichen Niveau erziehen, so formen sie seinen Charakter auch für die Dauer des Lebens, auch wenn das Kind dann während einiger Zeit einmal die Sprache von Kindern auf der Straße nachahmt oder sich flegelhaft benimmt. Wenn aber Eltern in eine Gegend geraten sind, die sie absolut nicht goutieren, und zu verhindern suchen, daß ihr Kind die Sprache und die Manieren der Nachbarskinder annimmt, so werden sie das Gefühl in ihm hervorrufen, es sei anders als die Kinder rundherum. Sie werden ihm den Mut nehmen, Freundschaften zu schließen, und das Kind wird es vielleicht niemals wieder lernen, sich anderen Kindern und später anderen Menschen anzupassen, und wird ein Einzelgänger bleiben. Sein hoher Lebensstandard wird ihm gar nichts nützen, wenn es zeit seines Lebens einsam bleibt.

Kinder, die sich sehr schwer an andere Kinder anschließen, die in sich gekehrt und scheu sind, werden es zunächst auch in der Schule nicht ganz einfach haben. Ein guter Pädagoge wird da viel helfen können. Wenn die Unterrichtsmethode verhältnismäßig beweglich ist und der Lehrer herausfindet, in welcher Art die einzelnen Kinder behandelt sein wollen (Abschnitt 667), kann er bei verschlossenen und scheuen Kindern sehr ermunternd wirken und sie mit Freundlichkeit und etwas Anerkennung vor der ganzen Klasse aus ihrer Reserve herauslocken. Oft überwinden dann die Kinder ihre Hemmungen und sind nun bereit, sich mit anderen Kindern zu befreunden.

Auch die Eltern können zu Hause eine Menge tun, um ihrem Kind zu helfen, ein geselliger und zugänglicher Mensch zu werden.

Wenn es andere Kinder mit nach Hause bringt, sollte man freundlich und entgegenkommend sein. Man kann die Kinder mit kleinen Gerichten bewirten, die ihnen Freude machen. Wenn man Wochenendausflüge, Picknicks oder Kinobesuche plant, sollte man irgendein anderes Kind auffordern mitzukommen, so daß das eigene Kind Gesellschaft hat und alle Freuden gemeinsam mit anderen genießen kann. Einem kleinen Außenseiter muß man die Wege ebnen, in den Kreis anderer Kinder aufgenommen zu werden. Erst dann hat man die Gewähr dafür, daß das Kind auch wirklich glücklich ist.

650. Lassen Sie Ihrem Kind freie Zeit. Mit sieben Jahren haben einige Kinder schon jeden Nachmittag nach der Schule einen Zirkel oder eine andere organisierte Veranstaltung. Das trifft besonders auf alleinerziehende Eltern oder auf Familien zu, in denen beide Elternteile arbeiten. Es ist nichts einzuwenden gegen Sport, Gymnastik, Musik oder Tanzen - vorausgesetzt, es wird nicht übertrieben und nimmt keinen Wettbewerbscharakter an. Alle Kinder brauchen auch Zeit zum »Nichtstun«, allein oder mit Freunden; Zeit, in der sie ihre eigenen kreativen Vorstellungen für Tätigkeiten entwickeln. Für arbeitende oder alleinerziehende Eltern ist es schwer, die Bedingungen dafür zu schaffen, aber der Versuch lohnt sich.

651. Taschengeld und Hausarbeit. Das Taschengeld stellt für Kinder eine Möglichkeit dar, den Umgang mit Geld zu erlernen. Mit sechs oder sieben Jahren sind die Kinder reif genug dafür, so daß man in dieser Zeit Taschengeld einführen könnte. Die Höhe ist von Familie zu Familie unterschiedlich und hängt unter anderem vom Familienbudget ab. Ich bin der Auffassung, daß die Kinder selbst bestimmen sollten, wofür sie ihr Geld ausgeben wollen, es sei denn, Eltern haben bestimmte Dinge, wie zum Beispiel zu viele Süßigkeiten, verboten.

Taschengeld sollte nicht als Bezahlung für die Erledigung von bestimmten Arbeiten im Haushalt gegeben werden. Diese Pflichten dienen einem anderen Zweck. Damit sollen die Kinder lernen, ihren Anteil an der täglichen Arbeit in der Familie mitzutragen, genauso wie sie das als Erwachsener in der Gesellschaft tun werden. Jedes Kind sollte regelmäßige Pflichten haben, wie zum Beispiel den Tisch decken oder abräumen, das Geschirr abwaschen oder den Abfalleimer wegbringen. Wenn Sie in diesen Angelegenheiten konsequent sind, wird es das Kind auch sein. Machen Sie Ausnahmen oder lassen Sie zu, daß das Kind die Aufgaben nicht zu Ende ausführt, hilft das niemandem.

Es gibt immer auch einige zusätzliche Arbeiten zu erledigen, für die man dem Kind zusätzlich Geld anbieten kann. Jede Familie muß für sich entscheiden, ob zum Beispiel das größere Kind, wenn es auf das Baby aufpaßt, Geld erhalten sollte. Das gleiche gilt für schwerere Arbeiten, wie Rasenmähen oder Auto waschen.

Selbstbeherrschung

652. Kinder über sechs Jahre sind oft sehr hartnäckig und zielbewußt. Man denke an die Spiele, die sie jetzt gern spielen. Es müssen Spiele mit bestimmten Regeln sein, die Geschicklichkeit und Ausdauer verlangen. Brett- und Würfelspiele, Seilspringen, bei denen man etwas erreichen will und die immer schwieriger werden, je weiter das Spiel fortgeschritten ist. Wenn man etwas falsch gemacht hat oder kein Glück hat, wird man bestraft und muß noch einmal von vorn anfangen. Die Kinder spielen diese Spiele mit Ausdauer, und gerade die Konsequenz, mit der sie Pech oder Glück haben, macht ihnen Spaß. In diesem Alter auch fangen sie an, alle möglichen Dinge zu sammeln, ob es nun Briefmarken, Vogelfedern, Steine oder Postkarten sind. Das Vergnügen beim Sammeln irgendwelcher Dinge liegt darin, daß sie eine gewisse Ordnung halten und ihre Sammlung immer mehr vervollständigen.

Von Zeit zu Zeit wird das Kind von einem heftigen Verlangen nach Ordnung ergriffen. Plötzlich fängt es an, seinen Spieltisch aufzuräumen, ordnet seine Habseligkeiten in den Schubfächern, schichtet Bücher und Hefte zu exakten Kolonnen. Lange hält diese Ordnung allerdings nicht vor, doch fühlt das Kind bereits einen unbewußten Drang, überhaupt erst einmal mit dem Aufräumen zu beginnen.

657. Zwangshandlungen. Im Alter von acht, neun oder zehn Jahren werden manche Kinder von einem Drang zur Genauigkeit und noch unbewußter Pedanterie ergriffen, der zu nervösen und manchmal albernen Angewohnheiten führt. Man erinnert sich dessen vielleicht aus der eigenen Kindheit. Die landläufigste solcher Angewohnheiten ist die, wenn Kinder es auf der Straße vermeiden, auf die Ritzen der Steine zu treten. Es ist völlig sinnlos, das Kind folgt dabei einem unbewußten Zwang, den es nicht erklären könnte. Ein anderes Beispiel: Wenn Kinder an einem Zaun entlanggehen, berühren sie jede dritte Stange mit dem Finger, oder sie zählen Bäume oder sagen ein bestimmtes Wort, bevor sie durch die Tür gehen. Wenn sie einen Fehler gemacht haben, müssen sie noch einmal zurückgehen oder mit ihrer Zählerei noch einmal von vorn anfangen.

Ein innerer Zwang wird deutlich, wenn ein Kind Sprichwörter gedankenlos verwendet, die sehr negative Gefühle ausdrücken. Jeder Mensch hat gelegentlich einen »Haß« auf ihm nahestehende Mitmenschen, aber sein Gewissen könnte nicht zulassen, daß sie wirklich verletzt würden.

Das Gewissen sorgt dafür, daß solche Gedanken nicht ins Bewußtsein dringen. Ist es besonders gründlich und hart, dann wird der Mensch immer wieder an diese »schlechten« Gedanken erinnert, selbst nachdem er sie ins Unbewußte abgedrängt hat. Er fühlt sich immer noch schuldig, obwohl er den Grund dafür nicht kennt. Sein Gewissen kann er beruhigen, wenn er sinnlose Dinge besonders

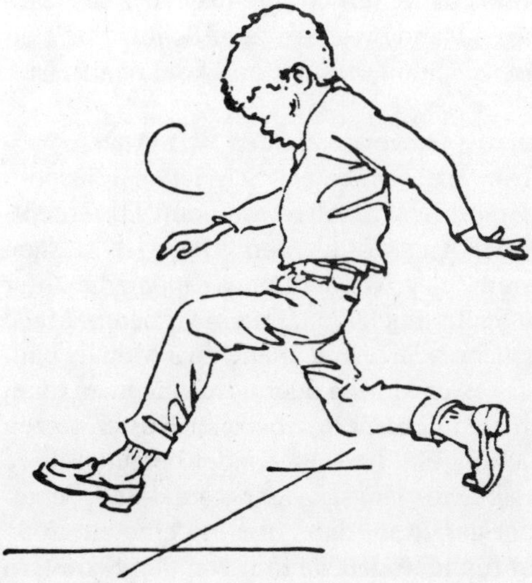

Auf die Fugen zwischen die Platten zu treten bringt Unglück.

sorgfältig, gründlich und eben zwanghaft durchführt: Es sind die Menschen, die exakt entlang der Rille im Bordstein laufen.

Ein Kind verspürt innere Zwänge im Alter von neun Jahren, nicht, weil seine Gedanken nun schlechter geworden wären, sondern weil sein Gewissen in dieser Altersstufe strengere Maßstäbe anlegt. Ein Kind macht sich Sorgen um den unterdrückten Wunsch, Bruder, Vater oder Großmutter zu verletzen, wenn sie es geärgert haben. Wir wissen, daß Kinder in diesem Alter auch Gedanken über die Sexualität verdrängen und daß diese oft auch eine Rolle bei Zwangshandlungen spielen.

Zwangshandlungen können dadurch in diesem Alter die Welt eines Kindes überschaubar und kontrollierbar machen. Sie geben dem Kind die Möglichkeit, von Überwachung und Kontrolle durch die Erwachsenen frei zu sein; diese Freiheit macht dem Kind Freude, aber sie kann es auch erschrecken.

Kleinere Zwangshandlungen sind im Alter von acht, neun und zehn Jahren so häufig, daß man sie als normal oder Zeichen leichter Nervosität einstufen kann. Bei einem Kind, das die Rillen im Bordstein regelmäßig überschreitet, das aber ansonsten glücklich, kontaktfreudig und in der Schule erfolgreich ist, hätte ich keine Sorgen. Ich würde aber dann einen Psychiater einschalten, wenn ein Kind Zwangshandlungen ausführt, die einen Großteil seiner Zeit beanspruchen (z. B. übermäßiges Händewaschen zum Schutz vor Keimen) oder wenn das Kind verspannt, besorgt und kontaktarm ist.

654. Ticks. Ticks sind nervöse Angewohnheiten, wie Augenzwinkern, Schulterzucken, Grimassenschneiden, Schniefen, Räuspern oder trockenes Husten, Besonders im Alter von neun Jahren entwickeln Kinder leicht derlei Angewohnheiten. Doch sie können auch schon zu jeder anderen Zeit zuvor auftreten. Kinder, die unter einer besonderen inneren Spannung leiden, sind in größerem Maße anfällig. Ein Tick kann manchmal Wochen, manchmal Monate dauern und kann dann wieder verschwinden oder durch einen anderen Tick ersetzt werden. Schniefen, Räuspern, trockener Husten setzen manchmal bei einer Erkältung ein, und die Kinder behalten diese Angewohnheit bei, wenn sie schon längst wieder gesund sind. Schulterzucken fängt manchmal damit an, daß ein Kind eine zu große Jacke bekommen hat und fürchtet, daß sie ihm von den Schultern rutscht. Manchmal übernehmen Kinder den Tick auch einfach von einem anderen Kind, das sie bewundern. Das hält aber nicht lange an.

Ticks findet man häufig bei Kindern, die sehr strenge Eltern haben und zu Hause unter einem gewissen Druck stehen. Wenn die Eltern ständig an einem Kind herumerziehen, es hierhin und dorthin schicken und, sowie es nur auftaucht, etwas zu bemängeln haben, wird es so nervös werden, daß es ein guter Nährboden für Ticks ist. Auch wenn die Eltern ihre Unzufriedenheit auf ruhige Art zeigen oder wenn in der Schule zuviel verlangt wird oder wenn das Kind zuviel vorhat, können solche dummen kleinen Angewohnheiten auftauchen.

Eines Ticks wegen sollte ein Kind weder gescholten werden, noch sollte man versuchen, es dauernd darauf hinzuweisen und zu korrigieren. Derlei Angewohnheiten liegen außerhalb seiner Kontrolle. Man muß das Übel bei der Wurzel packen, indem man alles vermeidet, was das Kind aufregen oder unter Druck setzen könnte. Es hat auch keinen Zweck, es zu necken oder mit Ironie korrigieren zu wollen. Was hilft, ist lediglich liebevolle und gütige Behandlung, die ihm das Gefühl gibt, daß es sich vor nichts zu fürchten braucht. Das wird seine Nervosität am ehesten abklingen lassen. Ticks dürfen nicht mit allgemeiner Unruhe verwechselt werden.

Dauert der Tick länger als einen Monat, sollte man einen Arzt zu Rate ziehen.

Körperhaltung

655. **Die Behandlung einer schlechten Körperhaltung** hängt davon ab, was sie verursacht hat. Gute oder schlechte Haltung basiert auf einer ganzen Reihe verschiedener Faktoren. Einer – vielleicht der wichtigste – ist das Knochengerüst, mit dem das Kind geboren wurde. Es gibt Personen, die von Kindheit an einen Rundrücken haben, ebenso wie ihr Vater oder Großvater. Manche Kinder werden mit schwachen Muskeln und Bändern geboren. Ein anderes Kind wirkt steif und verkrampft in der Bewegung und auch in der Ruhehaltung, und es bringt es nicht fertig, seine Glieder zu lockern und zu entspannen. Es gibt seltene Krankheiten, die schlechte Haltung hervorrufen, wie Ra-

chitis, Kinderlähmung und Knochentuberkulose. Chronische Krankheit und chronische Müdigkeit – was immer der Grund auch sei – verändern seine Haltung, die schlapp und eingefallen wirkt. Auch Übergewicht verstärkt manchmal Rundrücken, X-Beine und Plattfüße. Ungewöhnliche Länge läßt einen heranwachsenden Jungen den Kopf einziehen.

Ein Kind mit ausgesprochen schlechter Haltung muß regelmäßig untersucht werden, damit man die Kontrolle darüber hat, daß keine organischen Schäden entstehen. Manche Kinder haben eine ausgesprochen schlaffe Haltung und latschen vor sich hin, weil ihnen jegliches Selbstvertrauen fehlt. Manchmal liegt es daran, daß sie zu Hause zuviel kritisiert werden, oder aber sie haben Schwierigkeiten in der Schule, oder sie haben nicht die richtigen Freunde und den Umgang, den sie brauchen, um glücklich zu sein. Jeder Mensch, der genügend Selbstvertrauen besitzt und im Leben einigermaßen tüchtig ist, zeigt das in der Art, wie er sich hält, wie er sitzt, steht und geht. Wenn Eltern es einmal herausgefunden haben, wie sehr sich die Gefühle und das seelische Befinden in der Haltung ihrer Kinder ausdrücken, wird ihnen das eine große Hilfe bei der Erziehung sein können.

Dem natürlichen Impuls der Eltern entspricht es, daß sie ihr Kind, von dem sie möchten, daß es einen guten Eindruck mache, ständig ermahnen: »Halt dich gerade, laß die Schultern nicht hängen, setz doch die Füße vernünftig.« Doch das Kind, das andauernd ermahnt wird, hört schon gar nicht mehr recht hin, seine Haltung wird dadurch nicht gebessert, daß man es neckt oder sogar böse wird. Im allgemeinen hat man viel bessere Erfahrungen damit gemacht, wenn das Kind in einer Gruppe tanzen übt oder in anderen Bewegungsgruppen unter Anleitung eines Heilgymnasten trainiert. Die Atmosphäre in einem großen Turnraum ist eine andere als zu Hause. Gewiß können die Eltern das Kind auch zu Hause turnen lassen, aber sie sollten es nur unter Anleitung eines Fachmannes tun und auch nur so, daß es für das Kind Spaß und Spiel bedeutet. Noch wichtiger ist es, daß die Eltern dafür sorgen, daß sich das häusliche Dasein und das Seelenleben des Kindes harmonisch und freundlich entwickeln, daß es genügend Selbstvertrauen besitzen kann und Freude am Leben findet. Das wird den besten Einfluß auf die Körperhaltung des Kindes ausüben – wie es überhaupt das A und O bei der Pflege und der Erziehung unserer Kinder ist.

656. Sie Skoliose ist eine Krümmung der Wirbelsäule, die im Alter von 10–15 Jahren auftritt. Bei etwa vier Prozent aller Kinder dieser Altersgruppe in den USA kommt es zu einer solchen Krümmung, aber nur zwei bis drei Prozent der Kinder mit einer Krümmung benötigen auch eine ärztliche Betreuung. Bei den anderen genügt eine Beobachtung der weiteren Entwicklung. Die Skoliose tritt bei Mädchen zweimal so häufig auf wie bei Jungen und ist oft erblich bedingt. Die Ursache ist noch unbekannt.

Die Behandlung (Korsett und Operation) ist komplex, kostenaufwendig und umstritten.

Fernsehen, Kino und Comics

657. Brutalität in Fernsehen, Kino und Comics. In Abschnitt 523 habe ich gesagt, daß meiner Meinung nach Eltern ihre Kinder von Brutalität auf dem Bilschirm und im Kino fernhalten sollten. Comichefte sind nicht ganz so schlimm, da die gezeigten Geschichten nicht so wirklichkeitsnah erscheinen. Dennoch gelten die gleichen Prinzipien.

658. Pornografie. Wenn Kinder alt genug sind, um Comichefte und anderen Lesestoff zu kaufen oder ins Kino zu gehen, so werden Sie als Eltern auch mit dem Problem der Pornografie konfrontiert. In früheren Zeiten waren Kinder sehr viel besser gegen Pornografie geschützt, weil die freiwillige Selbstkontrolle bei Filmen und in der Literatur sehr gut funktionierte. Durch die Liberalisierung der Gesetze sind wir aber heute in einem Zustand, in dem Pornografie, Vergewaltigungen und Perversionen auf dem Bildschirm am frühen Abend keine Seltenheit sind.

In Abschnitt 45 habe ich erklärt, daß Idealismus und Kreativität mit der Hemmung und Unterdrückung der Sexualität zu tun haben. Dafür ist besonders die Phase zwischen 6 und 12 Jahren maßgebend, insbesondere wenn die Eltern hohe Maßstäbe setzen. Um es klar zu sagen: meiner Meinung nach wird die Fähigkeit von Kindern, in ihrem späteren Leben in ihrer Arbeit produktiv und in ihrer Ehe glücklich zu werden zumindest ein wenig geschädigt, wenn sie als Kinder mit der Sexualität allzu hart konfrontiert werden. Ich denke nun nicht an den berühmten Blick ins Schlafzimmer der Eltern, den viele von uns trotz aller Anstrengungen von Vater und Mutter machten. Ich meine vielmehr, daß Kinder nicht den Eindruck bekommen dürfen, ihre Eltern hätten eine recht rohe Einstellung zur Sexualität oder legten keinen Wert darauf, welche Einstellung zur Sexualität ihre Kinder von anderen aufnehmen.

Eltern sollten ihre Kinder nur Filme sehen und nur Literatur kaufen lassen, die ihren eigenen hohen moralischen und geistigen Ansprüchen genügt.

659. Die Fernsehzeit muß begrenzt werden! Es gibt Kinder, bei denen sich das Fernsehen tatsächlich zu einem Problem auswächst. Sie sitzen, sobald das Programm nur beginnt, schon vor dem Apparat, bleiben stundenlang davor hocken und sind abends nur mit Zwang ins Bett zu schaffen. Sie finden kaum Zeit, mal ein Wort an die Familie zu richten, geschweige denn das Abendbrot zu essen oder die Hausaufgaben zu machen. Für beide Teile - Eltern und Kinder - ist es wesentlich besser, wenn man eine vernünftige, aber bindende Abmachung über die Zeiteinteilung trifft, so daß auch die notwendigen Spiele im Freien, die Schulaufgaben und die Mahlzeiten zu ihrem Recht kommen. Manche Leute behaupten, sie könnten besonders gut arbeiten, wenn sie dabei Radiomusik hören; sollte ein Kind dieser Ansicht sein, kann man ihm dies gestatten, vorausgesetzt, daß die Schulaufgaben nicht darunter leiden.

660. Angst bei Filmen und am Fernsehschirm. Filme sind für Kinder unter sieben Jahren nicht unbedenklich. Da hören Sie z. B. von einem Programm, etwa einem Trickfilm, das eine hervorragende Unterhaltung für ein kleines Kind zu sein scheint. Aber in drei von vier Fällen bemerken Sie dann beim Anschauen, daß die Geschichte mindestens einen Teil enthält, der jedes Kind das Fürchten lehren kann. Sie sollten daran denken, daß ein Kind mit vier oder fünf Jahren Wirklichkeit und Film nicht unterscheiden kann. Für ein Kind ist die Hexe im Film so wirklich wie ein Einbrecher aus Fleisch und Blut für Sie. Daher sollten Sie oder jemand anderes, der kleine Kinder gut kennt, einen Film gesehen haben und genau wissen, daß er keine aufregenden Momente enthält, bevor Sie ein Kind unter sieben Jahren zum Film mitnehmen. Auch ältere Kinder, die sich vor Filmen leicht fürchten, sollten mit Bedacht an Filme herangeführt werden.

Es gibt auch sehr empfindliche Kinder, die auch durch Märchen, Abenteuergeschichten und Western im Fernsehen sehr beunruhigt werden. Sie als Eltern sollten dafür sorgen, daß Ihr Kind dann solche Filme nicht sieht.

Stehlen

661. Kleine Kinder im Alter von ein, zwei oder drei Jahren nehmen gern Dinge weg, die ihnen nicht gehören, aber das kann man kaum als Stehlen bezeichnen. Sie haben ja noch keinen Begriff davon, was ihnen gehört und was nicht. Sie nehmen sich eben das, was sie besonders gern haben wollen. Es ist besser, so kleine Kinder noch nicht darauf zu stoßen, daß sie »etwas Böses« tun. Die Mutter braucht lediglich daran zu erinnern, daß dieses Spielzeug Peter gehört, daß Peter vielleicht bald damit spielen möchte und daß das Kind zu Hause selbst eine Menge Spielzeug hat.

662. Stehlen bedeutet es schon eher, wenn im Alter zwischen sechs und zwölf Jahren ein Kind etwas maust. Nimmt ein Kind in diesem Alter etwas, was ihm nicht gehört, so weiß es bereits, daß es etwas Falsches tut. Es wird heimlich stehlen, es wird versuchen, das, was es gestohlen hat, zu verstecken und zu leugnen, daß es etwas weggenommen habe. Wenn Eltern oder ein Lehrer herausfinden, daß ein Kind gestohlen hat, sind sie sehr aufgebracht. Ihr erster Impuls wird sein, daß sie das Kind zur Rede stellen und ihm sagen, es solle sich schämen. Das wäre nur zu natürlich; wir alle sind in der Überzeugung aufgewachsen, daß Diebstahl ein böses Vergehen ist, und es würde uns sehr erschüttern, wenn unser Kind sich dessen schuldig machte.

Es ist wichtig, daß ein Kind genau weiß, seine Eltern dulden keinerlei Diebstahl, und sie bestehen darauf, daß es das Genommene sofort zurückgibt. Auf der anderen Seite aber wäre es nicht klug, ein Kind so zu bestrafen und so einzuschüchtern, daß es glaubt, man könnte ihm nie wieder verzeihen oder seine Eltern würden es von nun an nicht mehr liebhaben können. Nehmen wir z. B. ein Kind von etwa sieben Jahren, das von gewissenhaften Eltern sorgsam erzogen worden ist, das genügend Spielzeug und andere Besitztümer hat und außerdem Taschengeld bekommt. Dieses Kind stiehlt etwas, vielleicht nimmt es seiner Mutter ein paar Groschen aus dem Portemonnaie oder es nimmt den Füllfederhalter eines Mitschülers oder das Comic-Heft eines Freundes aus dessen Schultasche. Ein solcher Diebstahl erscheint oft ohne Sinn, da das Kind diese Dinge selbst besitzt. Die Erklärung in einem solchen Fall wäre, daß das Kind mit seinen Gefühlen völlig durcheinandergeraten ist. Es scheint, daß es von einem blinden Verlangen nach irgend etwas erfaßt wurde. Es muß dieses Verlangen befriedigen und nimmt etwas, was es gar nicht braucht. Was braucht es aber nun wirklich? In den meisten Fällen, die man beobachtet hat, ist so ein Kind bis zu einem gewissen Grade unglücklich und innerlich einsam. Sein Verhältnis zu den Eltern ist nicht herzlich genug, das Kind hat das Gefühl, daß es ihm nicht einmal gelingt, mit gleichaltrigen Kindern Freundschaft zu schließen (Kinder sind bisweilen von solchen Gedanken erfüllt, obwohl sie von allen sehr geliebt werden). Im Alter von 7 Jahren fühlten sich Kinder manchmal besonders weit von ihren Eltern entfernt, und das mag auch der Grund dafür sein, daß sie zu kleinen Diebereien neigen. Wenn solch ein Kind darüber hinaus nicht einmal einen richtigen Freund hat, gerät es in ein Niemandsland und fühlt sich gänzlich vereinsamt. Manche Kinder, die Geld stehlen, benutzen es dazu, sich eine Freundschaft zu erkaufen. Sie verteilen das Geld, das sie aus dem Portemonnaie der Mutter genommen haben, unter die Mitschüler, oder sie kaufen Bonbons und verschenken sie in der Klasse. Da in diesem Alter, mit dem im allgemeinen die Flegeljahre beginnen, die Eltern mit strengeren Erziehungsmaßnahmen anfangen, wird ein Kind zu den verschiedenartigsten Reaktionen getrieben. Aber auch andere Faktoren mögen noch eine Rolle spielen: Angst, Eifersucht oder Haßgefühle.

Der Hunger nach Zuneigung spielt in allen Altersstufen eine Rolle beim Stehlen; es gibt aber noch andere Faktoren: Ängste, Eifersüchteleien, Abneigungen. Ein Mädchen, das seinen Bruder beneidet, kann etwa öfters Gegenstände stehlen, die ihr Unterbewußtsein mit Jungens verknüpft.

663. Was kann man für ein Kind tun, das stiehlt? Wenn man ganz sicher ist, daß sein Kind (oder Schüler) etwas gestohlen hat, muß man es ihm sagen, und man darf keinen Zweifel daran lassen, daß man weiß, wo das Kind den gestohlenen Gegenstand her hat, und man muß darauf bestehen, daß es das Genommene zurückgibt. Mit anderen Worten: Man darf dem Kind keine Gelegenheit geben, zu lügen. (Wenn die Eltern des Kindes Lügen akzeptieren, so ist es, als beteiligten sie sich an dem Diebstahl.) Das Kind sollte den gestohlenen Gegenstand zu dem anderen Kind oder zum Laden, oder woher immer es ihn hat, zurückbringen. Wenn es ein Laden ist, so wäre es richtig, wenn Mutter oder Vater mitgingen und dem Inhaber erklären, das Kind habe das Stück mitgenommen, ohne zu bezahlen, und wolle es zurückbringen. Ein Lehrer, der einen Diebstahl entdeckt, könnte den Gegenstand dem Besitzer zurückgeben, damit das Kind – besonders, wenn es zum erstenmal gestohlen hat – nicht der Verachtung der ganzen Klasse ausgesetzt wird. Man sollte ein Kind, das gestohlen hat, nicht unbedingt einer tiefen Demütigung aussetzen, nur um ihm klarzumachen, daß Diebstahl nicht geduldet werden kann.

Vielleicht ist dies ein Hinweis für die Eltern, darüber nachzudenken, ob das Kind zu Hause genug Liebe und Anerkennung findet, und vielleicht auch können sie ihm helfen, Freunde zu finden (Abschnitt 649). Wenn möglich, sollte man dem Kind ebensoviel Taschengeld geben, wie die anderen Kinder bekommen, die es kennt.

Es gibt noch einen anderen Typ des Diebstahls, der sich von dem eben erwähnten grundsätzlich unterscheidet. In dichtbesiedelten Wohnblocks, wo viele Jungen gleichen Alters miteinander spielen, Freundschaften und Feindschaften bilden, ist das Stehlen manchmal eine Mutprobe. Sie alle wissen, daß es zwar nicht richtig ist, aber da sie nicht stehlen, um sich zu bereichern, haben sie auch kein schlechtes Gewissen dabei. Wenn Eltern so etwas feststellen, sind sie natürlich aufgebracht. Doch sie sollten davon absehen, ihren Sohn eines kriminellen Deliktes zu beschuldigen, weil er in eins von diesen Abenteuern verwickelt ist. In den meisten Fällen hilft es, wenn man vernünftig und die Situation erklärend mit den Kindern redet. Das Kind war ja nur einem normalen Instinkt gefolgt, der ihm befahl, nicht zu kneifen, sondern sich an der »Sache« zu beteiligen.

Drittens gibt es noch den Diebstahl, den das aggressive Kind begeht, das nur wenig Gewissen hat und kein Gefühl für Verantwortlichkeit. Solche Kinder sind meist infolge mangelnder Liebe von seiten der Eltern und Erwachsenen so geworden. Zu heilen und zu retten sind Kinder, deren Leben so vergiftet worden ist, nur durch große Güte, vielleicht durch vernünftige psychiatrische Behandlung, vor allem aber durch den Umgang mit Menschen, die es gut mit ihnen meinen.

Lügen

664. Warum lügt ein älteres Kind? Bei dem älteren Kind, das lügt, um jemanden zu täuschen, fragt man sich sofort: »Warum muß es lügen?« Jedermann, Erwachsener oder Kind, gerät gelegentlich in Situationen, in denen nur eine kleine Notlüge einen taktvollen Ausweg bedeutet, und das ist an sich noch nichts Beängstigendes. Ein Kind lügt im allgemeinen nicht. Wenn es fortgesetzt lügt, bedeutet das, daß es unter irgendeinem Druck steht, der zu schwer für das Kind ist. Wenn es in der Schule keinen Erfolg hat und seine Eltern deswegen belügt, so heißt das nicht, daß es ihm nichts ausmache, im Gegenteil, es zeigte gerade, wie sehr es sich deshalb grämt. Sind die Anforderungen zu groß? Ist sein Gemüt von irgend etwas anderem belastet, so daß es sich nicht konzentrieren kann? Setzen die Eltern zuviel voraus? Man muß in einem solchen Falle, und zwar mit der Hilfe der Lehrer, dem Psychologen oder Psychiater herausfinden, was das Kind bedrücken könnte.

Man braucht nicht vorzugeben, man merke nicht, daß es lügt. Man könnte etwa freundlich sagen: »Du brauchst mich nicht anzulügen. Sag mir doch, was dich bedrückt, und wir werden dann schon einen Weg finden, mit der Sache fertig zu werden.« Das Kind wird nicht in der Lage sein, gleich zu sagen, was ihm fehlt, weil es höchstwahrscheinlich die Antwort selbst nicht kennt. Auch wenn es konkrete Dinge angeben könnte, wird es sie doch nicht gleich aufzählen und damit fertig werden können.

Dieses Problem braucht Zeit und viel Verständnis von seiten der Eltern und Erzieher.

SCHULEN

Wofür sind Schulen da?

665. Das, was ein Kind in der Schule lernen soll, ist im Grunde die Fähigkeit, mit dem Leben fertig zu werden. Die einzelnen Unterrichtsfächer sind diesem Hauptthema untergeordnet und führen letztlich alle zum gleichen Ziel. Früher war man der Ansicht, daß der Sinn des Schulunterrichts nur darin bestehe, daß die Kinder lesen, schreiben und ihr Gedächtnis üben, daß sie die wichtigsten geschichtlichen und naturwissenschaftlichen Tatsachen kennenlernen. Mit Hilfe von Reimen wurden Deklinationen und Konjugationen gepaukt, bis sie sich dem Gedächtnis eingeprägt hatten. Doch das war ein bitteres Brot, wenn man bedenkt, daß der Mensch nur das behält, was er wirklich begreift und verstanden hat. Heute ist man der Ansicht, daß der Lehrstoff in der Schule so interessant und so fesselnd dargeboten werden sollte, daß die Kinder von sich aus lernen und ihre Wißbegierde befriedigen.

Mit Lehrbüchern und theoretischem Lernen wird man niemals das Beste aus dem Kinde herausholen können. In der Praxis kann man die Dinge viel eher begreifen und wird sie dann auch besser behalten. Wenn Kinder z. B. die Klassenkasse verwalten, werden sie viel eher einen Begriff für Zahlen, für Addieren und Dividieren bekommen, als wenn sie es nur in der Theorie ihres Rechenbuches erlernen müßten.

Viel Wissen hilft wenig, wenn man nicht glücklich sein kann, mit anderen Menschen auskommt oder den gewünschten Beruf nicht auszuüben vermag. Ein guter Lehrer versucht, jedes Kind zu verstehen, um ihm bei der Überwindung seiner Schwächen zu helfen und es zu einem abgerundeten Menschen zu entwickeln. Ein Kind mit Mangel an Selbstvertrauen braucht Chancen, wo es sich bestätigen kann. Der Klassenkasper braucht die Möglichkeit, die von ihm gesuchte Anerkennung durch gute Arbeit zu erreichen. Ein Kind, das nur schwer Freunde gewinnt, braucht Hilfe bei der Überwindung seiner Kontaktscheu und Schüchternheit. Bei einem scheinbar faulen Kind muß der Lehrer versuchen, seinen Enthusiasmus zu wecken.

Mit einem einfallslosen Programm kann eine Schule ihren Zweck nur teilweise erfüllen; wenn alle in der Klasse im Lesebuch Seite 17 bis 23 lesen und die Rechenübungen auf Seite 128 durchmachen, so hilft das dem ohnehin angepaßten Durchschnittskind. Besonders begabte Kinder finden es langweilig, in ihrer Auffassungsgabe sind sie den langsamen Kindern zu schnell. Ein Junge, der die Schule nicht mag, nützt dann die Zeit, den vor ihm sitzenden Mädchen Büroklammern in den Zopf zu stecken. Ein einfallsloses Lehrprogramm trägt nicht dazu bei, dem einsamen Schüler zu helfen, die Zusammenarbeit mit anderen zu erlernen.

666. Wie könnte man den Unterricht fesselnd und interessant gestalten? Wenn man mit einem Thema beginnt, das der Wirklichkeit entnommen ist und die Schüler interessiert, so kann man daran mehrere Wissenschaften demonstrieren. Nehmen wir einmal an, es gehöre zum Pensum des dritten Schuljahres, daß die Kinder über verschiedene Volksstämme der Erde unterrichtet werden, sagen wir einmal die Indianer (da der Verfasser dieses Buches Amerikaner ist, liegen ihm die Indianer am nächsten. Man könnte auch ebensogut die Germanen oder einen anderen europäischen Volksstamm dafür einsetzen). Kinder in diesem Alter sind an Indianergeschichten sehr interessiert, und sie werden alles wissen wollen, was es darüber zu erfahren gibt. Wenn also die Kinder Lesen üben müssen, sollte man ihnen etwas aus der Geschichte der Indianer als Lektüre geben. Im Rechenunterricht kann man ihnen erklären, wie die Indianer zählten, was für Münzen sie brauchten, und kann Aufgaben stellen, die aus der Sphäre des indianischen Lebens gekommen sind. Diese Art Rechenunterricht ist kein gesonderter trockener Schulgegenstand, sondern ein Teil des Lebens. Ebenso ist Erdkunde nicht nur Theorie nach dem Atlas. Am Beispiel der Indianer, ihren Wohngegenden und Streifzügen, den Wanderungen ihrer Stämme kann man einen ganzen Kontinent erklären. Im botanischen Unterricht werden dann das Getreide und die Früchte, die Blumen und Pflanzen, die im Leben eines Indianerstammes eine Rolle spielen, den Gegenstand, der auf dem Lehrplan steht, anschaulich machen und das Interesse fesseln.

In dieser Art etwa könnte man den Kindern den Lehrstoff so schmackhaft machen, daß sie freiwillig mitarbeiten und die Schule nicht als einen lästigen, stupiden Zwang betrachten.

Manche meinen, daß Kinder in der Schule lernen müßten, auch das zu tun und diejenigen Pflichten zu erfüllen, die ihnen keine Freude machen. Doch das ist eine These, die recht anfechtbar ist. Wenn man unter all den Menschen, die man kennt, an diejenigen denkt, die am erfolgreichsten sind, so sind es zumeist die, denen ihre Arbeit auch am meisten Spaß macht. Natürlich hat jeder Beruf und jede Aufgabe auch mühselige, unerfreuliche, ermüdende Seiten, doch wenn man seine Arbeit im großen ganzen gern tut, nimmt man diese unangenehmen Dinge mit in Kauf. Darwin war in allen Schulfächern ein miserabler Schüler, doch später begann er sich für Naturgeschichte zu interessieren und wurde einer der bedeutendsten Forscher und Wissenschaftler seiner Zeit. Ein Junge mag in der Schule keinen Sinn darin sehen, daß er Geometrie pauken muß; er haßt den Mathematikunterricht und hat stets schlechte Noten. Aber später, wenn er dann vielleicht den Wunsch hat, Flieger zu werden, sieht er ein, welche Bedeutung Mathematik hat, und er wird sich mit Verbissenheit daranmachen, sich die notwendigen Kenntnisse anzueignen. In einer guten Schule wissen die Lehrer nur zu genau, daß ein Kind Selbstdisziplin lernen muß, um ein brauchbarer Erwachsener zu werden. Aber sie wissen auch, daß man Selbstdisziplin nicht von außen aufpfropfen kann. Das ist etwas, was jedes Kind lernen und entwickeln muß, indem es begreift, warum es in der Schule arbeiten und einen Sinn für die Verantwortlichkeit anderen gegenüber entwickeln muß.

667. Wie kann die Schule einem Kind mit Schwierigkeiten helfen? Ein bewegliches und interessantes Programm macht nicht nur die Schularbeit zum Vergnügen. Es kann auch für den einzelnen Schüler angepaßt werden.

Machen wir es einmal am Beispiel eines kleinen Jungen klar, der während der ersten zwei Jahre auf einer Schule mit viel zu vielen Schülern in einer Klasse war, so daß das Pensum den Kindern nur *en masse* beigebracht werden konnte. Der Junge war verhältnismäßig spät entwickelt, und es fiel ihm schwer, lesen und schreiben zu lernen, er hinkte hinter dem Durchschnitt der Klasse her und begann sich zu schämen, weil er ein solcher Versager war. Nach außen würde er das niemals zugegeben haben, er zeigte nur, daß er die Schule haßte. Auch bevor er zur Schule kam, hatte er sich nicht leicht an andere Kinder anschließen können. Nun, da er das Gefühl hatte, er sei ein Dummkopf, machte das die Sache nur schlimmer. Hin und wieder, wenn der innerliche Druck zu groß wurde, wurde der Junge ausfallend gegen die anderen Kinder. Sein Lehrer dachte, er sei eben nur ungezogen. In Wirklichkeit aber war es nur der Versuch, die Aufmerksamkeit der anderen auf sich zu lenken, es war ein gesunder Impuls, sich davor zu bewahren, ein Außenseiter zu werden. Nach zwei Jahren wurde dieses Kind auf eine andere Schule gebracht, von der man wußte, daß die Lehrer ein besonderes pädagogisches Feingefühl haben und auch die Möglichkeit, sich im einzelnen um die Schüler zu kümmern. In dieser Schule, so hofften die Eltern, würde das Kind nicht nur rechnen und schreiben lernen, sondern auch den Umgang und die Freundschaft mit anderen Kindern finden. Der Klassenlehrer unterhielt sich mit der Mutter und erfuhr, daß das Kind Werkzeuge sehr liebe und daß es gern male und zeichne. Er sah eine Möglichkeit, diese Qualitäten des Kindes innerhalb der Klasse zu einem Pluspunkt für den Neuankömmling werden zu lassen. Er ließ also von der Klasse ein großes Wandbild anfertigen – ein Dorf mit Häusern, Tieren, Bäumen –, und außerdem bastelten die Kinder auch aus Pappe und Plastilin das Modell eines Dorfes. Bei beiden Arbeiten konnte nun der kleine Junge sein Interesse und seine Geschicklichkeit beweisen, ohne daß er irgendwelche Komplexe hatte und nervös wurde. Nach und nach machte die Arbeit mit der Schule dem Kind Freude, denn es merkte allmählich, daß es ja auch etwas konnte, es hatte nun selbst den Wunsch, lesen und schreiben zu lernen, und gab sich viel größere Mühe. Seine neuen Klassenkameraden kamen gar nicht erst auf den Gedanken, daß er ein Dummkopf sei, sie hatten am Anfang bewundert, wie schön er zeichnen konnte, und nahmen ihn selbstverständlich in ihren Kreis auf. Der Junge begann innerlich warm zu werden und wurde ein aufgeschlossenes und freundliches Kind.

668. Die Schule soll eine Verbindung zur Welt darstellen. Wie schon gesagt, soll eine Schule nicht nur Fachwissen vermitteln, sondern in erster Linie dem Kind Begriffe des Lebens und seiner zukünftigen

Stellung darin erschließen. Es ist deshalb gut, wenn den Kindern neben den Grundwissenschaften auch die Aufgaben etwa der Bauern, der Arbeiter, der Geschäftsleute erklärt werden, so daß sie sich ein Bild davon machen können, wie das soziale und wirtschaftliche Leben eines Staates abläuft. Sie müssen die Zusammenhänge zwischen ihren eigenen Bemühungen, etwas zu wissen, und der Außenwelt erkennen lernen. Es ist deshalb wünschenswert, daß die Kinder bei Schulausflügen Fabriken oder Werkanlagen besichtigen, daß sie vielleicht einen Bauernhof besuchen und die Arbeit der Bauern kennenlernen, daß manchmal auch Vertreter verschiedener Berufsgruppen in die Schule kommen und Vorträge halten oder den Kindern Fragen beantworten, die das praktische Leben berühren. Sehr interessant und lehrreich ist es zum Beispiel, wenn Kinder etwa eine Molkerei besuchen dürfen oder eine große Gemüsegärtnerei - so etwas macht ihnen Freude, und an Hand von kleinen Beispielen kann man ihnen viel praktisches Wissen vermitteln.

669. Demokratie kräftigt die Disziplin. Eine andere Aufgabe, die eine gute Schule zu erfüllen hat, ist es, die Kinder wahre Demokratie zu lehren, nicht als patriotisches Motto, sondern als Lebensideal schlechthin. Ein guter Lehrer weiß, daß man Demokratie nicht theoretisch lehren kann, wenn man sich selbst wie ein Diktator benimmt. Er ermutigt seine Schüler, selbst nachzudenken und ihre Ansicht zu sagen, ihre Entscheidungen zu treffen, Pläne und Projekte auszuarbeiten und Möglichkeiten herauszufinden, sie auszuführen. Das ist der Weg, auf dem die Kinder lernen, sich gegenseitig anzuerkennen. Das ist der Weg, auf dem ihnen beigebracht wird, wie sie mit den Dingen fertig werden, und zwar nicht nur in der Schule, sondern auch später im Leben.

Viele Experimente haben ergeben, daß diejenigen Kinder, denen ein Lehrer auf Schritt und Tritt Anweisungen gibt, denen er genau sagt, wie sie eine Aufgabe zu bewältigen hätten, und der sie dann ständig beobachtet, anfangen, dummes Zeug zu machen, sobald er den Raum einmal verläßt. Diese Kinder haben das Gefühl, daß der Unterricht und das Pensum eine Angelegenheit des Lehrers seien, nicht ihre eigene. In dem Augenblick, in dem der Lehrer aus ihrem Blickfeld entschwindet, sind sie an der Aufgabe nicht mehr interessiert. Die gleichen Experimente haben gezeigt, daß Kinder, die helfen durften, einen Plan auszuarbeiten – etwa bei dem Bau eines Modelldorfes –, die selbst Ideen haben mußten und sie dann auch verhältnismäßig selbständig ausführen durften, mit viel größerem Interesse bei der Arbeit waren, und auch wenn sie unbeaufsichtigt waren, sich für ihr Werk verantwortlich fühlten und weiter bastelten oder arbeiteten, weil sie ja gespannt waren, wie ihr Werk aussehen würde, wenn es fertig wäre. Jedes einzelne Kind ist stolz darauf, Mitglied einer solchen Arbeitsgruppe zu sein, und jedes einzelne fühlt sich auch für die anderen mitverantwortlich. Diese Haltung ist der höchste Standard der Disziplin. Wenn man die Kinder in diesem Geist erzieht, werden sie einmal die besten Bürger und die tüchtigsten Arbeiter werden.

670. Die Zusammenarbeit mit anderen Fachleuten. Selbst der beste Lehrer kann nicht alle Probleme lösen, die Schüler ihm stellen. Er braucht die Mitarbeit der Eltern im Klassen- und Schulelternbeirat ebenso wie in Einzelkonferenzen. Nur so können Eltern und Lehrer sich verstehen und ihre Erfahrungen mit dem Kind austauschen. Der Lehrer sollte möglichst auch Kontakt mit dem Pfadfinderführer, dem Pfarrer und dem Arzt halten. Sie alle können ihre Effizienz verbessern, wenn sie miteinander arbeiten. Dies ist besonders wichtig, wenn das Kind eine chronische Krankheit hat, und der Lehrer sich in seinem Verhalten darauf einstellen kann, wenn er es weiß. Auch dem Arzt hilft es, wenn er weiß, wie das Kind während der Schulstunden zurechtkommt, wie die Schule unterstützend wirken kann und wie die Behandlung so erfolgen kann, daß Schule und Arzt zusammen statt gegeneinander arbeiten.

Es gibt Probleme, die am besten in Zusammenarbeit mit einem Schulpsychologen oder -pädagogen gelöst werden können. Diese Fachleute sind heute noch selten. Wenn es sie an der Schule nicht gibt, sollte sich der Lehrer an den behandelnden Kinderpsychiater oder auch an eine Sozialpädagogin wenden.

671. Eltern sagen nun oft: »Die Theorie ist schön und gut, natürlich sollte eine Schule sich um jedes einzelne Kind kümmern können, und selbstverständlich sollte der Unterricht lebendig, interessant und so gestaltet werden, daß es dem Kind Freude macht, mitzuarbeiten. Aber wo findet sich eine solche Schule? Es ist bei den heutigen

Schulverhältnissen doch unmöglich, den pädagogischen Idealfall zu verwirklichen.« In vielen Fällen haben die Eltern leider recht. Doch wenn auch der Idealfall sich nicht von heute auf morgen verwirklichen läßt, so können die Eltern in den Elternversammlungen und die Vertreter der Bürgerschaft in den Parlamenten doch immer wieder auf ihre Wünsche hinweisen und für ein gutes Schulsystem kämpfen. Wenn man sich klarmacht, wie wichtig gerade dieser Punkt der menschlichen Entwicklung für die Gesamtentwicklung, für Zivilisation und Kultur auf unserem Planeten ist, sollte man nicht müde werden, für wirklich gute Schulen einzutreten. Es zeugt von großem Unverstand, wenn ein Staat oder eine Gemeinde an den Ausgaben für die Schulen und den Unterricht seines Nachwuchses sparen will. Wie der Durchschnittsbürger eines Staates einmal sein wird, wie ausgeglichen, glücklich, zufrieden, wie hilfsbereit, höflich und tatkräftig, das hängt ja doch davon ab, was das Kind lernt und was der junge Mensch in der Schule hat erkennen können. Wie kann also eine Gemeinde ihr Geld besser anlegen als in der Erziehung der Kinder?

Schwierigkeiten beim Lernen

672. Es gibt viele Gründe dafür, daß Kinder schlechte Schüler sind. Wenn die Klassen zu groß sind, so daß die Lehrer dem einzelnen Kind keine Aufmerksamkeit widmen können, wenn der Lehrer nicht über genügende pädagogische Fähigkeiten verfügt oder wenn er zu streng und zu diktatorisch vorgeht, so wird das Ergebnis im allgemeinen ziemlich kläglich sein. Bei den Kindern im einzelnen können natürlich auch sehr verschiedene Gründe vorliegen, wenn sie das Pensum nicht schaffen.

Es mag an körperlichen Schäden liegen, an einem Augenleiden, an Hörverlust, an gelegentlicher Müdigkeit oder einer chronischen Krankheit. Auch psychologische Gründe können vorliegen: Ein Kind kann vielleicht einfach nicht lesen, weil es ihm besondere Schwierigkeiten bereitet, sich auf die Buchstaben zu konzentrieren und Worte wiederzuerkennen. Oder aber es ist übernervös und wegen anderer Dinge ständig in Angst, so daß es mit Lehrern und Mitschülern einfach nicht zu Rande kommt. Das eine Kind ist vielleicht zu aufgeweckt und klug, das andere ist so mäßig begabt, daß es das Pensum nicht schaffen kann. Oder es ist ein Kind, daß sich nicht so lange zu konzentrieren und ruhig in seinem Stuhl zu sitzen vermag. (Zum Problem der Lernschwierigkeiten lesen Sie auch Abschnitt 877.)

Man soll Kinder, die in der Schule Schwierigkeiten haben und schlechte Zensuren nach Hause bringen, nicht von vornherein schelten und strafen. Zunächst einmal muß man feststellen, woran das liegen kann. Man muß mit dem Lehrer sprechen, das Kind genauer beobachten und im übrigen auch überlegen, ob man vielleicht selbst Fehler gemacht hat. Bei Kindern im ersten Schuljahr empfiehlt es sich, sie vom Augen- und Ohrenarzt untersuchen zu lassen. Es könnte ein Defekt vorliegen, der bisher noch nicht entdeckt worden ist, nun aber das Kind beeinträchtigt.

673. Überbegabte Kinder stellen ebenfalls ein Problem dar. In einer Klasse mit Durchschnittsschülern, in der fast alle das gleiche Niveau haben, fangen die besonders begabten Kinder an, sich zu langweilen, weil das Lernen ihnen zu leichtfällt. Sollte man das Kind eine Klasse überspringen lassen? Diese Maßnahme ist richtig und gut (falls gesetzlich zulässig), wenn das Kind körperlich sehr kräftig entwickelt ist und seelisch genug Reserven hat, es mit den Älteren aufzunehmen. Ist das aber nicht der Fall, dann würde das Kind in der neuen Klasse isoliert bleiben und sich einsam fühlen. Besonders dann, wenn seine Klassenkameraden bereits in die Entwicklungsjahre kommen. Sofern dieses Kind zu klein und zu zart ist, als daß es bei Sportkämpfen mit den anderen Schritt halten kann, oder sofern seine Interessen noch kindlicher sind als die der anderen, wird es sich in der Klasse, die zwar seiner Intelligenz entspricht, es seelisch aber isoliert, unglücklich fühlen.

Es ist also viel besser, man läßt das aufgeweckte Kind in seiner ursprünglichen Klasse und versucht in Zusammenarbeit mit dem Lehrer, ihm seiner Intelligenz entsprechend größere Aufgaben zu übertragen. Man kann ihm vielleicht schon Bücher geben, die höhere Anforderungen an Lesetechnik und Verstand stellen. Man kann ihm bei Aufgaben, die mehrere Schüler gemeinsam in Gruppenarbeit zu bewältigen haben, auf taktvolle Weise andeuten, daß es den anderen Schülern helfen und ihnen von seinem eigenen Wissen etwas abgeben sollte. Wenn ein intelligentes Kind ehrgeizig ist und arbeitet, damit es gute Zensuren bekommt, werden die anderen Kinder es bald nicht mehr mögen und als Streber bezeichnen. Das kann ein Lehrer verhindern, indem er die Kinder recht oft in Gruppen zusammen arbeiten läßt.

Wenn Eltern glauben, daß ihr Kind so begabt sei, daß es ohne weiteres eine Klasse überspringen könne, sollten sie diese Maßnahme doch nicht entgegen dem Rat des Lehrers ergreifen. Die Lehrer können im allgemeinen besser beurteilen, welche geistige Reife ein Kind - abgesehen von seiner Intelligenz - hat und wieweit es in den Rahmen der nächsthöheren Klasse passen würde. Es kann zu leicht geschehen, daß das Kind den älteren noch nicht gewachsen ist, auch wenn es vielleicht besser rechnen oder lesen kann. Der Erfolg wäre, daß das Kind deprimiert und mit Komplexen belastet wird, die für seine gesamte Entwicklung nur schädlich sind.

Das führt zu der Frage, ob es sinnvoll ist, einem intelligenten Kind, schon bevor es in die Schule kommt, Lesen und Schreiben beizubringen. Die Eltern sagen, ihr Kind sei daran interessiert, Buchstaben und Zahlen zu erkennen, und es bestehe darauf, schon lesen und schreiben zu lernen. Bis zu einem gewissen Grade trifft das bei manchen Kindern zu, und in einem solchen Falle schadet es nichts, wenn man sie bereits mit den Anfangsgründen des Schreibens und Zählens vertraut macht. Doch in vielen Fällen kommt dabei etwas ganz anderes zum Ausdruck und zwar der Ehrgeiz der Eltern. Viele Eltern sind - vielleicht unbewußt - von einem wilden Ehrgeiz besessen, ihre Kinder ihre Intelligenz unter Beweis stellen zu lassen. Wenn ein Kind normale kindliche Spiele spielt und herumtobt, werden sie ihm kaum eine besondere Aufmerksamkeit widmen. Doch wenn das Kind anfängt, Zahlen aufzusagen, oder wenn es Interesse an Büchern zeigt und zu lesen versucht, dann leuchten ihre Augen auf, und sie sind mit Enthusiasmus bereit, dem Kind zu helfen. Das Kind spürt die Freude des Vaters, und um ihm zu gefallen, wird es ein noch größeres Interesse bezeigen. So kann es geschehen, daß das Kind von den Beschäftigungen und den Interessen, die zu seinem Alter gehören, weggelockt wird in Richtung auf etwas anderes, was eigentlich erst in das nächste Stadium seiner Entwicklung gehört.

Eltern wären nicht gute Eltern, wenn sie sich nicht über die besonderen Fähigkeiten ihres Kindes freuten. Aber sie sollten sich klarmachen, wieweit ihr eigener Ehrgeiz das Kind beeinflußt und es vorwärts treibt. Wenn es den Eltern bewußt wird, daß im Grunde das Kind nur ihnen zu Gefallen Buchstaben malt und das Abc aufsagt, dann sollten sie es nicht quälen und ihm nicht die Zeit, in der es spielen und toben könnte, mit vorweggenommenen Schulkünsten rauben. Das Kind wird glücklicher und freier sein und besser gedeihen, wenn man ihm Zeit läßt. Jedes Kind mit normaler Intelligenz wird in der Schule dann noch schnell genug lesen und schreiben lernen.

674. Schlechte Schüler aus Nervosität. Jede Art von Sorgen, Schwierigkeiten und Familiendramen wirkt sich auf die Schulleistungen eines Kindes aus. Hier seien einige Beispiele genannt: Ein Mädchen von sechs Jahren leidet unter Eifersucht auf ihren jüngeren Bruder. In der Schule ist das Kind unartig, unfähig, sich zu konzentrieren, und es greift andere Kinder ohne Grund an. Ein Kind kann bedrückt sein, weil zu Hause Krankheit herrscht oder weil die Eltern zänkisch sind, sich vielleicht scheiden lassen wollen und die Atmosphäre des Familienlebens vergiften. Kleine Kinder in den ersten Schuljahren fürchten sich manchmal vor einem großen Hund, an dem sie jeden Morgen auf dem Schulweg vorbeigehen müssen, oder sie haben Angst vor dem Hauswart der Schule oder einem besonders grimmig aussehenden Lehrer. Manchmal haben sie auch Hemmungen, zu fragen, wenn sie auf die Toilette müssen, oder sie haben Angst, vor der ganzen Klasse etwas aufzusagen. Erwachsenen mögen alle diese Gründe unwesentlich erscheinen, aber im Alter von sechs und sieben Jahren sind sie schwerwiegend genug, die Kinder abzulenken und es ihnen unmöglich zu machen, sich zu konzentrieren.

Wenn ein Kind von neun Jahren zu Hause ständig ermahnt, korrigiert und zurechtgewiesen wird, ist es in der Schule unter Umständen so nervös und von innerer Spannung erfüllt, daß es nichts in seinem Gedächtnis behalten kann. Das »faule« Kind, das nicht von sich aus an die Schularbeiten geht und sich auch in der Schule nicht meldet, ist durchaus nicht faul. Eine kleine Kreatur jedweder Art ist so geschaffen, daß sie neugierig ist und dem Leben mit aller Aufgeschlossenheit entgegensieht. Wenn ein Kind diese Grundeinstellung verloren hat, so muß das an der Erziehung der Eltern liegen. Kinder scheinen in der Schule aus mehreren Gründen faul zu sein:

Das eine ist widerspenstig, weil es während der ersten Jahre seines Lebens so streng gemaßregelt oder herumgestoßen worden ist. (Es wird, soweit es seine eigenen persönlichen Liebhabereien betrifft, eifrig genug zu Werke gehen.) Manchmal hat ein anderes Kind Angst, es könnte versagen, und versucht deshalb erst gar nicht, an eine Aufgabe (in der Schule oder sonstwo im Leben) heranzugehen. Vielleicht herrscht innerhalb der Familie ein sehr hoher geistiger Standard, und das kleine Kind wurde bereits mit sehr viel Kritik überhäuft.

So seltsam es klingen mag, doch manchmal sind Kinder in der Schule schlecht, weil sie zu gewissenhaft sind. Ein solches Kind wird seine Aufgaben immer wieder überprüfen und im Zweifel sein, ob es auch wirklich alles erledigt habe und gut könne, es wird immer Angst haben, es habe etwas versäumt und deshalb hinter den Leistungen der anderen Kinder zurückbleiben.

Ein Kind, das ohne elterliche Liebe und ohne das Gefühl des Beschütztseins aufwuchs, ist im allgemeinen, wenn es das schulpflichtige Alter erreicht, ein reizbares, ruheloses, unsicheres kleines Wesen, das es nicht fertigbringt, mit Lehrern und Kindern in ein gutes Einvernehmen zu gelangen und Interesse am Lernen zu gewinnen.

Alle Schulprobleme sollten aus zwei Richtungen angegangen werden. Zunächst muß man die zugrundeliegende Ursache finden, wie das in Abschnit 672 ausführlich dargestellt wurde. Manchmal ist es aber nicht möglich, diese Ursache herauszufinden. Dann sollten Lehrer und Eltern im gemeinsamen Gespräch Mittel und Wege finden, um die Interessen und Fähigkeiten des Kindes zu nützen; so kann es gelingen, das Kind langsam in die Gruppe zu integrieren und an deren Arbeit teilhaben zu lassen.

675. Schlechtes Lesen rührt meist daher, daß das visuelle Erinnerungsvermögen noch nicht genügend entwickelt ist. Für Erwachsene wird das Wort »Regen« völlig anders aussehen als das Wort »Neger«. Die meisten Kinder aber glauben, wenn sie lesen lernen, daß diese Wörter völlig gleich aussehen, weil sie sie nämlich von vorn und von hinten lesen können. Sie drehen besonders kurze Wörter beim Lesen oft um, lesen »na« statt »an« oder verdrehen auch die einzelnen Buchstaben innerhalb längerer Wörter. Beim

Schreiben verwechseln sie Buchstaben, die sich ähnlich sehen, etwa b und d, p und q. Aber im Laufe der Monate schärft sich ihr Blick für Buchstaben, und solche Irrtümer kommen am Ende des ersten Schuljahres kaum noch vor. Doch 10 Prozent aller Kinder – meistens sind es Jungen – haben mehr als durchschnittliche Schwierigkeiten beim Lesen, weil sie ganze Wörter im Zusammenhang nicht überblicken und nicht wiedererkennen können. Entweder stottern sie sich mit mühseligem Buchstabieren über die Lesebuchseiten hinweg, oder sie verdrehen nach wie vor Buchstaben und Wörter. Es dauert ziemlich lange, oft jahrelang, bis sie einigermaßen vernünftig lesen lernen, und einige werden zeit ihres Lebens das flüssige Lesen niemals lernen. Kinder, denen das zusammenhängende Lesen große Schwierigkeiten bereitet, werden schnell das Gefühl haben, sie seien eben dumm, und werden anfangen, die Schule zu hassen, weil sie nicht so begabt sind wie die anderen. Die Kinder im besonderen brauchen häufigen Zuspruch von Eltern und Lehrern. Man muß ihnen sagen, daß es sich hierbei um ein besonderes Problem handelt (ebenso, wie manche Kinder völlig unmusikalisch sind und keinen richtigen Ton herausbringen); man muß ihnen versichern, daß sie weder dumm noch faul seien und daß sie das Lesen und Schreiben, genauso wie die anderen, schon noch lernen würden – und sei es auch nur ein bißchen später als die anderen Kinder.

Den meisten dieser Kinder kann man durch zusätzliche Übungen in Phonetik helfen; bei diesen Übungen sprechen die Kinder Buchstaben und Silben aus und deuten gleichzeitig mit ihren Fingern darauf. Dies hilft, ihre Schwächen bei der Erkennung von Wörtern teilweise auszugleichen. Wenn die Schule diese Möglichkeit nicht bietet, sollten sich die Eltern mit dem Lehrer beraten, ob diese Übungen außerhalb der Schule mit einem Nachhilfelehrer oder mit sehr geduldigen Eltern gemacht werden sollten. Auch ein Besuch beim Kinderpsychiater oder Sozialpädagogen ist unter Umständen angebracht, insbesondere wenn das Kind zusätzlich emotionale Probleme hat. Denn diese Probleme spielen oft bei Leseschwierigkeiten eine große Rolle. Bevor man aber zur komplizierten Diagnostik übergeht, sollte man zunächst Seh- und Hörvermögen des Kindes ärztlich untersuchen lassen.

Die Lese- und Schreibschwierigkeiten bei Kindern werden oft als »Dyslexie« bezeichnet. Leider wird dieser Begriff von den verschiedenen Spezialisten zur Beschreibung sehr unterschiedlicher Erscheinungen verwendet. Das kann die Eltern und die Kinder verwirren, da es klingt, als ob das Kind eine Krankheit hätte. Sollte Ihr Arzt diesen Begriff benutzen, bitten Sie ihn um eine Erklärung in klarem Deutsch.

676. Hyperaktivität. Dem Problem des hyperaktiven Kindes hat man sehr viel Aufmerksamkeit zugewandt; insbesondere hat man sich mit der Schwierigkeit dieser Kinder, in der Schule aufmerksam zu sein, beschäftigt.

Bei einigen Ärzten, Lehrern und in der Laienpresse wurde Hyperaktivität mit einem frühkindlichen Hirnschaden in Verbindung gebracht. Aber dieser Ausdruck ist so unbestimmt und schließt so vieles ein, daß er fast bedeutungslos ist. Auch die Ausdrücke »Hyperaktivitäts-Aufmerksamkeitsdefizit« und »Dyslexie« (Lese- und Rechtschreibstörung) sowie andere Bezeichnungen wurden synonym zum Ausdruck »frühkindlicher Hirnschaden« benutzt, um diese Kinder mit Hyperaktivität zu beschreiben. Sicher gibt es so etwas wie einen Gehirnschaden, der sich in bestimmten Verhaltensformen und neurologischen Zeichen, z. B. bei Spastikern, ausdrückt. Viele der Kinder, denen man einen »frühkindlichen Hirnschaden« zuschreibt, haben aber keine klare Erkrankung; daher ist diese Bezeichnung nur eine Übereinkunft, die in die Irre führt. Außerdem sind viele Kinder, die nachgewiesenermaßen bei der Geburt einen Hirnschaden erlitten, nicht hyperaktiv.

Stimulantien wurden bei hyperaktiven oder nicht-aufmerksamen Kindern, gelegentlich auch bei Schulversagern, in den vergangenen Jahren angewandt. Oft tat man dies, ohne das Kind auf seinen Geisteszustand, sein Gefühlsleben, seinen sozialen, lernpsychologischen oder körperlichen Zustand zu untersuchen. Eine solche Verschreibungsweise ist unverantwortlich. Verhalten und Schulleistung einiger dieser so behandelten Kinder haben sich zumindest vorübergehend sicher verbessert. Man weiß allerdings nicht, ob diese Verbesserung langfristig auch anhält. Die zugrundeliegenden emotionalen und sozialen Probleme bleiben ohnehin bei den meisten Kindern lange Jahre erhalten, und die Nebenwirkungen der angewandten Arzneimittel bei dauernder Gabe kennt man nur unzureichend.

Es wird auch behauptet, daß man die Hyperaktivität durch das Streichen von Zucker, Lebensmittelfarbstoffen und anderen Zusätzen aus dem Ernährungsplan des Kindes überwinden könnte. Auch ein besonderes »Vision Training« ist im Gespräch. Obwohl diese Methoden in den Zeitungen, Magazinen und Talkshows im Fernsehen viel diskutiert werden, gibt es noch keinen wissenschaftlich fundierten Beweis für ihre Richtigkeit.

Hyperaktive Kinder und Schulversager müssen gründlich von Lehrern, Ärzten, klinischen Psychologen, vielleicht auch einem Kinderpsychiater oder einer Beratungsstelle untersucht werden. Diese Untersuchung sollte drei Teile haben: zum einen muß das Kind auf seinen körperlichen und seelischen Zustand untersucht werden; zum zweiten muß die Familiensituation erfragt werden, und zum dritten muß eine Analyse der schulischen Leistungen folgen. Beratung und Behandlung können sehr vielseitig sein. Auch wenn keine Arzneimittel zur Behandlung gehören, sind regelmäßige Kontrolluntersuchungen unerläßlich.

677. Angst vor der Schule. Gelegentlich wird ein Kind plötzlich und unerklärlich von Furcht vor der Schule befallen. Oft tritt ein solcher nervöser Angstzustand ein, wenn es ein paar Tage in der Schule hat fehlen müssen. Das Kind wird nicht klar angeben können, was es eigentlich sei, wovor es sich nun auf einmal fürchtet. Kinderpsychologen haben herausgefunden, daß diese Angst auch selten in direktem Zusammenhang mit der Schule steht. Das Kind reagiert damit viel eher seine unklaren und noch mancher Wandlung unterliegenden Gefühle den Eltern gegenüber ab. Dadurch, daß es nun in der Schule neue Freunde und neue Interessen gefunden hat, ist seine Liebe zu den Eltern etwas abgelenkt. Im Unterbewußtesein weiß das Kind das wohl, und dadurch, daß es ein paar Tage lang hat zu Hause bleiben müssen und seine Mutter es besonders liebevoll gepflegt hat, ist dieser Konflikt zwischen Eltern und den neuen interessanten Aspekten seines Lebens in sein Bewußtsein gedrungen (Abschnitt 594). Wenn man dem Kind freistellt, ob es lieber zu Hause bleiben oder in die Schule gehen wolle, wird sein instinktiver Wunsch, in die Schule zu gehen, stärker sein. Es will nämlich nicht hinter den anderen Kindern zurückbleiben und möchte vermeiden, daß Lehrer und Mitschüler Grund haben, es zu kritisieren.

Für die Eltern ist es am besten, wenn sie das Kind möglichst bald zur Schule wieder zurückbringen; Eltern sollten sich durch Beschwerden über körperliche Symptome nicht abhalten lassen und vor allem nicht versuchen, ein ärztliches Attest zu erhalten. (Selbstverständlich muß der Arzt körperliche Beschwerden abklären.) Kind und Eltern sollten sich, wenn möglich, auch an einen Schulpsychologen wenden. Angst vor der Schule wird heute als »Notfall« angesehen, da eine Verschleppung der Behandlung die Angelegenheit nur schlimmer macht.

Mit einer Ausnahme sollten Sie Ihr Kind schnell wieder zur Schule schicken: Der *Jugendliche*, der beginnt, sich aus der Schule und auch aus allen anderen sozialen Kontakten zur Familie, zu Freunden zurückzuziehen. Das können erste Anzeichen einer ernsthaften emotionalen Störung sein. Hier würde das Zurückschicken zur Schule die Probleme nur verstärken. In diesem Fall sollte der erste Schritt zum Psychologen führen.

678. Es gibt Kinder, die morgens, bevor sie zur Schule gehen, kein Frühstück essen mögen. Dieses Problem taucht gelegentlich auf, und zwar besonders im ersten und zweiten Schuljahr. Kinder, die von einer großen Klasse oder einem strengen Lehrer sehr eingeschüchtert werden, die die Schule als Schrecken empfinden, werden oft morgens keinen Bissen hinunterkriegen. Wenn die Mutter das Kind zwingt, etwas zu essen, wird solch ein Kind das Frühstück unter Umständen wieder ausbrechen, und zum einen Übel kommt damit noch ein zweites hinzu.

Am besten läßt man derart sensible Kinder morgens in Ruhe. Wenn sie einen Becher Milch oder Kakao trinken mögen, ist es gut, wenn nicht, lasse man sie lieber hungrig zur Schule gehen, als daß man sie zwingt. Es ist gewiß kein Idealzustand, ein Kind ohne Frühstück weggehen zu lassen, aber wenn man es in Ruhe läßt und ihm nicht den Tagesbeginn durch ständige Ermahnungen und ein aufgezwungenes Frühstück erschwert, wird es sich am ehesten an die Schule gewöhnen und soweit entspannen, daß es nach und nach lernt, morgens auch etwas zu essen. Kinder, die ohne Frühstück in die Schule gehen, essen dann für gewöhnlich mittags mit doppeltem Appetit, und auch am Nachmittag oder am Abend vertilgen sie eine ganze Menge. Es ist also keine Gefahr, daß ein Kind, das ein paar Wochen lang kein Frühstück ißt, wie der Suppenkasper verhungert. In Fällen, in denen ein Kind solche Angst vor der Schule hat, daß es morgens nichts essen mag, ist es ratsam, daß die Eltern mit dem Lehrer sprechen und ihn darauf aufmerksam machen. Der Lehrer wird, wenn er besonders freundlich zu diesem Kind ist, das Problem am ehesten lösen können. Er wird dem Kind in schwierigen Situationen helfen können, und so wird die Schule allmählich keine Bedrohung mehr sein, die dem Kind morgens den Magen zuschnürt.

679. Nachhilfeunterricht. Manchmal geben Lehrer den Eltern den Rat, dem Kind in diesem oder jenem Fach Nachhilfeunterricht erteilen zu lassen. Manchmal auch entscheiden die Eltern von selbst, daß das notwendig sei. In puncto Nachhilfeunterricht aber sollte man sehr vorsichtig sein. Wenn die Schule den Eltern einen guten Nachhilfelehrer vorschlagen kann, ist nichts zu befürchten. Oft aber versuchen die Eltern selbst, mit den Kindern zu arbeiten, doch in den meisten Fällen hat das nicht viel Sinn. Nicht etwa, weil Vater und Mutter das Pensum nicht beherrschten, auch nicht, weil sie sich nicht ernsthaft bemühten, mit dem Kind zu arbeiten, sondern weil die Eltern zu persönlich an dieser Aufgabe beteiligt sind. Sie erregen sich zu leicht, wenn das Kind mit seiner Rechenaufgabe oder einer Deklination nicht zu Rande kommt. Wenn ein Kind Mühe mit dem Lernen hat, sich vielleicht wirklich anstrengt, aber selbst weiß, daß es in diesem oder in jenem Fach nicht recht mitkommt, ist ein gereizter Vater ganz bestimmt der schlechteste Lehrmeister. Unter Umständen mögen auch die häuslichen Lehrmethoden nicht den Methoden der Schule entsprechen. Sofern ein Kind in einem Fach bereits in der Schule nicht Genügendes leistet und ein Brett vor dem Kopf zu haben scheint, wird das Brett höchstens noch dicker werden, wenn der Lehrstoff zu Hause auf eine andere und unverständlichere Art präsentiert wird.

Das möge nun wirklich nicht heißen, daß Eltern in keinem Falle ihren Kindern bei den Schularbeiten helfen und mit ihnen üben sollen. Besonders, wenn es sich um eine allgemeinere Beaufsichtigung und kleine pädagogische Hilfen dann und wann handelt, ist nichts dagegen einzuwenden. Doch wenn ein Kind größere Lücken etwa in Mathematik, in Latein oder einer neueren Sprache aufzuholen hat, sollte man den Nachhilfeunterricht einer geschulten Kraft überlassen.

Was soll man tun, wenn das Kind um Hilfe bei den Schularbeiten bittet? Wenn es mit irgendeiner Aufgabe nicht fertig wird und die Mutter oder den Vater bittet, ihm die Lösung zu sagen, so darf man ihm wohl einmal helfen. (Es schmeichelt den Eltern sehr, wenn sie gelegentlich ihren Kindern beweisen können, daß sie selbst auch etwas wissen.) Aber wenn das Kind sehr oft kommt und sagt, es verstehe dies oder jenes nicht, so sollte man sich mit dem Lehrer in Verbindung setzen. In einem guten Unterricht müssen dem Kind die Dinge so erklärt werden, daß es sie auch wirklich versteht, und dann muß es die Aufgabe allein lösen können. Wenn freilich zu viele Kinder in der Klasse sind, wird der Lehrer nicht genügend Zeit für den einzelnen Schüler haben. Hat also ein Schüler etwas nicht verstanden, so können ihm seine Eltern die Aufgabe natürlich erklären, aber sie sollten nicht die Arbeit für das Kind erledigen.

680. Eltern und Lehrer. Es ist leicht, mit einem Lehrer in ein freundliches Verhältnis zu gelangen, wenn man ein liebenswertes, kluges Kind hat, das die Freude und der Stolz auch des Lehrers ist. Wenn aber der Lehrer mit einem Kind Schwierigkeiten hat, wird auch das Verhältnis der Eltern zum Lehrer etwas komplizierter sein. Die besten Eltern und die besten Lehrer sind auch nur menschliche Wesen. Lehrer und Eltern sind stolz auf ihre Arbeit, und jeder weiß sich für das Kind verantwortlich. Insgeheim glauben beide Teile, daß das Kind sicher leichter zu erziehen und ein erfolgreicherer Schüler wäre, wenn gerade der andere Teil die Sache etwas klüger anfinge. Doch gerade weil es um die Zukunft des Kindes geht, sollten die Eltern und die Lehrer jede persönliche Meinung zurückstellen und bei der Beratung darüber, wie man dem Kind helfen könne, sachlich bleiben und voraussetzen, daß von beiden Seiten das Beste getan wird. Einige Eltern gehen sehr ungern zu den Lehrern, weil sie selbst auch irgendwie Angst vor ihnen haben, aber sie vergessen, daß ebenso oft auch der Lehrer Unterredungen mit den Eltern fürchtet. In solchen Besprechungen, die das Wohl eines Kindes betreffen, sollten sich Eltern und Lehrer offen aussprechen. Die Eltern müssen dem Lehrer (wenn sie von seinen pädagogischen Fähigkeiten überzeugt sind) die bisherige Entwicklung des Kindes in großen Zügen umreißen, müssen ihm sagen, wo seine Interessen liegen, wieweit sein Verantwortungsbewußtsein und seine Auffassungsgabe ausgebildet sind, und sie müssen es dann dem Lehrer überlassen, wie er diese Informationen bei der Behandlung und Erziehung des Kindes berücksichtigt.

DAS JUGENDALTER

Das Jugendalter ist eine widersprüchliche Entwicklungsphase. Die Jugendlichen und ihre Eltern müssen einen Weg finden, wie sie schrittweise und taktvoll ihre Selbständigkeit aufbauen können. In einigen Familien verläuft dieser Prozeß problemlos. In anderen führt er zu Auseinandersetzungen, die häufig von den Eltern verursacht werden, da diese die normalen Entwicklungsprobleme ihres heranwachsenden Kindes nicht verstehen. Die Eltern sollten stets daran denken, daß ihre Kinder sie nicht »schaffen« wollen, sondern nur versuchen, ihre eigene Identität als Erwachsener aufzubauen.

Physische Veränderungen

681. Unter den »Entwicklungsjahren« versteht man bei einem Mädchen die zwei Jahre des schnellen Wachstums mit gleichzeitiger körperlicher Entwicklung, die dem Stadium der Reife vorausgehen. Von einem Mädchen sagt man, daß es das Stadium der Reife erreicht habe, wenn es zum erstenmal seine monatliche Periode bekommen hat. Bei einem Jungen gibt es kein so eindeutiges Zeichen. Deshalb soll hier zuerst über die Pubertätszeit der Mädchen gesprochen werden.

Die Pubertät beginnt nicht mit einem bestimmten Alter. Die meisten Mädchen beginnen ihre Entwicklungsjahre mit 10 und haben ihre erste Regelblutung zwei Jahre später, also mit 12 Jahren. Einige aber beginnen ihre Entwicklung schon mit acht Jahren. Spätentwickler fangen nicht vor 12 an. Ganz wenige beginnen mit weniger als sieben oder erst, wenn sie älter als 14 Jahre sind.

Ein sehr früher und später Entwicklungsbeginn hat nichts mit einer gestörten Funktion der Sexualhormone und -drüsen zu tun. Sie arbeiten nur etwas schneller oder langsamer. Die Geschwindigkeit der Entwicklung scheint angeboren zu sein. Eltern, die selbst Spätentwickler waren, haben oft auch Kinder, die Spätentwickler sind, und umgekehrt. Die Ernährung ist ebenfalls ein wichtiger Faktor.

Früher, als Arbeiterfamilien noch schlecht ernährt waren, entwickelten Mädchen sich erst mit 16 Jahren.

Verfolgen wir einmal ein durchschnittliches Mädchen, dessen Pubertätsentwicklung mit 10 Jahren einsetzt. Als sie sieben war, wuchs sie 5–7 cm pro Jahr. Mit acht Jahren ging das Wachstum auf etwa 4 cm im Jahr zurück. Die Natur schien auf die Bremse zu treten. Jetzt, mit 10 Jahren, gibt die Natur Gas. In den nächsten zwei Jahren schießt das Kind mit 8–11 cm pro Jahr in die Höhe. Statt 2–4 kg im Jahr nimmt sie nun 5–10 kg zu, wird aber nicht dicker. Der Appetit nimmt gewaltig zu. Aber es geschenen auch andere Dinge. Jetzt entwickelt sich der Busen. Zunächst entwickelt sich der Warzenhof (die etwas dunklere Fläche rund um die Brustwarze) und stülpt sich etwas nach außen vor. Und dann bildet sich die gesamte Brust um. Zunächst ist sie noch wie ein Kugelstumpf, aber bald nimmt sie mehr und mehr die Form einer Halbkugel an. Bald nach der Brustentwicklung beginnt auch das Schamhaar mit seinem Wachstum. Später erscheint das Haar in den Achselhöhlen. Die Hüfte wird breiter, und auch die Haut verändert sich. Mit 12 Jahren erlebt das Mädchen seine erste Regelblutung. Nun hat sie den Körper einer Frau. Viel größer als jetzt wird sie nicht mehr werden. Das Größenwachstum verlangsamt sich erheblich. Zunächst sind es noch 3 cm pro Jahr, aber zwei Jahre nach der ersten Regel sind es nur noch 2 cm. Bei vielen Mädchen ist die Regelblutung zunächst alles andere als regelmäßig; aber das hat nichts zu bedeuten: Der Körper »übt« noch.

682. Die Pubertät unterliegt keiner Norm. Wir haben zwar von einem Durchschnittsmädchen gesprochen, aber nur ein Teil aller Kinder wird dem Durchschnitt in sämtlichen Zügen entsprechen. Manche fangen, wie gesagt, mit der Entwicklung früher, manche später an. Ein früh entwickeltes Kind, das mit acht oder neun Jahren bereits in die Höhe schießt und weibliche Formen annimmt, wird im Kreise der Mitschülerinnen unglücklich sein und darunter leiden, wenn es als das einzige bereits »anders« ist. Diese Erfahrung wird indessen nicht jedes früh entwickelte Kind als etwas Unangenehmes treffen. Es hängt davon ab, wieviel Wert das Kind selbst darauf legt, »erwachsen« zu sein, und welche seelische Unterstützung es zu Hause findet. Wenn Mädchen unglücklich darüber sind, daß sie keine Jungen sind – das kommt vor, wenn ein Mädchen auf ihren Bruder eifersüchtig ist –, oder überhaupt, wenn es Angst davor hat, größer zu werden, birgt die Entwicklungszeit für ein Mädchen ungeahnte Schrecken.

Natürlich wird auch ein sehr spät entwickeltes Kind unter Umständen unter seiner Veranlagung leiden. Wenn fast alle Mädchen der Klasse bereits einen kleinen Busen, rundliche Hüften und weibliche Formen haben, wird das dreizehnjährige Mädchen, das noch keinerlei solcher Anzeichen aufzuweisen hat, sich schämen und glauben, es sei etwas mit ihm nicht in Ordnung. In solch einem Fall müssen die Eltern das Kind beruhigen und ihm sagen, daß es schon noch wachsen werde und daß es sich keine Gedanken darüber zu machen brauche, ob etwas mit ihm nicht in Ordnung sei. Wenn die Mutter oder andere weibliche Familienmitglieder auch erst spät in die Entwicklungsjahre gekommen sind, kann man das dem Kind zum Trost sagen.

Im übrigen hat jeder Mensch und so auch jedes heranwachsende Mädchen seinen eigenen Lebensrhythmus, und auch die Entwick-

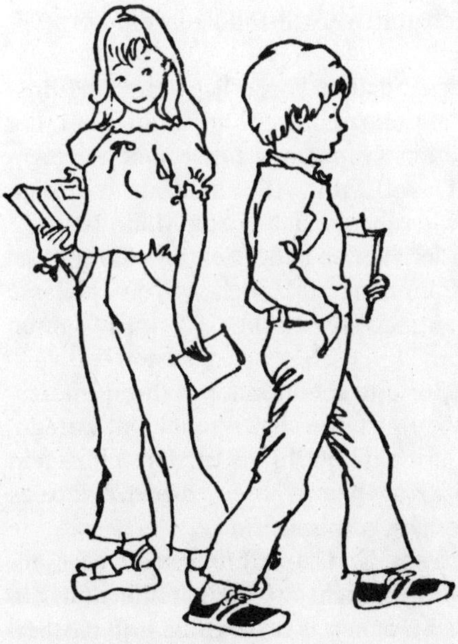

Mädchen werden früher erwachsen.

lungsjahre verlaufen nach individuellen Gesetzen. Wenn also Mädchen untereinander Vergleiche anstellen und unterschiedliche Anzeichen des Größerwerdens feststellen – bei dem einen Mädchen rundet sich vielleicht zuerst die Brust, bei dem anderen wachsen zuerst die Achselhaare –, dann machen sich die Kinder bisweilen gegenseitig nervös und ängstlich. Wenn sie mit solchen Fragen zu den Eltern kommen, ist es leicht, sie zu beruhigen und ihnen zu erklären, daß eben das Wachstum sich bei jedem Menschen anders vollzieht.

683. Beim Jungen beginnt die Entwicklung im Durchschnitt zwei Jahre später als beim Mädchen. Beginnt sie mit 10, so beginnt er erst mit 12 Jahren mit der Pubertät. Manche Jungen sind mit 10 oder noch vorher ausgesprochene Frühentwickler, aber es gibt auch viele Spätentwickler, für die die Pubertät mit 14 Jahren oder danach anfängt. Das Längenwachstum verdoppelt sich. Penis, Hoden und Hodensack (in dem sich die Hoden befinden) entwickeln sich schnell. Früh wächst das Schamhaar. Später kommen Achsel- und Barthaare dazu. Der Junge kommt in den Stimmbruch. Nach etwa zwei Jahren ist aus dem Körper des Jungen ein Männerkörper geworden. Noch zwei Jahre und 5–7 cm Längenwachstum vervollständigen die körperliche Entwicklung der Pubertät.

Für Jungen wie für Mädchen sind diese körperlichen und gefühlsmäßigen Veränderungen die Ursache mancher Unbeholfenheit; der Junge versucht, mit diesem neuen Körper, mit dieser neuen Seelenwelt, ins Reine zu kommen. Das Auf und Ab seiner Stimme zeigt, wie sehr er noch Junge und wie sehr er auch schon Mann ist.

Hier gehören auch die Schwierigkeiten in der Schule während der Pubertät und Jugend erwähnt. Jungen und Mädchen in einer Klasse sind etwa gleichaltrig. Und dennoch ist zwischen 10 und 14 Jahren das Durchschnittsmädchen dem Durchschnittsjungen zwei Entwicklungsjahre voraus – sie ist größer und schon reifer in ihren Interessen. Sie möchte tanzen und wie eine feine Dame behandelt werden, während er noch ein unzivilisierter kleiner Junge ist, der sich zu fein ist, um sich mit den Mädchen abzugeben. Während dieser Zeit ist es besser, wenn Gruppen altersmäßig gemischt sind.

Ein Spätentwickler, der noch ein Kind ist, während seine Klassenkameraden schon Männer sind, braucht oft mehr Hilfe und Zuspruch als ein entsprechendes Mädchen. Körpergröße und Körperbau sowie sportliche Leistungen zählen in diesem Alter eine ganze Menge. Statt den Jungen zu beruhigen und ihm zu sagen, daß er die fehlenden 20–25 cm an Länge bald aufgeholt haben wird, schleppen ihn verständnislose Eltern oft zum Arzt, damit dieser eine Hormonbehandlung durchführt. Dann ist der arme Junge wirklich davon überzeugt, daß mit ihm etwas nicht stimmen kann. Sicher gibt es Hormonpräparate, die die Zeichen einer Pubertät in jedem Alter auslösen können. Allerdings können sie auch das Längenwachstum vorzeitig zum Erliegen bringen, da sie das Knochenwachstum auch bremsen können. In solch kritischen Entwicklungen sollte man meiner Meinung nach der Natur nicht ins Handwerk pfuschen.

In sehr seltenen Fällen kann es wirklich an einer zu geringen oder auch zu hohen Produktion von Wachstumshormonen liegen. Dann sollte man sich an einen Endokrinologen (Hormonspezialisten) wenden, bevor eine Entscheidung über die Verabreichung von Hormonen gefällt wird.

684. Das Pickelalter. Eine der frühesten Veränderungen im Jugendalter ist die vermehrte und stark riechende Schweißabsonderung in den Achselhöhlen. Einige Kinder und Eltern bemerken diesen Geruch nicht, während die Schulfreunde Abstand nehmen. Sorgfältiges tägliches Waschen und eventuell der regelmäßige Gebrauch eines desodorierenden Mittels ist angeraten. In den letzten Jahren hat sich unser Verständnis über die Ursachen und die Behandlung von Pickeln (Akne) tiefgreifend gewandelt. Zur Pubertät wird das Hautgewebe rauher. Die Poren vergrößern sich und sondern bis zu 10mal mehr Fett ab. Einige der Poren werden durch eine Mischung von Fett (Talg) und abgestorbenen Hautzellen verstopft. (Die die Poren umgebenden Hautzellen sterben ab, lösen sich in regelmäßigen Abständen und werden durch neue ersetzt.) Wenn dieser Pfropfen aus Zellen und Talg mit der Luft in Kontakt kommt, oxydiert er und färbt sich schwarz. So entstehen die »Mitesser«. Die auf der Haut befindlichen Bazillen können leicht in diese großen verstopften Poren eindringen, so daß sich ein entzündeter Pickel bildet. Der gleiche Vorgang, der zu den üblichen Aknepickeln führt, kann auch tiefergehende Akne hervorrufen, die Narben hinterläßt. Diese Art von Akne ist oft erblich bedingt.

Früher dachte man, daß schmutzige Haut oder eine unangemessene Ernährung (z. B. Schokolade oder Gebratenes) zu Pickeln führt bzw. sie verschlimmert. Heute wissen wir, daß dem nicht so ist. Man dachte ebenfalls, daß sich durch Ausdrücken noch mehr Pickel bilden. Es ist aber so, daß die Akne sich durch die ununterbrochene Vergrößerung und Verstopfung weiterer Poren ausweitet. In der Pubertät treten Pickel bei fast allen Jugendlichen auf, unabhängig davon, ob sie eine trockene oder fettige Haut haben. Da ein Ausdrücken des Pickels die Infektion dort nur noch verschlimmert, sollten die Jugendlichen dies vermeiden. Einige Jugendliche glauben, daß ihre Pickel durch sexuelle Phantasien oder Masturbation hervorgerufen werden. Ihnen muß erklärt werden, daß das nicht stimmt.

Man sollte einem Kind mit Pickeln alle Hilfe angedeihen lassen, die sich bietet, sei es vom Hausarzt oder vom Dermatologen, damit sich ihr Aussehen und ihre Stimmung verbessert und um eine mögliche Narbenbildung zu verhindern. Die modernen Behandlungsmethoden helfen meistens auch bei der schweren Form der Akne. Eventuell wird der Arzt dem Jugendlichen ein Antibiotikum oder ein Vitamin-A-Medikament verschreiben.

Welche besondere Behandlungsmethode der Arzt auch vorschreibt – es gibt darüber hinaus einige Richtlinien, von denen man annimmt, daß sie helfen könnten: Kräftige körperliche Betätigung jeden Tag, viel frische Luft und direkte Sonnenbestrahlung (kein Sonnenbrand) tun der Haut sehr gut. Das Gesicht wird morgens und abends mit warmem Wasser und einer milden Seife oder Reinigungsmilch gereinigt. Es gibt Seifen und Lösungen, die 5 bis 10 % Benzoylperoxid enthalten und ohne Rezept erhältlich sind. Um die Pickel abzudecken kann man kosmetische Präparate auf Wasserbasis verwenden (Produkte auf Ölbasis sind zu vermeiden).

Psychische Veränderungen

685. Selbstbewußtsein und Empfindlichkeit. Als Ergebnis all dieser körperlichen und gefühlsmäßigen Veränderungen wird sich das heranwachsende Kind jetzt viel mehr seiner selbst bewußt. Es neigt zu Übertreibungen und nimmt jede Veränderung tragisch. Hat ein Mädchen Pickel, so ist es fest überzeugt, daß es nun scheußlich aussieht. Bei allem, was sich nun an ihrem Körper abspielt oder was sich an seinen Funktionen ändert, sind Jungen und Mädchen zunächst einmal davon überzeugt, daß es sich um etwas »Abnormales« handeln müsse. Sie können einfach noch nicht recht mit diesem veränderten Körper und den neuen Gefühlen umgehen, sie sind empfindlich und sehr schnell durch Kritik zu verletzen. Sie fühlen sich erwachsen und wollen entsprechend behandelt werden und sind im nächsten Augenblick wieder Kinder, die umsorgt werden möchten.

686. Rivalität mit den Eltern. Meist macht man sich nicht so recht klar, daß die Aufsässigkeit des Heranwachsenden vorwiegend ein Ausdruck seiner Rivalität zu den Eltern ist, und zwar meist in der Art, daß sich der Junge als Nebenbuhler des Vaters und das Mädchen als Rivalin der Mutter fühlt. Dies ist schon bei den vier- bis sechsjährigen der Fall, tritt in den Pubertätsjahren in verstärktem Maße zutage, da jetzt alle Gefühlsregungen stärker sind und die Kinder sich schon weitgehend erwachsen fühlen. Nun wollen sie die Welt herausfordern, das andere Geschlecht faszinieren, selbst einer Familie vorstehen. Sie wollen den entsprechenden Elternteil aus seiner Machtposition verdrängen, dieser spürt das natürlich unbewußt und wird verständlicherweise nicht allzu dankbar dafür sein.

Die Rebellion kann verschiedene Formen annehmen. Ein Vater kann mit seinem 16jährigen Sohn in Streit geraten und von diesem plötzlich niedergeschlagen werden. Der Sohn entscheidet, daß er es nicht mehr wert ist, mit seinem Vater unter einem Dach zu leben, und er verläßt das Haus und sucht sich eine Arbeit. Ein anderer kommt mit seinem Vater zurecht, lädt aber seine ganze Verachtung im Umgang mit den Autoritäten der Schule und mit der Polizei ab.

In Familien mit Kindern im Gymnasium oder auf der Universität läßt die Selbstdisziplin oft den unkontrollierten Wutausbruch nicht zu und erlaubt so einen vernünftigen Umgang. Ein solches Kind, das im Innern eine Rivalität mit seinen Eltern austrägt, findet bei rücksichtsvollen Eltern keinen legitimen Angriffspunkt. Unbewußt findet diese Rivalität dann ihren Niederschlag in unerwartetem Schulversagen – im Gymnasium oder auf der Universität –, das in seltsamem Gegensatz zur hohen Intelligenz, Gewissenhaftigkeit und früherer schulischer Entwicklung steht. Der Schüler oder Student kann nicht angeben, woher sein Problem kommt. Bei der Beratung findet man manchmal heraus, daß (insbesondere wenn er auf dem gleichen

Gebiet wie sein Vater oder seine Mutter arbeiten will) er unbewußt befürchtet, er werde viel schlechter als seine Eltern abschneiden oder seine Eltern übertreffen und dadurch verärgern. Dieses Problem kommt bei Schülern und Schülerinnen, Studenten und Studentinnen vor. Versagen in der Schule aber ist ein sehr harter Schlag für die Eltern; das Kind aber, das diesen Hintergrund nicht bewußt wahrnimmt, muß sich dafür nicht verantwortlich fühlen. Einige, aber nicht alle Jugendlichen, die frühzeitig wegen unerwarteter Schwierigkeiten die Schule verlassen müssen, finden nach einigen Jahren im Beruf zu einer gesteigerten geistigen Effizienz und erhöhtem Ehrgeiz zurück; sie überwinden also diese unbewußte Angst. Man kann über eine Psychotherapie dieses Problem auch direkt angehen.

Die Angst, in Wettbewerb zu treten, bekämpfen manche Kinder auch, indem sie den Beruf der Eltern nicht wählen. Später, wenn sie ihre irrationale Furcht überwunden haben, kann sich dies aber noch einmal ändern.

Die Psychoanalyse hat herausgefunden, daß viele Jungen, die sich von ihrem Vater überwältigt fühlen, ihre Abneigung unterdrücken und auf ihre Mutter ablenken, indem sie deren Bitten oder Verlangen kühl ablehnen.

Ein heranwachsendes Mädchen wird viel weniger von der Mutter dominiert als ein Junge von seinem Vater, so daß sich ihre Rivalität zu Hause auslebt und nicht in Schulversagen niederschlägt. Ein Mädchen kann sogar mit seinem Vater flirten und dabei ihrer Mutter sagen, sie sei nicht nett zu Vater. Wenige Jungen würden ihren Vater so hochnehmen. Wären Jugendliche nicht auch Rebellen, so fehlte das Motiv, das traute Heim zu verlassen und seinen eigenen Weg in der Welt zu gehen. Rivalität ist auch das Motiv, das junge Menschen antreibt, die Welt zu verbessern, neue Methoden zu finden, die alte ablösen, neue Kunstformen zu suchen, alte Tyrannen zu ersetzen und was Recht ist, auch Recht werden zu lassen. Viele wissenschaftliche Fortschritte und Meisterwerke der Kunst entstanden auf der Schwelle zum Erwachsenwerden.

Diese jungen Menschen waren nicht intelligenter als die »alten Hasen« und viel unerfahrener als jene. Aber sie standen der Tradition kritischer gegenüber, neigten zum Neuen, das noch keiner versucht hatte, und gelangten so zum Erfolg. So entsteht Fortschritt.

Ein unbekannter Vater gab zu: »Wie gern wäre ich halb so wunderbar wie mein Kind glaubte, und halb so dumm, wie mein Sohn mich jetzt einschätzt!«

687. Identität. Ein zentrales Problem für den Heranwachsenden und Jugendlichen ist die Suche nach dem Selbst: was einer sein wird, was er tun wird, nach welchen Grundsätzen einer leben wird. Dieser Vorgang läuft teils bewußt, teils unbewußt ab. Erik Erikson nannte dies die Identitätskrise, und sie wird sehr anschaulich in J. D. Salingers »Der Fänger im Roggen« beschrieben.

Jugendliche müssen sich emotional von ihren Eltern trennen, um herauszufinden, wer sie sind und wer sie sein wollen. Und doch sind sie nach ihren Eltern gemacht – nicht nur im Sinne des Erbguts, sondern auch bezüglich der Prägung, die sie während ihres ganzen Lebens bewußt erfahren haben. Sie müssen sich also losreißen. Das Ergebnis hängt von drei Faktoren ab: der Stärke ihrer Abhängigkeit, ihrem Drang zur Rebellion, und ihrer Umwelt und deren Anforderungen, Fragen und Ansprüchen.

Auf der Suche nach dieser Identität versuchen Jugendliche verschiedene Rollen. Träumer, Kosmopolit, Zyniker, Kämpfer für die verlorene Sache oder Asket.

Wenn Jugendliche sich von den Eltern emanzipieren, brauchen sie als Ersatz sehr enge Beziehungen zu gleichaltrigen Freunden; zunächst sind es Beziehungen zum gleichen Geschlecht, zu denen wegen der noch verbleibenden Tabus erst später solche zum anderen Geschlecht sich hinzugesellen. Durch diese Freundschaften zum eigenen oder anderen Geschlecht bietet sich den Jugendlichen eine gewisse Hilfe von außen; sie sind wie ein Gerüst, das ein Gebäude beim Umbau abstützt. Sie stützen das Kind, das seine Identität als Kind aufgibt, aber noch keine neue Identität gefunden hat.

Ein Junge kann sich selbst finden, wenn er etwas Ähnliches bei seinem Freund entdeckt. Er sagt, daß er einen bestimmten Song mag, einen bestimmten Lehrer haßt oder sich ein bestimmtes Gerät kaufen will. Sein Freund ist begeistert, denn genau daran denkt er schon sehr lange. Beide freuen sich und fühlen sich sicherer. Ein Stück vom Alleinsein geht so verloren, aus Eigenheit wird etwas, was man gemeinsam besitzt – und das macht Freude.

Zwei Mädchen reden schnell miteinander auf dem Nachhauseweg von der Schule, reden noch eine halbe Stunde vor der Haustür der einen und trennen sich dann. Kaum aber ist die eine zuhause angelangt, wird sie die andere wieder anrufen und den Gedankenaustausch fortsetzen.

Viele Jugendliche bekämpfen ihr Einsamkeitsgefühl mit sklavischer gegenseitiger Nachahmung, sie tragen die gleiche Kleidung, tragen die gleiche Haartracht, benutzen die gleichen Redewendungen, hören die gleiche Musik usw. Natürlich ist der von ihnen bevorzugte Stil von dem ihrer Eltern grundverschieden, je mehr die Eltern darüber entsetzt oder schockiert sind, um so mehr sind sie selbst darüber befriedigt.

Viele Jungen und Mädchen schämen sich nun plötzlich für einige Zeit ihrer Eltern, besonders in Gegenwart ihrer Freunde. Teils hängt das mit der dringenden Suche nach ihrem eigenen Wesen zusammen, teils auch mit dem extremen Selbstbewußtsein dieses Alters; in der Hauptsache liegt es aber daran, daß sie unbedingt so wie ihre Freunde sein und von diesen akzeptiert werden wollen. Sind die Eltern mit den Freunden ihrer Kinder zusammen, sollten sie nett und umgänglich sein, aber vielleicht nicht allzuviel erzählen. Kinder wollen vor allem auf keinen Fall, daß ihre Eltern nun den Versuch machen, so wie sie selbst zu sprechen oder sich zu gebärden, als ob sie noch genauso jung seien.

Junge Menschen, die gerade im Begriff sind, sich emotionell von ihren Eltern unabhängig zu machen, achten sehr stark auf das kleinste Anzeichen von Heuchelei bei diesen; haben sie etwas entdeckt, fühlen sie sich in gewisser Weise von der moralischen Pflicht der Übereinstimmung mit den Eltern entbunden, und es bietet ihnen außerdem eine willkommene Gelegenheit für Vorwürfe an die Adresse der Eltern.

688. Verlangen nach Freiheit. Jugendliche werfen ihren Eltern recht häufig vor, daß sie ihnen nicht genug Freiheit lassen. Ein Kind an der Schwelle des Erwachsenenalters wird natürlich auf seinem Recht bestehen, und die Eltern müssen sich klarmachen, daß es sich gewandelt hat. Das heißt nun natürlich nicht, daß sie jede Forderung völlig ernst nehmen sollen. Es ist übrigens eine Tatsache, daß viele junge Menschen vor dem Erwachsenwerden auch Angst haben und sich ihrer Fähigkeiten nicht sicher sind. Ihr Stolz verbietet ihnen, das zu erkennen. Befürchten sie unbewußt, daß sie eine Herausforderung oder ein Abenteuer nicht bestehen könnten, so finden sie rasch einen Grund, wie und weshalb ihre Eltern ihnen dabei Hindernisse aufbauten. Sie tadeln sie barsch oder beschuldigen sie, wenn sie mit Freunden reden. Für die Eltern erscheint dieses unbewußte Verhalten offen, wenn ihre Kinder plötzlich eine gemeinsame Eskapade mit Freunden planen - etwa in einem geschmacklosen Rasthaus - also etwas, was sie zuvor nie taten. Vielleicht bittet der Jugendliche unbewußt, daß man ihn daran hindert.

689. Rückzug, exzentrisches Verhalten und Radikalismus. Manchmal brauchen Jugendliche fünf bis zehn Jahre, um ihre eigene Identität zu finden. In der Zwischenzeit leisten sie gegenüber der übrigen, ordentlichen Gesellschaft (der sie ihre Eltern zurechnen) Widerstand oder ziehen sich aus ihr zurück; wieder andere entfalten einen ungebremsten Radikalismus.

So lehnen sie regelmäßige Arbeit ab, ziehen sich ausgefallen an, pflegen sich kaum, haben unkonventionelle Bekanntschaften und Wohnungen. Sie haben dann das Gefühl, sie seien kräftig und vor allem unabhängig. Nur erreicht man damit keinen positiven Zugang zum Leben oder gar einen konstruktiven Beitrag zur menschlichen Entwicklung. All dies Verhalten ist ein negativer Protest gegen die Konventionen der Eltern. Selbst wenn sich das Streben nach Unabhängigkeit nur als exzentrisches Aussehen bemerkbar macht, sollte man es als einen Schritt in die richtige Richtung anerkennen; daraus kann später ein konstruktiver und kreativer Mensch werden. Meist kommen junge Menschen, die sich so um ihre Unabhängigkeit bemühen, aus Familien mit starken Familienbanden und hohen Idealen.

Andere, idealistisch und altruistisch gesonnene Jugendliche nehmen jahrelang eine ganz radikale oder puristische Geisteshaltung an - das gilt für die Politik, die Kunst und auch andere Gebiete. Verschiedene Tendenzen dieser Altersgruppe ziehen den Jugendlichen zu den Extremen: erhöhte Kritikfähigkeit, eine zynische Einstellung zur Heuchelei, Unfähigkeit zum Kompromiß, Mut und Opfermut. Sie sehen das erstemal deutlich Ungerechtigkeiten, die oft unnötig sind, in ihrer Gesellschaft - und sie reagieren darauf. Ein paar Jahre später haben sie ein ausreichendes Maß an emotionaler

Unabhängigkeit von ihren Eltern gewonnen und herausgefunden, wie sie sich auf ihrem Gebiet nützlich machen können. Dann ertragen sie die Fehler ihrer Mitmenschen leichter und sind eher zum Kompromiß bereit. Das heißt nicht, daß sie alle zu satten Konservativen werden. Viele bleiben progressiv, einige sogar radikal. Aber jetzt kann man mit den meisten von ihnen wieder leichter leben und arbeiten.

690. Eltern sollen Jugendliche führen. Jugendlichen ein guter Vater und eine gute Mutter zu sein war zu allen Zeiten schwer. Seelisch gesunde Kinder sind Rivalen und Rebellen, ganz gleich ob sich die Eltern rational verhalten oder nicht. Heutzutage ist diese Aufgabe noch schwieriger, da viele Eltern psychologische und pädagogische Literatur kennen und fürchten, sie könnten mit den besten Absichten ihrem Kind in der Erziehung unwiderherstellbaren Schaden zufügen. Das ist schlimm; denn es ist besser, mit einem Gefühl der Sicherheit gelegentlich etwas Falsches zu tun als ständig zu zögern und sich für alles zu entschuldigen. Viele Kinder haben heute Haare auf den Zähnen und tyrannisieren ihre Eltern.

Die meisten Jugendlichen sind aber keineswegs Feinde ihrer Eltern. Meist sind sie vernünftig, was angesichts der emotionellen Höhen- und Tiefenflüge und den Zwängen, sich immer wieder anzupassen, erstaunlich ist; für viele ist darüberhinaus die Schule eine erhebliche Belastung.

Zunächst aber wünschen sich Heranwachsende Führung von ihren Eltern. Sie wollen Regeln, auch wenn sie sich dagegen wehren. In ihrem Stolz werden sie das natürlich nie zugeben.

Beliebte Lehrer und erfahrene Psychologen und Pädagogen kennen Jugendliche, die sich wünschen, ihre Eltern seien so streng und führten sie so sicher wie das die Eltern des einen oder anderen Freundes tun. Sie wissen, daß es Liebe ist, wenn Eltern verhindern wollen, daß ihre Kinder in Mißverständnisse und unangenehme Situationen hineingeraten, einen schlechten Eindruck machen, einen schlechten Ruf erwerben oder aus Unerfahrenheit in die Bredouille geraten.

Das heißt nun nicht, daß Eltern dies nicht übertreiben könnten. Heranwachsende haben auch ihre Würde und sind dort sehr empfindlich; wenn die Argumente allerdings auf beiden Seiten gleich zu sein scheinen, brauchen die Eltern nicht superdemokratisch zu sein und annehmen, ihr Kind könne ebenso rechthaben wie sie selber; die Erfahrung der Eltern muß immer auch in die Waagschale geworfen werden. Die Eltern sollten am Ende einer Diskussion ihr Urteil mit Nachdruck klarmachen und ihre Wünsche verdeutlichen; das Kind verdient diese Klarheit und Festigkeit. Was aber, wenn das Kind offen Widerstand leistet oder im geheimen die Anweisungen der Eltern nicht befolgt? In einer gesunden Eltern-Kind-Beziehung gehorcht ein Kind nicht nur in den ersten Jahren der Pubertät, sondern auch später. Manchmal müssen Sie später es dem Kind gelegentlich ausdrücklich erlauben, gegen den Rat der Eltern etwas zu unternehmen; das heißt nicht, daß die Eltern den Glauben in ihre eigene Urteilsfähigkeit aufgegeben haben. Die Haltung der Eltern sollte klarmachen - ohne viel Worte zu verschwenden - daß sie wissen, daß sie ihre Kinder nur selten im Auge behalten werden und daß diese aus ihrem Gewissen und der Achtung vor den Eltern gehorchen werden; sie werden kaum gehorchen, wenn die Eltern sie immer beaufsichtigen oder meinen, sie könnten einen solchen Gehorsam automatisch erzwingen.

Selbst wenn ein Jugendlicher die Anweisung der Eltern ablehnt oder sie nicht befolgt, bedeutet es noch lange nicht, daß diese Anweisung nicht doch etwas Gutes bezweckt habe: Einem jungen, unerfahrenen Menschen verhilft sie auf alle Fälle dazu, die Meinung der anderen Seite kennenzulernen. Vielleicht ist er sogar in der Lage, eine gesündere und vernünftigere Entscheidung zu fällen, einfach aus dem Grunde, daß er über Wissen und Einsichten verfügt, die den Eltern fehlen. Je erwachsener er wird, desto mehr muß er sich auch darauf vorbereiten, gelegentlich Ratschläge zurückzuweisen und eigene Entscheidungen zu treffen. Kommt ein junger Mensch nun aber in Schwierigkeiten, nur weil er den Rat der Eltern nicht befolgen wollte, dann wird diese Erfahrung ganz sicher seinen Respekt vor dem Urteilsvermögen der Eltern erhöhen, ob er das nun offen zugibt oder nicht.

Nehmen wir einmal an, Eltern wüßten über eine bestimmte Sache nichts zu sagen. Sie sollten das dann nicht nur mit ihrem Kind, sondern auch mit anderen Eltern, z. B. im Elternbeirat der Schule, diskutieren. Manchmal gibt es auch Versammlungen für Eltern und Jugendliche, um unter Verwendung bestimmter Spielregeln einen offenen Dialog zu fördern. Dennoch sollten Eltern nicht meinen, sie müßten sich an den Regeln anderer orientieren, selbst wenn sie mit ihrer Meinung allein stehen. Langfristig müssen Eltern davon überzeugt sein, daß sie das Richtige tun. Sie sollten sich da - nach Anhören aller Argumente - von ihrem Gefühl leiten lassen.

691. Allgemeingültige Prinzipien für die elterliche Führung des heranwachsenden Kindes lassen sich kaum aufstellen; die Zeiten ändern sich schnell, und die Sitten sind in den verschiedenen Ländern, ja sogar innerhalb verschiedener Gruppen eines einzelnen Landes oder einer einzigen Stadt, sehr verschieden.

Dennoch gibt es einige einfache Grundregeln. Jugendliche sollten, wie es ja auch für Erwachsene gilt, sich untereinander und andere Leute respektieren, sie sollten sich sauberhalten und saubere, ihrem Alter und Geschmack angepaßte Kleidung tragen. Der Stil ihrer Kleider und ihrer bevorzugten Frisuren kann ihnen überlassen bleiben, wenn er nicht gerade darauf abgestellt ist, die gesamte Umgebung zu provozieren. Man muß von ihnen erwarten können, daß sie sich einzeln oder in Gruppen höflich gegen die Allgemeinheit benehmen und für ihre nähere Umgebung - Eltern, Freunde der Familie, Lehrer - eine herzliche Einstellung haben. Für Jugendliche ist eine leicht feindselige Haltung gegenüber Erwachsenen ganz natürlich, sie sehen sie insgeheim als Rivalen an, ob sie sich dessen nun bewußt sind oder nicht. Es wird ihnen aber nicht schaden, wenn sie sich bemühen, diese Feindseligkeit im Zaume zu halten und wenigstens höflich bleiben. Man sollte ihnen die ernsthafte Pflicht auferlegen, ihrer Familie zu helfen - das betrifft sowohl Verrichtungen im Haushalt als auch zusätzliche Sonderaufgaben. Abgesehen von der Hilfe für die Eltern soll ihnen damit ein Gefühl von Würde, Partnerschaft und innerer Befriedigung vermittelt werden.

Diese Grundregeln können Sie nicht erzwingen. Sie dürfen und müssen sie aber in Diskussionen mit Ihren Kindern einbringen. Es hilft den Jugendlichen, die Prinzipien ihrer Eltern zu kennen, auch wenn sie nicht damit übereinstimmen.

692. Sexualität und Romantik sind für den Jugendlichen aus verschiedenen Gründen belastend. (Ich sage Sexualität, wenn ich den biologischen Instinkt betone, und Romantik, wenn ich an die zärtlichen, persönlichen und idealistischen Liebesgefühle denke; letztere werden in der Kindheit in einer Umgebung mit Eltern geprägt, die selbst eine solche Liebe einander geben können. Sicher ist diese Sprache etwas ungenau, und von Romantik heute zu sprechen, wird von manchen als wenig seriös ausgelegt.)

Der Jugendliche hat jetzt zwei gegensätzliche Perioden durchlaufen, die in Abschnitt 45 kurz und in den Kapiteln »Von drei bis sechs« und »Von sechs bis elf« ausführlich beschrieben sind. Zwischen drei und sechs Jahren wuchs das Kind geistig, als es seine Eltern idealisierte und sich für Romanzen, Sexualität und Kinder zu interessieren begann. Im Alter von sechs bis zwölf Jahren unterdrückte das Kind in einem komplizierten Gefühlswettstreit viel von dem früheren Interesse an Romanzen und Sexualität; es wandte sich von den Eltern ab und wuchs in eine unpersönliche Welt hinein, die aus Schule, sozialer Anpassung, Gesetzen und Legenden bestand.

In der Jugend wird das Kind durch die hormonellen Veränderungen wieder mit Sexualität und Romanzen konfrontiert. Noch einige Jahre werden die wieder erwachten Interessen mit den früher erlernten Tabus in Konflikt stehen und Scham, Schuld und Frechheit nach außen hervorbringen. Typisch dafür ist die Scheu des Jugendlichen vor dem Umgang mit dem anderen Geschlecht.

Diese widerstrebenden Gefühle bringen auch Probleme im Umgang des Jugendlichen mit seinen Eltern mit sich. Wenn die Quelle stark romantischer Gefühle in der frühen Jugend zu sprudeln beginnt, wird sie wie zu einem im Frühjahr angeschwollenen Bach und richtet sich auf den Elternteil des anderen Geschlechts. Die Eltern haben jetzt die Aufgabe, diese Gefühle auf einen Menschen außerhalb der Familie zu lenken. Die positiven Gefühle des Kindes werden nun aber schnell durch negative überlagert. So erklärt sich, warum ein Junge nun leicht mit seiner Mutter in Streit gerät und die Tochter sich überraschenderweise gegen den Vater stellt.

Zunächst weiß das heranwachsende Mädchen nicht, wem seine

Gefühle gehören sollen. Es wird immer romantischer, empfindet gegenüber den unterschiedlichsten Menschen immer intensiver. Und dennoch kann sie solche Gefühle immer noch nicht gegenüber einem etwa gleichaltrigen Menschen des anderen Geschlechts ausdrücken. Das trifft vor allem zu, wenn sie scheu und idealistisch zugleich ist. Manchmal bewundert das Mädchen eine Lehrerin oder eine Heldin aus einer Sage. Nur langsam fallen die Barrieren zwischen den Geschlechtern. Manchmal ist das erste Objekt der Verliebtheit ein Star aus Hollywood. Dann träumt man von einem Jungen aus derselben Schule - und umgekehrt. Aber das Gefühl bleibt im Verborgenen.

Selbst wenn die Instinkte durchgebrochen sind und die Hemmungen aus früherer Zeit außer Kraft setzen, so bleibt trotz aller Verabredungen ein Teil dieser Energie auf Träume und Sehnsucht konzentriert. So wird die Haltung zum anderen Geschlecht romantisch und verklärend. Ein anderer Teil der Energie wird in Tätigkeiten geschleust, die oberflächlich nichts mit Romantik oder Sexualität zu tun haben - schöne Dinge werden erschaffen, der Menschheit ein großer Dienst erwiesen.

Ganz am Anfang dieses Interesses am anderen Geschlecht kann der Jugendliche noch nicht zu einem Menschen hingezogen sein, für den er Zärtlichkeit und Achtung empfindet; eher nähert er sich Menschen, die am Boden sind. (Manche Menschen können leider ein Leben lang nicht davon loskommen.)

Bevor Kinder ihre Sexualität in ihre Persönlichkeit integrieren können, bleibt sie ein roher, seltsamer und abgetrennter Instinkt. Sie möchten wissen, was an Sexualität dran ist und damit ihre Erfahrungen machen. Dieses Gefühl läuft ihren idealistischen Impulsen zuwider. Manchmal liebt ein Jugendlicher einen anderen Menschen, aber macht gegenüber anderen teils sehr gewagte Annäherungsversuche.

Im Alter von 10 bis 15 Jahren machen viele Kinder diese Wechselbäder der Gefühle durch, sie fühlen sich oft unsterblich verliebt. Aber die Liebe kann für sie schnell enden, wenn sie entdecken, daß sie wenig gemeinsam haben. Manchmal haben sie sich auch nur verändert, manchmal machten sie sich ein Idealbild vom anderen, das der Wirklichkeit nicht standhielt. Im Laufe der Jahre werden sie vorsichtiger und wählen länger und gründlicher aus. Und wenn sie immer mehr zu reifen Menschen werden, haben sie einander auch etwas zu geben - und das macht die Liebe aus.

693. Ein Gespräch über Sexualität. Manchmal hört man, es sei für normale Eltern leicht, mit ihren Kindern über Sexualität zu sprechen. Aber das ist falsch; das Bewußtsein der eigenen Sexualität und die Rivalität mit den Eltern gestalten ein solches Gespräch, besonders zwischen Vater und Sohn, sehr schwierig. Viele Väter und Söhne schaffen es gar nicht, bei Müttern und Töchtern ist das auch, aber seltener, der Fall. So werden die Kinder mehr oder weniger von Freunden, älteren Geschwistern oder mit Büchern und Bildern aufgeklärt. Natürlich ist ein gutes Buch eine Hilfe, aber die Eltern sollten immer zum Gespräch und zur Beantwortung von Fragen bereitstehen.

Über Sexualität sollte man immer wieder, nicht aber etwa einmal pro Jahr in einem feierlichen Vortrag reden. Die Initiative muß von den Eltern ausgehen, da das Kind oft zu scheu dazu ist.

Sprechen Sie ganz natürlich. Eltern, die selbst in Angst um die Sexualität erzogen wurden, machen leicht den Fehler, in erster Linie die gefahrvollen Aspekte zu erwähnen. Manch eine Tochter hat aufgrund der Aufklärung durch ihre Mutter soviel Angst vor einer Schwangerschaft, daß sie sich von Jungen überhaupt fernhält. Manch ein Vater impft seinem Sohn eine übertriebene Angst vor Geschlechtskrankheiten ein. Natürlich sollte ein Jugendlicher den Vorgang der Schwangerschaft wie auch die Risiken der Promiskuität kennen, aber diese Gesichtspunkte sollten nicht ganz vorne stehen.

Diese Gespräche sollten auch die Empfängnisverhütung erwähnen, wobei auf die unterschiedlichen Aspekte für die Jungen und die Mädchen eingegangen werden muß.

Wenn Sie selbst keine Möglichkeit finden, sich mit Ihrem Kind natürlich über die Sexualität zu unterhalten, versuchen Sie dafür einen anderen Erwachsenen zu finden, dem Sie und Ihr Kind vertrauen.

Besorgte Eltern können es kaum glauben, Jugendpsychiater wissen es aber um so besser: Glückliche, empfindsame und erfolgreiche Jugendliche haben selten Probleme mit der Sexualität. Ihr gesunder Menschenverstand, ihre Selbstachtung und ihre Achtung vor anderen Menschen halten sie auch dann in Linie, wenn sie in bewegtem

Seegang segeln. Wenn Jugendliche schlechte Gesellschaft haben, liegt es meist daran, daß sie nicht gelernt haben, mit sich und anderen auszukommen.

Wenn man ein Kind mit Schrecken vor der Sexualität aufzieht, ist es nicht nur verspannt und unzufrieden als Jugendlicher; auch seine Fähigkeit, später in Ehe und Partnerschaft zu leben, wird stark beeinträchtigt.

694. Mädchen. Im Alter von 10 Jahren, wenn die Pubertät beginnt, muß man einem Mädchen sagen, daß sich in den nächsten zwei Jahren der Busen entwickeln wird, daß Haar in der Achselhöhle und im Schambereich wächst, daß sie schnell wachsen und bald mehr wiegen wird; es sollte auch wissen, daß sich die Haut verändert und vorübergehend Mitesser und Entzündungen häufiger auftreten – und daß in etwa zwei Jahren sich die erste Monatsblutung einstellen wird. (Diese Veränderungen werden in den Abschnitten 691, 682 und 684 beschrieben.) Wichtig ist, wie man die Regelblutung erklärt. Einige Mütter betonen die negativen Seiten, ein gegenüber einem noch unreifen Menschen völlig falsches Verhalten. Andere Mütter betonen, während dieser Zeit sei man empfindlicher und müsse sich schonen. Mädchen, die schon immer ihre Brüder wegen verschiedener Vorteile beneidet haben oder etwas schwächlich sind, bekommen so eine wenig erfreuliche Zukunft vermittelt. Heute weiß man, daß eine Frau während der Monatsblutung ein völlig normales Leben mit Berufstätigkeit und sportlichen Aktivitäten führen kann. Nur manchmal kommt es zu – gut medikamentös behandelbaren – Krämpfen im Unterleib.

Auf der Schwelle zum Leben als Frau sollte ein Mädchen Freude empfinden können und sich nicht fürchten müssen. Man sollte ihm sagen, daß sich im Rahmen der Monatsblutung die Gebärmutter für die Aufnahme eines Babys vorbereitet.

In den Monaten vor der zu erwartenden ersten Regel sollte das Mädchen Monatsbinden oder Tampons mit sich führen. So fühlt sie sich für den neuen Lebensabschnitt gut gerüstet, nicht aber als Opfer des Schicksals.

Die in Abschnitt 695 erteilten Hinweise zu den sexuellen Träumen der Jungen und zur Masturbation gelten auch für die Mädchen.

695. Jungen im Alter von etwa 12 Jahren sollten nun über die Möglichkeit nächtlicher Erektionen und Samenergüsse aufgeklärt werden; sie müssen wissen, daß dies ganz natürlich ist. Eltern, die wissen, daß diese unfreiwilligen Samenergüsse und der Drang zur Masturbation wahrscheinlich bestehen, sollten ihrem Sohn sagen, daß dies ungefährlich ist, wenn es nicht zu oft vorkommt. Eine Grenze genau zu fixieren halte ich aber für falsch. Jugendliche meinen nämlich vorschnell, ihre Sexualität sei nicht ganz normal; je mehr man Unterscheidungen trifft, desto unruhiger wird ein Jugendlicher. Sie beschäftigen sich dann übermäßig viel mit ihrer Sexualität. Man muß ihnen sagen, daß es eine große Bandbreite des Normalen bei den nächtlichen Samenergüssen gibt, und es auch völlig normal ist, wenn sie ausbleiben. Dies gilt auch für Träume mit sexuellem Inhalt und Masturbationsphantasien bei Mädchen.

Die Jungen müssen auch über die physischen Veränderungen, die in den Abschnitten 683 und 684 beschrieben sind, informiert sein.

696. Kinder als Mütter. Wurde früher ein Mädchen schwanger, betrachtete man es fast wie eine kleine Verbrecherin, die ihren Eltern und hehren Grundsätzen ungehorsam war. Heute ist die Sexualmoral viel lockerer, man weiß über Verhütungsmittel besser Bescheid, sexuelle Aktivitäten beginnen in viel früheren Jahren – und auch die Zahl der Mütter, die noch Kinder sind, ist angewachsen. Für Erwachsene ist es immer wieder erstaunlich, daß nur eine kleine Minderheit der sexuell aktiven Jugendlichen Empfängnisverhütung praktiziert, selbst wenn eine Aufklärung durch Eltern und Ärzte stattgefunden hat. Das gilt auch für Schweden, wo Empfängnisverhütung im Unterricht behandelt wird und empfängnisverhütende Mittel für jeden zu kaufen sind.

Warum handeln Jugendliche so wenig verantwortungsbewußt? Dafür gibt es verschiedene sich überlappende Erklärungen. Vorbereitet zu sein, bedeutet für einige von ihnen, daß sie öfters Geschlechtsverkehr haben wollen – und das wollen sich einige nicht eingestehen; sie sehen lieber jedesmal neu ihre Leidenschaft und den Coitus als ein Erlebnis, das sich so nicht wiederholen wird. Manche sagen, sie hätten schon mehrfach »folgenlos« Geschlechtsverkehr gehabt, also könne ihnen schon nichts zustoßen. Andere halten den »Rückzieher« (Coitus interruptus) für wirksam und sicher. Einige meinen, sie erhielten zuwenig Liebe von ihren Eltern und möchten nun ein Kind haben, es lieben und von ihm geliebt werden. Manche Jugendliche nehmen sexuelle Beziehungen zu Menschen auf, die sie verehren und mehr oder weniger lieb haben. Andere geben ihrem Trieb nach und sind neugierig, was es mit dem Geschlechtsverkehr auf sich habe. Solche Jugendlichen machen keine »Experimente« mit dem Menschen, den sie wirklich lieben – dafür suchen sie sich jemanden aus, der sie nur körperlich anspricht.

Früher meinte ich, es würde frühes Experimentieren mit der Sexualität und gelegentliche Liebschaften begünstigen, wenn Eltern, Ärzte und Lehrer den Jugendlichen ganz genaue Hinweise zur Empfängnisverhütung geben. Heute finde ich, daß eine ungewollte und nicht verantwortbare Schwangerschaft das größere Übel ist. Eltern müssen die Initiative ergreifen, nicht nur die ersten Hinweise geben, sondern immer wieder daran erinnern, daß jeder Geschlechtsverkehr bedeutet, daß man eine große Verantwortung für das Kind, die Eltern und das gesamte spätere Leben hat; das heißt, jedesmal muß an Empfängnisverhütung gedacht – und sie muß auch praktiziert werden. Die Eltern sollten aber auch von ihren Grundsätzen sprechen: daß die Sexualität keine rein körperliche Sache ist, daß man vor Aufnahme sexueller Beziehungen warten soll, bis die Liebe tief und von Dauer ist und daß das Hinausschieben des Geschlechtsverkehrs nicht heißt, daß man impotent oder abnormal sei.

697. Homosexuelle bzw. lesbische Neigungen. In den Abschnitten 54 und 55 habe ich bereits Homosexualität angesprochen. Die meisten Jugendlichen mit solchen Neigungen werden gezwungen, ihre Gefühle zu verbergen, da unsere Gesellschaft dies ablehnt. Die Jugendlichen haben zumeist keine Möglichkeit, andere Jugendliche mit der gleichen sexuellen Orientierung in der Schule oder in der Bekanntschaft zu treffen. So versuchen sie dann heimlich, Freunde zu finden, was die Möglichkeit von Gelegenheitssex und die Infektion durch Geschlechtskrankheiten, einschließlich Aids, erhöht.

Wenn Sie von Ihrem Kind glauben, daß es homosexuell oder lesbisch ist, sollten Sie als erstes versuchen, Ihre eigenen Ängste und Sorgen zu beherrschen. Sie müssen Ihrem Kind, wenn notwendig auch unter Anleitung eines Mediziners, die Hilfe und Orientierung geben, die es braucht. Es kann auch hilfreich sein zu prüfen, ob man Kontakt zu einer Selbsthilfegruppe für homosexuelle bzw. lesbische Jugendliche aufnehmen kann.

Das Kind in der Gemeinschaft

698. In Kleidung und Äußerem versuchen sich Jugendliche teilweise dem Standard ihrer Kameraden und Freunde anzupassen; sie brauchen diese Einheitlichkeit oft, um sich sicher und angenommen zu fühlen. Manche wählen einen Stil, der zu ihrem Selbstgefühl und ihrer Individualität paßt. Manchmal möchten sie damit auch Eltern, Nachbarn und Schule provozieren. Dann fordern sie absichtlich die Autorität der Erwachsenen heraus. Eltern helfen ihren Kindern am meisten, wenn sie ihr Verhalten verstehen und den Heranwachsenden sich selbst finden lassen. Wenn Sie Ihren Kindern erklären, warum Sie etwas gegen einen bestimmten Stil einwenden, so ändern sich die Kinder aufgrund von Überzeugungen, und es muß nicht zu einem »Entweder-Oder«-Befehl kommen. Andererseits kann eine solche Diskussion auch damit enden, daß der Jugendliche seine Eltern dazu bringt, seinen Standpunkt zu verstehen und zu akzeptieren. Erwachsene nehmen einen neuen Stil weniger leicht an als Jugendliche. Was wir an einem Tag erschreckt ablehnen, nehmen wir bald - genau wie unsere Kinder das tun - ohne Wenn und Aber an. Denken wir nur einmal daran, als lange Haare für Jungen oder Hosen für Mädchen modern wurden - ein Schrecken für die Schulen damals.

699. Verabredungen. In den letzten Jahrzehnten war es üblich, daß Jungen und Mädchen in immer früheren Jahren »feste« Freundschaften und Verabredungen eingingen, hierfür gibt es eine ganze Reihe Gründe.

Es hat aber doch den Anschein, als ob das sehr frühzeitige Eingehen fester Bindungen und Verabredungen der Liebe schadet, da hier doch wohl eher rein biologische als geistige Beziehungen zugrunde liegen. Viele dieser sehr jungen Leute haben einfach noch nicht die geistige Reife, um eine wirklich zärtliche, großzügige und teilnehmende Liebe zu empfinden; sie sind zu sehr darauf aus, ihre eigene

Neugier zu stillen und Befriedigung zu suchen, und sie wollen herausfinden, ob sie ihrer Rolle als junge Liebende gewachsen sind. Wenn es irgendwo nun üblich ist, frühzeitig feste Freundschaften mit dem anderen Geschlecht einzugehen, betrachten die jungen Mädchen ihre Freunde häufig weniger als Liebhaber, sondern sehen in ihnen einfach willkommene Partner für Partys und andere Unternehmungen, vor allem, weil sie als gesellschaftlich erfolgreich gelten wollen. Nun kommt es häufig auf die Art und Weise zu ungewollten Schwangerschaften, die dann für beide Teile gefühlsmäßig und gesellschaftlich meist ein schwerer Schlag sind.

Wenn dagegen zwei reife junge Leute eine tiefe Zuneigung füreinander empfinden, weil sie innerlich dazu bereit sind, nimmt das körperliche Verlangen zwar auch zu, wird aber gleichzeitig durch zärtliche, großzügige Gefühle unter Kontrolle gehalten. Mädchen mit hochgesteckten Zielen neigen in besonderem Maße dazu, ihre letzte Hingabe dem Mann vorzubehalten, den sie dann ihr ganzes Leben lang lieben wollen, selbst wenn dies mit ihren augenblicklichen körperlichen Wünschen und natürlich auch ihrer Neugier in Konflikt steht. Aber es gibt auch viele Jungen, die genauso denken. Ist sehr frühzeitig eine echte Liebe entstanden, achtet meist das Mädchen darauf, daß Intimitäten in gewissen Grenzen bleiben. Der Junge wird sich aus Zärtlichkeit und Hochachtung vor ihr auch leiten lassen.

700. Sollen die Eltern bei Bekanntschaften hereinreden? Ich finde, Eltern sollten mit ihren Kindern darüber sprechen, wann diese abends nach Hause kommen, wohin und mit wem sie gehen und wer sie fahren sollte. Wenn das Kind nach dem Warum fragt, sollten Sie antworten, daß gute Eltern sich für ihre Kinder verantwortlich fühlen. Sie können sagen: »Angenommen, es passiert ein Unfall. Wir möchten dann wissen, wo wir dich suchen oder nach dir fragen können.« Oder: »Wenn bei uns zuhause etwas vorkommt, möchten wir dich erreichen können.« (Eltern sollten auch ihren Kindern sagen, wohin sie gehen und wann sie wieder zurück sind.) Wenn es zu Verzögerungen oder einer Änderung des Ablaufes kommt, sollten Eltern und Kinder immer zuhause anrufen, bevor sie überfällig werden. Wenn Eltern für die Rückkehr eine bestimmte Uhrzeit festsetzen und auf ihre Kinder warten, wissen die Kinder, daß die

Eltern um ihren Umgang und ihre Sicherheit besorgt sind. Bei einer Party zuhause sollten die Eltern nicht aushäusig sein. Den heranwachsenden Kindern kann man nicht Befehle erteilen oder sie ausschelten. Vielmehr sollten Diskussionen auf gleicher Ebene die Regel sein. Über einen gewissen Punkt lassen sich junge Menschen nicht führen, aber das schließt nicht aus, daß sie von einer fairen und offenen Diskussion profitieren.

701. Jugendliche Kriminalität ist ein zu komplexer Begriff, um mehr als eine kurze Erklärung und einige wenige Beispiele zu geben. Das Wort ist verwirrend, da es alle Dinge umfaßt, die einen Jugendlichen vor Gericht bringen können, angefangen vom Schuleschwänzen bis zum Mord. Jungen in der Pubertätszeit sind aggressiv, und viele von ihnen sind irgendwann einmal in strafbare Handlungen verwickelt, obwohl die meisten dabei nicht gefaßt werden. Im allgemeinen sind die Taten auch nicht von großer psychologischer Bedeutung, zumal wenn der Junge sie vielleicht nur ein- oder zweimal allein oder in Gruppen begeht. Natürlich müssen sie aber von den Eltern und der Gesellschaft mißbilligt werden.

Wenn ein Junge nun immer wieder kleine Missetaten begeht, möglichst noch in der unmittelbaren Nachbarschaft, liegt möglicherweise eine richtige Neurose vor, z. B. ein zwanghafter Trieb zum Stehlen. Vielleicht hat er sich auch niemals richtig geliebt oder anerkannt gefühlt, und es ist ihm gleich, was die Umwelt von ihm hält. Es kann natürlich auch sein, daß die Eltern trotz einer konventionellen Lebensführung ebenfalls verborgene kriminelle Tendenzen haben und sich über seine Eskapaden amüsieren. Werden die gleichen leichten Vergehen vorzugsweise in der weiteren Umgebung ausgeführt, könnte man eher annehmen, daß der Junge damit seine Männlichkeit den Freunden gegenüber unter Beweis stellen und die Polizei herausfordern will.

Straftaten, bei denen Aggressivität, Zerstörungswut oder Grausamkeit eine vorherrschende Rolle spielen, werden meist von Jugendlichen begangen, die in ihrer Kindheit nicht nur unter Mangel an Liebe und Zuneigung leiden mußten, sondern denen zusätzlich noch richtige Feindseligkeit oder Grausamkeit entgegengebracht wurden.

Andererseits ist der junge Voyeur oder der Junge, der sich im Kino an ein fremdes Mädchen heranmacht, selten aggressionsgeladen – oft ganz im Gegenteil. Er kann seine Sexualität nicht richtig ausdrücken, da er meist unterdrückt wurde und ungewöhnlich menschenscheu ist. Wenn Mädchen straffällig werden, sind sie weniger aggressiv, provozieren die Autoritäten, Recht und Gesetz nicht und greifen Menschen selten an. Sie bringen aber ihre Eltern an den Rand der Verzweiflung. Manchmal laufen sie nur von zuhause weg, wie das bei unreifen und seelisch labilen Mädchen oft der Fall ist, die sich noch nie mit ihren Eltern verstanden.

Schlimmer und schwerwiegender ist, wenn das Mädchen in die Promiskuität abgleitet, mit jedem Mann ins Bett geht, möglichst noch in seiner Heimatgemeinde. Meist sind in solchen Familien die Beziehungen schwer und seit langem gestört; dem Mädchen fehlt einfach Liebe.

Manche Menschen meinen, die Freunde und Kameraden und der von ihnen ausgeübte soziale Druck seien an allem Schuld. Ich meine hingegen, daß bei einem Jugendlichen aus einer gesunden und ausgeglichenen Familie der soziale Druck der andern nicht zur Kriminalität ausreicht.

Über die schwere Kriminalität möchte ich nur sagen, daß sie nie wie ein Blitz aus heiterem Himmel bei einem bisher völlig unauffälligen Jugendlichen auftritt. Meist treten solche Fälle in Familien auf, in denen die Beziehungen der Familienmitglieder untereinander schon lange nachhaltig gestört waren, wo es wenig Liebe gab und das Verhalten des Kindes schon vor der Pubertät von der Norm stark abwich. Wenn man Kriminalität verhüten will, muß man Problemfamilien beraten – und, im größeren Rahmen, auf eine gerechte und stabile Gesellschaft hinarbeiten.

702. Alkohol und andere Drogen. Der Alkohol ist die am häufigsten und am schwersten mißbrauchte Droge unter den Jugendlichen. Man liest zwar mehr über die anderen Drogen und der Ausdruck »Alkohol und andere Drogen« vermittelt den Eindruck, Alkohol wäre keine Droge. Alkohol aber richtet unter den Jugendlichen mehr Schaden an als alle anderen Drogen zusammengenommen. Viele Jugendliche sehen, daß ihre Eltern trinken. Noch häufiger sehen sie es im Fernsehen, ohne daß auf die Gefahren hingewiesen wird.

Gewöhnung oder Sucht tritt meist zwischen der Jugend und dem 30. Lebensjahr auf; in dieser Zeit ringen junge Menschen um ihre Identität, ihren Platz und ihre Rolle in der Welt. Drogenmißbrauch findet man häufiger bei Jugendlichen, die unreif, kontaktarm, passiv und wenig zielgerichtet sind. Bestimmte Charakteristika machen das Probieren mit Drogen wahrscheinlich: Jugendliche möchten alles über das Leben herausfinden, vor allem, wenn es sich um geheimnisumhüllte Dinge handelt.

Viele möchten sich opfern, sie riskieren viel, wagen alles, setzen gern ihr Leben auf eine Karte - um ihren Mut zu beweisen. Daher fangen sie auch an zu rauchen, wenn Erwachsene sich abmühen, wieder von der Zigarette loszukommen.

Gleichzeitig haben sie insgeheim Angst vor neuen und schwierigen Situationen. Ähnlich wie Alkohol kann eine Droge betäuben, das schlechte Gewissen ausschalten, Hemmungen nehmen und Mut machen - und sei es nur, um mit jemandem ins Bett zu gehen. Ein Jugendlicher folgt auch hier seiner Altersgruppe; und je mehr die Eltern deren Stil ablehnen und sich distanzieren, um so mehr fühlt er sich dazu hingezogen.

703. Haschisch unterscheidet sich wesentlich von Alkohol und anderen »harten« Drogen. Viele junge Menschen haben Haschisch mehrfach probiert, ohne abhängig oder süchtig zu werden. Es gibt auch keinen Beweis dafür, daß Haschisch zum Gebrauch anderer Drogen führt.

Viele nehmen Haschisch selten, nur wenige täglich oder öfter. Wer mehrmals täglich seinen Joint raucht und sich in einem Zustand von chronischer Haschischvergiftung befindet, ist nicht ein Opfer der Droge; vielmehr ist er ein Mensch, der kein Ziel und keinen Sinn im Leben sieht und der zum Haschisch greift, um einen kleinen Trost zu haben. Er tut das, wozu andere Alkohol oder harte Drogen konsumieren.

Man hat vermutet, Haschisch könne körperlich und seelisch schweren Schaden anrichten; auch wenn man von keiner Substanz behaupten kann, sie sei vollkommen ungefährlich, so ist für Haschisch bisher nur sicher nachgewiesen, daß bei regelmäßigem Gebrauch das männliche Sexualhormon Testosteron im Blut abfällt und die Zahl der Spermien im Ejakulat weniger wird. Junge Menschen informieren sich sehr eingehend über Haschisch und verlieren allzuleicht den Glauben an Eltern, die die Gefahren in falschen Farben allzu grell ausmalen.

Sicher ist Haschisch viel weniger gefährlich als die Todesbringer Alkohol und Tabak.

704. Bevor die Eltern mit einem Jugendlichen über Drogen sprechen, sollten sie sich über das Thema informieren, damit sie weder dozieren noch drohen. Ich würde dann betonen: Tabak verursacht viel unnötiges Leid durch Krebs und Herzerkrankungen. Die meisten Ärzte gaben das Rauchen daraufhin auf, auch wenn es ihnen sehr schwer fiel. Alkohol führt zu Krankheit und Tod und bringt Millionen Familien an den Rand des Ruins – oder weiter. Selbst die leichte Droge Haschisch kann einige gewohnheitsmäßige Benutzer gefährden. Du gehst nun durch einen Lebensabschnitt voller Veränderungen und Spannungen, in dem manche Menschen ihren Weg, ihre Orientierung und ihren Lebenswillen verlieren. Du solltest warten, bis du 18 oder 20 Jahre alt bist, bevor du entscheidest, ob du trinken, rauchen oder Haschisch verwenden willst; erst dann ist dein Leben wieder in ruhigeren Bahnen und du weißt besser, was du aus deinem Leben machen willst. Aber letzten Endes mußt du die Entscheidung selbst treffen. Dieser Rat überzeugt besonders, wenn die Eltern nicht rauchen, nicht trinken, und keine Beruhigungs- oder Aufputschmittel zu sich nehmen.

Ich würde auch mit der Vernunft meiner Kinder rechnen. Vielleicht probieren sie hin und wieder an einer Droge herum, so wie viele von uns als Jugendliche heimlich geraucht oder Alkohol getrunken haben.

Die Jugendlichen wissen, daß Alkohol, Haschisch und andere »entspannende« Drogen ihr Urteilsvermögen und ihre Handlungsfähigkeit einschränken. Man kann die Jugendlichen motivieren, sich zu einigen, wer an diesem Abend keinen Alkohol oder andere Drogen zu sich nimmt, damit er die anderen nach der Party nach Hause fahren kann. Man kann auch betonen, daß sie jederzeit zu Hause anrufen können und dann von den Eltern abgeholt werden, ohne daß diese Fragen stellen.

Ich wüßte aber auch, daß ständiges Predigen, inquisitorisches Fragen oder Spionieren nichts besser machen würden; eher würden die Kinder provoziert und täten es erst recht.

Ich rate nicht zu Drogen und billige sie auch nicht. In einer glücklicheren und weniger gespannten Gesellschaft müßten sich Menschen nicht mit Drogen trösten. Nur sollten m. E. Eltern beim gelegentlichen Gebrauch von Haschisch durch ihre Kinder nicht in Panik verfallen.

Heroin dagegen ist in jeder Hinsicht extrem gefährlich. LSD führt oft zu schweren seelischen Störungen. Amphetamin und andere Weckamine führen zu körperlicher Erschöpfung und lösen bedenkliche Störungen des Seelenlebens aus.

Kokain und insbesondere seine rauchbare Version, »Crack«, sind äußerst gefährlich und stark suchterzeugend.

DAS KRANKE KIND

Wie behandelt man ein krankes Kind?

705. Es liegt auf der Hand, daß man es verwöhnt. Wenn ein Kind wirklich krank ist, so läßt man ihm besondere Sorge und Liebe angedeihen, nicht nur aus medizinischen Gründen, sondern auch weil man Mitleid mit ihm hat. Man bemüht sich, all seine Wünsche zu erfüllen, und es macht einem nichts aus, ihm Speisen und Getränke extra zuzubereiten und, wenn das Kind sie nicht mag, noch einmal von vorn damit anzufangen. Man ist glücklich, wenn man ein neues Spielzeug entdeckt, das dem Kind Freude macht und es ablenkt. Man versucht es zu trösten und fragt mit mitleidiger Stimme immer wieder, wie es ihm denn gehe.

Ein Kind gewöhnt sich sehr schnell an einen solchen Zustand, und wenn seine Krankheit es außerdem noch quarrig und unleidlich macht, wird es seine Mutter herumhetzen und nach Herzenslust tyrannisieren.

Glücklicherweise sind 90 Prozent aller Kinder, wenn sie krank werden, nach wenigen Tagen schon wieder auf dem Wege der Besserung. Im gleichen Augenblick, in dem die Mutter sich keine Sorge mehr zu machen braucht, wird sie auch aufhören, sich von ihrem Kind tyrannisieren zu lassen. Nach ein paar Tagen, wenn der Patient gemerkt hat, daß er seinen Willen nicht mehr durchsetzen kann und außerdem auch wieder springlebendig und gesund ist, geht das Familienleben seinen normalen Gang.

Doch wenn ein Kind von einer lang andauernden Krankheit befallen wird oder wenn die Gefahr besteht, daß es Rückfälle erleidet und die Eltern sich Sorgen machen, die sie nicht gänzlich in sich zu verschließen vermögen, kann die ständige Atmosphäre von Besorgtheit für das Kind durchaus schädlich sein. Ganz unwillkürlich wird es einige der Sorgen und Ängste seiner Umgebung in sich aufnehmen. Das Kind wird anspruchsvoll. Wenn es zu gut erzogen ist, als daß es seine Wünsche immer äußert, wird es launisch wie ein verwöhnter Schauspieler. Ein Kind lernt leicht, seinen Zustand zu genießen und das Mitleid auszunutzen. Seine Fähigkeit, sich auf seine Umwelt einzustellen und sich zu bemühen, freundlich und liebenswert zu sein, wird schwächer gleich einem Muskel, der nicht benutzt wird.

706. Deshalb muß man ein krankes Kind beschäftigen und es anhalten, weiterhin höflich und guterzogen zu sein. Die Eltern eines kranken Kindes tun gut daran, ihre Haltung dem Kind gegenüber so schnell wie möglich zu normalisieren. Sie müssen sich daran gewöhnen, daß sie einen freundlichen, aber bestimmten und durchaus nicht mitleidigen Ausdruck auf dem Gesicht haben, wenn sie das Zimmer des Kindes betreten. Fragen sie, wie es sich fühlt, so sollte ihre Stimme optimistisch sein und die Erwartung ausdrücken, daß es ihm gutgehe. (Man sollte auch nicht zu oft danach fragen.)

Wenn man herausgefunden hat, was das Kind gern ißt und trinkt, dann serviere man ihm diese Speisen, ohne jedesmal von neuem zu fragen und Besorgnis zu verraten, es könne vielleicht nicht genügend essen. Man nötige das Kind auf keinen Fall – es sei denn, der Arzt halte es für notwendig. Bei kranken Kindern wird der Appetit durch Nötigen und durch aufgezwungene Nahrung viel eher ruiniert als bei gesunden Kindern.

Wenn man ihm neues Spielzeug kauft, so nehme man Dinge, bei denen das Kind selbst etwas zu tun hat, Dinge, die seine Phantasie anregen und nicht nur seine Hände, sondern auch seinen Geist beschäftigen: Klötze, mit denen es bauen kann, Knetgummi oder Plastilin, Papier und Buntstifte, Perlenkästen zum Aufziehen von Perlen oder Spiel- oder Postkarten. Derlei Beschäftigungen können ein Kind lange befriedigen, während Spielzeug, das nur schön aussieht, mit dem das Kind aber nichts weiter anfangen kann (höchstens, daß man es auseinandernehmen kann), seinen Reiz schnell verliert und höchstens den Appetit auf neue Geschenke anregt.

Man gebe dem Kind nur immer ein Spielzeug gleichzeitig. Entweder lasse man es ausschneiden oder lasse es malen oder mit einem Baukasten spielen. Hat es die Auswahl zwischen mehreren Arten der Beschäftigung, dann fällt es ihm schwer, sich zu entscheiden, und es wird sich auf keine Sache recht konzentrieren können. Lassen Sie das Kind nicht zu viel fernsehen.

Wenn ein Schulkind längere Zeit das Bett hüten muß, sich aber doch einigermaßen wohlfühlt, so lasse man es jeden Tag eine Weile arbeiten. Am besten, man engagiert einen guten Nachhilfelehrer, der täglich eine halbe Stunde mit dem Kind Schularbeiten macht. Natürlich kann man, wenn man die Begabung dafür hat, das auch selbst tun.

Das kranke Kind möchte recht viel Gesellschaft haben und wünscht, daß Vater oder Mutter mit ihm spielt oder ihm vorliest. Das ist in Ordnung, und Mutter oder Vater wird sich mit dem Kind beschäftigen, soweit die Zeit eben reicht. Doch wenn das Kind mehr und mehr Beachtung wünscht und unzufrieden wird, sobald die Eltern keine Zeit haben, sollte man versuchen, sich auf keinerlei Handel oder gar Streit einzulassen. Es ist gut, wenn man den Tag nach einem bestimmten Plan einteilen kann, so daß das Kind weiß, dann und dann kann es mit der Gesellschaft der Eltern rechnen, dann und dann aber haben Vater und Mutter zu tun, und es muß mit sich selbst zufrieden sein. Wenn seine Krankheit nicht ansteckend ist und der Arzt Gesellschaft erlaubt, lade man andere Kinder ein, die mit dem kleinen Invaliden spielen oder mit ihm zusammen die Mahlzeiten einnehmen.

Der Sinn des Ganzen ist, daß man ein krankes Kind so unauffällig wie möglich in den normalen Tagesablauf der Familie mit einbezieht. Man erwarte von ihm, daß es sich vernünftig benimmt, und man belaste es nicht mit besorgten Blicken, Gedanken und Reden.

707. Quarantäne (Isolierung) bei ansteckenden Krankheiten. Es entspricht an sich dem gesunden Menschenverstand, daß man ein Kind mit einer ansteckenden Krankheit in einem Raum für sich, gesondert von den anderen Familienmitgliedern, hält und nur *ein* Erwachsener, der das Kind pflegt, zu ihm Zutritt hat. Diese Vorsichtsmaßnahme dient dem Schutz der anderen Kinder und auch der Erwachsenen in der Familie, die sich nicht unnötigerweise anzustekken brauchen. Wenn die anderen Kinder allerdings der Infektion ausgesetzt waren, bevor sich herausstellte, um welche Krankheit es sich handelt, dann werden sie sie wahrscheinlich ebenfalls bekommen; doch sollte man sie dennoch nicht mit dem bereits erkrankten Kinde in Berührung kommen lassen. Außerdem soll natürlich vermieden werden, daß die gesunden Mitglieder der Familie die Bazillen in der Schule oder im Büro auf Dritte übertragen. Bei Masern,

Windpocken und Keuchhusten ist die Gefahr der Übertragung durch Gesunde auf Dritte zwar gering, wenn mehr als eine halbe Stunde dazwischenliegt, aber bei Scharlach z. B. sollte man nur *eine* Person das Krankenzimmer betreten lassen, die sich dann auch nach Möglichkeit isoliert von den anderen halten sollte. Die Streptokokken, die Scharlach verursachen, halten sich im Rachen lange und können dann immer noch ansteckend sein. Je weniger Menschen sich bei dem Kind direkt anstecken, desto geringer ist die Gefahr, daß eine Epidemie ausbricht. Außerdem hält man ein Kind mit einer ansteckenden Krankheit auch deswegen isoliert, weil immer eine gewisse Gefahr besteht, daß es sich noch weitere Bazillen dazuholt und die Krankheit sich verschlimmern und komplizieren könnte.

Wie führt man eine solche Isolierung durch? Man hält das Kind in einem Raum, der nur von dem einen Erwachsenen betreten werden darf, der das Kind pflegt. Nehmen wir an, es ist die Mutter. Sie trägt im Krankenzimmer einen weißen Kittel, der im Zimmer bleibt, wenn sie es verläßt, dadurch wird ihre Kleidung vor Bazillen geschützt. Jedesmal, wenn sie das Krankenzimmer verläßt, muß sie sich die Hände waschen. Alle Geräte, Eßbestecke, Teller usw., die das Kind benutzt hat, kommen in ein besonderes Gefäß, das eine Desinfektionslösung enthält und werden darin auch gesondert von allem übrigen Geschirr gereinigt.

Bei Scharlach und Diphtherie wird der Arzt noch weitere und genauere Vorsichtsmaßregeln anordnen.

Im allgemeinen braucht man sich bei keiner der üblichen – auch ansteckenden – Kinderkrankheiten (es sei denn, man pflegt ein scharlach- oder diphtheriekrankes Kind) von der Außenwelt abzuschließen, mit Ausnahme von Lehrern und Lebensmittelhändlern, die besonderen und strengeren Bestimmungen unterliegen. Es gibt auch keine Bestimmungen darüber, wann man selbst eine gewisse Quarantäne einzuhalten hat, wenn sein Kind eine ansteckende Kinderkrankheit hat. Das muß dem gesunden Menschenverstand und der Rücksicht, die man auf andere nimmt, überlassen bleiben. Wenn man sich von anderen Kindern fernhalten kann, ist die Gefahr, daß man die Krankheit auf sie überträgt, gleich Null. Es versteht sich von selbst, daß man keine Besuche macht, wenn in der Familie Scharlach, Mumps, Röteln (schwangere Frauen) oder Keuchhusten herrschen. Masern und Windpocken sind nicht so tragisch zu nehmen, besonders, wenn man weiß, daß man selbst diese Erkrankungen früher bereits durchgemacht hat, oder daß die Kinder in der Familie, die man besuchen will, sie schon gehabt haben. Bei diesen harmlosen Kinderkrankheiten sollte man auch als Außenstehender nicht zu ängstlich sein, übertriebene Furcht vor Ansteckung vermag unter Umständen das Leben sehr zu erschweren.

Bei Masern und Windpocken ist es den anderen, gesunden Kindern der Familie meist auch erlaubt, weiterhin zur Schule zu gehen. Anders sieht es natürlich bei Scharlach, Diphtherie, Meningitis und Kinderlähmung aus. Die Bestimmungen der Quarantäne in solchen Fällen sind in Ländern und Gegenden verschieden.

Bei jeder ansteckenden Kinderkrankheit, die sich zeigt, wird eine verantwortungsbewußte Mutter ihr krankes Kind natürlich von anderen kleinen Kindern fernhalten, um sie nicht der Gefahr einer Infizierung auszusetzen.

Ernährung während einer Erkrankung

Die Ernährung während einer Durchfallerkrankung wird in Abschnitt 350 besprochen.

Ihr Arzt wird Ihnen raten, welche Ernährung bei welcher Erkrankung angebracht ist. Dabei wird er auch den Geschmack des Kindes berücksichtigen können. Im folgenden möchte ich Ihnen einige Hinweise geben, die Ihnen helfen können, bis Sie beim Arzt waren.

708. Ernährung bei Erkältungen ohne Fieber. Ist das Kind erkältet, ohne daß es Fieber hat, dann kann seine Ernährung völlig normal sein. Das Kind wird indessen weniger Appetit haben, weil es im Zimmer bleiben muß, weil es nicht so viel Bewegung hat wie sonst, weil es sich unbehaglich fühlt. Es hat keinen Zweck, das Kind in diesem Fall zu nötigen, mehr zu essen, als es mag. Wenn es sehr geringen Appetit hat und weniger ißt als gewöhnlich, so gebe man ihm zwischen den Mahlzeiten etwas zu trinken: Milch, Kakao oder Fruchtsaft. Es kann trinken, was es will. Das Quantum an Flüssigkeit spielt an sich keine Rolle, größere Mengen sind bei Schnupfen nicht etwa - wie manche Leute glauben - heilsamer als das gewöhnliche Maß an Flüssigkeit.

709. Wenn ein Kind Fieber hat, und zwar über 38 Grad bei einer starken Erkältung, Grippe, Halsentzündung oder einer der anderen ansteckenden Kinderkrankheiten, so verliert es zunächst seinen Appetit, besonders auf feste Nahrung. In den ersten ein bis zwei Tagen verabreiche man ihm deshalb am besten gar keine feste Nahrung, sondern gebe ihm zu trinken, und zwar alle ½ bis 1 Stunde, solange es wach ist. Orangensaft, anderen Fruchtsaft und Wasser mögen die Kinder am liebsten. Das Wasser darf man nicht vergessen. Es hat zwar keinerlei Nährwert, aber das ist in dieser Situation unwichtig. Gerade deshalb verlangt das kranke Kind oft nach Wasser. Im übrigen kann man auch schwachen Tee mit Zucker geben. Milch? Da gibt es kaum eine besondere Vorschrift. Doch ältere Kinder haben, wenn sie krank sind, manchmal einen Widerwillen gegen Milch und brechen sie wieder aus. Wenn die Kinder sie jedoch wünschen, gebe man ihnen auch Milch. Ist das Fieber sehr hoch, gieße man den obersten rahmhaltigen Teil der Milch ab, weil er schwer zu verdauen ist.

Hält das Fieber an, so wird das Kind dennoch nach zwei Tagen wieder etwas mehr Appetit haben. Wenn es trotz hohen Fiebers hungrig ist, gibt man ihm Toast, Zwieback, leichtes ungesüßtes Gebäck, zerdrückte Banane, auch Gelantinepudding oder Apfelmus.

Fleisch, Geflügel, Fisch, Fett (Butter, Margarine und Sahne) und Gemüse sind während des hohen Fiebers schwer verdaulich, und außerdem mögen die Kinder diese Nahrungsmittel dann auch gar nicht.

Wenn das Fieber vorüber ist und die Kinder Rekonvaleszenten sind, haben sie wieder größeren Appetit auf Fleisch und Gemüse, und dann verdauen sie es auch wieder gut.

Man sollte es sich zum Prinzip machen, ein krankes Kind niemals zu zwingen, etwas zu essen, was es nicht mag – es sei denn, der Arzt dringt darauf, daß es etwas Besonderes zu sich nimmt. Auf Zwang reagieren kranke Kinder zu leicht mit Erbrechen, und die Gefahr ist zu groß, daß daraus für die Zukunft Probleme beim Essen erwachsen.

710. Diät bei Erbrechen (ein Hinweis für den Notfall, solange man den Arzt nicht konsultieren kann). Erbrechen zeigt sich bei vielen verschiedenen Krankheiten, besonders am Anfang und wenn hohes

Fieber einsetzt. Die Diät hängt auch von vielen verschiedenen Faktoren ab und sollte vom Arzt vorgeschrieben werden. Wenn es jedoch nicht möglich ist, einen Arzt zu erreichen, kann man sich nach den folgenden Anweisungen richten.

Erbrechen ist die Folge davon, daß der Magen durch eine Krankheit in Erregung versetzt ist und mit der aufgenommenen Nahrung nicht fertig wird. Es empfiehlt sich, dem Magen ein paar Stunden nach dem Erbrechen vollkommene Ruhe zu lassen. Dann, *wenn das Kind darum bittet,* kann man ihm einen Schluck Wasser oder Tee geben, aber nicht mehr als einen Schluck zunächst. Wenn das Kind es bei sich behält und mehr trinken möchte, gebe man ihm nach ein paar Minuten ein weiteres Schlückchen. Nach und nach auch etwas mehr, wenn es unbedingt danach verlangt. Hat das Kind diese Menge Flüssigkeit bei sich behalten, kann man ihm ein bißchen verdünnten Apfelsaft oder eine Limonade, in der keine Kohlensäure mehr ist, geben. Reichen Sie am ersten Tag aber nicht mehr als ein halbes Glas auf einmal. Nach einigen Stunden darf man dem Kind, wenn es danach verlangt, etwas mageres Gebäck, ein Stück Toastbrot oder eine kleine Banane oder einen Eßlöffel Apfelmus geben. Wenn das Kind um Milch bittet, geben Sie nur entrahmte.

Das Erbrechen, das mit einer fieberhaften Erkrankung zusammen einsetzt, wird meistens nur am ersten Tag auftreten und dann aufhören, auch wenn das Fieber weiter anhält. Wenn das Kind sehr heftig erbricht und würgt, bricht es manchmal kleine Flöckchen oder Fädchen Blut mit aus, doch ist das nichts Gefährliches.

711. Diät beim Durchfall. Ab zwei Jahren tritt beim Kind viel seltener schwerer und andauernder Durchfall auf. Bis Sie beim Arzt waren, sorgen Sie vor allem für Ruhe und geben Sie dem Kind die normale Nahrung, auf die es Appetit hat. Studien haben gezeigt, daß die traditionelle »Durchfalldiät« mit zuckerhaltigen Flüssigkeiten wie Limonade oder Apfelsaft den Durchfall nur verschlimmern.

712. Man muß aufpassen, daß sich beim Abklingen einer Krankheit nicht Schwierigkeiten beim Essen einstellen, die dann chronisch werden. Wenn ein Kind mehrere Tage lang Fieber hat und wenig ißt, wird es naturgemäß abnehmen. Mütter machen sich deshalb leicht Sorgen, zumal beim ersten- oder zweitenmal, solange sie noch keine

Erfahrung mit Kinderkrankheiten haben. Wenn das Fieber dann schließlich abgeklungen ist und der Arzt sagt, nun sei alles wieder in Ordnung und das Kind könne ganz normal ernährt werden, wird die Mutter alles daransetzen, damit das Kind schnell wieder an Gewicht zunimmt. Doch oft hat das Kind jetzt eine Aversion gegen das Essen und wendet sich ab. Wenn die Mutter nun danebensitzt und auf das Kind einredet und es nötigt, es müsse doch essen, kann es geschehen, daß sein Appetit gar nicht wiederkehrt.

Ein solches Kind hat nicht etwa vergessen, wie man essen muß, und es ist auch nicht zu schwach zum Essen, doch zu dem Zeitpunkt, da seine Temperatur zwar wieder normal ist, wirkt die Infektion in seinem Körper noch so kräftig, daß Magen und Darm noch nicht wieder normal reagieren. In dem Moment, da Mama ihm wieder den ersten Teller voller Essen vorsetzt, rebellieren sein Magen und sein Verdauungssystem, und das Kind verspürt einen Widerwillen gegen das Essen.

Wenn man ein Kind, das im Grunde noch nicht völlig wiederhergestellt ist (wenngleich es kein Fieber mehr hat), zum Essen zwingt, ist die Gefahr groß, daß ein Widerwillen gegen jegliches Essen in ihm geweckt und sein normaler Appetit gelähmt wird. Bei solcher Gelegenheit kann man lang anhaltende unerquickliche Schwierigkeiten mit dem Essen des Kindes auslösen.

Sobald jedoch Magen und Darm sich von den Anstrengungen und den Nachwirkungen der Krankheit erholt haben und wieder in der Lage sind, normales Essen gut zu verdauen, wird der Hunger sich ganz von allein einstellen, und zwar meist besonders kräftig: Das Kind hat auf einmal einen Riesenappetit. Ein oder zwei Wochen lang wird es wie ein hungriger Wolf futtern, um den Verlust wieder aufzuholen.

Die Eltern aber tun klug daran, dem Kind am Ende einer Krankheit das anzubieten, was es gern hat und möchte, ohne es zu nötigen und zum Essen zu drängen. Im übrigen müssen sie geduldig und vertrauensvoll darauf warten, daß die Natur ihr Recht verlangt und das Kind von selbst wieder seine gewöhnlichen Portionen begehrt. Hat sich sein Appetit nach einer Woche nicht gebessert, kann man den Arzt noch einmal zu Rate ziehen.

713. Das Einnehmen von Medizin. Nicht immer ist es einfach, ein Kind dazu zu bewegen, seine Medizin einzunehmen. Man muß es sich zur festen Regel machen, sein Kind von Anfang an so zu erziehen, daß das Einnehmen von irgendwelchen Medizinen eine Selbstverständlichkeit ist, gegen die es keinen Widerspruch gibt, so daß es niemals auf den Gedanken kommt, es wollte die Tropfen oder die Pillen nicht nehmen. Wenn man erst einmal damit anfängt, ihm zu erklären, warum es dies und jenes nehmen müsse, es zu trösten und sich zu entschuldigen, bringt man es erst auf den Gedanken, daß die Medizin etwas sei, was man auf keinen Fall mag. Wenn man dem Kind den Löffel mit der Medizin in den Mund steckt, rede man am besten von etwas ganz anderem. Die meisten kleinen Kinder öffnen ihren Mund automatisch wie kleine Vögel in ihrem Nest.

Pillen oder Tabletten, die sich nicht auflösen, kann man mit einem Mörser fein zerstoßen oder zerdrücken und mit etwas Schmackhaftem vermischen, mit Honig etwa oder einem Fruchtsaft, den das Kind gern mag. Doch man mische nur einen Teelöffel voll, damit das Kind ihn auf einmal hinunterschlucken kann. Augenwasser und -tropfen, die nötig sein sollten, kann man, wenn es gar nicht anders geht, während des Schlafens einspritzen.

Gibt man eine flüssige Medizin in einem Getränk, dann ist es besser, man nimmt einen Saft, den das Kind nicht regelmäßig zu trinken bekommt. Tut man die Medizin nämlich in die Milch oder in einen Orangensaft, dann wird der ungewohnte Geschmack es mißtrauisch machen, und es wird vielleicht Wochen oder Monate lang Milch oder Orangensaft nicht mehr trinken wollen.

Es ist sehr schwierig, kleine Kinder dazu zu bewegen, eine ganze Tablette oder eine Kapsel hinunterzuschlucken. Man kann es versuchen, indem man die Tablette in etwas verhältnismäßig Festes steckt, etwa in ein Stückchen Banane. Gleich hinterher gebe man als Belohnung dann einen Teelöffel voll von einer Flüssigkeit, die das Kind sehr gern mag. Außerdem gibt es von den meisten wichtigen Medikamenten heute auch besondere Zubereitungen für Kinder bei verschiedenen Altersgruppen, meist in Form wohlschmeckender Tropfen oder als Sirup.

714. Niemals gebe man dem Kind irgendwelche Medikamente, ohne den Rat des Arztes einzuholen, und man gebe Medizin auch nur solange, wie der Arzt es anordnet, nicht noch darüber hinaus. Warum man das nicht tun sollte, sei an folgendem Beispiel erklärt: Ein Kind ist erkältet und von starkem Husten geplagt, der Arzt verschreibt eine bestimmte Hustenmedizin. Zwei Monate später hat das Kind schon wieder Husten, und die Mutter holt auf das alte Rezept das gleiche Mittel, ohne den Arzt zu fragen. Eine Woche lang scheint die Medizin zu wirken, doch dann wird der Husten so schlimm, daß der Arzt doch gerufen werden muß. Er stellt sofort fest, daß das Kind diesmal nicht erkältet ist, sondern Lungenentzündung hat. Wäre er gleich zu Rate gezogen worden, hätte er das schon eine Woche vorher feststellen können. In diesem Fall hätte das Kind gleich isoliert werden müssen, so daß es nicht noch unnötig viele andere Kinder der Gefahr der Ansteckung ausgesetzt hätte. Eine Mutter, die verschiedene Schnupfen oder Kopfschmerzen oder Magenwehs kuriert hat, und zwar immer auf die gleiche Weise, fühlt sich nach und nach als halber Arzt und Fachmann, und in gewisser Weise ist sie auch bereits ein Experte. Aber auch auf Grund ihrer Erfahrungen wird sie, da sie kein Arzt ist, die richtige Diagnose nicht immer stellen können. Für sie sind Kopfschmerzen eben Kopfschmerzen, und die Behandlung ist die gleiche. Der Arzt aber hat unter Umständen eine ganz andere Meinung von dem Fall und wird sehr verschiedenartige therapeutische Maßnahmen anordnen. Menschen, die schon einmal mit Sulfonamiden oder Antibiotika (etwa Penicillin) behandelt worden sind, neigen dazu, diese Mittel bei ähnlichen Symptomen wieder anzuwenden. Sie erinnern sich, daß es ihnen beim letzten Mal sehr gut geholfen habe, und sie wissen auch, welche Dosierung der Arzt ihnen damals verschrieben hatte – warum also nicht?

Auch diese an sich so segensreichen Medikamente können gelegentlich schwere Nebenwirkungen zur Folge haben – Fieber, allergische Hautreaktionen, Anämie (Blutarmut), Nierenschäden. Zum Glück kommt es nur in seltenen Fällen dazu, aber die Gefahr vergrößert sich, wenn die Anwendung sehr oft und in unsachgemäßer Weise erfolgt. Sie dürfen daher nur gegeben werden, wenn der Arzt entschieden hat, daß die Gefahr durch die bestehende Krankheit größer ist als ein eventuelles Behandlungsrisiko. Selbst der fortgesetzte Gebrauch von Medikamenten wie z. B. Paracetamol kann zu schweren Schäden führen.

Abführmittel sollten nicht bei jeder Gelegenheit gegeben werden – besonders nicht bei Magenbeschwerden. Bei kleinen Kindern ist auf jeden Fall zuvor der Arzt zu fragen. Manche Eltern sind der völlig falschen Meinung, daß Magenschmerzen vornehmlich durch Verstopfung hervorgerufen würden und daß man zuerst einmal ein Abführmittel geben müsse. Magen- und Leibschmerzen aber können viele Gründe haben (Abschnitte 755–756 und 758–760). Einige davon, etwa Blinddarmentzündung und Darmlähmung, werden durch Abführmittel nur verschlimmert. Es ist deshalb nicht ungefährlich, wenn man seinem Kind Abführmittel gibt, ohne zu wissen, welchen Grund die Bauchschmerzen haben.

715. Einläufe und Abführzäpfchen wurden von Ärzten sehr häufig verschrieben oder auch von Eltern ohne ärztlichen Rat verwendet. Man glaubte, ohne einen Beweis dafür zu haben, daß eine Verstopfung eine wichtige Rolle bei Erkrankungen spielt und daß man erst gesund werden kann, wenn der Darm gereinigt ist. Heutzutage wissen wir es zum Glück besser. Sehr selten wird heute noch ein Abführzäpfchen genommen, zum Beispiel wenn man bei einem kleinen Kind befürchten muß, daß es einen sehr großen und sehr harten Stuhl ausscheiden wird. Ein Einlauf kann als Vorbereitung für bestimmte Röntgenaufnahmen des Bauches notwendig sein.

Geben Sie Ihrem Kind nie ohne ärztlichen Rat einen Einlauf oder ein Abführzäpfchen.

Abführzäpfchen werden durch die Afteröffnung in den Mastdarm eingeführt, wo es sich auflöst. Sie bestehen meist aus Glyzerin, einem Gleitmittel, können aber auch ein leicht reizendes Mittel enthalten, das Flüssigkeit in den Mastdarm zieht und den Stuhlgang stimuliert.

Der Arzt wird Ihnen sagen, wie ein Einlauf durchzuführen ist. Man legt eine wasserundurchlässige Unterlage über das Bett und ein Badetuch darauf. Das Kind muß sich auf die Seite legen und die Beine anziehen. Das Töpfchen sollte man zur Hand haben. Bei Kleinkindern und Babys ist es am leichtesten und sichersten, man benutzt eine Gummiballspritze. Man füllt den Ballon vollständig, so daß sich keine Luft darin befindet. Die Spitze wird mit Vaseline eingefettet oder auch mit Seife und vorsichtig in den After eingeführt. Dann drückt man den Ballon ganz langsam und sanft zusammen. Der Ballon darf nicht losgelassen werden, ehe die Spritze wieder ganz aus dem Darm entfernt ist, da sonst eventuell die Darmschleimhaut angesogen und verletzt wird. Je vorsichtiger man den Einlauf spritzt, desto weniger wird das Baby davon merken und sich dagegen wehren. Der Darm arbeitet wellenweise, zieht sich zusammen und entspannt sich wieder - wenn man also einen Widerstand merkt, warte man einen Augenblick, bevor man weiterspritzt. Im allgemeinen wehren sich Babys gegen Einläufe, und man muß schon ziemlich geschickt sein, wenn man ein gewisses Quantum einlaufen lassen will. Wenn man die Gummispritze wieder herauszieht, drücke man die beiden Gesäßbacken zusammen, damit das warme Wasser noch ein paar Minuten im Darm bleibt und nachhaltiger wirken kann. Wenn das Wasser nach 15 oder 20 Minuten noch nicht wieder herausgekommen ist oder aber ohne Erfolg abfließt, kann man den Einlauf wiederholen. Es ist ungefährlich, wenn das Wasser zunächst im Darm bleibt.

Bei älteren Kindern, die den Einlauf gutwillig über sich ergehen lassen, kann man einen Irrigator mit einem Gummischlauch nehmen. Doch stelle man den Kasten nicht zu hoch (von der Höhe hängt der Druck des Einlauf ab). Je niedriger der Einlaufkasten steht, desto langsamer fließt das Wasser in den Darm und verursacht das geringste Unbehagen, daher auch den besten Erfolg.

716. Generika. Generika sind Arzneimittel, die kein Warenzeichen haben, sondern den internationalen Freinamen (INN) verwenden. Meist sind Generika billiger als Markenarzneimittel, obgleich sie in der Wirkung oft identisch sind. Sprechen Sie mit Ihrem Arzt darüber, ob er im speziellen Fall ein Generikum verschreiben will.

Fieber

Achtung: Geben Sie einem Kind oder einem Jugendlichen bei Fieber, Erkältung oder Grippesymptomen niemals Acetylsalicylsäure-Produkte, es sei denn, Ihr Arzt hat es verschrieben. Nur Paracetamol und andere acetylsalicylsäurefreie Produkte sind zu verwenden.

Handelt es sich nämlich um eine Viruserkrankung, besonders Grippe oder Windpocken, kann die Acetylsalicylsäure beim Kind das Reye-Syndrom begünstigen – eine ungewöhnliche, jedoch sehr gefährliche Erkrankung. (Siehe Abschnitt 822).

717. Was ist Fieber und was ist keins? Die Durchschnittstemperatur bei *Kindern* liegt im allgemeinen etwa bei 36,5 bis 37,2 Grad. Doch hält sich die Temperatur eines gesunden Kindes durchaus nicht ständig und gleichbleibend auf dieser Höhe. Sie schwankt im Laufe des Tages immer ein wenig auf und ab, und zwar hängt das von der Tageszeit ab und davon, was das Kind tut. Am frühen Morgen ist die Temperatur am niedrigsten, am späten Nachmittag am höchsten. Diese Unterschiede im Laufe des Tages sind allerdings nur gering. Der Unterschied in der Temperatur zwischen einem Körper in der Ruhelage und einem Körper in Bewegung ist schon größer. Wenn ein absolut gesundes kleines Kind viel herumgelaufen ist und man ihm gleich danach die Temperatur mißt, kann es sein, daß sie 37 Grad oder sogar noch etwas mehr beträgt, Temperaturen um 38 Grad sind aber wahrscheinlich immer ein Krankheitssymptom, ob das Kind nun herumgetobt hat oder nicht. Bei der Temperatur des älteren Kindes spielt körperliche Bewegung bereits eine weniger große Rolle. Wenn man also bei kleinen Kindern wissen will, ob sie leichtes Fieber haben, das von einer Erkältung oder einer anderen Krankheit hervorgerufen worden ist, muß man sie erst eine Stunde ruhig halten, bis man die Temperatur mißt.

Bei den meisten fieberhaften Erkrankungen ist die Temperatur am späten Nachmittag am höchsten und in den Morgenstunden am niedrigsten. Aber auch wenn es umgekehrt ist und das Fieber am Morgen hoch ist, während es am Nachmittag zurückgeht, ist das nicht weiter überraschend. Außerdem gibt es wenige Krankheiten, bei denen das Fieber nicht steigt und fällt, sondern konstant bleibt, z. B. bei Lungenentzündung und einer Kinderkrankheit mit Namen Roseola infantum oder Dreitagefieberexanthem. Eine unter den Normalwerten liegende Temperatur, also um 36 Grad, tritt manchmal am Ende einer Krankheit auf oder, bei gesunden Babys und Kleinkindern, am Morgen. Das braucht nicht zu beunruhigen, solange das Kind sich im übrigen wohlfühlt.

Viele Eltern meinen, Fieber sei an sich schlecht und müsse medikamentös behandelt werden. Wir sollten uns aber daran erinnern, daß Fieber keine Krankheit ist. Fieber ist ein Verfahren, das der Körper gegen Infektionen anwendet. Für uns hilft die Fiebermessung auch, das Ausmaß der Erkankung zu verfolgen. In einigen Fällen muß der Arzt das Fieber senken, damit das Kind schlafen kann bzw. nicht erschöpft wird. In einem anderen Fall bekämpft der Arzt nicht in erster Linie das Fieber, sondern die Infektion.

718. Das Thermometer. Der einzige Unterschied zwischen einem Oral- und einem Rektalthermometer ist die Form des Endstücks. Beim Rektalthermometer-Endstück ist die Spitze abgerundet, um Verletzungen vorzubeugen. Das Oralthermometer hat ein langes Endstück, so daß sich das Quecksilber im Mund schneller erwärmen kann. Die Markierungen sind bei beiden Thermometern identisch und bedeuten das gleiche (d. h.: die Teilstriche geben keine Korrektur für die unterschiedlichen Temperaturen für Mund oder After). Es gibt auch Thermometer, die als Endstück einen Kompromiß zwischen einem Oral- und einem Rektalthermometer haben. Sie erfreuen sich großer Beliebtheit.

Diese Thermometer können auch für die Achselhöhle genommen werden.

Als nächstes soll der Unterschied zwischen der Messung im Mund, der Achselhöhle und im After erklärt werden. Im After ist die Temperatur am höchsten, da dieser rundum vom Körper umgeben ist. Im Mund ist die Temperatur am niedrigsten, da der Mund durch die Nase mit Luft gekühlt wird. Der Unterschied zwischen der Oral- und Rektaltemperatur beträgt im allgemeinen weniger als ein Grad Celsius. Die Temperatur in der Achselhöhle liegt dazwischen.

Die Meßzeit im After beträgt etwa eine Minute. Zunächst steigt das Quecksilber sehr schnell und scheint sich nach 20 Sekunden nicht mehr zu verändern. Nach dieser Zeit kommt es nur noch zu einem winzigen Anstieg, so daß man bei einem strampelnden Kind das Thermometer ruhig auch nach weniger als einer Minute herausnehmen kann, um die Temperatur in etwa abschätzen zu können.

Im Mund braucht man etwa eineinhalb bis zwei Minuten, bis man die richtige Temperatur ablesen kann. Denn der Mund braucht etwas Zeit, um sich aufzuwärmen, und das Endstück des Thermometers ist zum großen Teil von Luft umgeben. Um die Temperatur in der Achselhöhle zu messen, braucht man etwa vier Minuten, für eine grobe Schätzung genügen aber auch ein paar Minuten.

719. Das Ablesen des Thermometers. Die Temperatur zu messen ist für viele Eltern eine schwierige Angelegenheit. Am besten, Sie fragen einen Bekannten, der Ihnen das am Thermometer erklärt.

Ein Thermometer reicht von 35 bis 42 Grad. Es ist nach dem Dezimalsystem eingeteilt. Die durchschnittliche Normaltemperatur, die etwa bei 37 Grad liegt, ist mit einem roten Strich markiert.

720. Wie mißt man das Fieber? Bevor man die Temperatur mißt, klopft man das Thermometer herunter. Man hält das obere Ende fest zwischen Daumen und Finger, dann schlägt man das Thermometer in der Luft kräftig mit einer kurzen ruckartigen Bewegung nach unten. Die Quecksilbersäule sollte mindestens bis zu 36 Grad hinabgedrückt werden. Wenn sie nicht hinuntergeht, hat man nicht kräftig genug geschlagen. Bis man das richtige Gefühl dafür bekommt, wie man ein Thermometer handhaben muß, sollte man es über einem Bett oder einem weichen Kissen herunterklopfen, damit es nicht zerbricht, wenn es einem aus der Hand rutscht. Das Badezimmer mit seinem Kachelfußboden ist der ungeeignetste Ort, um ein Thermometer einzustellen.

Wenn man die Temperatur rektal mißt, muß man vorher das untere Ende des Thermometers mit Vaseline einfetten. Am besten

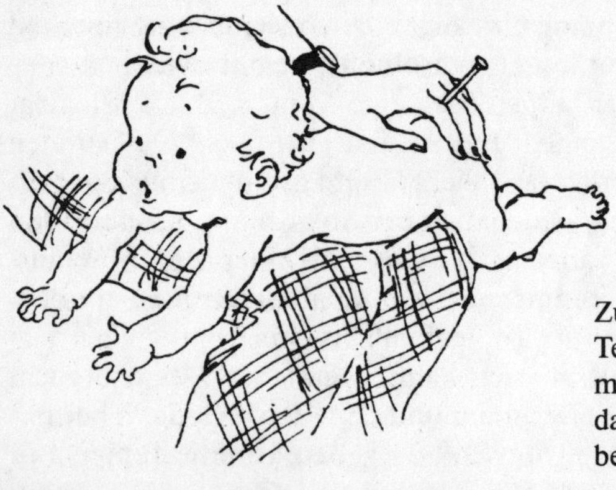

Zum rektalen Temperaturmessen legt man das Baby am besten über das Knie.

legt man sich das Baby quer über die Knie, so daß der Bauch zwischen den Schenkeln liegt. Aus dieser Haltung kann es sich so schnell nicht befreien, und seine Beinchen hängen herunter und sind nicht im Wege. Das Thermometer wird dann sehr vorsichtig in seinen After eingeführt. Man schiebt es mit leichter Hand ein, und zwar so, daß es seinen Weg allein findet. Wenn man es sehr fest und steif hält, tut man dem Baby unter Umständen weh. Ist das Thermometer in den After eingeführt, dann hält man es am besten nicht mehr fest, sondern legt die Finger nur ganz locker darum, damit es das Baby, wenn es strampelt und sich wehrt, nicht verletzt. Wenn man die Hand auf sein Hinterteilchen legt und das Thermometer wie eine Zigarette leicht zwischen den Fingern hält, kann wenig passieren. Ist das Kind ein bißchen älter und liegt es während der einen Minute still, dann kann man es im Bett auf die Seite legen, die Knie ein wenig angezogen. Liegt das Kind nämlich flach auf dem Bauch, dann ist es schwerer, das Afterlöchlein zu finden; die falscheste Lage wäre es, das Kind auf dem Rücken liegen zu lassen. Man kann nicht an den After herankommen, und außerdem wird das Kind mit den Füßen stoßen, weil ihm das Thermometer unangenehm ist. Man mißt die Temperatur am besten in den frühen Morgenstunden, etwa um 7 Uhr, und am Nachmittag, etwa um 17 Uhr. Wenn man dem Arzt über die Temperatur eines Kindes berichtet, muß man natürlich immer dazu sagen, wie sie gemessen wurde - ob rektal, im Mund oder in der Achselhöhle.

Das Thermometer säubern Sie mit lauwarmem Wasser und Seife. Sie können es danach auch mit einer Alkohollösung abwischen. Spülen Sie die Lösung gut ab, bevor Sie das Thermometer wieder verwenden.

721. Wieviel Tage muß man die Temperatur messen? An einem Beispiel sei hier klargemacht, was gelegentlich geschieht: Ein Kind hat eine böse fieberhafte Erkältung, der Arzt kommt regelmäßig und ordnet an, daß die Mutter zweimal am Tag die Temperatur mißt. Schließlich ist das Fieber abgeklungen, das Kind erholt sich gut, hat nur noch etwas Husten und eine Laufnase. Der Arzt äußert sich bei seinem letzten Besuch zufrieden und erlaubt der Mutter, das Kind an die frische Luft zu bringen, sobald die Erkältung völlig vorüber ist. Zwei Wochen später ruft die Mutter den Arzt an und erklärt voller Verzweiflung, daß sie und das Kind immer noch das Haus hüteten. Der Schnupfen und der leichte Husten seien seit zehn Tagen gänzlich behoben, das Kind sehe großartig aus, und sein Appetit sei auch gut, aber es habe noch jeden Nachmittag eine Temperatur von etwa 37,0 Grad. Nun, 37,0 Grad bedeuten bei einem sehr aktiven und lebhaften Kind durchaus nicht immer fieberhafte Temperatur. Zehn Tage Stubenarrest und die Sorge, die sich die Mutter über die »Temperatur« gemacht hat, waren verschwendete Zeit und Kraft. Wenn die Temperatur mehrere Tage unter 37,2 Grad liegt und das Kind im übrigen munter und gesund scheint, braucht man nicht ständig die Temperatur zu messen – es sei denn, der Arzt wünscht es, oder das Kind scheint auf einmal wieder einen Rückfall zu haben. Man mache es sich nicht zur Gewohnheit, einem gesunden Kind die Temperatur zu messen.

722. Erste Hilfe bei hohem Fieber. Im Alter zwischen ein und fünf Jahren können Kinder Fieber zwischen 39 und 40 Grad, gelegentlich auch höher bekommen. Die Ursache kann bereits eine milde Infektion wie eine Erkältung, eine Halsentzündung, eine Grippe oder auch eine ernsthafte Infektion sein. Andererseits steigt die Temperatur bei einer gefährlichen Erkrankung selten über 39 Grad. Lassen Sie sich deshalb nicht allzusehr von der Körpertemperatur beeinflussen, sondern gehen Sie immer dann zum Arzt, wenn Ihr Kind krank und irgendwie anders aussieht.

Es kann vorkommen, daß die Körpertemperatur am ersten Tag der Erkrankung bereits über 40 Grad beträgt, und daß Sie ein paar Stunden brauchen, bis Sie den nächsten Arzt erreichen können. In einem solchen Fall sollte man die Temperatur durch kalte Umschläge senken und Paracetamol geben. Paracetamol gibt es als Tabletten, Zäpfchen und Tropfen. Beachten Sie die Dosierungsanweisungen auf der Packung. (Das Medikament darf nicht in Kinderhände gelangen!)

Bitte geben Sie das Mittel nur einmal, es sei denn, es verstreichen noch drei bis vier Stunden bis der Arzt kommt.

Bei einem Wadenwickel strebt man an, das Blut durch Reiben und Verdunstungskälte zur Hautoberfläche zu bringen. (Alkohol war dafür sehr beliebt, aber in einem kleinen Zimmer kann unter Umständen zuviel davon inhaliert werden. Wasser tut im übrigen denselben Dienst, wenn es auch nicht »medizinisch« riecht.)

Entkleiden Sie das Kind und decken Sie es nur mit einer leichten Decke oder einem Laken zu. Benetzen Sie Ihre Hand in einem Becken mit lauwarmem Wasser. Nehmen Sie den Arm des Kindes und reiben Sie ein paar Minuten, dann benetzen Sie ihn wieder, wenn er zu trocken wird. Anschließend legen Sie den Arm wieder unter die Decke. Nehmen Sie dann den anderen Arm, beide Beine, den Brustkorb und den Rücken. Messen Sie nach einer halben Stunde nochmals die Temperatur, und geben Sie dem Kind kalte Flüssigkeit zu trinken, wenn sie nicht unter 40 Grad gesunken ist. Sie dürfen das Kind auch eine Viertelstunde in ein kühles Bad setzen. Versuchen Sie auf jeden Fall, die Temperatur unter 40 Grad zu halten, bis Sie den Arzt erreichen. Ein plötzlicher Temperaturanstieg kann bei kleinen Kindern am ersten Tag der Erkrankung zu Muskelzittern oder zu einem Anfall führen (Abschnitt 816). Ist das Fieber sehr hoch und hat das Kind ein gerötetes Gesicht, so sollten Sie es nur leicht bedecken: nur ein Laken verwenden. Die Temperatur des Kindes kann nicht sinken, solange es fest zugedeckt bleibt.

Erkältungen und Nebenhöhlenentzündung

723. Ein Kind leidet unter Schnupfen und Erkältungskrankheiten vielleicht zehnmal soviel wie unter allen anderen Krankheiten zusammen. Man weiß über Erkältungen bis zum heutigen Tag noch immer nur recht unvollkommen Bescheid. Eine Erkältung wird durch ein Virus ausgelöst, das so klein ist, daß es z. B. durch unglasiertes Porzellan hindurchdringen kann, so klein, daß es mit einem gewöhnlichen Mikroskop nicht zu sehen ist. Man nimmt an, daß dieses Virus nur leichte Erkältungen mit Schnupfen und rauhem Hals auslöst. Wenn nichts weiter dazukommt, geht diese Viruserkältung nach etwa drei Tagen wieder vorüber. Doch oft kommt noch anderes hinzu. Das Schnupfenvirus schwächt die Widerstandskraft der Nase und des Rachens, so daß andere Krankheitserreger Eingang finden und ihr Werk beginnen können: Streptokokken, Pneumokokken und der Haemophilus influenzae-Virus. Diese Keime halten sich oft bei gesunden Menschen während der Winter- und Frühjahrsmonate im Rachen und in der Nase auf, aber sie richten keinen Schaden an, weil der Körper genug Abwehrstoffe in sich hat. Wenn aber das Schnupfenvirus diese Abwehrkräfte schwächt, nehmen die Bazillen ihre Chance wahr, vermehren sich, breiten sich aus und verursachen Bronchitis, Lungenentzündung, Mittelohrentzündung, Stirnhöhlenkatarrh, und so weiter. Deshalb muß man auch auf Kinder, die lediglich einen Schnupfen haben, achten.

Das Beste, was man zur Vermeidung eines Schnupfens tun kann: Man gehe Menschen aus dem Weg, die einen haben.

724. Erkältungen in der frühen Kindheit. Wenn ein Baby im ersten Jahr seines Lebens einen Schnupfen bekommt, so ist er meistens nicht sehr schlimm. Am Anfang niest das Baby vielleicht ein bißchen, seine Nase läuft oder ist wohl auch etwas verstopft. Vielleicht hustet es auch ein paarmal. Fieber aber hat das kleine Kind beim Schnupfen selten. Wenn seine Nase voll ist, wünschte die Mutter, sie selbst könnte sie für das Baby ausschnauben. Merkwürdigerweise aber scheint es dem Baby nichts auszumachen. Nur wenn sie mit verhärtetem Nasenschleim zugesetzt ist, dann wird es ungeduldig und empfindet dies als Störung seines Wohlbefindens. Es versucht, seinen Mund geschlossen zu halten und ärgert sich dann schrecklich, wenn es nicht atmen kann. Sobald es trinken will, hindert die verstopfte Nase das Baby am meisten, und es kann vorkommen, daß es Brust und Flasche ablehnt, obwohl es Hunger hat.

Blasenbildung und eine verstopfte Nase lassen sich beheben, wenn man den Schleim mit einer Nasenspritze absaugt. Drücken Sie den Gummiball zusammen, bringen Sie die Spizte in die Nase, und lassen Sie den Gummiball sich entfalten.

Eine trockene Nase wird durch zusätzliche Feuchtigkeit im Raum weniger wahrscheinlich (Abschnitt 729). Ist die Nase sehr trocken, so kann der Arzt Nasentropfen verschreiben, die die Gefäße zusammenziehen. Sie sollen unmittelbar vor dem Füttern angewandt oder als Tropfen geschluckt werden. Andererseits verliert ein Kind während einer Erkältung nicht seinen Appetit. Außerdem verschwinden Erkältungen meist innerhalb einer Woche. Es gibt aber auch Fälle, wo eine Erkältung unglaublich lange anhalten kann, auch wenn sie mild verläuft. Dauert sie länger als zwei Wochen, kann sich eine

Nebenhöhlenentzündung oder eine Ohrenentzündung entwickelt haben. Lassen Sie das vom Arzt überprüfen.

Selbstverständlich kann auch die Erkältung bei einem kleinen Kind sehr schwer werden. Es können sich eine Bronchitis und weitere Komplikationen hinzugesellen. Wenn das Kind oft, tief oder asthmatisch hustet, sollte es von einem Arzt auch dann untersucht werden, wenn kein Fieber besteht. Dies gilt auch dann, wenn das Kind während einer einfachen Erkältung krank aussieht. Um es nochmals zu sagen: Ein Kind kann, besonders in den ersten zwei oder drei Lebensmonaten, sehr krank sein, ohne daß es Fieber hat.

725. Schnupfen und Fieber nach der Säuglingszeit. Einige Kinder haben, auch wenn sie längst keine Babys mehr sind, oft leichte Erkältungen ohne Fieber oder andere Komplikationen, ganz so, wie sie in ihren ersten Lebensjahren auftraten. Für gewöhnlich aber tritt nach dem ersten bis zweiten Lebensjahr eine Veränderung im Schnupfen- oder Krankheitsbild auf. So etwa spielt sich die Geschichte ab: Ein Kind von zwei Jahren ist den Vormittag über vergnügt und guter Dinge, gegen Mittag aber scheint es etwas ermüdet und hat weniger Appetit als gewöhnlich. Wenn es dann nach dem Nachmittagsschlaf aufwacht, ist es weinerlich und unleidlich, und seine Mutter stellt fest, daß Händchen und Kopf heiß sind. Sie mißt die Temperatur, die bereits bei 38 Grad liegt, und wenn der Arzt kommt, hat das Kind bereits 39 Grad Fieber. Die Wangen des Kindes sind rot, seine Augen trüb, doch sonst zeigen sich keine weiteren Symptome. Es hat vielleicht zum Abendbrot gar keinen Appetit, vielleicht aber auch ißt es dasselbe Quantum wie immer. Es liegen keinerlei Anzeichen dafür vor, daß das Kind einen Schnupfen bekommt, und der Arzt konnte lediglich feststellen, daß sein Hals ein wenig gerötet ist. Am nächsten Tag ist das Fieber heruntergegangen, doch seine Nase fängt an zu laufen, und es hustet dann und wann. Es war also doch ein richtiger Schnupfen, der nun, von Fall zu Fall verschieden, zwei Tage oder zwei Wochen dauert.

Im Repertoire der Kinderkrankheiten gibt es nun sehr viele verschiedene Variationen dieser typischen Geschichte. Manchmal fängt das Kind an, sich zu erbrechen, wenn das Fieber plötzlich in die Höhe steigt. Das wird im besonderen dann geschehen, wenn die Mutter – ahnungslos – dem Kind beim Mittagessen mehr aufgezwungen hat, als sein bereits angegriffener Appetit vertrug. (Man sollte einem Kind immer glauben, wenn es plötzlich keinen Appetit mehr hat.) Manchmal auch dauert das Fieber mehrere Tage, bevor der Schnupfen zum Ausbruch kommt und sich die Symptome der Erkältung zeigen. Manchmal dauert das Fieber auch nur ein oder zwei Tage und klingt wieder ab, ohne daß die Nase überhaupt anfängt zu laufen oder das Kind hustet – in diesem Fall wird der Arzt unter Umständen feststellen, es sei eine leichte Grippe. Für gewöhnlich wird diese Diagnose gestellt, wenn keine besonderen Symptome wie eine laufende Nase oder Durchfall auftreten, sondern nur generelle Symptome: Fieber oder allgemeines schlechtes Befinden. Es ist anzunehmen, daß diese Art von 1-Tages-Fieber eine Erkältung ist, die in ihrer Entwicklung unterbrochen wurde. Nachdem das Fieber wieder abgeklungen ist, scheint das Kind zwei bis drei Tage lang völlig in Ordnung zu sein, doch dann setzt ein heftiger Schnupfen mit Husten und laufender Nase ein.

Bei Kindern jenseits des sechsten Lebensmonats fängt eine Erkältung meist mit einer plötzlichen Temperaturerhöhung an; Sie sollten darüber nicht allzu überrascht sein. Allerdings sollten Sie in jedem Fall einer Temperaturerhöhung den Arzt konsultieren, da gelegentlich eine ernsthafte Infektion dahintersteckt.

Sind die Kinder erst fünf oder sechs Jahre alt, so beginnen sie ihre Erkältungen meist ohne nennenswerte Temperaturerhöhung.

Es macht einen großen Unterschied, ob ein Fieber bereits am ersten Tag der Erkältung da ist oder ob es sich während der Erkältung aufbaut. Letzteres bedeutet, daß sich die Erkältung ausbreitet oder schlimmer geworden ist. Dies muß nicht in jedem Fall gefährlich sein. Es bedeutet nur, daß der Arzt das Kind nochmals auf Veränderungen der Ohren, der Lunge und des harnbildenden Systems (Niere, Blase) untersuchen sollte.

726. Die Nasennebenhöhlen oder »Sinus« sind lufthaltige Hohlräume in den Knochen, von denen die Nase umgeben ist; jede Nasennebenhöhle steht mit dem Naseninnern durch eine kleine Öffnung in Verbindung. Die Kieferhöhlen liegen im Oberkieferknochen, die Stirnhöhlen im Stirnbein, also praktisch oberhalb der Augenbrauen, das Siebbein, besser die Siebbeinzellen, oberhalb der oberen Nasengänge, die Keilbeinhöhlen liegen weit hinten, hinter den Nasengängen. Im frühen Kindesalter sind nur Kieferhöhlen und Siebbeinzellen bereits so weit ausgebildet, daß sie erkranken können; dagegen entwickeln sich die Stirnhöhlen und die Keilbeinhöhlen erst nach und nach in den ersten Lebensjahren.

Wenn nun ein schwerer oder langanhaltender Schnupfen besteht, kann er sich auf die einzelnen Nebenhöhlen ausbreiten, man spricht dann von einer »Sinusitis« (oder deutsch von einer Kieferhöhlen-, Stirnhöhlenentzündung usw.). Sie kann auch auftreten, ohne daß die Nase läuft.

So eine Infektion der Nasennebenhöhlen dauert meist länger als ein gewöhnlicher Schnupfen, der sich nur direkt in der Nase abspielt, da sie versteckter und abgeschlossener liegen und ihr Sekret – Schleim oder Eiter – nicht so gut abfließen kann. Sie kann in sehr milder Form verlaufen, vielleicht sondert sich nur ständig etwas Schleim oder Eiter ab, der vom Naseninneren den Rachen herunterfließt (wodurch dann aber ein chronischer Husten entstehen kann, der besonders beim Hinlegen und morgendlichen Aufstehen auftritt). Andererseits kann eine Sinusitis auch einen schweren Verlauf nehmen, wobei es zu hohem Fieber und starken Schmerzen kommt.

Bei Vedacht auf eine Sinusitis ordnet der Arzt meist eine Röntgenaufnahme der Nasennebenhöhlen an oder durchleuchtet sie mit einem Spezialgerät. Es gibt eine ganze Reihe von Behandlungsmaßnahmen, die je nach Lage des Falles angewendet werden, wie zum Beispiel Nasentropfen oder Antibiotika.

Wie die ärztliche Behandlung auch sein mag, immer muß auch die allgemeine Pflege des Kindes auf die Bekämpfung der Erkrankung abgestellt sein. Praktisch handelt es sich ja um eine Erkältungskrankheit, die allerdings schwerer ist und länger dauert.

727. Wann ist der Arzt zu rufen? Der Arzt braucht nicht gerufen zu werden, wenn die Nase läuft oder nur ein leichter Husten vorhanden ist. Er sollte aber hinzugezogen werden, wenn sich neue Symptome wie Ohrenschmerzen oder Fieber im Laufe der Erkrankung einstellen, weil dies auf Komplikationen hindeutet.

728. Wie wird behandelt? Die meisten Ärzte und Eltern lassen das Kind nicht zu Hause, wenn es eine einfache Erkältung hat.

Wenn Ihr Kind besonders anfällig für Erkältungen ist oder zu Komplikationen wie Bronchitis und Ohrenentzündungen neigt, so ist es verständlich, wenn Sie etwas vorsichtiger sind. Ich habe aus meinen Beobachtungen an Kindern den Eindruck, daß eine Erkältung um so schlimmer wird, wenn sich Schüttelfrost einstellt. (Man weiß aber, daß Schüttelfrost eine Erkältung nicht auslöst.) Daher sollte man, außer wenn es draußen sehr warm ist, das Kind für die Dauer eine Erkältung im Innern des Hauses belassen; auch die Kleidung sollte wie üblich, Füße, Beine und Brustkorb gut bedeckt sein.

729. In einem überhitzten Raum muß die Luft feucht sein. Manchmal empfiehlt der Arzt, einen Raum, in dem ein erkältetes Kind sich aufhält, zu befeuchten. Die Lufttrockenheit wird dadurch gemindert, und die entzündeten Schleimhäute in Nase und Rachen werden ruhiggestellt. Wertvoll ist diese Maßnahme bei der Behandlung eines trockenen, festsitzenden Hustens oder eines Krupps. Bei warmem Wetter und wenn nicht geheizt wird, braucht man keine zusätzliche Feuchtigkeit zu erzeugen.

Mit Abstand das beste, aber auch das teuerste Gerät ist ein Ultraschallbefeuchter, der kalten Nebel produziert. Man kann jedoch auch einen einfacheren Kaltvernebler benutzen. Bei beiden Geräten dürfen Sie nicht vergessen, mindestens einmal in der Woche den Wasserbehälter entsprechend den Anweisungen zu säubern. Dadurch wird verhindert, daß sich dort Pilze und Bakterien ansammeln, die dann im Raum verteilt werden.

Ein elektrischer Verdampfer befeuchtet die Luft durch Wasserdampf, der durch elektrisches Erhitzen von Wasser erzeugt wird. Ein solches Gerät ist viel billiger. Es ist aber bei weitem nicht so geeignet, Feuchtigkeit in die Bronchien zu bringen, es ist weniger angenehm, da der Raum dadurch erhitzt wird, und es ist sehr viel weniger sicher, da ein kleines Kind es berühren oder umkippen kann. Wenn Sie einen solchen Dampfbefeuchter kaufen, so sollten Sie ein großes Gerät kaufen, das mindestens 1 Liter Wasser faßt und sich automatisch abstellt, wenn alles Wasser verdampf ist.

Im Notfall kann man bei heftigem Husten das Kind auch ins Badezimmer bringen und heißes Wasser in Badewanne oder Dusche andrehen – selbstverständlich gehört das Kind dann nicht in die

Wanne, sondern der heiße Dampf soll lediglich die Atemluft befeuchten.

730. Nasentropfen. Manchmal verschreibt der Arzt auch Nasentropfen. Im allgemeinen gibt es davon zwei Sorten. Zum einen sind Salzwasser-Nasentropfen in der Apotheke erhältlich. Sie lösen den dicken Schleim gut, so daß ein Kind ihn besser ausschnauben kann. Bei einem Baby können sie ihn auch mit einem Nasenabsauger entfernen.

Die zweite Gruppe von Nasentropfen sind Lösungen, die die Schleimhaut zusammenziehen. So gibt es mehr Platz zum Atmen, und Schleim und Eiter können leichter aus der Nase entfernt werden. Es gibt allerdings einen Hauptnachteil: Die zusammengezogenen Gefäße dehnen sich nach einiger Zeit wieder aus. Dann kann die Nase noch verstopfter als vorher sein, abgesehen davon, daß die sehr empfindlichen Schleimhäute bei zu häufigem Gebrauch dieser Nasentropfen sehr leiden. In drei Situationen können diese Nasentropfen dennoch sinnvoll sein:

1. Ein Kind ist so verstopft, daß es unruhig und rastlos ist; beim Füttern bekommt es fast Erstickungsanfälle, und es kann nicht ein- und durchschlafen. (Eine alternative Behandlung ist das Saugen mit einer Nasenspritze.)
2. Der zweite Fall sind die Spätstadien einer Erkältung oder Nebenhöhlenentzündung, wenn die Nase dick mit Sekret gefüllt ist, das sich nicht spontan entleert.
3. Ein Arzt möchte während einer Ohrinfektion die Eustachische Röhre öffnen, die Ohr und Rachen verbindet.

Nasentropfen wirken um so besser, wenn sie möglichst weit in die Nase gelangen. Daher ist es wichtig, daß man zunächst den Schleim im Vorderbereich der Nase mit eine Nasenspritze absaugt. Dann sollte man das Kind mit dem Rücken auf das Bett legen, wobei der Kopf etwas über den Rand hängt. Erst jetzt sind die Nasentropfen einzuträufeln; das Kind soll seine Position noch eine halbe Minute beibehalten; während dieser Zeit können sich die Tropfen im Innern der Nase verteilen.

Es ist heute auch möglich, mit Tabletten die Schleimhäute abzuschwellen.

Nasentropfen sollten nur nach Anweisung des Arztes, nicht aber häufiger als alle vier Stunden verwendet werden. Die Anwendungsdauer sollte eine Woche nicht überschreiten, wenn der Arzt es nicht anders bestimmt. Ein Nachteil von Nasentropfen ist die Abneigung vieler kleiner Kinder gegen sie. Nur in wenigen Situationen ist die Anwendung von Nasentropfen gerechtfertigt.

Manchmal verschreibt der Arzt auch ein Medikament zum Einnehmen, um das Nasengewebe abschwellen zu lassen.

731. Hustenmedizin. Keine Hustenmedizin kann eine Erkältung heilen in dem Sinne, daß die Bazillen getötet werden. Sie kann lediglich den Hustenreiz lindern und den Schleim lösen, so daß der Patient weniger unter dem Husten zu leiden hat, seine Nachtruhe nicht dauernd gestört und der Rachen nicht zu stark gereizt wird. Ab und zu muß man jedoch bei Luftröhren- und Bronchialkatarrhen husten, damit Schleim oder Eiter herausbefördert werden kann. Aus dem gleichen Grunde ist es auch sehr wichtig, daß der Husten eines Babys nicht allzusehr unterdrückt wird. Jedes Kind und auch jeder Erwachsene, der von einem schweren Husten geplagt wird, sollten von einem Arzt behandelt werden, damit die richtige Hustenmedizin verschrieben werden kann!

732. Widerstand gegen Erkältungen. Viele Leute glauben, daß man anfälliger sei und sich eher einen Schnupfen hole, wenn man müde ist und friert. Dafür gibt es keinerlei Beweise. Es ist aber Tatsache, daß der Mensch weniger friert, wenn er sich abhärtet und regelmäßig an die frische Luft und in die Kälte hinausgeht. Ein Bankangestellter wird leichter frieren, wenn er im Freien ist, als ein Straßenfeger. Deshalb sollten Kinder jeden Alters mehrere Stunden lang am Tag an der frischen Luft sein, auch im Winter, und sollten in ungeheiztem Raum schlafen. Das auch ist der Grund dafür, daß man sie nicht zu dick anziehen sollte, wenn sie draußen herumtoben, und im Bett nicht allzu warm zudecken.

In Häusern und Wohnungen, die während des Winters überheizt sind, deren Luft also trocken ist, dörren die Nasenschleimhäute und die Kehle aus, und der Widerstand gegen Bazillen verringert sich. Die Luft in einem Raum, in dem z. B. 22 Grad herrschen, ist übertrocken. Auch Wasserbehälter auf den Heizungskörpern, die der Luft Feuchtigkeit zuführen sollen, sind im Grunde ziemlich wertlos. Wenn aber in der Wohnung nicht mehr als 18 oder 19 Grad herrschen, dann braucht man sich über die Luftfeuchtigkeit keine Gedanken zu machen. Wichtig ist, daß man ein Innenthermometer im Zimmer hat, und zwar eins, das auch wirklich genau funktioniert. Dann gewöhne man sich und seine Familie an eine Durchschnittstemperatur von 18 Grad, auch wenn sie einem zunächst unfreundlich kühl vorkommt. Nach ein paar Wochen wird einem jede höhere Temperatur lästig sein.

Hat die *Ernährung* etwas mit der Widerstandskraft gegen Erkältungen zu tun? Jedes Kind sollte natürlich eine gute ausbalancierte Kost erhalten. Doch es gibt keine Beweise dafür, daß ein Kind, das vernünftig und abwechslungsreich ernährt wird, sich fieberhafte Erkältungen zuzieht, wenn es von der einen Sorte Nahrungsmittel etwas mehr und von der anderen weniger erhält.

Wie ist das mit den *Vitaminen*? Es ist wahr, daß jemand, der besonders wenig Vitamin A zu sich nimmt, anfälliger ist und sich leichter einen Schnupfen und andere Infektionskrankheiten zuzieht. Doch Kinder, die vernünftig ernährt werden und genügend Vitamin A in Milch, Butter, Eiern und Gemüsen zu sich nehmen, sind solcher Gefahr nicht ausgesetzt.

Nimmt ein Kind ausreichend Vitamin D zu sich, ist kein Grund vorhanden, ihm zur Verhütung von Schnupfen noch mehr Vitamin D zu verabreichen. Es sollte aber ausreichend Vitamin C mit der Nahrung erhalten (50 mg, das entspricht 60 ml Orangensaft) (Abschnitt 439). Es ist allerdings nicht bewiesen, daß größere Mengen Vitamin C Erkältungen besser vorbeugen helfen.

733. Das Alter spielt bei Erkältungen eine Rolle. Da immer mehr Kinder in Tagesstätten und Vorschulen sind, kommt es bei ihnen im Alter zwischen vier Monaten und zwei Jahren zu häufigeren und längeren Erkrankungen, die manchmal auch mehr Komplikationen nach sich ziehen. (Im Durchschnitt hat ein Kind etwa sieben Erkältungen pro Jahr - sind unter den Geschwistern Schulkinder, so steigt die Häufigkeit.) Ab dem Alter von zwei bis drei Jahren nehmen Häufigkeit und Schwere von Erkältungen ab. Bei neunjährigen Kindern kommen Erkältungen etwa halb so oft wie bei sechsjährigen, und bei 12jährigen Kindern halb so oft wie bei neunjährigen vor. Dies sei ein Trost für Eltern, deren kleines Kind ständig krank zu sein scheint.

734. Auch der psychologische Faktor spielt bei Schnupfen und Erkältungen eine Rolle. Psychiater glauben sicher zu sein, daß Kinder und Erwachsene anfälliger sind, wenn sie unter seelischen Spannungen leiden oder sich unglücklich fühlen. Da war z. B. ein kleiner Junge von sechs Jahren, der darunter litt, daß er in der Schule Schwierigkeiten hatte, er konnte nicht so gut lesen wie die anderen Jungen. Mehrere Monate lang hatte er jeden Montagmorgen Husten. Man hätte denken können, der Junge habe es darauf angelegt, aber so einfach war die Sache nicht. Es war nicht etwa ein gekünstelter trockener Husten, sondern ein richtiger starker Husten. Der Husten pflegte sich im Laufe der Woche zu bessern, und am Freitag war er fast ganz verschwunden. Sonntagnacht oder Montagmorgen aber war er wieder da. Ein Fall wie dieser ist nicht geheimnisvoll. Man weiß, daß es Leute gibt, die kalte und feuchte Hände haben, wenn sie nervös sind; ein Sportsmann hat vielleicht Durchfall, bevor er zum Wettkampf antritt. Es ist also durchaus möglich, daß Nervosität sich auch bei der Funktion von Nase und Rachen bemerkbar machen kann, so daß die Bazillen ein wohlvorbereitetes Wirkungsfeld haben.

735. Umgang mit anderen Kindern. Da ist noch ein anderer Faktor, von dem es abhängt, wie oft ein Kind einen Schnupfen hat. Und zwar ist das die Anzahl der Kinder, mit denen es spielt, besonders innerhalb des Hauses. Ein einzelnes Kind, das isoliert etwa auf einem Bauernhof aufwächst, hat nur sehr selten Schnupfen, weil es sich nicht anstecken kann. Das Durchschnittskind in der Stadt aber, das in einen Kindergarten geht oder in die Grundschule, ist ständig erkältet, auch wenn in der Schule dafür gesorgt wird, daß Kinder, die krank sind, zu Hause bleiben müssen. Ein Schnupfen kann schon ansteckend wirken, bevor er sichtbar aufgetreten ist. Kinder können sich also gegenseitig anstecken, auch wenn man von der Erkältung selbst noch gar nichts merkt. Es gibt nur wenige glückliche Kinder, die sich selten einen Schnupfen holen, auch wenn alle anderen rundum erkältet sind.

736. Kann man Ansteckung innerhalb der Familie vermeiden? Die meisten Schnupfen und Erkältungskrankheiten, die ein einzelnes Mitglied in die Familie einschleppt, werden unweigerlich von den jüngeren Kindern aufgeschnappt, besonders dann, wenn die Wohnung klein ist und die ganze Familie sich in den gleichen Räumen aufhalten muß. Nicht nur durch Husten und Niesen werden die Bazillen von einer Person zur anderen weitergereicht - die Luft ist schon allein durch das Aus- und Einatmen voller Bazillen. Es hätte also wenig Zweck, wenn etwa die Mutter (wie das in manchen Ländern immer wieder angestrebt wird) eine Maske trägt, während sie ihre kleinen Kinder versorgt, oder aber immer einige Schritte von ihnen entfernt bleibt. Babys sind im allgemeinen weniger anfällig für Schnupfen, und es genügt, wenn die Mutter das Kind nicht anhustet oder anniest und wenn sie sich gründlich die Hände wäscht, nachdem sie sich die Nase geputzt hat. Es versteht sich von selbst, daß man die Dinge, mit denen des Babys Mund in Berührung kommt, nicht mit Schnupfenhänden anfaßt.

Wenn ein Außenstehender Schnupfen hat oder irgendeine andere Krankheit, so bleibe man energisch und fest und lasse ihn weder in Haus noch Wohnung und, wenn man das Baby ausführt, auch nicht in die Nähe des Kinderwagens. Man kann dem Betreffenden ja erklären, der Arzt habe streng verboten, daß es in die Nähe von Erkältungskranken komme. Bei einem chronisch gewordenen Schnupfen oder einer Sinusitis (Nebenhöhlenentzündung) braucht der Betreffende nun nicht mehr streng abgesondert zu werden, wichtig ist aber, daß allgemeine Vorsichtsmaßnahmen befolgt werden, also z. B. häufiges Händewaschen, und natürlich ist es auch angebracht, den Kopf etwas abzuwenden, wenn jemand direkt mit dem Baby beschäftigt ist.

Unter besonderen Umständen mag es ratsam sein, das Baby zu schützen, indem man etwas mehr Distanz hält: wenn ein Kind sehr zart und anfällig und das Haus groß genug ist, so daß das Kind in einem Raum für sich bleiben kann und wenn außerdem einer der Erwachsenen, der frei von Schnupfensymptomen ist, das Baby zu betreuen vermag.

Es wäre dann auch ratsam, daß dieser Erwachsene, da er ja doch die gleiche Luft einatmen muß wie die infizierten Familienmitglieder, nicht im selben Raum wie das Baby schläft.

737. Der Tuberkulintest bei chronischem Husten. Hält sich bei einem Haushalts- oder Familienmitglied ein Husten über längere Zeit, so sollte ein Arzt den Tuberkulintest durchführen, um eine Tuberkulose auszuschließen. Dies ist besonders wichtig, wenn ein Kind oder Kleinkind sich in der Familie aufhält oder bald zur Welt kommt. Auch die Putzfrau oder ein ständiger Babysitter sollten untersucht werden und sich dem Tuberkulintest unterziehen, bevor sie ein (zeitweises) Mitglied des Haushalts werden.

Ohrinfektionen

738. Ohrinfektionen kommen bei kleinen Kindern oft vor. Bei einigen Kindern sind fast alle Erkältungen von einer Ohrinfektion begleitet, bei anderen nie. Ohrinfektionen kommen meist in den ersten drei oder vier Lebensjahren vor, und sie begleiten dann fast jede Erkältung. Diese Begleitinfektion zeigt aber in den meisten Fällen keine Symptome.

Eine Ohrinfektion macht sich erst dann mit Schmerzen bemerkbar, wenn die Erkältung ein paar Tage bestanden hat. Ein Kind von zwei Jahren oder mehr kann schon erzählen, was es fühlt. Ein kleines Kind reibt sich unter Umständen das Ohr oder schreit stundenlang durchdringend. Fieber kann dabeisein, muß aber nicht. Bei der Untersuchung findet der Arzt meist eine leichte Entzündung des oberen Teil des Trommelfells. Mit richtiger Behandlung heilen diese Infektionen innerhalb weniger Tage ohne Folgen aus.

Wenn Ihr Kind Ohrenschmerzen hat, sollten Sie am gleichen Tag den Arzt aufsuchen, vor allem, wenn Fieber dazukommt. Die bei Ohrinfektionen verwendeten Arzneimittel helfen am besten, wenn man sie in einem frühen Stadium der Erkrankung anwendet.

Wie können Sie die Schmerzen lindern, wenn der nächste Arzt einige Stunden entfernt ist? Hier hilft eine Wärmflasche oder ein Heizkissen, aber kleine Kinder haben damit keine Geduld. (Achten Sie darauf, daß das Kind nicht auf dem Heizkissen einschläft. Es könnte sich verbrennen!) Paracetamol kann den Schmerz zum Teil lindern (Abschnitt 722). Noch besser ist – wenn es verfügbar ist – ein codein-haltiges Hustenmittel, das der Arzt früher diesem Kind schon einmal verschrieben hat. (Wurde das Arzneimittel einem älteren Kind oder gar einem Erwachsenen verschrieben, so könnte die Dosis zu hoch sein.) Codein ist gleichzeitig ein wirksames Schmerz- und Hustenmittel. Bei starken Ohrenschmerzen können Sie diese Arzneimittel kombinieren, nehmen Sie aber nie mehr als zweimal vom codein-haltigen Präparat, wenn Sie nicht vorher mit dem Arzt gesprochen haben.

Ganz selten kommt es zum Durchbruch des Trommelfells in einem frühen Stadium der Erkrankung; dünner Eiter entleert sich. Man findet diesen vielleicht am nächsten Morge auf dem Kopfkissen, ohne daß sich das Kind über Schmerzen oder Fieber beklagt hätte. Meist aber reißt das Trommelfell, nachdem ein Abszeß über mehrere Tage mit Fieber und Schmerzen bestanden hat. Wenn bei Ihrem Kind Flüssigkeit aus dem Ohr kommt, so sollten Sie es mit einem kleinen Wattebausch locker verschließen, um den Eiter aufzufangen; den Eiter außen am Ohr kann man mit Wasser und Seife abwaschen. (Es darf kein Wasser in den Gehörgang tropfen.) Anschließend benachrichtigen Sie den Arzt. Wird die Haut durch den Ausfluß gereizt, so sollte man den Eiter abwaschen und die Haut mit Vaseline eincremen.

Manchmal empfiehlt der Arzt eine Operation durch den HNO-Facharzt, wenn Infektionen häufig auftreten oder sich Flüssigkeit hinter dem Trommelfell sammelt und das Hörvermögen vermindert. Bei einer solchen Operation werden kleine Plastikröhren durch das Trommelfell geschoben, so daß der Luftdruck auf beiden Seiten des Trommelfells gleich ist. Man nimmt an, daß dadurch das Risiko häufiger Infektionen und Flüssigkeitsansammlungen vermindert und ein dauerhafter Hörschaden verhindert wird.

Gaumen- und Rachenmandeln

739. Sie dürfen nur entfernt werden, wenn sie wirklich krank sind. Die Gaumen- und Rachenmandeln wurden in den letzten Jahrzehnten als Ursache für so viele Krankheiten angeschuldigt, daß sie nun von vielen Menschen als ausgesprochene Störenfriede angesehen werden, die man möglichst frühzeitig entfernen sollte. Diese Auffassung ist jedoch keinesfalls richtig, die Gaumen- und Rachenmandeln haben die Aufgabe, dem Körper bei der Überwindung von Infektionen zu helfen und seine Widerstandskräfte gegen Krankheitserreger zu stärken. Die Mandeln bestehen aus sogenanntem lymphatischen Gewebe, ihr Aufbau ist ähnlich wie der der Lymphknoten am Hals, in den Achselhöhlen und in der Leistenbeuge. Spielt sich in der Umgebung von Lymphknoten, aber auch der Mandeln, nun eine Entzündung ab, schwellen sie als Zeichen ihres Abwehrkampfes gegen diese Infektion an.

740. **Die Gaumenmandeln,** mit dem medizinischen Fachausdruck auch als »Tonsillen« bezeichnet, vergrößern sich bei normalen, gesunden Kindern langsam etwa bis zum Alter von sieben bis neun Jahren, danach werden sie allmählich wieder kleiner. Früher nahm man nun an, daß alle großen Gaumenmandeln krank seien und also entfernt werden müßten. Jetzt ist man jedoch zu der Auffassung gelangt, daß ihre Vergrößerung allein keine krankhafte Erscheinung sei, sie darf nur in extrem seltenen Fällen die Ursache für eine Mandelausschälung sein. Auch im Hinblick auf andere Erkrankungen, bei denen man eine ganze Zeitlang fast immer die Mandeln entfernte, da man annahm, daß sie die Ursache seien, ist man heutzutage wesentlich zurückhaltender. In solchen Fällen muß individuell in Zusammenarbeit der Ärzte verschiedener Fachrichtungen eingehend geklärt werden, ob die Mandeln bei der betreffenden Erkrankung wirklich eine ursächliche Rolle spielen.

741. **Die Rachenmandel** wird von den Ärzten auch als »adenoide Vegetation«, vom Volksmund als »Wucherungen« (also praktisch die Übersetzung des Begriffes Vegetationen) oder fälschlicherweise oft auch als »Polypen« bezeichnet. Diese Rachenmandel ist eine Anhäufung von lymphatischem Gewebe im Nasenrachenraum, oberhalb und hinter dem weichen Gaumen, in dem Gebiet also, wo die Nasenhöhlen in den Rachen münden. Sie sind von außen für den Laien nicht sichtbar; der Arzt wendet dazu eine ganz bestimmte Spiegeluntersuchung an. Ist die Rachenmandel nun stark vergrößert, wird diese Verbindung von Nase und Rachen eingeengt und damit die normale Nasenatmung mehr oder weniger blockiert, das Kind atmet dann meist nur noch durch den Mund und schnarcht eventuell beim Schlafen. Der freie Abfluß von Schleim oder Eiter aus der Nase wird ebenfalls behindert, es kann also ein langanhaltender Schnupfen oder gar eine Sinusitis, also eine Entzündung oder Eiterung der Nasennebenhöhlen, entstehen.

Es gibt nun allerdings auch Kinder, die aufgrund irgendeiner

Veranlagung oder allein durch Angewohnheit ständig durch den Mund atmen. Bei anderen wieder sind vielleicht Schwellungen in den vorderen Teilen der Nase vorhanden, beispielsweise beim Heuschnupfen oder anderen allergischen Erkrankungen. In diesen Fällen hätte die Entfernung der Rachenmandel wenig Zweck.

Müssen nun die Gaumenmandeln aus einem wirklich dringenden Grund entfernt werden, wird in vielen Fällen gleichzeitig die Rachenmandel beseitigt. Andererseits kann man sie auch durch einen kleinen Eingriff allein herausnehmen, wenn sie - wie oben geschildert - eine ständige Verlegung des Nasenrachenraumes verursacht.

Die Rachenmandel kann gelegentlich wieder »nachwachsen«, das bedeutet nicht, daß die Operation unzureichend war und vielleicht wiederholt werden müßte; es ist vielmehr so aufzufassen, daß der Körper an dieser Stelle eben lymphatisches Gewebe benötigt und versucht, es wieder herzustellen.

In den Abschnitten 826–830 werden die Operationen im einzelnen beschrieben.

Hals- und Mandelentzündung und geschwollene Drüsen

742. Bei einer Halsentzündung ist es am wichtigsten festzustellen, ob sie durch gefährliche Streptokokken verursacht wurde. Diese Halsentzündung muß sofort mit Antibiotika behandelt werden. Es ist bei allen Halsentzündungen, insbesondere wenn das Kind über 38,5 Grad Fieber hat, angebracht, den Arzt zu rufen. Bei Verdacht auf Streptokokken wird der Arzt einen Rachenabstrich machen und ein entsprechendes Medikament einsetzen, um mögliche Komplikationen zu verhindern. (Siehe Abschnitt 743.)

Zeigt der Rachenabstrich, daß die Halsentzündung nicht durch Streptokokken, sondern durch einen Virus verursacht wurde, müssen keine Antibiotika gegeben werden. Stattdessen kann das Kind Paracetamol erhalten. Es braucht Ruhe, viel Flüssigkeit und vielleicht muß es auch mit Salzwasser gurgeln.

Scharlach ist eine Halsinfektion, die durch selten auftretende Streptokokken entsteht und bei der ein Ausschlag auftritt. Der Ausschlag zeigt sich erst ein oder zwei Tage nach der Erkrankung des Kindes. Er beginnt an den warmen und feuchten Stellen des Körpers, wie zum Beispiel den Seiten, der Leistengegend oder, wenn das Kind auf dem Rücken liegt, auch dort. Von weitem sieht er wie eine mäßige Rötung aus, doch wenn man genau hinsieht, kann man erkennen, daß es lauter winzige rote Fleckchen auf der allgemein geröteten Haut sind. Streicht man mit der Hand darüber, fühlt es sich wie feines Sandpapier an. Der Ausschlag kann sich über den ganzen Körper und die seitlichen Partien des Gesichts ausbreiten. Die Mundpartie aber bleibt immer blaß. Der Rachen ist gerötet, manchmal ziemlich bös und nach einiger Zeit rötet sich auch die Zunge, zunächst um die Spitze herum. Die Behandlung entspricht der, wie sie auch bei anderen Streptokokkenentzündungen angewendet wird.

Unabhängig davon, ob die Mandeln entfernt wurden, kann es zu einer Halsentzündung durch Streptokokken kommen.

743. Ein entzündeter Hals und entzündete Mandeln weisen auf eine Mandelentzündung (Tonsillitis) hin. Eine schwere Mandelentzündung wird meist von Streptokokken verursacht. Das Kind hat oft mehrere Tage hohes Fieber und fühlt sich sehr krank; Kopfschmerzen, Magenschmerzen und Erbrechen sind häufig. Die Mandeln werden feuerrot und schwellen an. Nach einem oder zwei Tagen bilden sich auf ihnen weiße Punkte oder Flecken. Bei älteren Kindern können die Rachenschmerzen so stark sein, daß sie kaum schlucken können. Kleine Kinder machen sich aus dem rauhen Hals überraschenderweise wenig.

Auch bei einer leichten Mandelentzündung sollten Sie den Arzt rufen. Denn sie muß rasch und gründlich mit Antibiotika behandelt werden, die die Infektion wirksam bekämpfen und Komplikationen verhindern. Antibiotika sollten etwa 10 Tage gegeben werden. Fühlt sich das Kind weiterhin krank oder bleibt das Fieber bestehen, so muß der Arzt nochmals hinzugezogen werden. Die fast nur in unbehandelten Fällen auftretenden Komplikationen sind Rheumatisches Fieber und Nephritis (Nierenentzündung mit bräunlichem Urin).

744. Andere Entzündungen im Rachen. Es gibt alle möglichen Arten und Verlaufsformen von Rachenentzündungen, sie werden mit dem medizinischen Ausdruck als »Pharyngitis« bezeichnet. Häufig verspürt man zum Beispiel zu Beginn eines Schnupfens leichte Halsschmerzen; bei einem fiebernden Kind wird möglicherweise als einzige Ursache ein geröteter Rachen gefunden, obwohl es dabei vielleicht gar keine Schmerzen hat. Meist geht die ganze Angelegenheit rasch vorüber, auf alle Fälle läßt man das Kind aber im Haus, bis die Entzündung völlig abgeklungen ist. Wenn Fieber auftritt, das Kind einen kranken Eindruck macht oder die Rötung stärker ausgeprägt ist (auch ohne Fieber), benachrichtigt man natürlich den Arzt.

Manchmal erwachen Kinder im Winter morgens mit gerötetem Rachen. Ansonsten fühlen sie sich wohl und die Rötung geht bald zurück. Diese Art Halsentzündung entsteht durch die trockene Winterluft und nicht durch eine Erkrankung. Sie ist ungefährlich.

745. Geschwollene Lymphknoten. Die Lymphknoten zu beiden Seiten des Halses entzünden sich manchmal und schwellen an, wenn ein Kind unter einer Halsentzündung leidet, ob sie leicht oder ob sie schwerer ist. Die häufigste Ursache ist eine Mandelentzündung, oft kommt es erst dann zur Schwellung der Lymphknoten, wenn die Krankheit schon wieder halb vorüber ist, oder eine oder zwei Wochen später. Ist die Schwellung so stark, daß der Laie es erkennen kann und das Kind gar auch noch Fieber bekommt, ist der Arzt zu rufen. Auch hier, wie in den meisten anderen Fällen, ist die sofortige Behandlung die wirksamste.

Nach einer Halsinfektion sind die Halslymphknoten manchmal wochenlang, ja monatelang leicht geschwollen. Aber auch andere Infekte lösen geschwollene Halslymphknoten aus: Zahn- und Kieferentzündungen, irgendwelche anderen Entzündungen am Kopf und auch Kinderkrankheiten wie die Masern. Man kann sich mit dem Arzt in Verbindung setzen, aber wenn das Kind im übrigen munter und gesund ist, braucht man sich bei leicht geschwollenen Lymphknoten keine Sorgen zu machen.

Krupp und Kehldeckelentzündung

Mit Krupp bezeichnet man häufig verschiedene Arten der Halsentzündung im Kindesalter. Meist bemerkt man einen rauhen, bellenden Husten (Krupphusten) und ein Atemgeräusch. Der Husten wird durch eine Entzündung und das Anschwellen der Stimmbänder verursacht.

746. Spastischer Krupp ohne Fieber. Die häufigste, aber auch mildeste Form, der spastische Krupp ohne Fieber, kann plötzlich abends beginnen. Oft ist das Kind tagsüber gesund gewesen oder hatte nur eine leichte Erkältung ohne Husten; am Abend wacht es plötzlich mit einem schweren Hustenanfall auf, ist ganz heiser und hat Schwierigkeiten mit dem Atmen. Das Kind kämpft und setzt sich auf, um Luft zu bekommen. Für die Eltern ist das ein erschrekkendes Bild, aber es ist weniger schlimm, als es aussieht. Dennoch sollten Sie bei jedem Krupp den Arzt rufen.

Als erste Hilfe eignet sich feuchte Luft. Verwenden Sie, wenn möglich, einen Kaltvernebler. In Abschnitt 729 sind andere Methoden beschrieben, um die Luftfeuchtigkeit zu erhöhen. Wenn Sie eine Heißwasserversorgung haben, sollten Sie mit dem Kind ins Badezimmer gehen und heißes Wasser in die Badewanne laufen lassen. Noch besser ist eine Dusche. Eine 20minütige »Dampfsitzung« mit dem Kind auf dem Schoß ist die beste Form Erster Hilfe.

Befeuchter oder Kaltvernebler konzentriert man am besten in einem provisorischen Zelt. Es läßt sich über der Krippe oder einem kleinen, auf das Bett gestellten Tisch aus Laken aufbauen. Atmet das Kind feuchte Luft, so bessert sich der Krupp meist schnell. Während der Hustenanfälle sollte ein Erwachsener beim Kind bleiben und zwei oder drei Stunden nach Ende der Anfälle nach dem Kind noch einmal sehen.

Spastischer Krupp ohne Fieber wiederholt sich in der nächsten und übernächsten Nacht. Daher sollte das Kind die folgenden drei Nächte in einem Raum mit hoher Luftfeuchtigkeit schlafen. Man vermutet, daß der Krupp als gemeinsame Folge einer Erkältung, einer empfindlichen Luftröhre und zu trockener Luft entsteht.

Bei der Behandlung sind drei Dinge wichtig: das 20minütige Dampfbad, aufrechtes Sitzen, um das Atmen zu erleichtern, und viel Flüssigkeit.

747. Krupp mit Fieber (Laryngobronchitis). Diese Form des Krupp ist schwerer und wird meist von einer ausgeprägten Erkältung begleitet.

Der für den Krupp typische Husten und das pfeifende Atemgeräusch können, plötzlich oder stufenweise, zu jeder Tages- und Nachtzeit auftreten. Ein Dampfbad bringt nur wenig Erleichterung.

Daher gilt: Ist ein Kind heiser, hat Fieber und eventuell noch pfeifende Atemgeräusche, so muß unverzüglich ein Arzt hinzugezogen werden. Wenn Ihr Hausarzt nicht erreichbar ist, müssen Sie einen anderen Arzt rufen oder mit dem Kind ins Krankenhaus fahren.

748. Epiglottitis (Kehldeckelentzündung). Diese Entzündung sieht oft aus wie ein schwerer Krupp mit Fieber, ist aber eine Entzündung des Kehldeckels (das ist die »Falltür«, die beim Schlucken die Luftröhre abschließt). Der Krupp wird durch das Bakterium Haemophilus influenzae (oft kurz »Haomophilus-Grippe« genannt) verursacht. Das Kind mit einer solchen Infektion wirkt sehr schnell schwerkrank, beugt sich nach vorn und vermeidet, den Kopf zu drehen; es sabbert und ist ruhig, da es Angst hat, das für den Krupp typische Husten zu provozieren. Das Kind bewegt den Kopf nicht, weil es möglichst viel Luft zwischen dem geschwollenen Kehldeckel in die Luftröhre einatmen will. Eine Kehldeckelentzündung ist ein medizinischer Notfall, der das sofortige Eingreifen eines Arztes verlangt.

749. Auch die Kehlkopfdiphtherie kann einen Krupp auslösen. Im Gegensatz zu den anderen Kruppformen nimmt die Heiserkeit wie auch der Husten langsam zu; die Diphtherie wird von Atemschwierigkeiten und mäßig erhöhter Temperatur begleitet. Sie entwickelt sich praktisch nie, wenn das Kind gegen Diphtherie geimpft wurde.

Bei jeder Form des Krupp muß ein Kind vom Arzt untersucht werden. Dies ist umso dringlicher, wenn Heiserkeit und ein pfeifendes Atemgeräusch sowie Fieber über 39° C vorliegen.

Grippe, Bronchitis und Lungenentzündung

750. Die Grippe (Influenza) kann eine äußerst unangenehme Krankheit sein, mit Kopfschmerzen, Halsentzündung, Fieber, Muskelschmerzen, Husten und laufender Nase. Gelegentlich kommt Erbrechen oder Durchfall hinzu. Auch Schmerzen im Wadenmuskel treten auf, so daß das Kind nicht gehen möchte. Das Fieber kann etwa eine Woche anhalten, der Husten länger.

Das Kind erkrankt wenige Tage nach der Infektion. Noch bevor es sich unwohl fühlt und solange es Fieber hat, kann es die Krankheit weiter übertragen. Das ist auch der Grund für die schnelle Verbreitung dieser Krankheit.

Impfstoffe gegen Grippe sind vorhanden. Allerdings müssen diese jedes Jahr hergestellt werden, da sich das Virus ständig verändert. Fragen Sie Ihren Arzt, ob er für ihr Kind eine Grippeschutzimpfung empfehlen würde.

Während der Grippe soll das Kind nicht unnötig belastet werden. Es bleibt zu Hause, bis es 24 Stunden fieberfrei ist, es darf trinken, was es mag. Jede Stunde oder auch halbstündig können Sie ihm Getränke anbieten, zwingen Sie es aber nicht. Gegen das Fieber und die Schmerzen erhält es Paracetamol. (Geben Sie keinem Kind oder Jugendlichen bei Grippe Acetylsalicylsäure, es könnte das Reye-Syndrom begünstigen. Siehe Abschnitt 822.)

Bei Ausbruch der Krankheit sollte der Arzt gerufen werden und auch, wenn das Kind sehr krank ist, Ohrenschmerzen oder Atembeschwerden hat bzw. sich der Zustand nach mehreren Tagen nicht gebessert hat. Ohrenentzündungen, Nebenhöhlenentzündungen bzw. eine Lungenentzündung können einer Grippe folgen und müssen mit Antibiotika behandelt werden.

751. Bronchitis. Der Begriff »Bronchitis« bedeutet, daß die Erkältung sich auf die Bronchien ausgedehnt hat; es gibt ganz unterschiedliche Verlaufsformen, sie können leicht und fieberlos und andererseits sehr schwer sein. Meist hustet das Kind stark. In manchen Fällen kommt es zu Kurzatmigkeit. Mitunter ist ein pfeifendes Geräusch beim Atmen zu hören. Die Eltern machen sich Sorgen, wenn sie glauben hören zu können, wie der Schleim in der Brust vibriert. Der Schleim sitzt aber im Rachenraum und das Geräusch, das er hervorruft, wird in den Brustraum übertragen. Es besteht also kein Grund zur Sorge.

Eine leichte Bronchitis ohne Fieber, ohne viel Husten und ohne daß der Appetit des Kindes schwindet, braucht nicht viel ernster genommen zu werden als ein Schnupfen. Wenn sich das Kind jedoch krank fühlt, schlecht aussieht, wenn es ständig hustet, kurzatmig ist oder über 37,5 Grad Fieber hat, sollte man sich mit dem Arzt in Verbindung setzen. Es gibt heutzutage eine Menge guter Mittel, die dem Kind gleich Erleichterung verschaffen. Aber der Arzt muß sie verschreiben. Säuglinge, die viel husten, sollten ebenfalls vom Arzt untersucht werden, auch wenn sie kein Fieber haben, denn während der ersten Monate seines Lebens kann ein Kind auch einen ernsten Infekt haben, ohne daß es Fieber bekommt. Solange es aber noch Appetit hat und seine allgemeine Erscheinung leidlich normal ist, braucht man sich keine ernsteren Sorgen zu machen.

752. **Lungenentzündung.** Eine bakterielle Lungenentzündung setzt sich oft auf eine mehrtägige Erkältung, sie kann aber auch ohne Vorwarnung beginnen. Ein erstes Zeichen ist ein Temperaturanstieg auf 39° C bis 41° C, eine rasche Atmung und Husten. Oft kommt es anfangs zu Erbrechen, und bei einem kleinen Kind können Krampfanfälle auftreten. Moderne Antibiotika führen zu einem raschen Heilerfolg, wenn die bakterielle Pneunomie früh behandelt wird. Sie sollten also den Arzt rufen, wenn bei Ihrem Kind sich Fieber und Husten einstellen.

Die häufigeren durch Viren bedingten Lungenentzündungen werden, obwohl sie meistens gar nicht auf Antibiotika reagieren, trotzdem damit behandelt, weil man sie in einigen Fällen von bakteriellen Lungenentzündungen nicht unterscheiden kann. Im allgemeinen ist bei der virusbedingten Lungenentzündung (Virus-Pneumonie) das Kind weniger krank, auch wenn die Erkrankung länger anhalten kann. Im allgemeinen sieht man eine langsame aber stetige Verbesserung über einen Zeitraum von zwei bis vier Wochen.

753. **Bronchiolitis.** Eine Bronchiolotis ist eine Atemwegserkrankung mit fauchendem Atemgeräusch, die bei kleinen Kindern und Säuglingen häufig ist. Verursacher ist ein Virus, und meist kommt zu Husten und fauchendem Atemgeräusch eine Erkältung dazu. Ein Kind kann so kurzatmig sein, daß es selbst mit Essen oder Schlafen Mühe hat. Eine medikamentöse Behandlung ist wirkungslos, dennoch sollte man den Arzt aufsuchen, da er eine symptomatische Behandlung einleiten kann. Meist bessert sich die Bronchiolitis innerhalb einer Woche, aber bei einigen kleinen Kindern bleiben die Erkältungssymptome auch etwas länger bestehen.

Kopfschmerzen

754. Kopfschmerzen kommen bei Kindern und Jugendlichen häufig vor. Obwohl Kopfschmerzen ein Anzeichen für eine Vielzahl von Erkrankungen, vom Schnupfen bis zu ernsteren Infektionen, sein kann, werden sie meist durch Streß bedingt. Denken Sie nur an das Kind, das tagelang bemüht ist, Gedichte auswendig zu lernen oder sich auf einen Sportwettkampf vorbereitet. Ermüdung, Spannungen und eine Erwartungshaltung führen in ihrer Kombination zu einer wirklichen Veränderung im Blutfluß zu den Kopf- und Nackenmuskeln und verursachen so Kopfschmerzen.

Klagt ein kleines Kind über Kopfschmerzen, sollten Sie am besten sofort den Arzt rufen. In diesem Alter ist es meist ein Zeichen für eine beginnende Krankheit. Älteren Kindern und Jugendlichen kann man bei Kopfschmerzen eine entsprechende Dosis Paracetamol verabreichen. Danach ist Ruhe wichtig – das Kind kann sich hinlegen oder auch ruhig spielen, während das Medikament zu wirken beginnt. Manchmal hilft auch ein Eisbeutel. Halten die Kopfschmerzen vier Stunden nach Einnahme des Medikaments noch an oder kommen andere Krankheitssymptome hinzu, ist der Arzt zu rufen.

Ein Kind, das häufiger Kopfschmerzen hat, sollte gründlich körperlich untersucht werden. Dazu gehört auch eine Überprüfung der Sehkraft. Auch ist zu berücksichtigen, inwieweit andere Umstände in der Familie, in der Schule oder im außerschulischen Bereich unnötigen Streß verursachen.

Hat das Kind nach einem Sturz oder einem Schlag auf den Kopf Kopfschmerzen, müssen Sie sofort den Arzt benachrichtigen. (Siehe Abschnitt 846.)

Magenschmerzen und -störungen

Durchfälle werden auch in den Abschnitten 350 und 351, Erbrechen beim Säugling in den Abschnitten 342 und 343 und beim älteren Kind im Abschnitt 710 behandelt.

755. Man rufe den Arzt. Man gebe auf keinen Fall Abführmittel. Wenn ein Kind Magenschmerzen hat, die länger als eine Stunde andauern, dann sollte man sich auf jeden Fall mit dem Arzt in Verbindung setzen - ob die Schmerzen nun schwer sind oder nicht. Es gibt viele Gründe für derartige Beschwerden, und einige davon sind ernst. Die meisten allerdings sind harmloser Natur. Es ist Sache des Arztes festzustellen, worum es sich handelt, und die richtige Therapie zu verordnen. Viele Menschen neigen dazu, Bauchschmerzen in jedem Fall entweder dem zuzuschreiben, was das Kind gegessen hat, oder aber dem Blinddarm. Tatsächlich aber ist in den meisten Fällen weder das eine noch das andere der Grund.

Kinder können im allgemeinen auch ungewohnte Nahrungsmittel oder ein ungewöhnliches Quantum dessen essen, was sie gewohnt sind, ohne daß es Verdauungsstörungen verursacht.

Es wäre falsch, dem Kind Abführmittel zu geben, bevor der Arzt die Diagnose gestellt hat, denn es gibt Arten von Leibschmerzen, bei denen das Abführmittel gefährlich ist. Bevor man den Arzt anruft, sollte man die Temperatur des Kindes messen, so daß man ihm sagen kann, ob es Fieber hat oder nicht. Bis er kommen und das Kind untersuchen kann, sollte die einzige Behandlung darin bestehen, es ins Bett zu packen und ihm nichts zu essen zu geben. Hat es Durst, so kann man ihm einen Schluck Wasser reichen.

756. Häufige Ursachen von Magenschmerzen. In den ersten Lebenswochen sind Magenschmerzen ein häufiges Symptom von Verdauungsbeschwerden und Koliken. Diese werden in den Abschnitten 328 und 344 besprochen. Nach dem ersten Lebensjahr kommen Magenschmerzen meist in Begleitung von *Erkältungen, Halsschmerzen* oder einer *Grippe* vor, insbesondere wenn Fieber vorhanden ist. Die Magenschmerzen zeigen nur, daß die Infektion das Magen-Darm-System genauso betrifft wie andere Organe. Auch fast jede andere Infektion kann Erbrechen oder Verstopfung hervorrufen. Manche Kinder sagen, sie hätten Magenschmerzen, wenn ihnen eigentlich übel ist. Bald auf diesen Hinweis folgt das Erbrechen.

Verstopfung ist eine häufige Ursache von Bauchschmerzen. Es kann sich um einen dumpfen und wiederkehrenden Schmerz handeln, er kann aber auch plötzlich auftreten, sehr unangenehm sein - aber auch oft schnell wieder weggehen.

Es gibt viele verschiedene Arten von Magen- und Darminfektionen, die zu Magenschmerzen, manchmal mit Erbrechen und/oder

Durchfall, führen. Die Mediziner nennen dies »akute Gastroenteritis«, der Volksmund »Magen-Darm-Grippe«. Das ist eine ansteckkende Krankheit, die durch einen unbekannten Erreger hervorgerufen wird, obwohl man bei einigen Epidemien den Ruhr-Bazillus nachgewiesen hat. Von diesen Infektionen sind oft mehrere Familienmitglieder, oft einer nach dem anderen, betroffen. Fieber kann, muß jedoch nicht auftreten.

»Lebensmittelvergiftungen« werden durch Nahrungsmittel verursacht, die Toxine aus Bakterien enthalten. Das Lebensmittel kann völlig normal schmecken. Eine Lebensmittelvergiftung zieht man sich selten durch frischgekochte Nahrungsmittel zu, da durch Kochen diese Keime abgetötet werden. Meist sind Tortenstücke, Salatsaucen und Geflügelfüllungen der Ausgangspunkt. Bakterien können sich in diesen Materialien leicht fortpflanzen, wenn sie mehrere Stunden nicht im Kühlschrank stehen. Ein anderer Grund sind nicht richtig eingemachte Nahrungsmittel.

Die Symptome einer Lebensmittelvergiftung bestehen im allgemeinen aus Erbrechen, Durchfall und Magenschmerzen. Manchmal kommen Schüttelfrost und Fieber dazu. Im allgemeinen ist jeder, der davon gegessen hat, mehr oder weniger davon betroffen; dies unterscheidet die Lebensmittelvergiftung von der Magengrippe, die sich innerhalb einer Familie erst im Verlauf von Tagen ausbreiten kann. Bei Verdacht auf eine Lebensmittelvergiftung ist immer der Arzt zu rufen.

Kinder mit *Ernährungsschwierigkeiten* haben oft Magenschmerzen, wenn sie sich zum Essen hinsetzen oder ein wenig gegessen haben. Die Eltern denken dann oft, das Kind habe die Magenschmerzen nur erfunden, damit es nicht essen müsse. Wahrscheinlich aber ist der arme Magen infolge der Gefühlsspannung so zusammengeschnurrt, daß die Magenschmerzen echt sind. Die Eltern sollten daher die Mahlzeiten so gestalten, daß das Kind an der Nahrung Freude gewinnt (siehe auch Abschnitte 470–477).

Es gibt andere, seltenere Ursachen für Magenschmerzen. Chronische Verdauungsbeschwerden mit Blähungen, Darmallergien, entzündete Lymphknoten im Bauchraum, Nierenerkrankungen usw. Sie sehen also: ein Kind mit Magenschmerzen, gleich ob sie akut oder schwer oder chronisch und mild sind, muß vom Arzt gründlich untersucht werden.

757. Erbrechen oder Durchfall können von einer Dehydration (übermäßiger Wasserverlust) gefolgt werden, besonders wenn sie gleichzeitig auftreten. Meistens kommt sie nur bei Babys oder kleinen Kindern vor, da sie weniger Wasserreserven im Körper haben als ältere Kinder oder Erwachsene. Außerdem sehen sie nicht ein, warum sie mehr trinken müssen, wenn sie krank sind.

Die folgenden Anzeichen deuten auf eine Dehydration hin: weniger als alle sechs bis acht Stunden urinieren; die Augen sehen trocken aus und beim Weinen kommen manchmal keine Tränen; die Augen sind eingesunken und haben Schattenränder; die Lippen und der Mund sind ausgetrocknet; beim Säugling ist die Fontanelle auf dem Kopf eingesunken.

Wenn Sie diese Anzeichen einer Dehydration bemerken, müssen Sie mit dem Kind sofort zum Arzt oder ins Krankenhaus.

758. Viele Stimmungsstörungen können Magenschmerzen verursachen.

Bei Kindern, die nie Probleme mit der Ernährung hatten, können sich andere *Schwierigkeiten* als Magenschmerzen manifestieren. Man denke z. B. an das Kind, das vor der Schule Angst hat und daher beim Frühstück keinen Appetit, und dann Magenschmerzen entwikkelt; oder an das Kind, das etwas angestellt hat, das noch nicht entdeckt worden ist. Alle möglichen Gefühle, Ängste wie Hochstimmungen, können Magen und Darm beeinflussen. Sie können nicht nur Schmerzen und Appetitverlust, sondern auch Erbrechen, Durchfall oder Verstopfung verursachen. Der Schmerz findet sich meist in der Bauchmitte. Da es sich nicht um eine Infektion handelt, hat das Kind auch kein Fieber.

Diese Bauchschmerzen findet man häufig bei Kindern und Jugendlichen. Sie treten oft zwei- bis dreimal in der Woche auf.

Zur Behandlung ist es notwendig, die Streßfaktoren in der Familie, in der Schule und im sonstigen Umfeld des Kindes zu erkennen und sie zu verringern.

Es ist wichtig, nicht zu vergessen, daß es sich hier um wirkliche Schmerzen handelt, die das Kind sich nicht nur »einbildet« oder mit denen das Kind »Aufmerksamkeit« erregen möchte.

759. Blinddarmentzündung. Zuerst muß hier einigen landläufigen Ansichten und Vorurteilen entgegengetreten werden. Bei Blinddarmentzündung hat der Patient nicht notwendigerweise Fieber. Die Schmerzen müssen auch nicht unbedingt schwer sein. Sie setzen sich für gewöhnlich auch nicht auf der rechten unteren Seite des Leibes fest, ehe nicht der Anfall schon eine ganze Weile andauert. Erbrechen tritt nicht immer auf, obwohl Appetitverlust charakteristisch ist. Auch eine Zählung der weißen Blutkörperchen, die man bei Verdacht auf eine Blinddarmentzündung durchführt, kann nicht beweisen, daß es sich darum handelt.

Der Blinddarm ist ein kleines Anhängsel des Dickdarms, etwa von der Größe eines kurzen Regenwurms. Für gewöhnlich liegt er im mittleren Teil des rechten unteren Viertels der Bauchhöhle. Natürlich kann die Lage individuell verschieden sein, der Blinddarm kann etwas tiefer oder auch höher in Richtung der Rippen liegen. Wenn er sich entzündet, so ist das ein stufenweiser Prozeß – so etwa, wie sich ein Geschwür bildet. Deshalb kann man bei sehr plötzlichen schweren Schmerzen im Leib, die nur wenige Minuten dauern und dann wieder verschwinden, ziemlich sicher sein, daß es sich nicht um eine Entzündung des Blinddarms handelt. Die größte Gefahr besteht darin, daß der Blinddarm durchbricht, etwa so ähnlich, wie ein Geschwür aufbricht; in diesem Fall würde die Infektion in die Bauchhöhle übergehen und eine Bauchfellentzündung, eine Peritonitis, verursachen. Eine Blinddarmentzündung, die sich sehr schnell entwickelt, kann innerhalb von 24 Stunden soweit sein, daß sie durchbricht. Deswegen sollte man bei Leibschmerzen, die länger als eine Stunde andauern, den Arzt rufen, auch wenn es sich in neun von zehn Fällen herausstellt, daß der Fall harmlos ist.

In den meisten typischen Fällen sitzt der Schmerz stundenlang um den Nabel herum, erst später zieht er sich in der unteren rechten Seite des Bauches zusammen. Wahrscheinlich wird das Kind ein- bis zweimal erbrechen, doch tut es das nicht immer. Der Appetit verschwindet in den meisten Fällen, doch selbst das ist kein untrügliches Zeichen. Der Stuhlgang kann normal sein, es kann aber auch Verstopfung bestehen. Durchfall ist selten. Nachdem einige Stunden vergangen sind, wird die Temperatur meist etwa auf 38 bis 39 Grad klettern. Aber es gibt auch Fälle, bei denen überhaupt kein Fieber auftritt. Das Kind hat vielleicht größere Schmerzen, wenn es das rechte Knie anzieht oder wenn es das Bein plötzlich wieder ausstreckt oder wenn es herumläuft.

Die Symptome der Blinddarmentzündung variieren bei den verschiedenen Fällen sehr, und der Laie kann niemals eine Diagnose stellen. Der Arzt befühlt den ganzen Bauch sehr genau, um herauszufinden, ob auf der rechten Seite eine empfindliche Stelle ist. Man wird beobachten können, daß er nicht jedesmal, wenn er vorsichtig, aber kräftig auf den Bauch des Kindes drückt, fragt, ob es weh täte, sondern im Gegenteil versucht, das Kind abzulenken. Das tun die Ärzte, weil viele Kinder jedesmal, wenn der Arzt fragt ob es weh täte, mit Begeisterung ja sagen - auf diese Weise kann er kein klares Bild gewinnen. Wenn der Arzt eine empfindliche Stelle auf der rechten Seite des Leibes feststellt, wird er einen Verdacht auf Blinddarmentzündungen hegen. Manchmal wird auch noch eine Zählung der weißen Blutkörperchen durchgeführt, sind sie vermehrt, bedeutet das aber lediglich, daß sich irgendwo im Körper eine Entzündung abspielt, der Sitz dieser Entzündung ist daraus nicht ersichtlich.

Oft ist es auch dem erfahrensten Arzt unmöglich, mit absoluter Sicherheit zu entscheiden, ob ein Kind Blinddarmentzündung hat oder nicht. Wenn ein klarer Verdacht vorliegt, rät er meistens zur Operation, und zwar aus gutem Grund. Ist es nämlich tatsächlich Blinddarmentzündung, wäre es gefährlich, sie zu verschleppen. Wenn sich aber am Ende herausstellen sollte, daß es nicht der Blinddarm war, dann ist durch die Operation auch kein großer Schaden angerichtet worden.

Wenn der Arzt eine Blinddarmentzündung oder andere schwerwiegende Ursachen für Bauchschmerzen vermutet, ist die Untersuchung des Enddarms mit dem Finger (rektal) eine der ersten Maßnahmen.

760. Es gibt eine seltene Erkrankung namens Intussuszeption, bei der sich der Darm wie ein Teleskop ineinanderschiebt und dadurch verstopft wird. Die Hauptsymptome sind Erbrechen und wiederkehrende Bauchkrämpfe bei einem Kind, das insgesamt gesund erschien. Beim einen herrscht Erbrechen, beim anderen der Schmerz vor. Das Erbrechen ist von der Menge her mehr und wiederholt sich mehrfach, wenn man es mit dem üblichen »Spucken« eines Säuglings vergleicht. Die Bauchkrämpfe kommen plötzlich und sind meist sehr schwer. Sie wiederholen sich innerhalb weniger Minuten, und in der Zeit dazwischen geht es dem Kind offensichtlich gut. Auch das Erbrechen wiederholt sich meist. Nach einigen Stunden (während derer normale oder etwas dünne Stühle abgesetzt werden) findet sich in einem Stuhl Schleim und Blut; der Stuhl sieht ähnlich aus wie Johannisbeergelee. Eine Intussuszeption kommt meist im Alter zwischen vier Monaten und zwei Jahren vor. Es ist eine seltene Erkrankung, stellt aber einen medizinischen Notfall dar, bei dem sofort eingegriffen werden muß.

Es gibt andere Verstopfungen des Darmes, die selten aber ebenso gefährlich sind. Manchmal knickt ein Teil des Darmes ab und steckt sich in eine »Tasche« im Bauchraum - meist in einen Leistenbruch (siehe Abschnitt 811). Die Symptomatik besteht meist aus Erbrechen und schweren Darmkrämpfen.

761. Chronische Durchfallerkrankung. Die häufigste chronische Durchfallerkrankung tritt bei Kindern auf, die offensichtlich gut gedeihen und sich nicht krank fühlen. Der Durchfall kann ganz spontan beginnen oder auch mit einer Magengrippe. Obwohl das Kind morgens einen normalen Stuhlgang hat, können sich danach drei, vier oder fünf weiche bzw. flüssige und unangenehm riechende Stühle einstellen. Gelegentlich ist auch Schleim oder unverdaute Nahrung im Stuhl zu finden. Der Appetit bleibt gut und das Kind spielt munter. Es nimmt weiterhin zu und Stuhluntersuchungen ergeben keinen Befund. Trotzdem ist es wichtig, sich beim Arzt vorzustellen. In den meisten Fällen verbessert sich der Zustand schrittweise ohne Behandlung. Sehr oft hilft eine Verringerung des Zuckeranteils in der Ernährung des Kindes. Die Ursache ist meist Apfelsaft, aber auch Kekse oder Rosinen können diesen Durchfall auslösen. (Deshalb wird dieser Zustand bisweilen als »Apfeldurchfall« bezeichnet.)

Es gibt einige ganz verschiedenartige Erkrankungen des Verdauungssystems, die bei Säuglingen und Kleinkindern zu chronischen Durchfällen führen können:

Zystische Pankreasfibrose. Die beiden bekanntesten Symptome sind ungeformte, übelriechende Stühle und Husten, die Erscheinungen sind jedoch sehr unterschiedlich. In der ersten Säuglingszeit kann der Stuhlgang völlig normal gewesen sein, erst nachdem auch festere

Speisen gegeben wurden, wurde er ungeformt und übelriechend. Ein Baby kann zwar ein niedriges Geburtsgewicht gehabt und nur sehr langsam zugenommen haben, obwohl sein Appetit gut war; möglicherweise stellt sich schließlich eine starke Fehlernährung heraus. Früher oder später kommt es zu dauernder Bronchitis. In den leichtesten Fällen treten keine Verdauungsstörungen auf, aber in der späteren Kindheit kommt es dann zu der dauernden Bronchitis.

Es handelt sich um eine fortschreitende, erbliche Erkrankung bestimmter Drüsen, die von Mann oder Frau vererbt werden kann. Die Bauchspeicheldrüse produziert ungenügende Verdauungssäfte. Die Drüsen im Bronchialbaum sezernieren nur trockenen und zu wenig Schleim, so daß Infektionen nicht verhindert und wirksam bekämpft werden können. Die Schweißdrüsen lassen zuviel Salz frei. (Der Salztest hilft bei der Diagnose.) In schweren Fällen besteht die größte Gefahr bei Säuglingen und Kleinkindern in Infektionen des Bronchialbaumes. Ziel der Behandlung ist es, den Bronchialbaum durch regelmäßige Entleerung und Antibiotika so sauber wie möglich zu halten. Die Symptome des Verdauungstraktes werden durch eiweißreiche, fettreduzierte Ernährung, zusätzliche Vitamine und Pankreasenzym-Tabletten zu den Mahlzeiten behandelt. Das Kind sollte regelmäßig überwacht werden, um die Behandlung der Mukoviszidose den Gegebenheiten anzupassen.

Es gibt weitere *Malabsorptions-* (ungenügende Aufnahme von Nahrungsmitteln) *Erkrankungen.* Die bekannteste ist die Unfähigkeit, bestimmte Zucker oder das Gluten des Weizens zu verdauen. Das führt immer zu Durchfall, der teilweise faulig riecht, am After brennt und oft mit Bauchkrämpfen einhergeht. Das Kind nimmt schlecht zu und fühlt sich nicht. Der Zustand bessert sich, wenn das den Durchfall auslösende Nahrungsmittel vom Speisezettel gestrichen wird. Beraten Sie sich mit Ihrem Arzt, um sicher zu gehen, daß das Kind noch eine ausgewogene Ernährung erhält.

Nach jeder Durchfallerkrankung von einigen Tagen Dauer kann es zunächst wieder Schwierigkeiten bei der Verdauung der Laktose, des Milchzuckers, geben. Früher meinte man, die Kinder seien gegenüber Milch allergisch. Meist handelt es sich nur um ein vorübergehendes Problem, und in der Zwischenzeit kann man einen Milchersatzstoff verwenden.

762. Würmer. Würmer sind nichts Schimpfliches, aber sie müssen behandelt werden. Es erschreckt eine Mutter meistens sehr, wenn sie im Stuhlgang ihres Kindes Würmer entdeckt, doch ist das kein Grund, sich aufzuregen, unglücklich zu sein oder zu glauben, man habe dem Kind nicht genügend Sorgfalt angedeihen lassen.

Madenwürmer (Oxyuren) sind am häufigsten verbreitet. Sie sehen aus wie kleine weiße Fäden, einen knappen Zentimeter lang. Sie leben in den unteren Darmabschnitten, kommen aber nachts aus dem After heraus und legen ihre Eier ab. Man kann sie nachts in der Wäsche finden oder eben auch in der Verdauung des Kindes. Sie verursachen Jucken um den After herum, wodurch das Kind im Schlaf gestört wird. Früher meinte man, daß Würmer der Hauptgrund dafür seien, wenn Kinder nachts mit den Zähnen knirschen, aber diese Ansicht kann nicht recht belegt werden. Man sollte die Würmer dem Arzt zeigen, damit er die richtige Behandlung anordnen kann.

Spulwürmer ähneln Regenwürmern. Der erste Verdacht wird sich einstellen, wenn einer davon mit dem Stuhlgang den Körper verläßt. Im allgemeinen verursachen sie nur Krankheitserscheinungen, wenn sie in großer Anzahl vorhanden sind. Der Arzt wird die richtige Behandlung anordnen.

Verstopfung

763. Zeitweilige Verstopfung tritt für gewöhnlich während einer Krankheit des Kindes auf, besonders, wenn es Fieber hat. Früher waren Ärzte und Eltern der Meinung, daß es das Wichtigste sei, erst einmal die Verdauung zu regulieren, man glaubte, daß das Kind nicht wieder gesund werden könnte, wenn es nicht zunächst abgeführt habe. Oft glaubte man sogar, daß die Verstopfung der Hauptgrund der Krankheit sei. Es ist indessen viel vernünftiger, sich klarzumachen, daß jede Krankheit, die einen elend und leidend macht, auch das ganze Magen- und Darmsystem angreift, den Appetit lähmt, die Darmtätigkeit beeinträchtigt, Erbrechen hervorruft. Diese Symptome treten manchmal mehrere Stunden vor anderen Symptomen auf.

Wenn man so ein krankes Kind zunächst ohne Arzt behandeln

muß, sollte man sich nicht so viel Sorgen um die Verdauung machen. Es ist besser, in dieser Beziehung etwas zuwenig als zuviel zu tun. Wenn das Kind nichts ißt, kann es auch nicht viel Verdauung haben.

764. Chronische Verstopfung kommt bei Kindern selten vor, wenn sie eine ausgewogene Ernährung mit Vollkornnährmitteln, Gemüse und Früchten zu sich nehmen. Ist Ihr Kind dennoch verstopft, gehen Sie bitte gleich zum Arzt und versuchen Sie keine Hausmittel. In jedem Fall belasten Sie das Kind nicht mit Stuhlgangsfragen. Führen Sie keine tiefgehenden Gespräche darüber und bringen Sie vor allem den Stuhlgang nicht mit Keimen, der Gesundheit oder Befindlichkeit in Verbindung. Lassen Sie das Kind darüber kein Tagebuch führen und schenken Sie diesem Problem keine übermäßige Aufmerksamkeit. Machen Sie keine Einläufe. Folgen Sie einfach dem Rat Ihres Arztes, ob es sich um Ernährung, Medikamente oder Übungen handelt, und besprechen Sie die Gründe mit Ihrem Kind nicht. Leicht wird ein Hypochonder daraus. Wenn Sie keinen Arzt erreichen können, und Ihr Kind leidet wirklich unter Verstopfung, ohne daß es andere Zeichen einer Erkrankung zeigt, geben Sie ihm zwei- bis dreimal am Tag Obst und Gemüse. Achten Sie darauf, daß sich das Kind viel bewegt. Ist das Kind vier Jahre oder älter und hat immer noch unregelmäßigen Stuhlgang, machen Sie sich keine Sorgen und fragen gelegentlich einen Arzt. Paraffin ist bei Kindern unter drei Jahren nicht anzuwenden. Wenn das Kind sich verschluckt kann es in die Lunge geraten und eine chronische Lungenentzündung auslösen.

765. Psychologische Verstopfung. Es gibt zwei Arten von Verstopfungen, die vornehmlich psychologischen Ursprung haben und meistens im Alter von ein bis zwei Jahren auftreten. Wenn ein Kind in diesem Alter ein- oder zweimal unter einer sehr schmerzhaften Verdauung gelitten hat, wird es versuchen, seine Verdauung zurückzuhalten, weil es Angst hat, daß es wieder weh tut. Wenn es den Stuhl dann ein bis zwei Tage zurückgehalten hat, wird er wieder fest geworden sein, und das Problem fängt von vorn an. Zweitens: wenn eine Mutter die Erziehung zur Sauberkeit zu streng und rigoros handhabt, wird ein kleines Kind zunächst automatisch Widerstand leisten, wird das Töpfchen boykottieren und am Ende verstopft sein. Siehe auch Abschnitt 567.

766. Schmerzhafter Stuhlgang und Laxantien. Bei Kindern im Alter von ein, zwei oder drei Jahren sollte schmerzhafter Stuhlgang rasch behandelt werden. Nur so läßt sich der Teufelskreis aus Stuhlverhaltung und zunehmender Verstopfung durchbrechen. Ihr Arzt kann Ihnen verschiedene Präparate empfehlen, die den Stuhl weich halten. Die Behandlung dauert meistens einen Monat – so bekommt das Kind auch das Gefühl, daß der schmerzhafte Stuhlgang endgültig vorbei ist. Keines dieser Präparate ist ein Abführmittel und kann einen bereits harten Stuhlgang weder verdünnen noch auslösen. (Ein Abführmittel wirkt auf die Darmmuskeln und führt so zum Stuhlgang. Abführmittel sollten nur nach ärztlicher Anordnung verwendet werden.)

Einstuhlen (Enkopresis)

767. Das Verschmutzen der Unterwäsche mit Stuhl (Enkopresis) ist wie die Enuresis keine Krankheit sondern ein Symptom.

Manche Kinder stuhlen ein, weil sie nie die Kontrolle über ihren Darm erlernt haben. Wenn Sie den Erklärungen in den Abschnitten 562 bis 577 und 586 folgen, so sollten Sie, eventuell mit Unterstützung des Arztes, diese Situation möglichst schnell bereinigen können.

Häufiger ist das Einstuhlen bei einem Kind, das zunächst die Kontrolle über den Darm erlernt hatte, später aber wieder ein- bis zweimal pro Woche in die Hosen macht. Dies ist oft die Folge einer belasteten Familiensituation, insbesondere dann, wenn das Kind von einem wichtigen Familienmitglied getrennt wurde. Oft dauert das Einstuhlen viele Monate, und Eltern und Kind schämen sich zu sehr, mit einem Arzt darüber zu reden. Die Eltern versuchen in der Zwischenzeit, die Sauberkeitserziehung zu verschärfen, das Kind wird davon aber nur gespannter. In extremen Fällen hält das Kind den Stuhl ganz zurück und sammelt einen harten trockenen Stuhl im Darm an. Gelegentlich können an diesem harten, trockenen und zusammengebackenen Stuhl wäßrige Stuhlteile vorbei, die dann die

Unterwäsche verschmutzen. Der Arzt muß sich um dieses Problem kümmern, und je früher er dies tut, um so größer sind die Erfolgschancen. Wenn das Einstuhlen lange anhielt und die Familiensituation sehr belastend ist, sollte ein Kinderpsychiater, Psychologe oder Sozialarbeiter eingeschaltet werden; der Arzt wird gleichzeitig versuchen, die Ernährung zu ändern und gegebenenfalls zusätzlich Arzneimittel verschreiben.

Störungen der Harnorgane

768. Bettnässen (Enuresis). Enuresis ist keine Krankheit, sondern ein Symptom. Sie hat viele Ursachen, von denen man nur wenige genau kennt, und sie ist erblich. Vier von fünf Fällen sind Jungens und 10 % der Jungen sind noch im Alter von 12 Jahren Bettnässer. Meist hört das Bettnässen jedoch in der Jugendzeit auf.

In wenigen Fällen liegt dem Bettnässen eine körperliche Erkrankung zugrunde. Dort findet man meist Symptome, wie z. B. Probleme der Blasenkontrolle tagsüber, die den Arzt mißtrauisch machen.

Viele Bettnässer weisen eine Störung in dem Teil des Nervensystems auf, das die Blase steuert. Diese Form ist erblich bedingt. Andere Fälle von Bettnässen werden durch eine Vielzahl verschiedener Spannungen verursacht. Bei der übergroßen Mehrheit der Bettnässer sind beide Ursachen kombiniert zu finden.

Es gibt im Leben eines kleinen Kindes Situationen, in denen es unbewußt wünscht, sich in den Schutz der Babyzeit zurückzuziehen. Ein Kind von drei Jahren, das schon monatelang trocken war, wird unter Umständen nachts sein Bett naß machen, wenn die Familie umzieht oder in die Ferien geht und in einem fremden Haus schläft. Auch wenn das Kind sich äußerlich in der neuen Umgebung glücklich fühlt, wird es im Unterbewußtsein Heimweh haben. Zu der Zeit, da Kinder während des letzten Krieges evakuiert wurden und ihre gewohnte Umgebung verlassen mußten, gehörte Bettnässen zu den weitverbreiteten Übeln, selbst bei größeren Kindern. Auch in Waisenhäusern erlebt man es sehr oft, daß die Kinder Bettnässer sind. Nach großen Aufregungen, etwa einer Geburtstagsgesellschaft oder dem Besuch einer Kino- oder Zirkusvorstellung, kann es passieren, daß die Kinder nachts ins Bettchen machen.

Der häufigste Grund bei kleinen Kindern ist jedoch der, daß die Familie Zuwachs bekommt und ein neues Baby in den Familienkreis tritt. Es ist wichtig zu wissen, daß in diesen Situationen Kinder nicht bewußt nässen. Schließlich passiert es, wenn sie in tiefem Schlaf sind. Ihre Gefühle und Gedanken im Unterbewußtsein beeinflussen das »Nachtleben« und drücken sich dann in Träumen aus. Bettnässen geschieht oft während eines Traumes, in dem das Kind sich in einer ausweglosen Situation befindet. Ein Kind, das aus Heimweh ins Bettchen macht oder weil ein neues Baby in die Familie gekommen ist, träumt vielleicht, daß es auf die Mutter wartet, die für alle seine körperlichen Bedürfnisse zuständig ist, so wie es immer war.

Im Falle eines heimwehkranken Kindes müssen die Eltern sich seiner besonders annehmen, sie müssen ihm helfen, das Gefühl der Einsamkeit und der Angst vor der neuen, ungewohnten Umgebung zu bannen (siehe Abschnitte 550 bis 556). Ist ein neues Baby in der Familie, müssen sie ihrem ersten Kind versichern, daß sie es ebenso liebhaben wie zuvor und ihm durch eine Extraration an Zärtlichkeit alle Befürchtungen nehmen. Es hätte wenig Sinn, ein Kind zu schelten oder ihm zu sagen, es solle sich schämen, denn es fühlt sich ohnehin schon unglücklich genug. Es hilft ihm vielmehr, wenn man ihm sagt, man glaube, daß das nicht mehr oft passieren werde, und man habe Vertrauen zu ihm.

Wie ist das nun mit einem Kind von drei, vier oder fünf Jahren, das noch niemals ganz sauber gewesen ist? (Die meisten Kinder werden zwischen zwei und drei Jahren nachts trocken.) In einigen dieser Fälle mag die Mutter falsch vorgegangen sein, als sie das Kind an Sauberkeit hat gewöhnen wollen. Da es ihr nicht schnell genug ging, ist sie vielleicht ungeduldig geworden und war über Gebühr streng. Schließlich hat das Kind den Tag über aufgepaßt und es ist nichts »passiert«, doch es sieht nun so aus, als ob der Widerstand gegen die allzu strengen Maßnahmen der Mutter nachts, wenn das Bewußtsein ausgeschaltet ist, weiterhin aufflackert. Man tut klug daran, die Erziehung zur Sauberkeit so unproblematisch wie möglich zu halten und jeden Konflikt dabei auszuschalten. Vor allem darf man den Kindern nicht sagen, sie sollten sich schämen, wenn sie das Bett naß machen. Dadurch kann man dieses Übel bestimmt nicht bessern. Was ein Kind braucht, ist das Vertrauen der Eltern und tröstlichen Zuspruch. Man muß ihm erklären, daß es allmählich größer wird und eines Tages schon ganz von allein lernen werde, das Bettchen trockenzuhalten.

Schließlich gibt es noch eine große Gruppe von Kindern, die tagsüber trocken sind, nachts aber das Bett nässen, da bei ihnen der Teil des Nervensystems, der die Blase während des Schlafens steuert, nicht voll entwickelt ist. Sie leiden nicht unter emotionalen Spannungen, außer denen, die möglicherweise durch das Bettnässen verursacht werden. Beruhigen Sie Ihr Kind und erklären Sie ihm, daß sich das Bettnässen geben wird, wenn sich Ihr Nervensystem weiterentwickelt hat.

769. Vorwiegend Jungen sind Bettnässer. Einige Psychiater, die das Bettnässen bei Kindern studiert haben, glauben, daß der meistverbreitete Typ (80 Prozent aller Bettnässer sind Jungen) etwa der folgende ist: Der Junge ist unsicher und zu leicht davon überzeugt, daß er es mit den anderen Jungen nicht aufnehmen könnte. Er hat Komplexe auch seinen Eltern gegenüber. Selbst wenn die Mutter das Kind zärtlich liebt, wird sie vielleicht doch manchmal ungeduldig, mischt sich in Dinge ein, die sie dem Kind besser selbst überlassen sollte. Der Junge ist zu gut erzogen, um offen um seine Persönlichkeit zu kämpfen. Sein Widerstand bleibt passiv, zeigt sich in Unentschlossenheit oder in Schüchternheit, mürrischem Wesen seiner Umwelt gegenüber und im Bettnässen. Die Mutter aber wird dann unter Umständen noch unzufriedener mit ihm sein. Beim Vater aber findet das Kind häufig nicht genügend moralische Unterstützung.

Die Maßnahmen, die Eltern gegen ein Kind dieses Typs ergreifen, wenn es Nacht für Nacht sein Bett naß macht, können nur gar zu leicht in die falsche Richtung zielen. Ein schlaftrunkenes und übermüdetes Kind (Bettnässer scheinen manchmal einen besonders festen Schlaf zu haben) aus dem Bett zu holen und in das Badezimmer zu bringen, wäre falsch, dadurch wird ein solches Kind nur davon überzeugt, daß es noch sehr klein und abhängig ist. Gibt man ihm nach 17 Uhr nichts mehr zu trinken, dann wird das Kind von imaginärem Durst gepeinigt (und das würde jedem Erwachsenen auch so gehen), allabendlich würden sich die gleiche Bettelei nach etwas zum Trinken und die konsequente Ablehnung dieses Wunsches wiederholen und eine unerfreuliche Debatte zwischen Mutter und Kind auslösen. Jedes Kind über fünf Jahre ist mit ganzer Kraft bemüht, dieses Problem zu überwinden. Er möchte mit den Eltern zusammenarbeiten, hat aber nur wenig Kontrolle über sein Nervensystem und sein Unterbewußtsein, das ihn zum Bettnässer macht.

Was ein bettnässender Junge braucht, ist ein Selbstbewußtsein, das ihn stützt, und das kann er erst nach und nach mit Hilfe der Erwachsenen gewinnen. Der geradeste Weg wäre, mit dem Kind zu einer psychologischen Beratungsstelle zu gehen. Besonders, wenn das Kind von verschiedenen Sorgen bedrückt zu sein scheint. Doch wenn Beratung und Behandlung bei einem geschulten Psychiater oder Psychologen nicht möglich sind, müssen die Eltern selbst versuchen, ihrem Kind zu helfen. Ihre Haltung sollte optimistisch und ermutigend sein. Sie können dem Kind erklären, sie wüßten, daß der eine oder andere Junge mit demselben Problem zu kämpfen hätte, sie alle seien auch nach einiger Zeit damit fertig geworden. Und sie können dem Kind versichern, sie wüßten, bei ihm würde das ebenfalls so sein.

Man ist heute der Ansicht, daß es besser ist, das Kind nachts nicht hochzunehmen, um es auf das Töpfchen zu setzen, und größere Jungen nicht zu wecken, um sie auf die Toilette zu schicken, auch hält man es nicht für richtig, ihnen die Flüssigkeit zu entziehen.

Eine Belohnung in Aussicht zu stellen, kann unter Umständen beim fünf- bis siebenjährigen Jungen Erfolg haben (aber nicht mehr bei älteren). Obwohl es nicht sehr pädagogisch klingt, ist es dann fast besser, dem Kind einen heißersehnten Gegenstand (Schlittschuhe, ein Rad oder irgend etwas für seine Sportausrüstung) gleich zu schenken und nicht erst, wenn es das Bettnässen überwunden hat. Das Kind soll sich so schnell wie möglich anderen Jungen im gleichen Alter ebenbürtig fühlen können, das ist psychologisch in diesem Fall sehr wichtig.

Wenn der Vater sich zu wenig um den Jungen gekümmert hat und bisher kaum sichtbar war, so sollte er versuchen, sich aktiver um das Kind zu bemühen, wenn möglich, eine Beschäftigung oder ein Spiel finden, das er mit dem Jungen gemeinsam betreibt. Hat die Mutter das Kind viel herumkommandiert und allzuviel Strenge entwickelt, dann sollte sie versuchen, den Jungen mit etwas leichterer Hand zu lenken (Abschnitt 531).

770. Bettnässen bei Mädchen. Bei Mädchen sieht das Bild anders aus. Mädchen sind im allgemeinen viel ehrgeiziger als Jungen, und bei einem kleinen Mädchen, das nachts nicht trocken bleibt, ist der Grund dafür auch in seinem Ehrgeiz zu suchen. Das Kind versucht vielleicht, es an Wagemut und Wildheit mit einem älteren Bruder aufzunehmen, oder aber will sich sogar mit seiner Mutter vergleichen. (Es glaubt z. B., daß es viel besser für den Vater sorgen und ihm besser Gesellschaft leisten könne als die Mutter.) In solchen Fällen müssen die Erwachsenen dem Kind helfen, die Gefühle von Eifersucht und ein gewisses Unbehagen darüber, daß es nun einmal ein Mädchen und kein Junge ist, zu überwinden. Die Eltern müssen ihrer Tochter beibringen, daß es sehr schön ist, ein kleines Mädchen zu sein; der Vater muß ihm klarmachen, daß er es als seine Tochter liebt, daß aber Mama an erster Stelle steht.

771. Ist eine psychiatrische Behandlung sinnvoll? Ich halte eine solche Behandlung für sehr sinnvoll, wenn zusätzlich zum Bettnässen andere Probleme kommen; wenn etwa ein Junge sehr ängstlich und schüchtern ist, von seinen Kameraden dominiert wird, in der Schule versagt oder häufige Konflikte mit seiner Mutter hat; oder wenn ein Mädchen mit Mutter oder Bruder stark rivalisiert oder ständig unglücklich ist, weil es ein Mädchen ist. In diesen Fällen müssen die anderen Probleme noch viel eher als das Bettnässen psychiatrisch behandelt werden; das Bettnässen wird ohnehin bei Jugendlichen meist aufhören. Nur in wenigen Fällen bleibt das Bettnässen über das Ende der Behandlung hinaus bestehen.

Manchmal ist das Kind an seine Kameraden, Hausaufgaben, Lehrer oder sich selbst ungenügend angepaßt. Hier können Lehrer, Klassenlehrer, eine Familienberatung oder eine kinderpsychologische Beratungsstelle helfen.

772. Es gibt auch ein Arzneimittel, das in den vergangenen Jahren häufig bei Bettnässen eingesetzt wurde. Die Anfangserfolge sind sehr gut, lassen aber nach, und nach Absetzen der Behandlung beginnen manche Kinder wieder mit dem Bettnässen.

Mäßigen Erfolg hatte ein elektrisches Gerät, das klingelt, wenn das Bett naß ist. Ich finde, eine solch aggressive und mechanische Methode ist für ein empfindliches Kind mit vielen Problemen (da wäre Psychotherapie besser) oder ein Kind unter fünf Jahren nicht geeignet. Diese Methode könnte allerdings für ein gut angepaßtes älteres Kind brauchbar sein, das ein peinliches Symptom bekämpfen will.

773. Naßmachen am Tage. Wenn Kinder – sagen wir mit drei Jahren – immer noch die Hosen naß machen, so ist dafür hin und wieder eine körperliche Erkrankung verantwortlich. Sollte es der Fall sein, dann wird das Kind für gewöhnlich nach jeweils kurzen Pausen ein paar Tröpfchen in das Höschen machen. Es muß gründlich vom Arzt untersucht werden. Übrigens muß in jedem Fall von häufigem Nässen bei älteren Kindern der Urin untersucht werden.

Kinder, die den Tag über nicht trocken sind, werden meist auch nachts ins Bett machen, und in diesem Fall gilt das gleiche, was auf den Seiten vorher (Abschnitte 768–771) schon gesagt worden ist.

Aber es gibt zwei Faktoren, auf die besonders hingewiesen werden sollte. Die Mehrzahl der Kinder, die den Tag über nässen, sind schüchtern, gehemmt und unentschlossen. Beobachtet man ein solches Kind, dann kann man leicht feststellen, daß seine eine Hälfte recht gut weiß, daß es sehr nötig »mal müßte«, es trippelt hin und her, schlägt ein Bein über das andere und fühlt sich höchst unbehaglich, aber die andere Hälfte seines kleinen Ichs ist von dem momentanen Spiel gänzlich absorbiert und weigert sich, das Notwendige zu tun. Es braucht niemanden zu beunruhigen, wenn hin und wieder einmal ein »Unglück« geschieht, während das Kind in ein wunderbares Spiel vertieft ist. Aber wenn das Kind bei allen Dingen zaudert und sich zu nichts recht entschließen kann, dann ist das meist ein Zeichen dafür, daß es zu Hause zu sehr bevormundet und mit Befehlen herumgeschubst wird. Ein gewisser innerer Widerstand ist ihm so zur Gewohnheit geworden, daß es ihn nicht nur leistet, wenn seine Eltern ihm etwas befehlen, sondern auch dann, wenn seine eigene Natur ihm sagt, daß dies und das zu tun sei. Oft wird ein solches Verhalten Faulheit genannt. Aber in Wirklichkeit ist dazu ein großes Maß von Anstrengung nötig. Es ist, als ob man ein Auto mit angezogenen Bremsen führe.

Einige wenige Kinder haben dennoch Schwierigkeiten, ihre Blase unter Kontrolle zu halten, wenn sie sehr aufgeregt oder erschrocken sind oder wenn sie sehr lachen müssen. Bei solchen Gelegenheiten geschieht es, daß sie ohne Warnung die Hosen naß machen. Das ist keine Krankheit, und es ist auch nichts Außergewöhnliches. Viele Tiere leeren automatisch die Blase, wenn sie in einen Alarmzustand geraten. Das Kind braucht nur die Versicherung, daß es nichts getan hat, dessen es sich schämen müßte.

774. Häufiges Wasserlassen. Wenn ein Kind ständig und in kleinen Abständen urinieren muß, hat das mehrere mögliche Ursachen. Geschieht es bei einem Kind, das bereits völlig trocken und sauber war und dessen Blase zuvor ganz normal gearbeitet hat, so kann es sich um eine Krankheit handeln, eine Infektion des Harnsystems oder um die Zuckerkrankheit. Das Kind und eine Urinprobe sollten gleich vom Arzt untersucht werden. Einige wenige Menschen, auch ruhige und ausgeglichene Typen, haben eine Blase, die weniger lange anhalten kann als der Durchschnittsorganismus, das ist unter Umständen eine Veranlagung. Doch die meisten Kinder (und auch Erwachsenen), die ständig sehr oft urinieren müssen, werden durch irgend etwas erregt oder in Sorge versetzt. Manchmal wird das nur eine vorübergehende Belastung sein, in anderen Fällen handelt es sich um eine chronische Tendenz. Selbst der gesunde normale Sportsmann muß unter Umständen kurz vor einem Start dauernd auf die Toilette. Aufgabe der Eltern ist es immer, herauszufinden, was es ist - wenn es überhaupt etwas ist -, was das Kind bedrückt. Dabei kann es sich um die Behandlung zu Hause oder um das Verhältnis zwischen Kind und Eltern handeln, es können auch die Beziehungen zu anderen Kindern sein, oder aber die Schule kann sich als übergebührliche Belastung erweisen. Meist ist es ein Zusammentreffen all dieser Gründe. Bei den landläufigen Geschichten dieser Art sind ein furchtsames Kind und ein Lehrer, der streng erscheint, mit im Spiel. Die Furchtsamkeit des Kindes macht es seinem Harnsystem unmöglich, sich genügend zu entspannen, so daß es den Urin nicht in normaler Weise halten kann. Das Kind aber hat Angst zu fragen, ob es auf die Toilette gehen dürfe. Wenn der Lehrer es ermahnt, den Schulraum nicht zu oft zu verlassen, wird der Fall nur noch schlimmer. Eltern tun gut daran, dem Lehrer ein

Attest einzureichen, das ihm den Fall erklärt. Wenn der Lehrer vernünftig und die Eltern taktvoll sind, können sie sich über diesen Fall verständigen, was dem Kind sehr helfen würde.

775. Schwierigkeiten beim Wasserlassen. Es kommt zwar sehr selten vor, aber hin und wieder wird ein Baby geboren – für gewöhnlich ein Junge –, dessen Harnröhrenöffnung so stark verengt ist, daß es größte Mühe hat, den Urin herauszupressen, der dann meist auch nur als dünner Strahl oder tröpfchenweise kommt. Hier muß der Arzt unbedingt eingreifen, da die höherliegenden harnableitenden Wege, vor allem aber die Nieren, geschädigt werden, wenn der Urin nicht richtig entleert werden kann.

Gelegentlich bei großer Hitze, wenn ein Kind viel schwitzt und nicht genug trinkt, kann es vorkommen, daß es sehr wenig uriniert, unter Umständen einen ganzen Tag lang nicht. Was dann herauskommt, ist spärlich und dunkel und verursacht vielleicht ein brennendes Gefühl. Dasselbe kann auch bei hohem Fieber geschehen. Ein Kind braucht während einer Hitzeperiode und wenn es fiebert viel Flüssigkeit, und die Mutter muß, sofern das Kind noch klein ist, selbst daran denken, ihm auch zwischen den Mahlzeiten etwas zu trinken zu geben.

Bei Mädchen wird schmerzhaftes Urinieren häufig durch eine Infektion der Region um die Harnröhrenöffnung, vielleicht durch Verunreinigung beim Stuhlgang (siehe Abschnitt 584), ausgelöst. Dadurch entsteht das Gefühl, es müsse ständig urinieren, obwohl dann höchstens ein oder zwei Tröpfchen erfolgen. Der Arzt sollte konsultiert und eine Urinprobe untersucht werden. Bis man zum Arzt gehen kann, kann man das Kind mehrere Male am Tag ein warmes Sitzbad nehmen lassen, dem ein Löffel kohlensaures Natron hinzugefügt wird. Nachdem man das Kind vorsichtig mit einem weichen Tuch abgetrocknet hat, streicht man die Hautpartien um die Harnröhrenöffnung und die Vagina sorgfältig mit einer Kinderheilsalbe ein, um sie zu schützen und zu kühlen.

778. Wunde Flächen auf der Peniseichel. Manchmal bildet sich eine wunde, leicht gerötete Stelle an der Öffnung auf der Peniseichel. Manchmal schwillt das umgebende Gewebe so an, daß ein Junge kaum Wasser lassen kann. Die Ursache ist eine eng umgrenzte

Windeldermatitis. Die beste Behandlung besteht darin, die wunde Stelle möglichst viel der frischen Luft auszusetzen. Wenn der Penis abgedeckt werden muß, kann man die wunde Stelle durch mehrmaliges Auftragen einer vaselin- und lanolinhaltigen Salbe, insbesondere vor dem Zubettgehen, schützen. Kann das Kind mehrere Stunden nicht Wasser lassen, so darf man es etwa eine halbe Stunde in ein warmes Bad setzen. Kann es dort auch kein Wasser lassen, sollte der Arzt gerufen werden.

777. Infektionen der Harnwege (Nierenentzündung, Nierenbeckenentzündung, Blasenentzündung). Eine Entzündung der Nieren oder der Blase kann eine böse Krankheit mit hohem unregelmäßigen Fieber hervorrufen. Andererseits aber wird eine solche Infektion manchmal auch nur durch Zufall bei einer Routineuntersuchung festgestellt. Ein älteres Kind klagt vielleicht über ständiges Brennen beim Urinieren. Doch meistens deuten keinerlei Zeichen auf eine Erkrankung der Harnwege hin. Diese Entzündungen kommen häufiger bei Mädchen vor, und zwar in den beiden ersten Lebensjahren. Schnelle ärztliche Behandlung ist notwendig.

Wenn er viel Eiter enthält, ist der Urin unter Umständen trüb und flockig. Aber ein kleines Quantum braucht mit dem bloßen Auge nicht zu sehen zu sein. Andererseits aber kann der Urin eines gesunden Kindes trüb sein, besonders, wenn er abkühlt - und zwar durch die verschiedenen Salze, die er enthält. Man kann also dem Urin nicht ansehen, ob er infiziert ist oder nicht. Wenn eine Harninfektion nicht richtig ausgeheilt worden ist oder ein Kind zum zweitenmal davon befallen wird, muß das gesamte Harnsystem sorgfältig untersucht werden. Derlei Infektionen sind häufiger bei Kindern, die nicht ganz normal geformte Harnwege haben. Wenn sich eine solche Mißbildung herausstellt, sollte sie korrigiert werden, bevor die Nieren einen ständigen Schaden erleiden. Deshalb ist es ratsam, bei einem Kind, das eine Harninfektion gehabt hat, den Urin nach ein und nach zwei Monaten kontrollieren zu lassen, um sicher zu sein, daß die Infektion auch völlig ausgeheilt ist. Bestimmte Infektionen der Harnwege müssen oft wochenlang medikamentös behandelt werden; zwischendurch werden Pausen eingeschaltet, um dann festzustellen, ob erneut Bakterien oder Eiter im Urin vorhanden sind.

Mädchen müssen lernen, sich nach dem Wasserlassen oder dem Stuhlgang von vorne nach hinten abzuwischen. So vermeiden sie, Keime aus der Aftergegend in die Nähe der Harnröhrenöffnung zu verschleppen. Das Abwischen in der umgekehrten Richtung scheint eine häufige Ursache wiederholter Infektionen der ableitenden Harnwege bei Mädchen zu sein.

778. Bei Mädchen kann Eiter im Urin auch auf etwas anderes hindeuten. Eiter im Urin bei Mädchen kann auch Folge einer Scheideninfektion sein, die manchmal so mild ist, daß Entzündung oder Ausfluß nicht sichtbar sind. Daher sollte man nie einfach annehmen, Eiter im Urin sei eine Folge von Infektionen im harnableitenden System. Wichtig ist hier eine Untersuchung des Mittelstrahlurins.

Man gewinnt ihn, indem man die Schamlippen etwas spreizt, die Genitalregion kurz mit einem Schwamm und einem feuchten Baumwolltuch säubert und anschließend mit einem weichen Handtuch oder einem Stück Watte abtupft; erst dann darf Urin gelassen werden. Wichtig ist, daß von diesem Mittelstrahlurin eine Kultur angelegt wird, um Menge und Art der Bakterien untersuchen zu lassen.

Ausfluß aus der Vagina

779. Man sollte diese Angelegenheit sehr vorsichtig behandeln. Es ist nichts Außergewöhnliches bei jungen Mädchen, wenn sich ein leichter Ausfluß aus der Vagina zeigt. In der Mehrzahl aller Fälle wird er durch harmlose Bazillen hervorgerufen, die nach kurzer Zeit wieder verschwinden. Ein dicker, stärker auftretender Ausfluß, der auch Reizerscheinungen hervorruft, läßt unter Umständen auf eine ernstere Infektion schließen und macht umgehende ärztliche Behandlung notwendig. Leichter Ausfluß, der aber tagelang andauert, muß ebenfalls untersucht werden. Ein eitrig- blutiger Ausfluß bei einem kleinen Mädchen kann gelegentlich darauf zurückzuführen sein, daß das Kind versucht hat, sich irgendeinen Gegenstand in die Vagina zu pressen, der vielleicht sogar darin verblieben ist und nun Reizungen und entzündliche Erscheinungen verursacht. Sollte so etwas der Fall sein, ist es ganz natürlich, daß die Mutter sehr erschrocken ist und das Kind nun lebhaft ermahnen wird, so etwas nie wieder zu tun. Aber es hat natürlich keinen Zweck, ein Schuldgefühl bei dem Kind hervorzurufen oder ihm zu erzählen, daß es sich selbst verletzt hätte. Das Kind hat ja nichts Böses getan, es ist lediglich dem natürlichen Wunsch gefolgt, die Dinge zu ergründen und zu untersuchen.

Wie schon zuvor erklärt, sind kleine Mädchen, besonders zwischen drei und fünf Jahren, manchmal im Zweifel darüber, warum ihr Körper anders ist als der von kleinen Jungen, und das kann dazu führen, daß sie sich mit ihren Genitalien beschäftigen und eine leichte Entzündung hervorrufen. Wenn die Erwachsenen sich besorgt oder empört zeigen, wird ein solches Kind nur noch mehr in Unruhe versetzt werden.

Wenn Sie einen Arzt nicht sofort erreichen können, läßt sich das Brennen oft durch ein warmes Bad erleichtern; man setzt das Kind zweimal am Tag hinein und fügt eine halbe Tasse Natriumbicarbonat dazu. Man kann Reizungen der Scheide vorbeugen, wenn das Mädchen weiße Höschen trägt, weißes nicht parfümiertes Toilettenpapier benutzt, und Kleider trägt, die genügend Luft an den Scheidenbereich heranlassen.

Allergien

780. Milchallergie und Milchersatzstoffe. Die Milchallergie ist viel seltener als man annimmt. Viele Säuglinge haben Magenbeschwerden, die aber meist einem unreifen Magen-Darm-System zuzuschreiben sind. Bei einer wirklichen Allergie treten die klassischen Allergie-Symptome auf (Abschnitt 781 bis 785); Milchallergie kommt häufiger in Familien vor, die mit Allergien behaftet sind. Für Kinder aus allergischen Familien ist Gestilltwerden ideal, aber bei Säuglingen, die bereits mit der Flasche ernährt werden, sollte die Zusammensetzung der Flaschennahrung geändert werden. Meist wird der Arzt eine Ernährung auf Sojamehlbasis empfehlen. Wenn das Kind auch diese nicht verträgt, muß eine individuell ausgearbeitete Nahrung dem Kind gegeben werden. Im Alter von ein oder zwei Jahren können fast alle Kinder wieder Kuhmilch trinken.

781. Allergischer Schnupfen, Heuschnupfen. Man hat vielleicht einmal jemanden erlebt, der unter Heuschnupfen leidet. Sobald der

Betreffende in die Nähe einer abgeblühten Sommerwiese kommt oder einer bereits abgemähten Wiese, auf der Heu gemacht wird, und die Samenpollen der Gräser ihm in die Nase dringen, beginnt der von Heuschnupfen Gepeinigte zu niesen, seine Nase schwillt an, fängt an zu jucken und zu laufen. Das bedeutet, daß gerade dieser Mensch von einer Allergie gegen Samenpollen befallen ist, einer Übersensibilität, die bei anderen nicht zu finden ist. Manche Menschen haben auch im Frühling Heuschnupfen, weil sie auf den Blütenstaub irgendwelcher Bäume reagieren. Wenn ein Kind also jedes Jahr zur gleichen Zeit einen Schnupfen bekommt, bei dem ihm die Nase juckt und tage- oder wochenlang läuft dürfte es sich um einen allergischen Schnupfen handeln, und man sollte diesen Fall mit dem Arzt besprechen. Das Aussehen des Naseninnern und außerdem allergische Tests ermöglichen eine genaue Diagnose, worauf das Kind allergisch reagiert. Im allgemeinen kann medikamentös Erleichterung verschafft werden. Um die Tendenz zu derartigen allergischen Erkältungen zu bekämpfen, werden aber häufig längere Spritzkuren angewandt. Darüber hinaus gibt es Allergien des Hals-Nasen-Systems, die vielleicht weniger dramatisch ablaufen als Heuschnupfen, aber den Kindern sehr zusetzen. Manchmal sind die Kinder empfindlich gegen die Federn im Kopfkissen oder gegen Hunde- und Katzenhaare, selbst Staub kann allergische Nasen reizen. Solche ständigen Allergien lassen das Kind unter Umständen jahraus, jahrein eine verstopfte und laufende Nase haben und es muß immer durch den Mund atmen. Ein solches Kind wird leicht zu Entzündungen der Nasennebenhöhlen neigen. Es gibt heute so gute Spezialisten für allergische Erkrankungen, daß man in den meisten Fällen den Grund und den Anlaß für solche Überempfindlichkeiten herausfinden kann. Die Behandlung richtet sich jeweils nach der Ursache. Manchmal ist einem Kind sehr leicht zu helfen, indem man ihm alle Federkissen fernhält oder aber Hunde, Katzen, Kaninchen, sofern sie schuld an einer allergischen Erkrankung sind. Allerdings lassen sich Allergien selten vollkommen beheben – man muß zufrieden sein, wenn man eine teilweise Besserung erzielt und dem Kind, soweit es geht, Erleichterung verschaffen kann.

782. Asthma. Asthma ist eine andere Art von Allergie. Nicht die Nase ist dabei das überempfindliche Organ wie beim Heuschnupfen, sondern es sind die Bronchien. Wenn irgendeine irritierende Substanz in die feinen Bronchialgänge eindringt, schwellen sie an, scheiden dicken Schleim aus und die Luftwege sind dann so verengt, daß die Atmung mühsam und pfeifend wird; Hustenanfälle treten ebenfalls auf.

Wenn ein älteres Kind unter chronischem Asthma leidet, sind oft Substanzen daran schuld, die in der Luft herumschwirren; Staubteile, Tierhaare, Schimmel und dergleichen.

Diese Substanzen werden als »Inhalationsallergene« bezeichnet, d. h. es handelt sich um asthmaauslösende Stoffe, die auf dem Atemweg aufgenommen werden. Bei sehr kleinen Kindern spielen allergische Reaktionen auf bestimmte Nahrungsmittel aber meist eine größere Rolle.

Ein Kind mit chronischem stärkeren Asthma muß eine Testuntersuchung durchmachen, damit herausgefunden werden kann, welche Substanzen die Allergie hervorrufen. Erst dann kann man die entsprechende Behandlung einleiten. Wenn die Krankheit leichtgenommen wird, können wiederholte Anfälle Lunge und Brustkorb des Kindes angreifen und zu schweren Schäden führen. Die Behandlung wird natürlich von der Ursache des Leidens bestimmt und ist in jedem Falle anders. Wenn ein Kind auf bestimmte Nahrungsmittel allergisch reagiert, darf es diese natürlich nicht mehr bekommen. Sind die oben erwähnten Inhalationsallergene die Ursache, ist eine ähnliche Behandlung wie bei den im Abschnitt 781 beschriebenen dauernden allergischen Erkrankungen der Nase erforderlich. Man richte sich dabei ganz nach den Anordnungen des Arztes.

Asthma ist aber nicht immer nur eine allergische Reaktion auf gewisse Substanzen. Die Asthmaanfälle können ganz unvorhergesehen auftreten, manchmal hat der Asthmakranke in der gleichen Situation, in der gleichen Lebensweise einen schweren Anfall, und manchmal befindet er sich sehr wohl. Meistens treten die Anfälle in der Nacht auf. Jahreszeit, Klima, Temperatur, die Art der Arbeit und Bewegung, Erkältungen, der seelische Zustand – all das spielt dabei eine Rolle. Manche Kinder bekommen einen Asthmaanfall, wenn sie aufgeregt, nervös oder verängstigt sind, und man kann ihnen helfen, indem man den Grund ihrer Besorgnis aus dem Wege räumt. Manchmal hilft Behandlung bei einem Psychiater, mit anderen Worten: Man muß versuchen, das ganze Kind zu behandeln, nicht allein das Asthma.

Die Behandlung eines Asthmaanfalles hängt von seiner Schwere ab, sie wird vom Arzt verordnet. Es gibt Medikamente zum Einnehmen oder zum Spritzen, die auch einen wirklich schweren Anfall beheben können.

Wenn ein Kind zum erstenmal einen Asthmaanfall bekommt und die Eltern den Arzt nicht gleich erreichen können, sollten sie sich nicht allzu große Sorgen machen. Die Situation ist selten so gefährlich, wie sie im Augenblick aussieht. Wenn das Kind sehr schwer Luft bekommt, halte man es im Bett. Ist es Winter und das Haus zentralgeheizt, so halte man den Raum gut warm, sorge aber für extra Luftfeuchtigkeit. Wenn das Kind sehr hustet und man Hustenmedizin im Hause hat, die der Arzt ihm früher einmal verschrieben hat, so gebe man ihm etwas davon. Nach Möglichkeit lenke man das Kind ab, gebe ihm Spielzeug oder Lektüre oder, wenn man Zeit hat, lese man ihm selbst etwas vor.

Wenn Sie ängstlich um das Kind herumgehen, wird es um so erschreckter reagieren, und das Asthma kann sich noch verschlimmern. Bleibt das pfeifende Atemgeräusch bestehen oder verstärkt es sich gar, muß sofort ein Arzt herangezogen werden.

Es ist unmöglich vorauszusagen, wie das Asthma sich entwickeln wird. Hat das Asthma sehr frühzeitig begonnen, besteht eher die Aussicht, daß es sich wieder verliert, als in Fällen, die erst in der späteren Kindheit anfangen. Manchmal bringt die Pubertät eine wesentliche Änderung. Allerdings ist es auch möglich, daß das Asthma schließlich von einer anderen Allergie, etwa einem Heuschnupfen, abgelöst wird.

783. Die »Asthmatische Bronchitis« muß extra genannt werden. Gelegentlich hat ein Baby Anfälle von pfeifendem, schwerem Atmen, und zwar nur, wenn es eine wirkliche Erkältung hat. Diese Tendenz ist für gewöhnlich in den ersten drei Lebensjahren am ausgeprägtesten. Es ist zwar entmutigend, ein Baby zu haben, das regelmäßig, wenn es erkältet ist, mit solchen Schwierigkeiten zu kämpfen hat, aber etwas Tröstliches ist doch dabei: Die Anfälligkeit für eine asthmatische Bronchitis verliert sich mit den Jahren. Natürlich sollte man auch dabei den Arzt rufen, die Infektion und auch der Husten machen unter Umständen eine Behandlung notwendig. Im zentralgeheizten Haus sollte man dann die Luft im Zimmer des Kindes etwas anfeuchten (siehe Abschnitt 729). Es gibt besondere Medikamente, die die Bronchien öffnen.

784. Nesselsucht. In einigen Fällen scheint Nesselsucht auf einer Hautallergie zu beruhen. Meist finden sich erhabene Quaddeln. Sie sind in der Mitte oft blaß, da der Gewebedruck das Blut auspreßt. Quaddeln jucken oft unerträglich. Manche Menschen haben oft oder fast immer Quaddeln. Glücklicherweise kommen sie bei der Mehrzahl aber höchstens ein- oder zweimal im Leben vor.

Quaddeln sind gelegentlich der Ausdruck einer Nahrungsmittelallergie. Sie können auch nach Impfungen oder am Ende bestimmter Infektionen erscheinen, in den meisten Fällen läßt sich aber keine Ursache entdecken. Meistens verordnet der Arzt eine Tablette oder eine Spritze, um die Auswirkungen zu lindern.

In seltenen Fällen schwellen bei einer Nesselsucht auch die Schleimhäute von Mund und Rachen an. In einem solchen Fall muß sofort medizinisch eingegriffen werden.

785. Ekzeme. Ein Ekzem ist ein rauher roter Ausschlag, der sich in Flecken über die Haut verteilt. Auch er wird wie Heuschnupfen und Asthma durch eine Allergie hervorgerufen. Und zwar reagiert die Haut abwehrend auf irgendeine Substanz, die das Essen enthält. Wenn diese Substanz in das Blut eindringt und über die Blutbahnen in die Haut, entzündet sie sich. Aber auch von außen her kann die Haut allergisch gereizt werden, etwa durch Wolle, Seide oder Kaninchenhaar, das direkt mit der Haut in Berührung kommt. Kinder, deren Familie, zu Asthma, Heuschnupfen oder Ekzemen neigt, werden leicht von Ekzemen geplagt.

Wenn Ekzeme auch in erster Linie durch Nahrungsmittelallergien hervorgerufen werden, so spielen zwei andere Faktoren unter Umständen doch ebenfalls eine Rolle. Zunächst einmal wäre eine gewisse Reizung der Haut von außen zu nennen. Das eine Baby bekommt Ekzeme, wenn seine Haut winterlicher Kälte ausgesetzt ist – beim anderen treten sie bei Hitze auf, wenn es schwitzt, und wieder ein anderes leidet in der Windelgegend unter Ekzemen, die durch den Urin auf der Haut ausgelöst worden sind. Wenn ein Baby nur an jenen Stellen Ekzeme bekommt, an denen seine Haut direkt mit Wolle in Berührung kommt, kann es sein, daß es eine Wollallergie hat; es kann aber auch sein, daß sein Körper auf ein Nahrungsmittel reagiert und die Wolle lediglich die Haut gereizt und dem Ekzem zum Ausbruch verholfen hat. Als zweiter Faktor wäre das Fettpolster und die Gewichtszunahme des Babys zu nennen. Dicke Babys haben sehr viel häufiger Ekzeme als Kinder mit einem Durchschnittsgewicht. Dünne Babys leiden kaum darunter.

Bei Ekzemen braucht man natürlich den Arzt, der die Diagnose stellt und die Therapie anordnet. Im Anfangsstadium sind die Ekzemflecken hellrot, rauh und ein wenig geschwollen. Wenn das Ekzem sich verschlimmert, werden die Flecken tiefrot und fangen für gewöhnlich an zu jucken, so daß das Baby kratzt und reibt. Sehr leicht werden dadurch Kratzwunden und Nässen hervorgerufen. Trocknet dieses Sekret ein, bilden sich Krusten. Nachdem die Ekzemflecken geheilt sind, behält die Haut, auch wenn alle Röte abgeklungen ist, noch lange einen rauhen und verdickten Charakter.

Für gewöhnlich beginnt bei Säuglingen ein solches Ekzem auf den Wangen und an der Stirn. Von dort breitet es sich unter Umständen über Ohren und Hals aus. Da die Haut oft schuppig wird, sieht das Kind aus einiger Entfernung aus, als sei an seinem Köpfchen Salz angetrocknet, besonders an den Ohren. Beim einjährigen Kind können Ekzeme fast überall auftreten - auf den Schultern, in der Windelgegend, auf Armen und Brust. Zwischen 1 und 3 Jahren sind die typischen Stellen für derlei Ekzeme die Ellbogenbeugen und die Kniekehlen.

Schwere Ekzeme bedeuten eine große Geduldsprobe für Mutter und Kind. Das Baby versucht ununterbrochen sich zu kratzen und leidet unter dem Juckreiz. Die Mutter versucht es am Kratzen zu hindern und leidet ihrerseits darunter, daß das Baby so offensichtlich zu leiden hat. Dieser Zustand kann monatelang anhalten. Es ist wichtig, daß die Fingernägel des Säuglings kurz geschnitten werden. Je weniger er sich kratzen kann, um so seltener kommt es zu Sekundärinfektionen durch Hautkeime. Bei manchen Kindern empfehlen sich für die Nacht Fäustlinge aus weißer Baumwolle, um Kratzinfektionen auch nachts zu verhindern.

786. Für die Therapie sind mehrere Gesichtspunkte maßgebend. Welche Behandlung der Arzt verschreiben wird, hängt von mancherlei verschiedenen Faktoren ab: vom Alter des Babys, dem Charakter des Ausschlags und davon, wo er sich befindet, von der Konstitution des Kindes und seiner Gewichtszunahme, seiner Ernährungsweise, vor allem, ob vor Ausbruch des Ekzems neue Nahrungsmittel gegeben wurden und schließlich davon, wie es auf eine Behandlungsmethode anspricht. Einige leichte Fälle können mit äußerlich anwendbaren Lotionen oder Salben geheilt werden. Das Wichtigste ist es, die Haut mit einer einfachen Feuchtigkeitscreme (keine Farb- oder Duftstoffe) mehrmals täglich einzucremen. Lassen Sie sich bei Ihrem Apotheker beraten.

Bei hartnäckigeren Fällen wird man herausfinden müssen, ob das Kind vielleicht gegen diese und jene Speise allergisch ist. Bei Säuglingen stellt sich oft heraus, daß sie frische Kuhmilch nicht vertragen und davon Ekzeme bekommen. Es hilft dann manchmal, wenn man evaporierte Milch nimmt, da jedes Nahrungsmittel bei Allergien unschädlicher ist, wenn es abgekocht ist. Einige wenige Babys können nur geheilt werden, wenn man mit richtiger Milch völlig aufhört und sich auf Ersatznahrung, z. B. aus Sojabohnenmehl, beschränkt.

Bei älteren Babys und Kindern, deren tägliche Kost bereits eine Menge Nahrungsmittel enthält, muß der Arzt sorgfältig untersuchen, auf welche Art von Nahrungsmitteln das Kind allergisch reagiert. Handelt es sich um ein sehr schweres und hartnäckiges Ekzem, so wird er den Hauttest vornehmen müssen, bei dem Proben der verschiedenen Nahrungsmittel injiziert werden. Rund um die Injektionsstelle von Nahrungsmitteln, gegen die das Kind empfindlich ist, bilden sich Pusteln. ist ein Baby sehr dick und nimmt es schnell zu, dann hilft es manchmal, wenn man ihm weniger Stärke und Zucker zuführt.

Natürlich muß man bei allen Ekzemen zunächst herausfinden, ob es sich vielleicht um eine äußere Reizung der Haut handelt. Wolle kann, wie gesagt, sehr leicht zu einem Ekzem führen – das Kind darf dann keine wollenen Sachen mehr tragen. Wenn man weiß, daß kaltes, windiges Wetter die Haut des Kindes reizt, suche man ihm immer geschützte Stellen für seinen Aufenthalt im Freien. Manchmal verträgt die Haut kleiner Kinder Wasser und Seife nicht, dann muß man die Reinigung mit Babyöl und Watte vornehmen, wenigstens so lange, wie die Haut angegriffen scheint.

Wenn man sich in einer Situation befindet, in der man keinen Arzt erreichen kann (auf Reisen oder auf dem Lande), und das Kind wird auf einmal von einem schweren, sehr juckenden Ekzem befallen, so kann es nicht schaden, manchmal aber doch helfen, wenn man die frische Milch durch evaporierte oder Trockenmilch ersetzt. Auch Zucker und Nährmittel kann man etwas kürzen, damit das Kind nicht allzuviel zunimmt. Wenn nun ein etwas älteres Baby ein Ekzem entwickelt, kurz nachdem es zuvor erstmals ein Ei gegessen hat, erhält es natürlich keine Eier mehr. Die Besserung und Heilung des Ekzems kann unter Umständen dennoch einige Wochen auf sich warten lassen.

Es wäre nun aber falsch, wenn man dem Kind darüber hinaus gleich mehrere Nahrungsmittel entzöge, von denen man befürchtet, daß sie für das Ekzem verantwortlich sein könnten. Eltern sollten von sich aus möglichst nicht mit einer Umstellung der Ernährung anfangen, sondern dies dem Arzt überlassen. Bei Ekzemen ist es nämlich so, daß der Fall sich von Woche zu Woche verändert, selbst wenn man immer die gleiche Diät einhält. Als Laie findet man doch nicht genau heraus, welches Nahrungsmittel nun der Störenfried ist und läßt sich dazu verleiten, bei jeder neuen Veränderung des Zustandes wieder etwas wegzulassen, bis schließlich die Nahrungszufuhr völlig ungenügend ist und das Kind darunter leidet.

Die Eltern sind verständlicherweise über ein schweres Ekzem immer sehr unglücklich und haben alle Mühe zu verhindern, daß das Baby sich nun ständig kratzt und dabei vielleicht noch verletzt. Vielleicht haben sie auch gar keine rechte Lust mehr, das Kleine zu streicheln und zu liebkosen, und doch braucht gerade so ein Kind besonders viel Liebe und sichtbare Zuneigung.

Bei einem Ekzem muß man immer in Betracht ziehen, daß es keine infektiöse Hauterkrankung ist, wie z. B. ein Impetigo, den man durch die richtige Behandlung völlig zum Abheilen bringen kann, sondern daß die Neigung zu einem Ekzem einem Kind angeboren ist, also in ihm steckt. In sehr vielen Fällen muß man sich damit zufriedengeben, wenn der Verlauf mild gestaltet werden kann. Viele Ekzeme, die in der frühen Kindheit angefangen haben, verschwinden später oder können sich jedenfalls im Verlauf der nächsten Jahre noch erheblich bessern.

787. Verhaltensprobleme und Allergien. In den letzten Jahren hat man versucht, alle möglichen Verhaltensprobleme irgendwelchen Allergien (Luftverunreinigungen, Nahrungsmittelzusätzen, Lebensmittelfarben usw.) zuzuschreiben. Nichts davon ist wissenschaftlich erwiesen. Viele Eltern brachten ihre Kinder zu Heilpraktikern, die teure Tests durchführten, eine sehr komplizierte Ernährung vorschrieben und andere ungewisse Behandlungen anordneten. All dies ist unerprobt. Es wird sogar von Kindern berichtet, die nach solchen Behandlungen schwer krank geworden sind. Wenn Sie ein Kind mit Verhaltensproblemen haben und glauben, dies habe mit einer Allergie zu tun, so sollten Sie offen mit Ihrem Arzt darüber sprechen, bevor Sie es mit unerprobten Methoden versuchen.

Hauterkrankungen

788. Unterscheidung der häufigsten Hautausschläge. Der folgende Abschnitt will den Leser keineswegs zu einem perfekten Diagnostiker machen. Er will nur helfen, die landläufigen Hautausschläge in großen Zügen zu unterscheiden. Wenn ein Kind plötzlich Hautausschlag bekommt oder rote Pusteln, dann braucht man die Diagnose des Arztes, denn bei jedem Kind kann die Rötung oder der Ausschlag auf der Haut, von der gleichen Krankheit hervorgerufen, doch anders aussehen. Manchmal fällt es sogar Hautspezialisten schwer, die richtige Diagnose zu stellen.

Masern. Drei oder vier Tage, bevor die Hauterscheinungen auftreten, hat das Kind Fieber und Anzeichen einer Erkältung. Der Ausschlag zeigt sich dann in flachen rosa Flecken, die zuerst um die Ohren herum auftreten und sich dann abwärts über den Kopf ausbreiten. Wenn der Ausschlag anfängt, ist das Fieber für gewöhnlich sehr hoch (Abschnitt 797).

Röteln. Flache rosa Flecken, oft sehr blaß, breiten sich schnell über den ganzen Körper aus; wenig oder kein Fieber, keine Erkältungssymptome, aber geschwollene Lymphknoten im Nacken und am Hals (Abschnitt 798).

Windpocken. Einzelne kleine erhabene Pickelchen; einige davon entwickeln Wasserbläschen auf der Kuppe, die nach ein paar Stunden aufbrechen und etwas Schorf bilden. Es bilden sich zu gleicher Zeit immer nur einige Pickelchen, anfangend am Körper oder im Gesicht oder auf dem Kopf. Bei der Diagnose sucht der Arzt zwischen den verkrusteten Pocken nach einigen frisch gebildeten winzigen Bläschen (Abschnitt 800).

Scharlach. Das Kind ist schon einen Tag, bevor der Ausschlag sich zeigt, krank. Es hat für gewöhnlich Kopfschmerzen, Fieber, Erbrechen und Halsschmerzen. Der Ausschlag - eine sichtbare Rötung der Haut, die sich wie Sandpapier anfühlt - beginnt an den warmen, feuchten Stellen des Körpers, in den Achselhöhlen, in der Leistenbeuge und auf dem Rücken (Abschnitt 742).

Hitzepickel. Sie stellen sich bei Babys sehr oft mit dem Beginn des heißen Wetters ein. Zuerst zeigen sie sich an Schultern und am Hals in Form von vielen kleinen rosa Pickelchen, die manchmal Wasserbläschen auf der Kruppe entwickeln (Abschnitt 354).

Windelausschlag tritt an den Hautstellen auf, wo Urin hinkommt, manchmal sind es rosa oder rote Fleckchen, manchmal sind ganze größere Hautbezirke rauh und gerötet (Abschnitt 352).

Ekzeme. Größere Stellen roter, rauher Haut, die am Anfang kommen und wieder vergehen. Ist es schlimm, dann wird die vom Ekzem befallene Haut schuppig verkrustet und juckt sehr. Bei Babys fängt ein Ekzem meist auf den Wangen an, bei Kleinkindern und etwas älteren in den Kniekehlen und in der Ellenbogenbeuge (Abschnitt 785).

Nesselsucht. Erhabene Papeln, gleichmäßig über den ganzen Körper verteilt - sie kommen und gehen wieder und jucken (Abschnitt 784).

789. Insektenstiche. Sie können sehr verschiedene Formen aufweisen, von großen geschwollenen Quaddeln bis hinab zum kleinen blutverkrusteten Pünktchen ohne Schwellung. Aber die meisten Stiche haben zwei charakteristische Merkmale: erstens haben sie in der Mitte ein winziges Loch oder eine winzige kleine Schwellung, dort nämlich, wo der Stachel eingedrungen ist; zweitens wird man Stiche mehr oder weniger auf der entblößten Haut finden.

Jeder juckende Insektenstich (ein Mückenstich zum Beispiel)

kann gelindert werden, indem man einen Brei aus wenigen Tropfen Wasser und einem Teelöffel doppelkohlensaurem Natron herstellt und auf den Stich schmiert. Hat eine Biene gestochen, so entferne man den Stachel vorsichtig mit einer Pinzette und streiche ebenfalls etwas von diesem Brei auf. Bei einem Wespen- oder Hornissenstich hilft es mehr, wenn man einen Tropfen Essig auf den Stich tupft.

Zecken können verschiedene Krankheiten übertragen, wie zum Beispiel das Felsengebirgsfieber und die Lyme-Borreliose, die zu charakteristischen Ausschlägen führen. Wenn Sie in einer Gegend mit Zecken leben, fragen Sie Ihren Arzt zu Vorsichtsmaßnahmen in der Zeckensaison. Entfernen Sie eine Zecke erst, wenn Sie sich über die neuesten Methoden der Zeckenentfernung informiert haben und auch wissen, wie Sie den Biß behandeln müssen.

790. Krätze. Ansammlungen von Bläschen und sogenannten Gängen, in denen sich die Krätzemilben befinden, und vielen Kratzspuren vom unausgesetzten Jucken. Man findet sie meistens auf den Teilen des Körpers, die sehr viel berührt werden, auf Handrücken, Handgelenken, auch Bauch und Penis, nicht aber auf dem Rücken. Sie ist ansteckend und muß sofort behandelt werden.

791. Ringelflechte. Kreisrunde Stellen rauher Haut mit hellem Zentrum, etwa wie ein Fünfpfennigstück groß. Der äußere Rand der Flecken besteht aus kleinen Beulen. Befindet sich die Ringelflechte auf dem Kopf, dann tritt sie in Form von runden Flecken mit borkiger Haut auf, auf denen das Haar kurz abbricht. Die Ringelflechte ist eine Pilzinfektion, die ansteckend ist und behandelt werden muß.

792. Impetigo (Eiterflechte). Manchmal finden sich bei einem Kind Hautreste sowie gelbliche bis bräunliche Krusten aus Sekret. Man sollte an eine Impetigo denken, vor allem wenn es im Gesicht anfängt. Meist beginnt die Infektion mit einem entzündeten Mitesser, der weißen oder gelblichen Eiter enthält. Oft wird der Eiterpfropf abgekratzt, im Gesicht verteilt, und ein Grind bleibt zurück. Andere Eiterbeulen bilden sich an Gesicht und durch die Hände erreichbaren Körperteilen. Der Arzt sollte eine rasche Diagnose stellen und die Behandlung einleiten, um die weitere Verbreitung und Infektion von anderen Menschen zu verhindern.

793. Giftefeu. Viele verschieden große Bläschen bilden sich nach Berührung von Giftefeu auf geröteter Haut. Die Bläschen jucken und finden sich auf den unbedeckten Körperteilen in Frühjahr und Sommer. Wenn große Teile des Körpers betroffen sind, sollten Sie den Arzt wegen einer Behandlung aufsuchen.

794. Kopfläuse. Man findet die Eier leichter als die Läuse. Sie sind klein, perlweiß und eiförmig und kleben fest am Haar – in der Nähe der Haarwurzel. Manchmal findet man auch im Nacken juckende rote Bläschen. Schauen Sie vor allem am Scheitel und hinter den Ohren nach. Viele Menschen glauben, Kopfläuse seien eine Folge mangelnder Hygiene; tatsächlich aber können sie bei jedem Schul- und Vorschulkind auftreten. Kopflausbefall ist sehr ansteckend und muß behandelt werden.

795. Warzen. Es gibt verschiedene Arten gewöhnlicher Warzen, die an Händen, Fußsohlen und im Gesicht auftreten. Sie sind anstekkend und sollten deshalb vom Arzt angesehen und behandelt werden. Außerdem gibt es noch eine besondere Art, die überaus anstekkend ist: sie sind zuerst rund, weich und wächsern, sie haben die Größe eines Stecknadelkopfes, ihre Farbe ist weiß oder rosa. Sie vermehren sich, werden größer und sind in ihrer Mitte konkav eingebuchtet. Sie können behandelt werden, damit sie sich nicht weiter ausbreiten.

796. Herpes. Berichte in Zeitungen und Fernsehfilme über Herpes haben viele Eltern erschreckt. Den Herpes findet man auf der ganzen Welt, es gab ihn schon vor Tausenden von Jahren, und er ist nicht ansteckender als andere Viren.

Es gibt zwei Herpesformen: Den Typ I findet man meist in oder um den Mund. Er wird nicht sexuell übertragen. Bei Kleinkindern verursacht er häufig eine Erkrankung, die mit hohem Fieber einhergeht und bei der sich nach ein paar Tagen kleine Geschwüre im Mund bilden – eine häßliche Krankheit. Bei älteren Kindern entstehen manchmal, genauso wie bei Erwachsenen, immer wiederkehrende »Fieberbläschen« an den Lippenrändern. Auch diese werden durch den Typ I verursacht.

Der Herpes-Virus Typ II tritt für gewöhnlich an den Genitalien bzw. in ihrer Umgebung auf und wird fast ausschließlich sexuell übertragen. Es bilden sich kleine Bläschen, die aufbrechen und schmerzhafte Geschwüre hervorbringen können. Dieser Typ II ist bekannter als Typ I und hat viele Menschen beunruhigt.

Seife und Wasser machen den Herpes-Virus unschädlich. Wäscht eine Mutter oder ein Babysitter, die eine Herpes-Infektion haben, die Hände mit Wasser und Seife, so besteht kein Infektionsrisiko für das Kind. Ein Erwachsener oder ein Kind mit dem Herpes-Virus Typ I sollte niemanden küssen, bevor die Bläschen verschwunden sind.

Ihr Arzt kann Ihnen Näheres über Herpes-Infektionen sagen.

Masern, Röteln, Roseola, Windpocken

797. Masern. Bei Masern tritt während der ersten drei bis vier Tage kein Ausschlag auf. Die Erkrankung sieht wie eine böse Erkältung aus, die sich verschlimmert. Die Augen sind rot entzündet und tränen. Wenn man das untere Lid herabzieht, sieht man, daß es feuerrot ist. Das Kind hat einen harten trockenen Husten, das Fieber steigt jeden Tag um einige Striche. Etwa am vierten Tage, wenn das Fieber hoch ist, zeigt sich der Ausschlag in Form anfangs winzig kleiner und ganz leicht erhabener roter oder rosa Fleckchen hinter den Ohren, das Fieber ist hoch. Nach und nach breiten sich die Flecken über Gesicht und Körper aus, werden größer und dunkler. Während der Ausschlag sich über den Körper ausbreitet, bleibt das Fieber hoch, das Kind wird von Husten gequält und fühlt sich recht elend. Das dauert ungefähr ein bis zwei Tage, dann sollte im allgemeinen die Krankheit schnell abklingen.

Wenn das Fieber länger als zwei Tage, nachdem der Ausschlag sich gezeigt hat, sehr hoch bleibt, steht zu befürchten, daß der Fall sich verschlimmert hat. Ebenso, wenn das Fieber heruntergeht und nach ein oder zwei Tagen wieder zu steigen beginnt. Die häufigsten Komplikationen bei Masern sind Mittelohrentzündungen, Bronchitis und Lungenentzündung. Wenigstens einmal, während das

Kind Masern hat, wird man den Arzt um einen Besuch bitten – ob man nun überzeugt ist, daß es Masern sind oder nicht –, weil Fieber und Husten unter Umständen auch etwas anderes vermuten lassen könnten. Man muß ihn jedoch sofort rufen, wenn das Fieber länger als zwei Tage nach dem Ausbruch des Ausschlages hoch bleibt oder aber wiederkehrt. Die Komplikationen können sehr ernst sein, ernster als die Masern selbst, lassen sich aber durch die heutzutage zur Verfügung stehenden Medikamente erfolgreich behandeln.

Während des ersten fieberhaften Abschnitts der Krankheit verlieren Kinder den Appetit fast gänzlich. Sie haben nur Durst und möchten trinken, und man sollte ihnen ständig etwas Flüssigkeit geben. Der Mund ist entzündet und sollte dreimal am Tage vorsichtig gereinigt werden. Früher war man der Ansicht, daß der Raum dunkel gehalten werden müsse, um die Augen zu schützen, aber jetzt weiß man, daß das nicht nötig ist. Man braucht den Raum nur soweit abzudunkeln, daß das Licht den Augen des Kindes nicht weh tut. Das Krankenzimmer soll warm gehalten werden, damit das Kind sich nicht erkältet. Zwei Tage nachdem das Fieber abgeklungen ist, darf der Patient wieder aufstehen. Wenn der Husten und auch alle anderen Nebenerscheinungen weg sind, kann das Kind, etwa acht Tage, nachdem sich der Ausschlag gezeigt hat, wieder mit anderen Kindern zusammenkommen, und es darf dann auch wieder an die frische Luft.

Die ersten Symptome der Masern zeigen sich irgendwann in der Zeit von 9 bis 16 Tagen nach der Ansteckung. Von den ersten Anzeichen einer Erkältung an sind Masern bereits ansteckend. Masern bekommt man im allgemeinen nur einmal.

Den Masern kann man heutzutage durch eine Schutzimpfung, die etwa im Alter von einem Jahr durchgeführt wird, vorbeugen, und man sollte von dieser Maßnahme auch Gebrauch machen. Wurde ein Kind aber nicht geimpft, kann der akute Ausbruch der Erkrankung noch verhindert oder abgeschwächt werden, wenn man ihm rechtzeitig Gammaglobuline gibt, die aus menschlichem Blutserum gewonnen wurden. Es ist sehr zweckmäßig, bei Kindern unter 3–4 Jahren den Ausbruch von Masern zu verhindern, da die Komplikationen in diesem Alter am häufigsten und schwersten sind. Doch auch ältere Kinder, die besonders zart und anfällig sind, sollten möglichst vor Masern bewahrt werden. Es ist wichtig, daß man sich im Falle einer eventuell drohenden Ansteckung sehr rasch mit dem Arzt in Verbindung setzt, damit die Gammaglobuline noch rechtzeitig angewendet werden und ihren Schutz entfalten können. Dieser hält übrigens nur wenige Wochen an.

798. Röteln. Der Ausschlag bei Röteln sieht dem bei Masern ähnlich, dennoch sind die Krankheiten leicht voneinander zu unterscheiden. Bei Röteln gibt es keine Erkältungssymptome wie Nasenlaufen oder Husten. Manchmal besteht eine geringe Heiserkeit. Das Fieber beträgt meist weniger als 39° C. Das Kind fühlt sich auch nicht krank. Der Hautausschlag besteht aus flachen, rosa Punkten, die am ersten Tag den ganzen Körper bedecken.

Der Ausschlag bei Röteln sieht dem Masernausschlag sehr ähnlich, aber beide Krankheiten haben nichts miteinander zu tun. Bei Röteln zeigen sich keine Erkältungssymptome (Schnupfen oder Husten). Vielleicht hat das Kind leichte Halsschmerzen. Das Fieber ist im allgemeinen niedrig (unter 38 Grad). Der Patient fühlt sich nicht einmal sehr schlecht, der Ausschlag besteht aus sehr kleinen, flachen rosa Flecken, die bereits am ersten Tage schon den ganzen Körper bedecken können, aber nur relativ selten ineinanderlaufen. Das charakteristische Zeichen aber sind geschwollene, druckempfindliche Lymphknoten hinter den Ohren und an den hinteren Halspartien. Diese Drüsen schwellen unter Umständen schon an, bevor der Ausschlag sich zeigt, die Schwellung hält einige Tage länger an als die Krankheit selbst. Manchmal ist der Hautausschlag so geringfügig, daß man ihn gar nicht bemerkt. Röteln entwickeln sich meist 12 bis 21 Tage nach der Übertragung. Bettruhe braucht nicht eingehalten zu werden. Die Diagnose sollte vom Arzt gestellt werden, da Röteln leicht mit Masern, Scharlach und bestimmten Virusinfektionen verwechselt werden.

Wenn eine Frau während der ersten drei Schwangerschaftsmonate Röteln hat, so besteht ein hohes Risiko, daß das Kind Mißbildungen davonträgt. Sie sollte unbedingt einen Arzt aufsuchen, wenn eine Infektionsgefahr während dieser Zeit bestand. Eine Blutuntersuchung kann zeigen, ob eine Frau früher Röteln hatte und daher geschützt ist. Wenn kein Impfschutz besteht und eine Infektion nachgewiesen ist, kann eine Injektion von Gammaglobulin versucht werden. Die Ergebnisse der Blutuntersuchung werden dadurch verändert, und ein gewisser Impfschutz wird übertragen. Der Wert dieser Maßnahme ist dennoch fraglich. Auf jeden Fall sollte die Blutuntersuchung nach 4 Wochen wiederholt werden, um einen Anstieg der Antikörper feststellen zu können; ein solcher Anstieg ist ein deutlicher Hinweis auf eine Infektion, auch wenn kein Hautausschlag oder andere Symptome aufgetreten sind. In einem solchen Fall sollte mit dem Arzt ein Schwangerschaftsabbruch erwogen werden.

Eine Rötelimpfung sollten alle Kinder, insbesondere Mädchen, im Alter von 15 Monaten, erhalten. Bei Jugendlichen, die weder Röteln durchgemacht noch eine Impfung erhalten haben und deren Blutuntersuchung keinen Impfschutz zeigt, sollte die Impfung nachgeholt werden. Bei Erwachsenen treten Impfreaktionen, unter anderem Arthritis, häufiger auf.

799. Roseola (Dreitagefieber). Der genaue Name für diese Krankheit ist Exanthema subitum, man nennt sie aber Roseola als Abkürzung für Roseola infantum. Und zwar handelt es sich dabei um eine wenig bekannt ansteckende Krankheit. Sie tritt für gewöhnlich im Alter von ein bis drei Jahren auf, hinterher nur noch selten. Drei bis vier Tage lang hat das Kind gleichmäßig hohes Fieber ohne Symptome irgendeiner Erklärung und ohne daß es sich besonders schlecht fühlt. Plötzlich geht das Fieber zurück, und ein rötlich flacher Ausschlag, ähnlich dem Masernausschlag, bedeckt den Körper. Das Kind sieht jetzt nicht mehr krank aus, aber es wird quengelig und unzufrieden sein. Nach ein oder zwei Tagen verschwindet die Rötung, und der Fall ist ausgestanden.

800. Windpocken. Das erste Anzeichen für Windpocken sind für gewöhnlich einige wenige der charakteristischen Pickelchen auf Körper und Gesicht. Die Pocken sehen aus wie gewöhnliche kleine Pusteln, doch einige von ihnen zeigen winzige Wasserbläschen auf der Kuppe. Der untere Teil der Pustel und die Haut rundum sind gerötet. Einige Bläschen bekommen eine zentrale Eindellung und trocknen dann zu etwas Schorf ein. Wenn der Arzt seine Diagnose stellt, sucht er zwischen der verkrusteten Pusteln nach neugebildeten, die noch das Wasserbläschen zeigen. Drei oder vier Tage lang bilden sich jeweils neue Pusteln.

Ein älteres Kind und auch Erwachsene fühlen sich unter Umständen krank und haben Kopfschmerzen am Tage, bevor die Windpokken ausbrechen, doch kleine Kinder merken davon noch nichts. Das Fieber ist für gewöhnlich zunächst niedrig, kann aber während der nächsten ein bis zwei Tage steigen. Einige Kinder fühlen sich bei Windpocken überhaupt nicht krank und haben auch nicht mehr als 37,5 Grad Fieber, andere dagegen können sich sehr elend fühlen und hohes Fieber haben. Die Pocken jucken für gewöhnlich.

Wenn das Kind Ausschlag bekommt, sollte man den Arzt rufen und natürlich ebenso, wenn es Fieber hat und sich krank fühlt. (Windpocken können mit anderen Krankheiten verwechselt werden, wie zum Beispiel mit Impetigo.) Der Juckreiz kann durch ein Stärkemehl- oder Natriumbikarbonat-Bad zwei- bis dreimal täglich über 10 Minuten gelindert werden. Für eine kleine Badewanne nehmen Sie 250 ml Stärkemehl bzw. Natriumbikarbonat, für eine große Badwanne entsprechend die doppelte Menge. Geben Sie das trokkene Stärkemehl zuerst in einen größeren Behälter (½ bis 1 Liter) und lassen Sie dann unter ständigem Rühren kaltes Wasser hinzulaufen, bis sich das Stärkemehl vollständig aufgelöst hat. (Dadurch wird eine Klumpenbildung vermieden.) Nun geben Sie die Lösung in das Badewasser. Auf keinen Fall soll man den Schorf abreiben. Die Pocken enzünden sich, und es bleiben Narben zurück, wenn man sie aufkratzt. Die Hände des Kindes sollte man dreimal am Tage mit Seife waschen und seine Fingernägel ganz kurz halten.

Windpocken haben eine Inkubationszeit von 11 bis 19 Tagen. Nach der allgemeinen Regel darf das Kind wieder an die frische Luft und in die Schule gehen, wenn sich zwei Tage keine neuen Pocken mehr gebildet haben, das ist etwa eine Woche nach Ausbruch der Krankheit. Der trockene Schorf auf den Pusteln ist nicht ansteckend und kein Grund dafür, das Kind in Quarantäne zu halten. Einige Schulen jedoch bestehen darauf, daß die Kinder fernbleiben, bis alle Schorfe abgefallen sind.

Lesen Sie auch Abschnitt 315 zur Windpockenimpfung.

801. Andere Infektionskrankheiten mit Hausausschlag. Andere durch Viren ausgelöste Erkältungen bzw. Darmerkrankungen (Adeno-, ECHO- und Coxsackie-Viren) können mit Hautausschlägen einhergehen. Oft findet man einen blassen punktförmigen Ausschlag auf dem Körper, der sich über das Gesicht, die Arme und die Beine ausbreiten kann. Nach ein paar Tagen jedoch geht er wieder zurück.

Keuchhusten, Mumps, Diphtherie und Kinderlähmung

802. Keuchhusten. Während der ersten Woche eines Keuchhustens machen sich keinerlei Anzeichen bemerkbar, die auf diese Krankheit schließen lassen. Keuchhusten tritt zunächst ebenso wie jede gewöhnliche Erkältung auf, mit laufender Nase und etwas trockenem Husten. Erst während der zweiten Woche erhebt sich einiger Argwohn. Die Eltern stellen fest, daß das Kind anfängt, während der Nacht länger und schlimmer zu husten. Es hustet acht- bis zehnmal bei einem Atemholen. Dann, eines nachts, nachdem es verschiedene Male derartig anhaltend gehustet hat, fängt das Kind an, sich zu übergeben. Vielleicht beginnt es auch zu »ziehen«. Dieses Ziehen entsteht, wenn das Kind nach einem Hustenanfall wieder Luft zu holen versucht. Heutzutage, da Kinder oft gegen Keuchhusten geimpft werden, entwickeln sich die meisten Fälle gar nicht erst so weit, daß sie dieses Stadium des ziehenden Luftholens erreichen, und oft geht es auch ohne Erbrechen. Die Diagnose wird dann nach dem Charakter des Hustens gestellt und aufgrund der Tatsache, daß auch andere Kinder in der Nachbarschaft den gleichen Husten haben.

Man sollte niemals den Schluß ziehen, das Kind habe Keuchhusten, nur weil es am Anfang einer bösen Erkältung sehr viel hustet. Tatsächlich nämlich ist es so, daß ein böster Husten am Anfang einer Erkältung nur beweist, daß es sich *nicht* um Keuchhusten handelt.

Keuchhusten kann wochen- und wochenlang dauern, durchschnittlich rechnet man ungefähr 4 Wochen, in schweren Fällen zwei bis drei Monate. Hält ein trockener Husten etwa einen Monat lang an, dann nimmt der Arzt bei einem Kind unter einem Jahr immer an, daß es sich um Keuchhusten handelt. Bei einem älteren Kind wird er diese Diagnose stellen, wenn die Krankheit in dem Gebiet schon ausgebrochen ist. In Zweifelsfällen, in denen es wichtig ist, daß eine genaue Diagnose gestellt wird, werden Labortests gemacht.

Ihr Arzt wird seine Behandlung nach dem Alter des Kindes und der Schwere des Falles richten. Hustenmittel werden verschrieben, aber sie helfen nicht immer. In den meisten Fällen tut klare, kalte Luft - Tag und Nacht - gut, doch dürfen die Kinder nicht frieren. Manchmal können Kinder auch, solange sie kein Fieber haben, draußen spielen. Natürlich darf man sie nicht mit anderen Kindern spielen lassen, wenn sie nicht mit Erythromycin, einem Antibiotikum behandelt wurden. Manche Kinder haben weniger Hustenanfälle, wenn man sie im Bett läßt. Erbricht ein Kind oft, ist es besser, man gibt ihm häufiger stets kleine Portionen zu essen, statt der gewohnten Mahlzeiten. Am besten ist es, wenn das Kind sofort nachdem es sich übergeben hat, etwas zu essen erhält, weil es dann voraussichtlich für eine Weile Ruhe vor erneutem Husten hat.

Keuchhusten kann, besonders bei Kindern unter zwei Jahren, eine schwere Krankheit sein. Man sollte die Kinder davor zu schützen suchen wie vor der Pest. Die Hauptgefahr bei Babys und sehr kleinen Kindern liegt darin, daß das ständige Husten sie völlig erschöpft und sich eine Lungenentzündung daraus entwickeln kann.

In den verschiedenen Ländern gibt es auch unterschiedliche Quarantänebestimmungen. Meistens kann ein Kind nach erfolgter Behandlung mit Erythromycin wieder die Schule besuchen. Die Ansteckungsgefahr beim Keuchhusten nimmt über Wochen allmählich ab, bei leichteren Erkrankungen schneller. Hat sich der Zustand Ihres Kindes in den letzten zwei Wochen weitgehend stabilisiert, können Sie davon ausgehen, daß kaum noch Ansteckungsgefahr besteht. Die Inkubationszeit bei Keuchhusten beträgt etwa drei bis 14 Tage.

In Abschnitt 311 wird die Keuchhusten-Schutzimpfung behandelt.

803. Mumps ist eine Erkrankung der Speicheldrüsen, vorwiegend der Ohrspeicheldrüse, die unmittelbar vor dem Ohr liegt und auch die unter dem Ohrläppchen fühlbare Grube ausfüllt. Die Drüse schwillt an, füllt zunächst diese Grube aus, dann breitet sich die Schwellung weiter auf die betreffende Gesichtshälfte aus und ist auch über dem Unterkieferknochen zu fühlen. Das Ohrläppchen wird nach oben gedrängt.

Wenn ein Kind Schwellungen an der Seite des Halses hat, ist die erste Frage immer: Hat es Mumps oder Ziegenpeter – wie man das auch nennt –, oder hängt die Schwellung mit einer anderen Krankheit der Ohrspeicheldrüse zusammen? Oder sind vielleicht auch nur die Lymphknoten am Hals geschwollen, was ja häufig bei Halsschmerzen oder geschwollenen Mandeln geschieht? Schwellungen von Lymphknoten ziehen sich aber nicht bis zum Ohrläppchen, sie liegen tiefer am Hals, das mag ein Hinweis sein.

Wenn kleine Kinder Mumps haben, wird die Mutter zuerst die Schwellung unter dem Ohr entdecken. Ein älteres Kind klagt vielleicht über Schmerzen hinter dem Ohr oder im Hals, besonders beim Kauen und Schlucken – und zwar schon einen Tag, bevor die Schwellung beginnt. Es fühlt sich auch im allgemeinen schlecht, hat oft etwas Fieber. Am ersten Tag ist es erhöhte Temperatur, sie kann aber am zweiten und dritten Tag steigen. Die Schwellung beginnt auf einer Seite, geht in manchen Fällen dann aber nach ein oder zwei Tagen auch auf die andere Seite über. Außer der Ohrspeicheldrüse gibt es noch weitere Speicheldrüsen, auf die sich der Mumps ebenfalls ausbreiten kann. Manchmal kommt es auch nur zu typischen Folgekrankheiten eines Mumps, ohne daß eine Schwellung der Speicheldrüsen beobachtet wurde.

Bei leichten Fällen von Mumps geht die Schwellung nach 3–4 Tagen zurück, durchschnittlich aber dauert es 8 bis 10 Tage, bis sie abklingt.

Mumps kann gelegentlich auch eine besondere Form einer Meningitis, also einer Hirnhautentzündung, zur Folge haben. Das Kind hat hohes Fieber, einen steifen Nacken und phantasiert. Es ist allerdings selten Grund, sich Sorgen zu machen. Eine durch Mumps verursachte Infektion der Bauchspeicheldrüse hat unter Umständen Erbrechen und starke Bauchschmerzen zur Folge.

Bei Männern und bei Jungen, die das Pubertätsalter erreicht haben, kann sich Mumps auch auf die Hoden legen. Für gewöhnlich wird nur ein Hoden angegriffen. Doch auch wenn beide angegriffen werden, muß daraus nicht immer eine Sterilität, d. h. Unfähigkeit, Kinder zu zeugen, entstehen. Es ist aber doch besser, wenn Jungen schon vor dem Entwicklungsalter Mumps bekommen. Heranwachsende Jungen und auch Männer sollten sich vor Ansteckung vorsehen. Die weiblichen Eierstöcke können auch betroffen sein. Das wirkt sich dennoch äußerst selten auf die Fähigkeit, Kinder zu bekommen, aus.

Die meisten Ärzte sind der Ansicht, daß eine einmal überstandene Mumpsinfektion den betreffenden Menschen sein ganzes Leben lang immun gegen den Mumpserreger macht, daß man also Mumps nur einmal im Leben bekommen könne. Dennoch kann es vorkommen, daß jemand, der bisher davon überzeugt war, daß er bereits früher Mumps gehabt habe, plötzlich erneut eine Schwellung der Ohrspeicheldrüse bekommt. Nun wäre durchaus möglich, daß bei der ersten Erkrankung entweder ein anderer Krankheitserreger als das Mumpsvirus die Schwellung verursacht hatte oder daß damals auch nur ein Speichelstein den Ausführungsgang der Drüse verlegt hatte – daß es sich also erst bei der späteren Erkrankung um einen wirklichen Mumps handelt. Väter und geschlechtsreife Jungen sollten sich also auf alle Fälle in acht nehmen, wenn in der Familie Mumps auftritt und sollten sich nicht leichtfertig einer Infektion aussetzen.

Alle Kinder sollten im Alter von 15 Monaten eine Impfung gegen Mumps erhalten. Sie wird kombiniert mit dem Masern- und Röteln-Impfstoff verabreicht.

Bei jedem Verdacht auf Mumps ruft man natürlich den Arzt, damit die Diagnose geklärt wird. Wenn es sich z. B. nicht um Mumps, sondern um eine Lymphknotenschwellung handelt, ist die Behandlung auch entsprechend anders.

Im allgemeinen hält man das Kind im Bett, bis die Schwellung vorüber ist. Es gibt Mumpskranke, die in dieser Zeit keine sauren Fruchtsäfte vertragen, da die erkrankte Speicheldrüse davon gereizt wird, anderen wieder macht das überhaupt nichts aus. Die Diagnose läßt sich aus diesem Verhalten also nicht ableiten.

Die Inkubationszeit beträgt durchschnittlich zwei bis drei Wochen.

804. Diphtherie ist eine sehr schwere Infektionskrankheit, zu der es heutzutage aber nicht mehr kommen muß. Wenn ein Kind seine drei Diphtherie-Schutzimpfungen (im Rahmen der Mehrfachimpfung) bekommen hat und später noch die »Auffrischungsimpfungen« in den empfohlenen Abständen, kann es sich praktisch nicht mehr mit Diphtherie anstecken.

Die Krankheit beginnt mit ausgesprochenem Krankheitsgefühl, Halsschmerzen und Fieber. Die Mandeln sind mit dichten, schmutzigweißen Belägen bedeckt, die sich auf den ganzen Rachen ausbreiten können. Manchmal beginnt eine Diphtherie auch im Kehlkopf, das Kind ist dann heiser, hat einen bellenden Husten und eine erschwerte, mühsame Atmung (siehe Absatz 32). Hat das Kind also Halsschmerzen und Fieber oder gar Anzeichen eines »Krupp«, muß der Arzt immer sofort gerufen werden. Bei Diphtherie-Verdacht besteht die Behandlung neben anderen Maßnahmen in der sofortigen Verabreichung von antitoxischem Serum.

Die Inkubationszeit beträgt bei Diphtherie etwa acht Tage; auch sie gehört zu den meldepflichtigen Infektionskrankheiten.

805. Polio (Kinderlähmung). Durch die sytematische Anwendung der Polioimpfung ist die Krankheit fast völlig ausgerottet. Jedes Kind sollte als Säugling eine Schluckimpfung gegen die 3 Polio-Erreger erhalten.

Wie viele andere Erkrankungen beginnt Polio mit allgemeinem Krankheitsgefühl, Fieber und Kopfschmerzen. Auch Erbrechen, Verstopfung oder leichter Durchfall können sich einstellen. Meist kommt es nicht zur Kinderlähmung, und bei den Kindern, die eine Lähmung bekommen, bildet sich diese oft vollständig zurück. Wenn nach dem akuten Stadium der Erkrankung auch nur leichte Lähmungssymptome zurückbleiben, muß das Kind einer ständigen medizinischen und krankengymnastischen Behandlung zugeführt werden.

Tuberkulose

806. Tuberkulose verläuft bei Säuglingen, Kindern und Erwachsenen unterschiedlich. Die meisten Menschen meinen, Tuberkulose sei eine typische Krankheit des Erwachsenen. Bei ihm entwickelt sich eine Höhle in der Lunge und führt zu Müdigkeit, Appetitverlust, Gewichtsabnahme, Fieber, Husten und Auswurf.

In der Kindheit zeigt sich die Tuberkulose anders. In den ersten zwei Lebensjahren ist die körpereigene Abwehr noch unterentwikkelt, so daß sich eine Infektion leicht im gesamten Körper ausbreiten kann. Daher darf ein Kind mit einem Tuberkulösen nicht in Kontakt kommen, bis der Arzt durch eine Röntgenuntersuchung dessen vollständige Heilung nachgewiesen hat. Daher sollte auch jedes Haushaltsmitglied mit einem chronischen Husten untersucht und einem Tuberkulintest unterzogen werden. Neue Mitglieder des Haushalts, etwa eine Haushälterin oder Köchin, sollten ebenfalls einen Tuberkulintest machen; ist er positiv, muß eine Röntgenuntersuchung der Brustorgane folgen.

Bei älteren Kindern kommt eine Tuberkulose häufiger vor, richtet aber weniger Schaden an, das heißt aber nicht, daß sie auf die leichte Schulter genommen werden darf. Untersuchungen mit dem Tuberkulintest in größeren Städten zeigten, daß im Alter von 10 Jahren bis zu 10 % der Kinder eine leichte Tuberkulose durchgemacht haben. In den meisten Fällen war sie symptomlos abgeheilt: im Röntgenbild sah man nur eine kleine Narbe oder vergrößerte Lymphknoten an der Lungenwurzel. Manchmal verursacht eine Tuberkulose im Kindesalter Symptome wie Fieber, Appetitlosigkeit, schlechte Gesichtsfarbe, Reizbarkeit, Müdigkeit und gelegentlich etwas Husten (Der wenige Auswurf wird oft wieder verschluckt.) Die Infektion kann sich auch in Knochen oder Halslymphknoten ausbreiten, im allgemeinen aber bleibt sie auf die Lunge und die Lymphknoten an der Lungenwurzel beschränkt. Die Tuberkulose heilt bei guter Pflege mit einer kleinen Lungennarbe innerhalb von ein bis zwei Jahren aus. Neue Arzneimittel beschleunigen die Heilung und verhindern die Ausbreitung der Infektion. Kinder mit Tuberkulose sind gewöhnlich nicht ansteckend und müssen daher nicht automatisch von ihren Familien getrennt bleiben.

Der Jugendliche entwickelt eher die Tuberkulose des Erwachsenen. Daran muß man denken, wenn ein Jugendlicher oder junger Erwachsener ermüdet ist, Appetit oder Gewicht verliert oder ständig hustet. Das Husten ist aber kein zwingend notwendiges Symptom.

807. Der Tuberkulintest. Ein paar Wochen nach der Infektion wird der Körper gegen die Tuberkelbazillen sensibilisiert. Wenn der Arzt Tuberkulin (Material aus abgetöteten Tuberkelbazillen) in die Haut injiziert und eine Infektion vorliegt, entwickelt sich ein roter Punkt. Man nennt dies einen positiven Tuberkulintest. In der Praxis wird heute meist der Tine-Test verwandt. Er heißt so, weil mehrere kleine

Punkte (klein heißt im Englischen tiny), die mit Tuberkulin bedeckt sind, wie mit einem Stempel in die Haut gedrückt werden; damit entfällt die schmerzhafte Nadel. Auch hier entwickeln sich rote Punkte; sie zeigen, daß der Körper bereits Kontakt mit Tuberkelbazillen gehabt hat und auf sie reagiert. Entsteht kein roter Punkt, so hat der Körper nie eine Infektion durchgemacht. Bereits eine einmalige »Bekanntschaft« mit der Tuberkulose läßt den Tuberkulintest ein Leben lang positiv werden.

Der Tuberkulintest ist eine Routineuntersuchung. Er sollte immer durchgeführt werden, wenn ein Kind nicht gedeiht, chronisch hustet oder eine Tuberkulose bei einem Haushaltsmitglied diagnostiziert wurde.

War der Tuberkulintest bei einem Kind einmal positiv, sollte man mit Bedacht reagieren. Da die meisten Fälle dieser Art ausgeheilt sind oder im Laufe der Zeit ausheilen, sollte man die Ruhe bewahren, ohne aber auf Vorkehrungen zu verzichten.

Auf jeden Fall muß eine Röntgenuntersuchung der Lunge durchgeführt werden, um eine aktive Infektion oder Narben nachzuweisen. Bei einem positiven Tuberkulintest sollten die Kinder in jedem Fall mit tuberkulostatischen Medikamenten mindestens neun Monate lang behandelt werden. Während dieser Zeit kann das Kind normal weiterleben, wenn es sich nicht um eine offene Tuberkulose handelt. In bestimmten Abständen sind Röntgenuntersuchungen zur Kontrolle des Befunds angezeigt. Masern und Keuchhusten müssen unbedingt vermieden werden, da sie eine abgeheilte Tuberkulose reaktivieren können. Die moderne medikamentöse Behandlung ist sehr wirksam und frei von ernsten Nebenwirkungen.

Neben dem betroffenen Kind sollten auch die anderen Haushaltsmitglieder und Erwachsene, die regelmäßig Kontakt mit dem Kind hatten, untersucht werden. So kann der Arzt möglicherweise herausfinden, woher die Tuberkulosebazillen kamen und ob noch andere Kinder im gleichen Haushalt infiziert wurden. Sie alle müssen sich einem Tuberkulintest unterziehen; bei positivem Ausgang müssen die Lungen geröntgt werden. Die anderen Haushaltsmitglieder fühlen sich meist gesund oder halten den ganzen Aufwand für unnötig – aber das spielt jetzt keine Rolle. Oft findet man keine Erkrankung bei den Haushaltsmitgliedern, so daß die Infektionsquelle außerhalb vermutet werden muß. Andererseits ist manchmal ein Erwachsener infiziert, von dem man es am wenigsten erwartet hätte. Die frühzeitige Entdeckung einer Tuberkulose und die Ausschaltung des Infektionsrisikos ist für alle Beteiligten ein Glücksfall. Menschen mit einer offenen Tuberkulose dürfen nicht unter einem Dach mit Kindern leben, sondern sie müssen solange außerhalb behandelt werden, bis jede Ansteckungsgefahr ausgeschlossen ist.

Rheumatisches Fieber, Gelenkschmerzen, Herzgeräusche

808. Es kann viele Formen annehmen. Rheumatisches Fieber, vielfach auch als akuter Gelenkrheumatismus bezeichnet, ist eine Krankheit, die die Gelenke, das Herz und andere Organe erkranken läßt. Es handelt sich dabei um eine Reaktion (z. B. der Gelenke oder des Herzens) auf eine Streptokokkeninfektion im Rachen. Wenn derartige akute, fieberhafte rheumatische Erkrankungen nicht sofort und richtig behandelt werden, können sie sich wochen- und monatelang hinziehen. Es handelt sich um eine Krankheit, die dazu tendiert, wieder und wieder aufzutreten - jedesmal, wenn das Kind eine Streptokokkeninfektion im Halse hat.

Manchmal tritt dieses rheumatische Fieber (Gelenkrheumatismus) in sehr böser Form mit hohem Fieber auf, in anderen Fällen wieder zieht es sich wochenlang mit nur niedriger Temperatur hin. Wenn es sich um schweren Gelenkrheumatismus handelt, wandert er von Gelenk zu Gelenk, läßt sie anschwellen und rot und außerordentlich schmerzhaft werden. Doch nicht alle Fälle sind so schwer, manchmal stellen sich nur leichte Schmerzen in dem einen oder dem anderen Gelenk ein. Wenn das Herz angegriffen ist, erscheint das Kind sichtlich entkräftet, es ist blaß und leidet unter Atemnot. In anderen Fällen kann es wieder vorkommen, daß man einen Herzschaden entdeckt, obwohl die rheumatische Fieberattacke in so milder Form aufgetreten war, daß man sie kaum beachtet hatte. Mit anderen Worten, das rheumatische Fieber kann sich in sehr unterschiedlicher Weise äußern.

Natürlich wird man sofort den Arzt rufen, wenn ein Kind Symptome zeigt, die unter Umständen auf Gelenkrheumatismus schließen lassen. Aber auch ein Kind, bei dem weniger deutliche

Symptome auftreten, etwa Blässe, häufige Müdigkeit, leichtes Fieber oder hin und wieder leichte Schmerzen in den Gelenken, sollte man untersuchen lassen.

Heute gibt es eine Reihe hochwirksamer Medikamente, mit denen man die ursächliche Streptokokkenangina im Rachen und auch die rheumatische Entzündung an den Gelenken und am Herzen beseitigen kann. Das bedeutet, daß die Herzklappen längst nicht mehr in so starkem Maße wie früher einer dauernden, schweren Schädigung durch den erstmaligen Ausbruch eines rheumatischen Fiebers ausgesetzt sind. Noch wesentlicher ist es, daß man mit Hilfe dieser Medikamente erneuten Ausbrüchen von rheumatischem Fieber und damit weiteren Schädigungen des Herzens vorbeugen kann. Das Kind muß in ständiger ärztlicher Überwachung bleiben und absolut regelmäßig über lange Zeiträume diese Medikamente einnehmen oder sie auch in Form von Spritzen bekommen, um erneute Streptokokkeninfektionen zu verhindern.

Man muß wissen, daß man das rheumatische Fieber heute verhüten kann. Man muß lediglich bei Heiserkeit einen Rachenabstrich entnehmen und bei Anwesenheit von Streptokokken mit Antibiotika behandeln. Im Vergleich zu früher ist das rheumatische Fieber heute sehr selten geworden.

809. Gelenkschmerzen. Früher glaubte man »Wachstumsschmerzen« in Armen und Beinen seien das Natürlichste der Welt.

Ein Kind im Alter zwischen zwei und fünf Jahren wacht z. B. auf, schreit und klagt über Schmerzen in Oberschenkel, Knie oder Wade. Meist kommt dies nur abends vor, leider können diese Beschwerden wochenlang anhalten. Man nimmt an, sie seien durch Wadenkrämpfe verursacht.

Wenn die Schmerzen wandern, wenn Schwellung, Rötung, Berührungsschmerz und Funktionsausfall fehlen und es dem Kind insgesamt gut geht, handelt es sich wahrscheinlich um einen gutartigen Verlauf. Kehren die Schmerzen aber immer wieder zum gleichen Punkt zurück oder bestehen zusätzliche Symptome, so muß ein Arzt gerufen werden.

Für Schmerzen in Armen und Beinen gibt es viele Ursachen, und der Arzt muß in jedem Einzelfall eine diagnostische Entscheidung treffen.

810. Herzgeräusche. Das ist ein schreckliches Wort für viele Eltern. Sie sollten aber wissen, daß in den meisten Fällen einem Herzgeräusch keine Bedeutung zukommt. Es gibt derer 3 Gruppen: funktionelle (meist harmlose), erworbene und angeborene Herzgeräusche.

Wenn wir von einem *funktionellen Herzgeräusch* sprechen, heißt dies nur, daß es weder eine Folge angeborener Mißbildung noch des rheumatischen Fiebers ist. Funktionelle Herzgeräusche werden in den ersten Lebensjahren oft gefunden und verschwinden meist in der Jugendzeit. Fragen Sie Ihren Arzt, ob Ihr Kind ein funktionelles Herzgeräusch hat, damit Sie davon wissen, wenn Sie den Arzt wechseln und dieser später das Gleiche noch einmal diagnostiziert. So lassen sich viele teure und umständliche diagnostische Maßnahmen einsparen.

Die meisten *erworbenen Herzgeräusche* beim Kind sind Folge des rheumatischen Fiebers, bei dem eine Entzündung an den Herzklappen abläuft, die unter Bildung von Narbengewebe abheilen kann. Dadurch kann es zur Behinderung der Blutströmung an den Klappen oder zum Rückfluß von Blut durch »lecke« Klappen kommen. Wird ein Herzgeräusch erstmals diagnostiziert, so kann dies auf eine *aktive* rheumatische Entzündung hinweisen. In einem solchen Fall kommen immer zusätzliche Entzündungszeichen hinzu, z. B. Fieber, schneller Pulsschlag, erhöhte Blutsenkung oder positive Rheumafaktoren. Das Kind muß, notfalls viele Monate lang, medikamentös behandelt werden, bis alle Entzündungszeichen verschwunden sind. Wenn aber keine Hinweise auf eine aktive Entzündung vorliegen, könnte das Herzgeräusch aus einer früheren Erkrankung von rheumatischem Fieber kommen, die entsprechende Narben hinterließ. Früher wurde ein Kind mit einem erworbenen Herzgeräusch wie ein Schwerbeschädigter behandelt und durfte weder an Sport noch an Spiel teilnehmen, selbst wenn nichts auf eine aktive Infektion deutete. Heute läßt man ein Kind, sobald das Stadium der aktiven Entzündung *vollständig* überwunden ist, möglichst schnell ein normales Leben mit Sport (kein Leistungssport!) und Spiel wieder aufnehmen. Voraussetzung ist, daß das Narbengwebe eine normale Funktion des Herzens zuläßt.

Für diese Änderung in der Behandlung gibt es zwei Gründe: zum einen wird die Herzmuskulatur durch körperliche Aktivität gestärkt, wennn sie nicht akut entzündet ist; noch wichtiger ist die geistige Haltung des Kindes, das kein Selbstmitleid entwickeln soll, sich nicht als hoffnungslosen Fall begreifen darf und das Gefühl bekommen soll, daß es so belastungsfähig ist wie andere Kinder auch. Um eine nochmalige Streptokokken-Infektion zu verhindern, muß eine jahrelange Antibiotika-Prophylaxe durchgeführt werden.

Ein durch einen *angeborenen Herzfehler* hervorgerufenes Geräusch wird im allgemeinen bei der Geburt oder in den Monaten danach, gelegentlich auch nach einigen Jahren entdeckt. Ein solches Herzgeräusch ist fast nie die Folge einer Entzündung, sondern einer fehlerhaften Entwicklung des Herzens. Das Geräusch selbst ist weniger wichtig als die Einschränkung der Herzleistung durch die Mißbildung. Ist das Herz stark betroffen, kann das Kind Erstickungsanfälle haben, schwer atmen oder nur langsam wachsen.

Ein Säugling oder Kleinkind mit einem angeborenen Herzgeräusch muß von einem Kardiologen untersucht werden. Manche schweren Herzfehler können durch eine Operation behoben werden. Es gibt auch Kinder, die bei Anstrengung nicht blau anlaufen oder gleich außer Atem kommen und die normal wachsen. Man sollte sie nicht wie behinderte Kinder behandeln, sondern ihnen ein normales Leben bieten, damit sie sich emotional gesund entwickeln können. Selbstverständlich müssen unnötige Infektionen verhindert werden, besonders eine Grippeinfektion, wogegen es jährlich geimpft werden kann.

Kinder mit angeborenen oder erworbenen Herzfehlern müssen bei Zahnbehandlungen eine Antibiotika-Therapie erhalten, damit Keime aus dem Mund nicht zum Herzen gelangen können.

Brüche und Hydrozelen

811. Der häufigste Bruch ist der Nabelbruch beim Baby. Als nächstes wäre der Leistenbruch zu nennen.

Beim Jungen beispielsweise kann durch den Leistenkanal bis zum Hoden ein ganz schmaler Gang verlaufen, der seinen Anfang in der Bauchhöhle hat. Durch diesen Kanal sind noch vor der Geburt die Hoden aus der Bauchhöhle in den Hodensack hinabgeglitten. Normalerweise verödet dieser Kanal bald nach der Geburt; ist dies aber nicht der Fall, kann beim Pressen oder Schreien eine Darmschlinge hineingleiten und somit einen »angeborenen Leistenbruch« verursachen. Je nachdem, wie weit dieser Darmabschnitt hineingepreßt wurde, kommt es zu einer Vorwölbung in der Leistengegend oder sogar zu einer Auftreibung des Skrotums, also des Hodensackes.

Auch bei Mädchen gibt es Leistenbrüche, die man als Vorwölbung in der Leistengegend sieht oder fühlt.

In den meisten Fällen gleitet der Darm wieder in die Bauchhöhle zurück, wenn das Kind ruhig liegt. Der Bruch kann sich bei jedem Aufstehen erneut zeigen, manchmal aber auch nur bei Anstrengungen. Gelegentlich kann sich ein solcher Leistenbruch einklemmen, d. h. der Darmabschnitt steckt im Bruchkanal fest, wodurch seine Blutgefäße abgeklemmt werden. Ein eingeklemmter Leistenbruch kann nun unter Umständen zu einem Darmverschluß führen, der einen sofortigen chirurgischen Eingriff erfordert.

Eingeklemmte Leistenbrüche kommen meist in den ersten sechs Lebensmonaten vor. Meist handelt es sich um einen Bruch, den man vorher nicht bemerkt hatte. Die Eltern drehen das Kind um, weil es so laut schreit und bemerken die Ausbuchtung in der Lende. (Die Lende ist die Senke zwischen Bauch und Hüfte). Keinesfalls darf man jetzt diese Ausbuchtung wieder mit den Fingern hineinzudrükken versuchen. Wenn man aber auf den Arzt warten muß oder das Kind ins Krankenhaus bringt, kann man die Beine auf einem Kissen hochlagern und einen Eisbeutel (oder Eisstücke in einem Socken mit einer Plastiktüte darum) auf den Bruch legen. Manchmal gleitet das Darmstück dann in den Bauchraum zurück. Sie sollten das Kind nicht stillen oder mit der Flasche füttern, da der Magen leer sein sollte, wenn Narkose und ein chirurgischer Eingriff notwendig werden.

Wenn Sie einen Bruch bei Ihrem Kind vermuten, sollten Sie natürlich sofort Ihren Arzt verständigen. Heute bringt man Leistenbrüche meist sofort durch einen kleinen chirurgischen Eingriff in Ordnung. Die Erfolgsquote liegt fast bei 100 %, und das Kind kann oft am gleichen Tag noch entlassen werden.

812. Hydrozelen verursachen ebenfalls eine Vergrößerung des Hodensackes bei Jungen, sie werden daher öfters mit einem Leistenbruch verwechselt. Jeder der beiden Hoden ist von einer zarten Haut umhüllt, die etwas Flüssigkeit enthält, die dem Schutz des Hodens dient. Manchmal kann diese Flüssigkeitsmenge bei Neugeborenen um einen Hoden ganz erheblich vermehrt sein, und das Skrotum wirkt dadurch viel größer als normal. Natürlich kann so etwas auch bei älteren Kindern auftreten. Man braucht sich hierüber jedoch nicht besonders aufzuregen, in den meisten Fällen vermindert sich diese Flüssigkeitsansammlung nach und nach von allein. Ist der Zustand bei einem älteren Jungen chronisch geworden, wird gelegentlich ein kleiner Eingriff durchgeführt.

Augenkrankheiten

813. Wann muß man den Augenarzt aufsuchen? Ein Kind muß zum Augenarzt, wenn seine Augen sich nach innen oder nach außen stellen, und zwar ganz gleich, in welchem Alter; wenn es in der Schule irgendwelche Schwierigkeiten beim Lesen und Schreiben hat; wenn es über Schmerzen, Brennen oder über Ermüdung der Augen klagt; wenn seine Augen entzündet sind; wenn es häufig Kopfschmerzen hat; wenn es sein Buch zu dicht vor die Nase hält; wenn es den Kopf schief auf eine Seite legt, während es jemanden aufmerksam anguckt; oder wenn ein allgemeiner Test in der Schule einen Sehfehler ans Tageslicht gebracht hat. Selbst wenn das Kind bei einer Prüfung der Sehschärfe alles erkannt hat, kann mit den Augen etwas nicht in Ordnung sein. Man sollte es daher immer untersuchen lassen, wenn es über irgendwelche Beschwerden klagt.

Kurzsichtigkeit, die häufigste Augenkrankheit, entwickelt sich oft im Alter von 6 bis 10 Jahren. Sie kann sehr schnell auftreten, die Eltern sollten also auf ihre Kinder aufpassen und die Anzeichen nicht übersehen. Alarmierend ist es, wenn sie z. B. das Buch dichter vor die Augen halten als gewöhnlich oder wenn sie sagen, sie könnten dies und jenes in einiger Entfernung nicht klar erkennen.

Bindehautentzündungen können von verschiedenen Infektionen herrühren. Die leichteren werden durch gewöhnliche Schnupfenbazillen hervorgerufen und treten auch zusammen mit Schnupfen und Erkältungen auf. Verdächtiger ist es, wenn bei einer Bindehautentzündung nicht gleichzeitig auch ein Schnupfen besteht, darum sollte man dann auf alle Fälle zum Augenarzt gehen, besonders wenn auch der Augapfel selbst gerötet ist oder eine eitrige Absonderung auftritt.

814. Gerstenkörner. Ein Gerstenkorn ist eine Infektion einer Haartalgdrüse der Lider, ähnlich einem Pickel an irgendeiner anderen Stelle. Das Gerstenkorn wird von einem gewöhnlichen Eiterbazillus verursacht, der zufällig auf das Augenlid gerieben wird. Für gewöhnlich entwickelt das Gerstenkorn einen Eiterkopf und bricht dann auf. Der Arzt wird wahrscheinlich eine Salbe verschreiben, um die Heilung zu beschleunigen und eine Übertragung zu vermeiden. Man kann eine heiße Packung auflegen, wodurch es schneller aufbricht und dann heilen kann. Aus einem Gerstenkorn entwickelt sich oft das nächste, vielleicht, weil die Bazillen des ersten Gerstenkorns sich ein Stückchen weiter niedergelassen haben. Deshalb sollte man versuchen, das Kind daran zu hindern, das kranke Auge zu reiben – vor allem, wenn das Gerstenkorn kurz vor dem Aufbrechen ist. Wenn ein Kind mehrere Gerstenkörner hintereinander hat, sollte man es vom Arzt untersuchen und eine Urinprobe machen lassen. Manchmal sind Gerstenkörner ein Zeichen dafür, daß die Konstitution des Kindes nicht genügend Widerstandskraft gegen Infektionen aufbringt, daß ihm also irgend etwas fehlt.

Eine Mutter mit einem Gerstenkorn sollte sich jedesmal sehr sorgsam die Hände waschen, bevor sie ihr Baby berührt oder auch nur seine Sachen, mit denen es selbst dann in Berührung kommt. Die Bazillen sind leicht übertragbar. Ein Vater oder ein sonstiger Familienangehöriger mit Gerstenkörnern sollte das Baby überhaupt nicht anfassen.

815. Und diese Dinge schaden den Augen nicht. Fernsehen, nahe am Fernsehgerät sitzen, viel lesen, oder das Buch dicht vor die Augen halten schadet den Augen nicht. (Wenn das Kind das Buch sehr nahe hält, sollte man allerdings die Augen auf Kurzsichtigkeit untersuchen lassen.) Es gibt Hinweise, daß man eine zu hohe Strahlendosis abbekommt, wenn man zu nahe an einem Farbfernsehgerät alter Bauart sitzt. Daher sollten Kinder (auch Erwachsene) am besten drei Meter vom Fernseher entfernt sein.

816. Krämpfe. Wenn kleine Kinder Krämpfe haben, dann bieten sie einen erschreckenden Anblick, aber der Fall an sich ist oft nicht gefährlich. Die meisten Krämpfe hören nach kurzer Zeit wieder auf - ob den Kindern eine Behandlung zuteil geworden ist oder nicht.

Man rufe den Arzt an; kann man ihn nicht sofort erreichen, sollte man sich auch nicht gleich übertriebene Sorgen machen. Bis der Arzt kommt, sind die Krämpfe für gewöhnlich vorbei, und das Kind ist wieder eingeschlafen.

Man passe jedoch auf, daß das Kind sich nicht selbst verletzt. Wenn es sich auf die Zunge beißt, kann man versuchen, seine Kiefer mit einem Bleistift auseinanderzuhalten. Lauwarme Bäder, wie sie früher empfohlen wurden, sind nutzlos, sie helfen nicht. Wenn das Kind hohes Fieber bekommt, mache man ihm Wadenwickel, um die Temperatur herabzudrücken. Man kann seine Glieder - zuerst den einen Arm und nacheinander den anderen Arm, jedes Bein, die Brust und den Rücken - mit der nassen Hand ein wenig reiben. Das sanfte Reiben bringt das Blut an die Oberfläche, und die Verdunstung der Feuchtigkeit auf der Haut drückt das Fieber herunter. Wenn die Krämpfe anhalten oder die Temperatur hoch (um 39-40 Grad herum) bleibt, wiederhole man die Wadenwickel oder die nasse Massage. Wenn man die Temperatur herunterdrücken will, decke man das Kind niemals zu warm zu.

Bei den meisten Krämpfen verliert das Kind für Augenblicke das Bewußtsein, die Augen verdrehen sich, die Zähne sind aufeinandergepreßt, und der Körper oder Teile des Körpers werden von krampfartigen Bewegungen geschüttelt. Der Atem geht schwer, und manchmal tritt ein wenig Schaum auf die Lippen. Auch entleeren sich Darm und Blase während der Krämpfe.

Krampfanfälle sind die Folge einer Reizung des Gehirns durch sehr verschiedene Ursachen. Nicht jede dieser Ursachen kommt in jedem Alter gleichhäufig vor. In jedem Fall sollte der Hausarzt oder der Notarzt einen Krampfanfall nach den Ursachen diagnostizieren. Bei Neugeborenen sind Krampfanfälle in den meisten Fällen nicht Folge einer Gehirnverletzung.

817. Bei kleinen Kindern zwischen ein und fünf Jahren ist der landläufige Grund ein plötzliches Fieber am Anfang einer Erkältung, einer Halsentzündung oder Grippe. Fieber, das so plötzlich auftritt, scheint das Nervensystem eines Kindes durcheinanderzubringen. Viele Kinder in diesem Alter zittern und haben Schüttelfrost, wenn das Fieber beginnt, auch wenn sie keine regulären Krämpfe bekommen. Wenn also ein Kind von 2 bis 3 Jahren von Krämpfen geschüttelt wird und dann plötzlich hohes Fieber hat, muß das nicht unbedingt bedeuten, daß es eine schwere Krankheit hat, und es bedeutet auch nicht, daß es späterhin in seinem Leben zu Krämpfen neigt. Ist der erste Tag des Fiebers vorüber, kommen Krämpfe nur noch sehr selten vor.

818. Epilepsie nennt man Krämpfe, die bei älteren Kindern und Erwachsenen wiederholt auftreten können, ohne daß Fieber oder eine andere Krankheit auftritt. Man kennt die wahre Ursache nicht. Es gibt zwei verschiedene Formen von Epilepsie. Beim sogenannten »grand mal« bestehen vollständiger Bewußtseinsverlust und Krämpfe. Beim »petit mal« ist der Anfall nur kurz, der Betroffene fällt nicht hin, sondern behält die Kontrolle über sich; es kann sein, daß er nur für Sekunden vor sich hinstarrt und steif wird.

Jeder Fall von Epilepsie sollte von einem in dieser Hinsicht erfahrenen Arzt untersucht werden. Wenn es sich auch meist um ein chronisches Leiden handelt, gibt es aber heutzutage Medikamente, mit denen man einen Anfall beenden oder die Häufigkeit der Anfälle herabsetzen kann.

Andere Erkrankungen

819. Plötzlicher Kindstod (»Krippentod«). Immer wieder findet man ein Kleinkind im Alter zwischen drei Wochen und sieben Monaten tot im Bett. Selbst durch eine Leichenschau kann man nie eine genaue Erklärung für diesen plötzlichen Kindstod finden. Manchmal liegt eine leichte Erkältung vor, Fieber oder schwere Krankheitssymptome lassen sich nicht finden. Gelegentlich ist ein wenig blutiger Schaum auf die Lippen des Säuglings getreten. Dies und die Tatsache, daß einige dieser Kinder ihr Gesicht auf dem Bett oder die Decke über dem Kopf haben, führte zu der irrigen Annahme, das

Kind sei erstickt. Erbrochenes führte zu dem Schluß, das Kind sei an dem Erbrochenen erstickt.

Die Eltern sind schockiert, da ein plötzlicher Tod viel aufwühlender als ein Tod nach einer schweren uns sich ständig verschlimmernden Krankheit ist. Oft sind die Eltern von Schuldgefühlen überwältigt, weil sie meinen, sie hätten auf das Kind mehr aufpassen müssen; sie glauben, sie hätten eine Erkältung übersehen, oder das Kind lebte noch, wären sie im rechten Augenblick an sein Bettchen getreten. Aber natürlich würde kein vernünftiger Vater und keine vernünftige Mutter den Arzt rufen, wenn ein Kind eine leichte Erkältung hat. Und auch der Arzt, wäre er gekommen, hätte keine Behandlung begonnen, da eine leichte Erkältung eine solche nicht rechtfertigt. Die Tragödie war also von niemandem vorherzusehen.

Obwohl man den plötzlichen Kindstod ausführlich untersucht hat, hat man bis heute keine ausreichende wissenschaftliche Erklärung dafür. Man spekulierte über Allergien, niedrigen Blutzucker und plötzliche, in Minuten zum Tode führende Infektionen. Aber der Beweis dafür steht noch aus.

Sicher weiß man nur, daß der Krippentod nicht die Folge von verschlucken, ersticken oder erdrosseln ist (Schaum auf den Lippen kommt bei vielen Todesformen vor). Man weiß auch, daß der Tod nicht durch eine spezifische Infektion verursacht wird. Andererseits weiß man, daß der Krippentod nicht durch erbliche Faktoren beeinflußt wird.

Der plötzliche Kindstod wurde auch nicht durch die Pille, Fluoridierung des Trinkwassers, Zigarettenrauchen, Ernährung mit der Flasche oder moderne Arzneimittel auf den Plan gerufen, da er bereits in der Frühzeit der Geschichte bekannt war und im 18. Jahrhundert so häufig war wie im 20. Auch eine vergrößerte Thymusdrüse ist nicht die Ursache des plötzlichen Kindstods, genauso wenig wie Rückenmarksverletzungen bei Verkehrsunfällen. Der plötzliche Kindstod kommt auf der ganzen Welt und in allen Klimazonen vor.

Bei den Eltern stellt sich oft eine wochenlange Depression ein. Sie haben Konzentrations- und Schlafschwierigkeiten, leiden unter Appetitmangel, Herz- oder Magenbeschwerden. Manchmal möchten sie am liebsten auf und davon, manchmal fühlen sie sich ganz allein. Gibt es andere Kinder in der Familie, so haben die Eltern nun Angst, sie aus den Augen zu verlieren, sie beschützen sie zu stark, gehen mit ihnen öfter aber auch gereizt um. Einige Eltern möchten mit jemandem sprechen, andere schließen sich und ihre Gefühle ab.

Die Geschwister sind betroffen, auch wenn sie ihren Kummer nicht deutlich zeigen. Kleine Kinder werden sich bemühen, die Aufmerksamkeit der Eltern auf sich zu lenken. Ältere Kinder sind scheinbar nicht betroffen, aber die Erfahrung des Psychiaters sagt uns, daß wir alle uns vor dem Zugriff von Trauer und Schuld abzuschirmen versuchen. Für Eltern ist es schwer verständlich, warum sich ein Kind schuldig fühlen sollte. Aber alle Kinder sind gelegentlich auf ihre Geschwister schlecht zu sprechen; und das primitive Unterbewußtsein sagt ihnen, sie könnten am Tod ihres Geschwisters schuld gewesen sein.

Wenn die Eltern über das tote Kind reden, so werden die Schuldgefühle der anderen Kinder oft verstärkt. Daher sollten sie klar sagen, daß das Kind an einer bestimmten Krankheit starb und daß niemand daran schuld ist. (Umschreibungen wie »Unser Kleines ist von uns gegangen« oder »Es ist nicht mehr aufgewacht« fügen den Ängsten nur noch neue Geheimnisse und weitere Ängste hinzu.) Es ist gut, wenn die Eltern auf alle Fragen und Kommentare der Kinder freundlich antworten, so daß diese sich sicher fühlen, auch ihre tiefer sitzenden Ängste zu besprechen.

Auch die Eltern sollten sich beraten lassen, z. B. von einer Familienberatungsstelle, einem Psychiater, einem Psychologen oder einem Geistlichen, so daß sie auch ihre Gefühle verstehen lernen.

820. Anorexie und Bulimie. Diese Probleme findet man fast nur bei heranwachsenden Mädchen, sie kommen aber - sehr selten - auch bei männlichen Jugendlichen vor. In den letzten Jahren hat ihre Zahl überproportinal zugenommen - dieses Eßverhalten scheint akzeptiert und beliebt geworden zu sein.

Anorexie (genau: Anorexia nervosa) ist eine Erkrankung, bei der ein rapider Gewichtsverlust aufgrund freiwilliger Hungerdiäten auftritt; meist verliert ein Mädchen 25 % seines Körpergewichts und mehr. Ein solcher Patient hat ständig Angst zuzunehmen, macht körperliche Übungen und ist von dem Wahn besessen, er sei schrecklich fett, auch wenn die Umgebung ihm sagt, er sehe aus wie eine Bohnenstange.

Bei der Bulimie überißt sich ein Mädchen regelmäßig, würgt es dann wieder heraus oder erbricht, oder es nimmt insgeheim Abführmittel, damit alles wieder den Körper verläßt. Solche Mädchen halten meist ihr Gewicht, nehmen aber nicht so zu, wie es altersgerecht angebracht wäre.

Eltern aber auch Ärzte versuchen mit Argumenten, Drohungen, Verhandlungen und sanfter Bestechung, das Mädchen mit Anorexie zum Essen und das mit Bulimie zur Aufgabe des Erbrechens und Abführmittelgebrauchs zu bringen; das hilft aber nie. In beiden Fällen handelt es sich um ernsthafte Erkrankungen, die lebensbedrohlich sind und seelische Störungen sind, die nicht nur den Jugendlichen, sondern auch dessen Eltern betreffen. Im Verdachtsfall sollte man rasch einen Kinderpsychiater hinzuziehen, selbst wenn das umständlich und mit hohen Kosten verbunden ist.

821. Drüsenstörungen. Es gibt verschiedene wohlbekannte Drüsenerkrankungen, bei denen eine Hormonbehandlung eine heilsame Wirkung ausübt. Wenn zum Beispiel die Schiddrüse nicht genügend Wirkstoffe ausscheidet, können die körperliche und die geistige Entwicklung stark beeinträchtigt werden. Das Kind ist außergewöhnlich ruhig, träge und interessenlos, hat eine trockene Haut, struppiges, dünnes Haar, und das Gesicht erscheint aufgedunsen (ungenügende Hormonausscheidung der Schilddrüse macht keine Fettsucht!). Bei solchen Kindern findet man eine Erniedrigung des sogenannten Grundumsatzes, d. h. des Ausmaßes, in dem sein Körper im Ruhezustand Energie erzeugt. Bei derartigen Krankheitsbildern führen Schilddrüsenpräparate in angemessener Dosierung eine wesentliche Besserung herbei.

Es gibt eine ganze Menge Menschen, die poulärwissenschaftliche Artikel über Drüsenkrankheiten gelesen haben und nun meinen, daß in jedem Falle eine Drüsenstörung vorliege, wenn jemand sehr klein ist, ein Schüler langsam denkt, ein Mädchen übernervös ist, ein Junge dick ist, mit noch ungenügend ausgebildeten Geschlechtsteilen. Und sie glauben, daß mit einem entsprechenden Präparat oder mit einer Injektion die Sache zu beheben sei. Leider ist dieser Enthusiasmus verfrüht und auch durch den Stand der medizinischen Forschung noch nicht gerechtfertigt. Außerdem muß für Drüsenstörungen mehr als nur ein Symptom vorliegen.

Viele Jungen sind in den Jahren vor der Pubertät recht dick, und ihre Geschlechtsteile erscheinen dadurch kleiner, als sie es wirklich sind; in den meisten Fällen machen sie eine völlig normale geschlechtliche Entwicklung in der Pubertätszeit durch, außerdem kommt es in dieser Zeit meist auch zum erwünschten Gewichtsverlust (Abschnitte 374 und 615).

Ganz sicher sollte jedes Kind, das sich nach Meinung der Eltern nicht nach dem normalen Schema entwickelt, ein Kind, das ungewöhnlich bedrückt oder nervös ist oder in irgendeiner Richtung ungewöhnlich erscheint, von einem Facharzt untersucht werden. Doch wenn der Arzt feststellt, daß das Kind gesund ist, daß aber gewisse, die Eltern beunruhigende Züge durch seinen Charakter oder seine Konstitution bedingt sind und daß unter Umständen sein geistiger Zustand wirkliche Schwierigkeiten im täglichen Leben hervorrufen könnte, dann müssen die Eltern sich darauf einstellen und die richtige Behandlung und Pflege für das Kind in die Wege leiten. Es hat dann keinen Zweck, auf ein Wunder zu warten, das das Kind heilen könnte.

822. Das Reye-Syndrom ist eine seltene, aber schwere Erkrankung, die zu dauerhaften Schädigungen des Gehirns oder anderer Organe bzw. zum Tod führen kann. Es ist noch nicht genau bekannt, wodurch diese Erkrankung hervorgerufen wird, sie tritt jedoch meist in Zusammenhang mit einer Viruserkrankung auf. Wir wissen, daß *Kinder oder Jugendliche, die bei einer Viruserkrankung, besonders bei Grippe oder Windpocken ein Medikament mit Acetylsalicylsäure erhalten, häufiger am Reye-Syndrom erkranken* als diejenigen, die Paracetamol oder andere acetylsalicylsäurefreie Medikamente erhalten.

823. AIDS (erworbene Immunschwächekrankheiten) wird durch den menschlichen Immunschwächevirus HIV verursacht. Gelangt dieser Virus in den Blutkreislauf eines Menschen, kann er die Widerstandskraft des Körpers auf andere herkömmliche Infektionen lähmen. Dadurch ist es möglich, daß eine an AIDS erkrankte Person an einer harmlosen Infektion stirbt, die ein gesunder Mensch aufgrund seines stabilen körpereigenen Schutzsystems problemlos überstehen würde.

AIDS wird meist beim Geschlechtsverkehr durch die Spermaflüssigkeit übertragen und genauso bei einer Blut-zu-Blut-Übertragung bei Drogenabhängigen, die die gleichen Nadeln benutzen, ohne diese vorher zu sterilisieren. Eine infizierte Frau ist in der Lage, obwohl sie selbst noch keine Symptome bemerkt, diese Krankheit beim Geschlechtsverkehr auf den Partner zu übertragen. Bei einer Bluttransfusion ist ebenfalls eine Übertragung möglich und auch ungeborene Babys können von ihren infizierten Müttern angesteckt werden. Unter homosexuellen Männern mit analem Verkehr ist AIDS besonders häufig, da die Schleimhaut des Mastdarmes empfindlicher ist als die der Vagina.

Aids wird *nicht übertragen* durch Hand- oder Körperkontakt, durch einen Kuß oder dadurch, daß man in der Familie, im Klassenzimmer oder im Schwimmbad mit einem AIDS-Kranken Kontakt hat. Eine Übertragung kann genauso wenig erfolgen, wenn man das gleiche Eßgeschirr nimmt und auch nicht, wenn man die gleiche Toilette benutzt. Die Ansteckungsgefahr bei AIDS ist nicht sehr hoch, doch die Krankheit selbst verläuft fast immer tödlich, und sie tritt mit zunehmender Häufigkeit in der ganzen Welt auf.

824. Wie sollte man mit Kindern und Jugendlichen über AIDS sprechen? Auf jeden Fall ganz ungezwungen, damit Ihr Kind sich auch traut, Fragen zu stellen.

Den größten Schutz gegen AIDS bietet meiner Meinung nach eine gute Bildung und die Überzeugung, daß die emotionalen Aspekte der Sexualität, einschließlich des Wunsches vieler Jugendlicher, den Geschlechtsverkehr erst dann aufzunehmen, wenn sich eine wirklich feste Bindung entwickelt hat, genauso wichtig und wertvoll sind wie die rein körperliche Liebe. In den Abschnitten 627 und 696 habe ich erklärt, warum die positiven Aspekte der Sexualität und der Liebe mit ihrer emotionalen Seite eine ganze Zeit lang an erster Stelle stehen sollten. Damit soll, wenn möglich, eine zu nachlässige Haltung verhindert werden, die schon nach kurzer Bekanntschaft zum Geschlechtsverkehr führt. Man sollte sich schon sehr früh mit den Kindern über diese Themen unterhalten, da sie in diesem Alter noch eher auf ihre Eltern hören. Sie müssen wissen, wie man eine Übertragung dieser Krankheit vermeiden kann und wie demzufolge ihre sexuellen Kontakte »sicher« gestaltet werden können.

Den Kindern muß klargemacht werden, daß die größte Gefahr einer AIDS-Infektion durch Promiskuität gegeben ist, das heißt durch Geschlechtsverkehr mit häufig wechselnden Partnern, die ihrerseits auch wieder verschiedene Partner hatten. Je häufiger der Partner gewechselt wird, desto größer ist die Wahrscheinlichkeit, daß einer von ihnen an AIDS erkrankt ist bzw. den Virus in sich trägt, ohne bereits Symptome entwickelt zu haben. Ideal wäre es natürlich, wenn sie sich über den Gesundheitszustand von früheren Sexualpartnern informieren. Am sichersten ist es, den Geschlechtsverkehr erst aufzunehmen, wenn beide Partner sich ihrer tiefen Bindung zueinander sicher sind.

Erklären Sie den Kindern, daß Kondome einen großen, wenn auch keinen vollkommenen Schutz beim Geschlechtsverkehr bieten.

Kinder und Jugendliche sollten sich ebenfalls über die Risiken bewußt sein, die Drogensüchtige eingehen, wenn sie nicht sterilisierte Nadeln miteinander teilen.

Wieviel Sie Ihrem Kind über die homosexuellen Aspekte von AIDS erzählen, hängt von dem Alter und der Persönlichkeit des jeweiligen Kindes ab. Die Kinder hören heute im Fernsehen schon über analen Verkehr in bezug auf AIDS, so daß selbst ein naiv scheinendes Kind sachliche Informationen zu diesem Thema braucht, ohne daß man dabei zu sehr ins Detail gehen muß.

825. Die Auswirkungen des »passiven Rauchens«. Es ist nachgewiesen, daß Menschen, die mit Rauchern zusammenleben, häufiger an Lungenkrebs, Arteriosklerose und Herzinfarkt erkranken. Bronchitis, Lungenentzündung, chronischer Husten und Mittelohrenentzündung kommen vermehrt bei Kindern in Raucherfamilien vor. Auch der Cholesterinspiegel ist überdurchschnittlich hoch.

Raucht die Mutter während der Schwangerschaft, erhöht sich das Risiko einer Schädigung des Babys. Aus diesem Grunde hören viele Frauen auf zu rauchen. Dieses hart erkämpfte nikotinfreie Leben sollte auch nach der Entbindung beibehalten werden. Gründe dafür gibt es genug.

Das Kind muß ins Krankenhaus

826. Wie hilft man dem Kind? Es gibt keinen vollkommenen Rat, den man Eltern erteilen könnte, wenn sie ihr Kind ins Krankenhaus bringen müssen. In fast allen Fällen wird eine Krankheit vorliegen oder aber ein gewisses Gefahrenmoment, das die Eltern mit Besorgnis erfüllt.

Kinder zwischen ein und drei Jahren werden die Trennung von ihren Eltern als ein großes Unglück empfinden, und nach jedem Besuch wird der kleine Patient glauben, er verliere nun Mutter und Vater für immer, und zwischen den Besuchszeiten ist das Kind ängstlich und verschüchtert. Wenn die Eltern dann kommen und es besuchen, grollt es ihnen so sehr, daß es zuerst nicht einmal guten Tag sagen will.

Kinder, die älter sind als vier Jahre, haben im allgemeinen größere Angst vor dem, was im Krankenhaus mit ihnen gemacht wird, vor der Behandlung und vor Schmerzen. Es wäre falsch, wenn die Eltern dem Kind von vornherein versprächen, daß das Krankenhaus »wunderschön« sei und das Kind gar nichts zu befürchten habe; wenn nämlich die Zeit im Krankenhaus doch unerfreuliche Dinge einschließt, verliert das Kind das Vertrauen in die Glaubwürdigkeit seiner Eltern. Andererseits aber, wenn man ihm genau erklärte, was alles ihm bevorsteht und was geschehen kann, würde dies seine Angst über Gebühr steigern.

Besonders in den ersten fünf Lebensjahren ist es wahrscheinlich, daß ein Kind durch eine bevorstehende Operation emotional stark belastet wird. Das ist ein Grund, eine Operation zu verschieben, wenn der Arzt glaubt, sie sei nicht so dringend - besonders, wenn das Kind bereits sehr ängstlich ist oder auch Alpträume hat.

Es ist daher wichtig, daß die Eltern ein ruhiges, selbstverständliches Vertrauen zeigen, darin weder nach der einen noch nach der anderen Richtung falsche Töne mitschwingen. Ein Kind, das zum erstenmal ins Krankenhaus gebracht werden muß, versucht sich vorzustellen, wie es dort wohl sein werde, es hat Angst und befürchtet das Schlimmste. Es wirkt beruhigender, wenn die Eltern das Leben in einem Krankenhaus ganz allgemein beschreiben, als wenn sie dem Kind zu erklären versuchten, daß es ein bißchen mehr oder ein bißchen weniger weh tun werde. Man kann dem Kind erzählen, wie die Schwestern es am Morgen wecken werden, wie sie sein Bettchen machen und ihm das Frühstück auf einem Tablett bringen werden. Daß man dort auch spielen darf und daß man immer nach der Schwester rufen darf, wenn man ihre Hilfe braucht. Man kann auch von den Besuchstagen erzählen und von all den anderen Kindern, mit denen es zusammen sein wird.

Wenn das Kind ein Einzelzimmer erhält, können Sie mit ihm darüber sprechen, welche Lieblingsspielzeuge und -bücher es mitnehmen will, ob es ein Fernsehgerät mit Fernbedienung leihen oder ein Radiogerät haben will. Oft mag ein Kind einen Knopf, um die Krankenschwester rufen zu können.

Man sollte sich mit diesen Alltags-, aber doch angenehmen Aspekten des Krankenhauslebens befassen, da es um das Wohlergehen und die Zufriedenheit des Kindes geht. Über den medizinischen Teil des Aufenthaltes würde ich mit dem Kind zwar reden, ihm aber klarmachen, daß dies nur ein kleiner Ausschnitt des Krankenhauslebens ist.

Wenn ihm z. B. die Rachenmandeln entfernt werden sollen, so können Sie ihm von der Maske erzählen, die auf seine Nase gesetzt wird. Sie können ihm erzählen, daß es dann etwas einatmen wird, was es in einen Schlaf versetzt, der es für Schmerzen während des Eingriffs unempfindlich macht. Vergessen Sie nicht dem Kind zu erzählen, daß es nach etwa einer Stunde aufwachen und bemerken wird, daß der Hals wehtut (so wie im vergangenen Winter bei der Mandelentzündung). Versichern Sie dem Kind, daß Sie – wenn das möglich ist – beim Aufwachen dasein oder am nächsten Tag kommen werden.

In vielen Krankenhäusern ist es heute möglich, daß Eltern und Kind sich das Krankenhaus vor der Operation einmal ansehen. Sie können Fragen stellen und mit Ärzten und Schwestern reden. In manchen Krankenhäusern gibt es auch Diavorträge und Kasperltheater, um dem Kind den bevorstehenden Krankenhausaufenthalt so angstfrei wie möglich gestalten zu helfen.

827. Das Kind muß seine Ängste aussprechen dürfen. Wichtiger noch, als daß man dem Kind eine eigene Darstellung dessen gibt, was es erwaret, ist es, daß man ihm die Gelegenheit gibt, Fragen zu stellen und seine Ängste und Befürchtungen offen auszusprechen. Kleine Kinder haben Vorstellungen, auf die die Erwachsenen von sich aus niemals kommen. In erster Linie denken die Kinder, daß sie in das Krankenhaus gebracht oder operiert werden müssen, weil sie unartig gewesen sind, weil sie ihre dicken Schuhe nicht angezogen haben oder nicht artig im Bett geblieben sind, als sie krank waren, oder weil sie ungezogen zu anderen Mitgliedern der Familie gewesen sind. Sie können sich nichts darunter vorstellen, daß ihnen die Mandeln oder die Polypen herausgenommen werden müssen, und sie haben die größten Befürchtungen, daß ihre Nase oder ihr Hals »aufgeschnitten« wird. Man muß es dem Kind leicht machen, seine Fragen zu stellen, so daß sich ungeklärte Ängste erst gar nicht bei ihm festsetzen können.

828. Wenn man schon Tage oder Wochen zuvor weiß, daß das Kind ins Krankenhaus gebracht werden muß, so erhebt sich die Frage, *wann* man es ihm sagt. Wenn keine Möglichkeit besteht, daß das Kind es von anderer Seite oder durch Zufall frühzeitig erfährt, ist es besser, man wartet möglichst lange und sagt es ihm erst wenige Tage vor dem Termin. Es wäre nicht gut, wenn das Kind sich wochenlang Gedanken machte oder vielleicht aufregte. Natürlich darf man ein Kind - in welchem Alter es auch immer sei - niemals anlügen, wenn es Fragen stellt, und man darf es auch nicht unter Vorspiegelung falscher Tatsachen in das Krankenhaus locken.

829. Die Narkose. Muß das Kind operiert werden und hat man die Wahl der verschiedenen Narkosen, kann oder besser muß man das mit dem Arzt besprechen. Von der Narkose hängt es zum größten Teil ab, ob ein Kind durch eine Operation völlig verstört wird oder sie hinterher als lächerliche Kleinigkeit ansieht. In größeren Krankenhäusern gibt es manchmal Narkoseäzrte, die es besonders gut mit Kindern verstehen und die ihnen so viel Vertrauen einflößen, daß die Kinder sich dann gar nicht mehr vor der Narkose fürchten. Es macht sehr viel aus, wenn die Kinder in den Händen eines solchen erfahrenen Narkotiseurs sind. Natürlich ist auch die Narkosemethode psychologisch von großer Wichtigkeit. Ihre Wahl muß natürlich dem Narkosearzt überlassen bleiben, der sie je nach Art des Eingriffes treffen wird; wenn es aber vom medizinischen Standpunkt aus vertretbar ist, wird er sicherlich das in psychologischer Hinsicht schonendste Verfahren wählen.

Vielleicht kann die Mutter oder der Vater auch bei der Narkose dabei sein. Es hat sich herausgestellt, daß die Anwesenheit eines Elternteils das Kind außerordentlich beruhigt, und es somit auch weniger Medikamente braucht.

830. Besuche. Bei einem Kind zwischen ein und fünf Jahren sollten Eltern, wenn möglich, den ganzen Tag im Krankenhaus bleiben. Mindestens aber sollte ein Elternteil das Kind täglich besuchen. In vielen Krankenhäusern gibt es die Möglichkeit für die Eltern, im Raum des Kindes über Nacht zu bleiben.

Die Besuchszeiten im Krankenhaus bedeuten für das kleine Kind ein besonderes Problem. Der Anblick der Eltern erinnert es daran, wie sehr es sie vermißt. Oft schreien die Kinder dann herzzerbrechend, wenn die Eltern sie wieder verlassen oder gar während der ganzen Besuchszeit. Die Eltern müssen dann den Eindruck gewinnen, daß das Kind ununterbrochen so unglücklich ist. In Wirklichkeit aber gewöhnen sich kleine Kinder überraschend schnell an das Leben im Krankenhaus, sobald die Eltern nur außer Sicht sind – sogar wenn sie sich schlecht fühlen und eine schmerzhafte Behandlung über sich ergehen lassen müssen. Damit soll nicht gesagt sein, daß die Eltern fernbleiben sollen. Auch wenn es sich bei ihrem Besuch aufregt, bedeutet der Anblick der Eltern doch ein gewisses Gefühl der Sicherheit für das Kind. Auf jeden Fall aber sollen die Eltern so fröhlich und unbelastet wie möglich erscheinen. Wenn sie einen ängstlichen Ausdruck zur Schau tragen, werden sie auch das Kind nur ängstigen.

ERSTE HILFE

Schnittwunden, Bisse, blutende Wunden und Verbrennungen

831. Kleine Schnitt- und Kratzwunden werden am besten mit Seife und warmen Wasser sowie einem Wattebausch oder einem sauberen Stück Stoff gesäubert. Danach spülen Sie die Seife mit viel klarem Wasser ab. Zuletzt kann dreiprozentiges Wasserstoffperoxyd auf die Wunde gegeben werden.

Wichtiger als ein Antiseptikum ist jedoch, daß die Wunde vorsichtig ausgewaschen wird. Bitte verwenden Sie kein Jod. Decken Sie die Wunde mit einem Verband ab, der sie vor Verschmutzung schützt.

Klaffende Schnitt- oder Platzwunden werden natürlich vom Arzt versorgt. Besonders wichtig in kosmetischer Hnsicht ist die sachgemäße Behandlung von solchen Wunden im Gesicht, selbst wenn sie relativ klein sind, da sie unschöne und sichtbare Narben hinterlassen können. Sehr vorsichtig muß man auch mit Schnittwunden an der Hand und am Handgelenk sein, weil die Gefahr besteht, daß Nerven oder Sehnen zerschnitten sind.

Wunden, die durch Straßenschmutz, besonders aber von düngerhaltiger Erde verschmutzt sind, müssen dem Arzt sofort gemeldet werden, da die Möglichkeit besteht, daß Tetanusbazillen eingedrungen sind. Je nach Lage des Falles muß eine Tetanus-Auffrischimpfung verabreicht werden.

832. Bißwunden von Tieren oder Menschen müssen dem Arzt sofort gezeigt werden. Bis der Arzt die Behandlung übernimmt, gehen Sie wie bei den Schnittwunden beschrieben vor. Die sofortige Wundpflege ist äußerst wichtig. Versuchen Sie die Wundränder so weit wie möglich zu öffnen und spülen Sie die Wunde mit warmem Wasser 5 Minuten lang aus. Natürlich muß in erster Linie geklärt werden, ob das betreffende Tier vielleicht tollwutverdächtig war. Ist dies der Fall oder ist das Tier nicht mehr aufzufinden, wird eine Tollwut-Schutzimpfung durchgeführt.

Meistens führt ein Biß von einem Tier oder auch von einem Menschen zu einer Infektion, die Ihr Arzt eventuell mit einem Antibiotikum behandeln wird.

833. Blutungen. Die meisten Wunden bluten ein paar Minuten, was von Vorteil ist, da so einige in die Wunde verschleppte Keime ausgewaschen werden können. Nur Blutungen aus der Tiefe oder anhaltende Blutungen müssen besonders behandelt werden.

Blutungen an Hand, Arm, Fuß oder Bein kommen früher zum Stillstand, wenn der entsprechende Körperteil hochgelagert wird. Lassen Sie das Kind sich hinlegen und legen Sie ein oder zwei Kissen unter die entsprechende Extremität. Wenn die Wunde weiterhin blutet, so drücken Sie bitte mit einem sterilen Gazestück oder einem sauberen Stück Stoff darauf, bis die Blutung stoppt oder Sie sie abbinden müssen. Säubern und Verbinden sollten erfolgen, solange die entsprechende Extremität hochgelagert ist.

Bei sauberen Wunden (z. B. ein Messerschnitt), die frei bluten, sollte die Schnittstelle nicht und die Umgebung nur vorsichtig mit Seifenwasser, Wasserstoffsuperoxid und einem sauberen Stück Verbandsmull gereinigt werden. Wenn die Wunde dennoch Schmutz enthält, muß natürlich auch die Schnittstelle selbst gesäubert werden.

Wenn Sie eine Wunde verbinden wollen, die viel geblutet hat oder noch blutet, so verwenden Sie am besten einige Gazestücke (oder saubere Baumwollstücke), die Sie aufeinander schichten und damit die Wunde abdecken. So können Sie, wenn Sie schließlich mit Klebeband oder einer Mullbinde den Wundverband sichern, mehr Druck auf die Schnittstelle ausüben und eine Blutung weniger wahrscheinlich machen. Dies ist das Prinzip des Druckverbandes.

834. Schwere Blutungen. Wenn eine Wunde beängstigend stark blutet, suche man nicht erst lange nach einem geeigneten Verband. In einem solchen Fall muß man sofort versuchen, die Blutung durch Druck zum Stillstand zu bringen, und warten, bis jemand anderes Verbandzeug reichen kann. Wenn möglich, lege man das Glied hoch, mache sich aus dem saubersten Material, das man im Augenblick erreichen kann – sei es ein Gazetupfer, ein reines Taschentuch oder ein anderes sauberes Stück Stoff –, eine Art Tupfer, den man auf die Wunde drückt und solange festhält, bis Hilfe eintrifft oder der Blutstrom aufhört. Diesen ersten Tupfer darf man nicht entfernen – wenn er vollgesogen ist, lege man einen neuen Tupfer obenauf. Wenn die Blutung abnimmt und man das richtige Material zur Hand hat, lege man einen Druckverband an. Die Nottupfer, die man auf die Wunde gepreßt hat, sollten so dick sein, daß sie die Wunde zusammendrücken, wenn man einen Verband darumlegt. Bei einem Finger ist nur ein kleines Polster notwendig, aber wenn etwa der Oberschenkel oder aber der Leib verletzt worden ist, braucht man ein verhältnismäßig dickes Polster. Man verbinde die Wunde mit Mullbinden oder langen Streifen irgendeines erreichbaren Materials. Kann auch der Druckverband die Blutung nicht unter Kontrolle halten, muß man außerdem mit der Hand dagegendrücken. Wenn man keinerlei Stoff oder irgendein Material zur Hand hat, das man auf die Wunde pressen könnte, die besorgniserregend stark blutet, dann muß man die Wunde direkt mit der Hand zupressen.

Der größte Teil aller auch sehr bösen Blutungen kann mit einem direkten Druck zum Stillstand gebracht werden. Wenn man es mit einem Fall zu tun hat, bei dem alles nichts hilft, und wenn man weiß, wie ein Glied abzubinden ist, so muß man das im Notfall tun. Es ist allerdings sehr selten notwendig, und jemand, der nicht Bescheid weiß, sollte in einem solchen Notfall sich nicht möglichst erstmals darin üben. Das Glied darf höchstens zwanzig Minuten lang abgebunden sein, sonst wird die Durchblutung gestört.

835. Verbände. Was man zum Verbinden einer Wunde benutzt, hängt von der Größe und vom Ort der Verletzung ab. Für die meisten kleinen Wunden genügen sterile Pflaster. Bei Verletzungen an der Handinnenfläche oder bei größeren Schnitten und Kratzwunden verwendet man Lagen von Verbandgaze, so wie sie in sterilen Packungen geliefert werden, oder man nimmt ein sauberes Baumwolläppchen und faltet es mehrere Male zusammen. Sie können es mit schmalen Pflasterstreifen befestigen. Wenn sich die Haut unter dem Pflasterstreifen rötet, kaufen Sie hypoallergische Pflaster.

Jeder Verband muß fest sitzen, wenn er einen Nutzen haben soll. (Kleine Kinder haben großes Geschick darin, sich von Pflastern und Verbänden wieder zu entledigen.)

Leukoplast sollte man nicht fest um ein ganzes Glied herumwikkeln, etwa um Arm oder Bein, weil es unter Umständen die Blutzirkulation beeinträchtigen könnte. Wenn ein Fuß oder eine Hand anschwillt oder blau anläuft, nachdem man das Glied bandagiert oder verbunden hat, so heißt das, daß die Binde zu fest gewickelt worden ist. Sie sollte sofort gelockert werden. Um einen Finger kann man ruhig einen Hansaplastverband machen, wenn er nicht zu fest gezogen wird. Leukoplaststreifen, mit denen man ein Stück Verbandmull auf eine Wunde klebt, halten besser, wenn man sie recht lang macht.

Im übrigen heilt eine Wunde schneller und wird sich weniger leicht entzünden, wenn man sie nicht zu oft durch Wechseln des Pflasters oder des Verbandes stört. Wenn der Verband sich lockert oder schmutzig wird, wickle man lieber eine neue Binde darüber oder klebe ein neues Pflaster über das alte. Ist der Verband naß geworden, müssen Sie ihn wechseln.

Löst man den Verband, dann gehe man sehr vorsichtig zu Werke. Den Mulltupfer ziehe man in derselben Richtung ab, in der der Schnitt verläuft, damit man die Schnittkanten nicht auseinanderreißt. Wenn der Verband sehr stark anklebt, kann man ihn notfalls mit etwas dreiprozentigem Wasserstoffsuperoxyd abweichen. Ein Schnitt pulsiert vielleicht während des ersten Tages und der Nacht, aber das hat nicht viel zu sagen. Wenn er später wieder weh tut, läßt das unter Umständen auf eine Infektion schließen. Dann müßte der Verband natürlich abgenommen werden, weil man nachsehen muß, was los ist. Ist die Wunde geschwollen, stark gerötet oder eitrig sollte der Arzt sie sich anschauen.

Aufgeschlagene Knie sollte man, nachdem man sie sorgsam ausgewaschen hat, am besten der frischen Luft aussetzen. Es bildet sich dann Schorf, der die Wunde schützt. Verbindet man ein solches Knie, dann wird die Schorfbildung verhindert, und beim Wechsel des Verbandes wird die Wunde immer wieder aufgerissen. Hat ein kleines Kind dicht am Mund eine Wunde, läßt man sie besser offen, damit sie von Speichel und Speiseresten besser freigehalten werden kann. Verbandmull kann man mit einer Art dehnbaren Gazeband, das Sie in der Apotheke bekommen, befestigen.

836. Feuchte Umschläge bei Hautinfektionen, bis man den Arzt erreichen kann. Hat ein Kind einen Furunkel oder eine Entzündung am

Finger, am Nagelbett oder auch an einem Zehennagel, hat sich eine Wunde entzündet oder sich eine ähnliche Art von Entzündung unter der Haut gebildet, dann muß sich ein Arzt die Sache ansehen. Wenn es eine Weile dauern wird, bis der Arzt kommt, sind ständige feuchte Umschläge angebracht. Dadurch wird die Haut weich und geschmeidig gehalten, und ein Furunkel oder eine andere Eiteransammlung unter der Haut kann schneller aufgehen, so daß der Eiter entweichen kann, und es verhindert, daß sich die Wunde zu schnell wieder schließt.

Bedecken Sie die Infektionsstelle mit einem dicken Verband und gießen Sie soviel warmes Wasser auf den Verband, daß er vollkommen durchnäßt ist. Lassen Sie ihn 20 Minuten durchweichen und wechseln Sie ihn dann gegen einen sauberen, trockenen Verband aus. Das wiederholen Sie drei- bis viermal am Tag, bis Sie Ihren Arzt erreicht haben.

Wenn ein Kind bei einer Infektion Fieber hat, wenn rote Streifen am Arm oder am Bein hinauflaufen oder die Lymphknoten in den Achselhöhlen oder in der Leistengegend geschwollen und empfindlich sind, besteht der Verdacht, daß die Infektion über die Blut- oder Lymphbahnen auf den ganzen Körper übergehen will, daß also eine sogenannte »Blutvergiftung« im Entstehen ist. Das Kind muß sofort zum Arzt oder besser noch in ein Krankenhaus gebracht werden, auch wenn es in der Nacht ist. Die Anwendung von hochwirksamen Medikamenten ist hier lebensnotwendig!

837. Nasenbluten. Es gibt eine Reihe einfacher Maßnahmen dagegen. In den meisten Fällen genügt es schon, wenn das Kind einige Minuten lang stillsitzt oder langgelegt wird. Um zu vermeiden, daß es viel Blut schluckt, läßt man es am besten aufrecht sitzen und den Kopf nach vorn beugen. Wenn es langliegt, wende man seinen Kopf zur Seite, so daß die Nase ein wenig nach unten gerichtet ist. Es soll sich vor allem ruhig verhalten und nicht allzuviel an der Nase herumdrücken und - wischen; das Taschentuch wird locker vor die Nasenlöcher gehalten, um das Blut abzufangen. Ist die Nasenhälfte, aus der die Blutung kommt, durch Blutgerinnsel verstopft, kann man diese Seite kurz ausschnauben lassen, wobei die andere Seite zugehalten wird. Anschließend kann man den Nasenflügel einige Minuten lang sanft gegen die Nasenscheidewand drücken, denn in den meisten Fällen stammt die Blutung aus dem vorderen Teil der Nase. Hat man Nasentropfen mit abschwellender Wirkung zur Hand, kann man damit etwas Watte oder Mull befeuchten und in das Nasenloch stecken.

Ein kalter Umschlag - auch ein nasses Taschentuch oder ein paar Eisstückchen, die man in ein kleines Läppchen wickelt - verursacht, daß die Adern sich zusammenziehen und das Nasenbluten aufhört. Man kann diesen Umschlag auf Stirn oder Nacken legen oder auch auf die Oberlippe.

Wenn trotz all dieser Maßnahmen das Nasenbluten länger als 10 Minuten anhält, rufe man den Arzt an, der dann notfalls die betroffene Nasenhälfte tamponieren wird. Die häufigsten Ursachen für Nasenbluten sind zu starkes Schnauben, Nasenbohren, Allergien, Schnupfen und andere Infektionskrankheiten. Wenn ein Kind sehr häufig und ohne besonderen Grund unter Nasenbluten leidet, muß es vom Arzt untersucht werden, da unter Umständen eine Allgemeinkrankheit, die manchmal Nasenbluten verursacht, vorliegen könnte. Wenn keinerlei andere Gründe entdeckt werden können, muß eventuell das Blutgefäß an der Nasenscheidewand, das so besonders häufig reißt, geätzt oder elektrisch verschorft werden. Natürlich wird das in örtlicher Betäubung durchgeführt und verursacht keine Schmerzen. Danach bildet sich ein Ätzschorf, der nach einigen Tagen abfällt; er darf nicht vorzeitig abgerissen werden, sonst war die ganze Maßnahme vielleicht nutzlos. Das richtige Blutgefäß kann man aber erst nach einer Blutung erkennen.

838. Verbrennungen. In den vergangenen Jahren hat sich die Behandlung von Verbrennungen weiter verändert. Daher sollten Sie mit Ihrem Arzt in Kontakt bleiben, um die neuesten Entwicklungen nicht zu verpassen.

Bei Verbrennungen sollten Sie möglichst schnell kaltes Wasser (*kein* Eiswasser) auf die Wunde bringen. Bitte rufen Sie anschließend den Arzt an, was Sie tun sollen. Wenn er nicht da ist, so bitten Sie um einen Rückruf. In der Zwischenzeit können Sie erste Hilfe leisten. Ist die Verbrennung schwer und ist das Krankenhaus wahrscheinlich leichter erreichbar als Ihr Arzt, so begeben Sie sich bitte ins Krankenhaus.

Heute empfehlen die meisten Chirurgen als erste Hilfe kaltes

Wasser, da die Schmerzen daraufhin nachlassen und die Wunde etwas gereinigt wird. (Cremes oder Fett empfehlen sie nicht mehr.) Lassen Sie kaltes, sauberes Wasser auf die Wunde tröpfeln, bevor Sie einen Verband anlegen.

Im Idealfall soll der Verband aus sterilien Gazestücken bestehen, die durch eine Mullbinde am Platz gehalten werden. (Bei einem kleinen Kind sollten Sie Augen, Nase und Mund jedoch nicht mit einem zirkulären Verband verschießen, sondern lediglich Bandagen auf Augenlider und Lippen legen.)

Wenn Sie keinen richtigen Verband zu Hause haben, so sollten Sie das sauberste Stück Baumwolltuch verwenden, um es auf die verbrannten Bezirke zu legen und mit Haftstreifen fest zumachen. Alle paar Minuten sollten Sie kaltes Wasser auf den Verband träufeln, bis der Arzt kommt oder Sie das Kind zur Klinik gebracht haben.

Es ist besser, einen Arzt zu befragen, wenn Blasen oder wunde Stellen aufgetreten sind. Einige der Blasen brechen leicht auf, und eine Infektion kann unter den verbleibenden Hautfetzen leicht angehen.

Wenn es sich um ein oder zwei kleine geschlossene Blasen handelt, so wollen Sie diese bitte nicht öffnen oder mit einer Nadel punktieren. Die Infektionsgefahr ist geringer, wenn Sie die Blase in Ruhe lassen. Die Flüssigkeit in kleinen Blasen nimmt der Körper oft auf, ohne daß wir etwas dazutun; manchmal brechen die Blasen auch nach einigen Tagen auf, wenn sich neue Haut darunter gut gebildet hat. Wenn eine Blase geplatzt ist, soll man möglichst die gesamte lose Haut mit einer Nagelschere oder Pinzette entfernen, die vorher fünf Minuten ausgekocht wurden. Die Wunde wird mit einer sterilen Bandage abgedeckt. Kommt es in einer Blase zu einer Infektion, was Sie an Eiter und Rötung am Rand der Blase sehen können, sollten Sie auf jeden Fall einen Arzt aufsuchen. Ist das unmöglich, so können Sie die Blase abschneiden und feuchte Umschläge anwenden (Abschnitt 836).

Auf keinen Fall dürfen Sie Jod oder ähnliche Antiseptika auf eine Verbrennung gleich welchen Schweregrades aufbringen. Das macht die Sache nur schlimmer.

839. Sonnenbrand. Am besten ist es, wenn man einen Sonnenbrand erst gar nicht bekommt. Ein schwerer Sonnenbrand schmerzt, ist gefährlich und darüber hinaus unnötig. Bei hellhäutigen und an die Sonne nicht gewöhnten Menschen reicht eine halbe Stunde Besonnung am Strand im Sommer aus, um einen kräftigen Sonnenbrand hervorzurufen (siehe Abschnitt 302).

Zur symptomatischen Behandlung des Sonnenbrands eignet sich kaltes Wasser sowie ein leichtes Schmerzmittel, z. B. Paracetamol. Bei stärkerem Sonnenbrand kann es zu Schüttelfrost, Fieber und allgemeinem Krankheitsgefühl kommen. In einem solchen Fall muß ein Arzt gerufen werden, da ein Sonnenbrand genauso gefährlich wie ein Hitzschlag ist. Von der Sonne verbrannte Hautbezirke sollten vor Sonne geschützt werden, bis die Rötung insgesamt verschwunden ist.

Fremdkörper in der Nase, im Ohr oder in den Augen

840. Fremdkörper in der Nase oder im Ohr. Kleine Kinder stopfen sich oft Dinge wie Perlen und Papierkügelchen in die Nase oder in die Ohren. Es hat keinen Zweck, daß man versucht, einen glatten, harten Gegenstand herauszuholen; meist wird er bei solchen Manipulationen nur noch weiter hineingestoßen, und außerdem kann man die Nase oder den Gehörgang, vielleicht sogar das Trommelfell, dabei böse verletzen. Man wendet sich damit an einen Hals-, Nasen-, Ohrenarzt, der durch eine Spiegeluntersuchung feststellt, wie weit der Fremdkörper eingedrungen ist und auch über die erforderlichen Instrumente verfügt, um ihn herauszubefördern. Einen weichen Gegenstand, der nicht zu weit drinsteckt, kann man unter Umständen selbst mit einer Pinzette herausholen.

Befindet sich der Gegenstand in der Nase, wird man zunächst das Kind veranlassen, ordentlich zu schnauben. Man versuche das aber nicht bei einem zu kleinen Kind, das vielleicht die Luft einzieht, wenn man ihm sagt, es solle schnauben. In manchen Fällen wird das Kind den Fremdkörper durch Schnauben nach einigen Minuten von allein wieder herausbefördern. Wenn er sich aber weder rückt noch rührt, bringe man das Kind möglichst zum Hals-, Nasen- und Ohren-Spezialisten. Fremdkörper, die mehrere Tage lang in der Nase stekken, verursachen im allgemeinen einen übelriechenden Ausfluß, der Blutspuren enthält. Ein Ausfluß dieser Art, der nur aus einem

Nasenloch kommt, sollte eine Mutter also immer an diese Möglichkeit denken lassen.

841. Fremdkörper im Auge sollten sofort entfernt werden. Doch ist es immer besser, man läßt es den Arzt tun, sofern das irgend möglich ist. Wenn der Fremdkörper nach einer halben Stunde nicht hat entfernt werden können, muß man unbedingt sofort zum Arzt gehen. Ein Fremdkörper, der mehrere Stunden lang über der Pupille oder der Iris sitzt, kann unter Umständen eine böse Infektion hervorrufen. Es gibt drei Methoden, mit denen man versuchen kann, einen Fremdkörper herauszuholen, wenn es schwierig ist, einen Arzt zu erreichen. Die erste: Man zieht das obere Augenlid herunter und vom Auge weg, so daß die Tränen die Möglichkeit haben, den Fremdkörper auszuwaschen. Zweitens kann man ein Augengläschen benutzen, mit dem man das Auge in einer Borwasserlösung ausspült. Das Kind muß den Kopf nach vorn beugen, setzt das gefüllte Augengläschen an sein verletztes Auge, richtet den Kopf wieder auf und plinkert ein paarmal mit dem Auge, so daß es richtig ausgespült wird. Drittens kann man die innere Seite des oberen Augenlids untersuchen, die meisten Fremdkörper setzten sich dort fest. Man braucht einen sauberen Wattebausch, den man um einen Zahnstocher oder um ein Streichholzende wickelt, und einen zweiten Zahnstocher (oder ein Streichholz). Man sage dem Kind, es soll nach unten gucken und den Blick auch weiterhin gesenkt halten, dadurch wird das obere Lid gespannt. Dann nimmt man das Augenlid vorsichtig auf, zieht es soweit wie möglich nach unten, legt das Streichholz horizontal über die Mitte des Lides und kippt das Augenlid zurück über das Hölzchen. Während man das Lid in dieser Lage festhält, nimmt man den Wattebausch. Wenn man den Fremdkörper auf dem Lid erkennen kann, wischt man ihn sehr vorsichtig mit der Watte weg. Man braucht gutes, starkes Licht. Wenn man den Fremdkörper nicht finden kann und die Schmerzen anhalten oder wenn sich der Fremdkörper im Augapfel befindet, muß man sofort zum Augenarzt gehen – man sollte *niemals* versuchen, einen Fremdkörper allein aus dem Augapfel zu entfernen.

Splitter

842. Das Entfernen von Splittern. Neben kleinen Schnittwunden und Beulen gehören Splitter wahrscheinlich zu den häufigsten kleinen Verletzungen bei Kindern. Um einen Splitter zu entfernen, waschen Sie die Stelle mit Seife und Wasser und tauchen sie mindestens 10 Minuten in heißes Wasser oder legen einen heißen Umschlag auf, der immer wieder erwärmt werden muß. Ragt der Splitter etwas aus der Haut, ziehen Sie ihn vorsichtig mit einer Pinzette heraus. Liegt der Splitter unter der Haut, brauchen Sie eine Nadel, die Sie vorher mit Alkohol desinfizieren. Die durch das Wasser aufgeweichte Haut läßt sich leicht mit der Nadelspitze öffnen und der Splitter kann mit der Pinzette entfernt werden. Tupfen Sie ein Antiseptikum auf die Wunde und decken Sie sie mit einem Pflaster oder einer Binde ab.

Die Haut sollte so wenig wie möglich mit der Nadel verletzt werden. Gelingt es Ihnen nicht, den Splitter zu entfernen, lassen Sie die Haut weitere 10 Minuten weichen und versuchen es erneut. Wenn es auch jetzt nicht geht, wenden Sie sich an einen Arzt.

Das oben Gesagte gilt nur für Holzsplitter. Metall- oder Glassplitter sollten immer von einem Arzt entfernt werden.

Verstauchungen, Brüche, Kopfverletzungen

843. Verstauchungen müssen für gewöhnlich untersucht und behandelt werden. Wenn das Kind sich seinen Knöchel, Knie oder Handgelenk verstaucht hat, lege man es für eine halbe Stunde lang und stütze das verstauchte Glied mit einem Kissen. Dadurch werden die Schwellung und der Bluterguß so minimal wie möglich gehalten. Wenn das Bein anschwillt, sollte man den Arzt konsultieren, weil die Möglichkeit besteht, daß der Knochen angebrochen oder gebrochen ist.

Ein verrenktes Knie sollte in jedem Fall vom Arzt untersucht und sorgsam behandelt werden. Eine Knieverletzung, bei der ein Knorpel verletzt ist, kann schlimm werden und dem Kind noch jahrelang zu schaffen machen, wenn man sie vernachlässigt. Ist ein Kind auf ein Handgelenk gefallen und tut es ihm weh, wenn es die Hand bewegt und auch wenn es sie stillhält, besteht der Verdacht, daß es gebrochen ist, auch wenn es nicht anschwillt und von außen nichts zu sehen ist.

Mit anderen Worten: Jede Verstauchung, die anhaltend wehtut oder anschwillt, sollte vom Arzt nachgesehen werden; und zwar nicht nur, weil die Möglichkeit eines Bruches besteht, sondern auch, weil es bei den meisten Verstauchungen besser ist, wenn sie korrekt bandagiert oder mit einem elastischen Verband gestützt werden. Bei vielen Verrenkungen, Verstauchungen und angebrochenen Gliedern hat man während der ersten Stunde kaum Schmerzen, doch dann nehmen die Schmerzen mehr und mehr zu. Hat nun ein Kind noch weiter ständig Beschwerden in einem Arm oder Bein, oder bewegt es dieses Glied irgendwie merkwürdig, wird dann meist eine Röntgenaufnahme beider Arme oder beider Beine gemacht, damit man die Befunde miteinander vergleichen kann.

844. Brüche. Die spröden Knochen von Erwachsenen brechen richtig, die noch weichen Knochen von Kindern neigen mehr dazu, zu knicken und ein bißchen zu splittern; man nennt diese Art von Brüchen auch »Grünholzbrüche«. Wenn das Kind eine schwere Fraktur hat, kann man das leicht genug erkennen. Es gibt aber auch einige nicht ungewöhnliche Brüche, die man mit dem bloßen Auge nicht sehen kann. Ein gebrochener Knöchel kann ganz gerade und in Ordnung aussehen, aber wahrscheinlich wird er anschwellen und Schmerzen verursachen. Nach einigen Stunden wird ein schwarzblauer Fleck erscheinen. Nur der Arzt kann feststellen, ob der Knöchel nur schwer verstaucht oder ob er gebrochen ist, und oft braucht er dazu auch eine Röntgenaufnahme. Ein Handgelenk kann gebrochen sein, ohne daß die Knochen sich sehr verschoben haben und man es von außen feststellen kann. Fingerknochen werden oft angeschlagen, wenn ein Ball mit aller Gewalt auf das Ende eines Fingers aufprallt. Der Finger schwillt nur an und wird später etwas blau. Manchmal wird ein Wirbel leicht angebrochen, wenn das Kind auf seine vier Buchstaben fällt. Von außen ist nichts zu sehen, aber das Kind klagt über Schmerzen, wenn es seinen Körper nach vorn beugt, wenn es läuft und springt. Im allgemeinen sollte man den Verdacht auf einen Bruch haben, wenn der Schmerz in einem Glied andauert, wenn Schwellungen auftreten und das Glied schwarzblau anläuft.

Man muß weitere Verletzungen vermeiden, wenn man den Verdacht auf einen Bruch hat, d. h. man darf ein verletztes Glied nicht bewegen oder es geradezurichten versuchen. Man hindere das Kind daran, das Glied zu bewegen. Wenn es sich in einer halbwegs erträglichen Stellung befindet und man den Arzt schnell erreichen kann, lasse man es ruhig so liegen oder sitzen. Wenn man es bewegen und in eine andere Stellung bringen muß, sollte man das verletzte Glied zuerst notdürftig schienen.

Wenn ein Schwerverletzter einige Zeit an einem kalten Ort zubringen muß, so muß er mit Decken oder anderen Kleidungsstücken gut geschützt werden. Auch von unten sollte er durch eine Decke isoliert werden. Ein Schockpatient sollte durch warme Decken oder Wärmflaschen heute allerdings nicht mehr aufgewärmt werden. Hier haben sich die Meinungen über die richtige Behandlung im Laufe der Jahre geändert.

845. Das Schienen lindert den Schmerz und stellt das verletzte Glied ruhig, so daß eine weitere Schädigung durch eine Verlagerung der gebrochenen Knochen verhindert wird.

Eine Schiene, die einen wirklichen Zweck haben soll, muß groß genug sein, damit das Glied richtig gestützt werden kann. Bei einer Verletzung des Knöchels sollte also die Schiene bis zum Knie reichen, bei einem gebrochenen Unterschenkel muß sie bis zur Hüfte geführt werden; hat man den Verdacht, daß der Oberschenkel gebrochen ist, sollte man eine Schiene anlegen, die vom Fuß bis zur Achselhöhle reicht. Bei einem gebrochenen Handgelenk braucht man eine Stützschiene von den Fingerspitzen bis zum Ellenbogen; wenn Unter- oder Oberarm gebrochen sind, muß die Schiene von den Fingerspitzen bis zur Achselhöhle reichen. Für eine lange Schiene braucht man ein Brett; eine kurze Schiene für ein kleines Kind kann man herstellen, indem man Pappe mehrfach zusammenfaltet. Wenn man die Schiene anbringt, muß man das verletzte Glied mit äußerster Vorsicht und Zartheit bewegen, am besten nur zentimeterweise, und jede Berührung und Bewegung der Bruchstelle vermeiden. Dann befestigt man das Glied mit Taschentüchern oder Bandagen oder einem Streifen Stoff an 4 bis 6 Stellen auf der Schiene, und zwar muß man das Glied an beiden Seiten der Bruchstelle befestigen und an beiden Enden der Schiene. Wenn das Schlüsselbein gebrochen ist, so nehme man eine Schlinge (man kann sie aus einem großen Dreieckstuch herstellen) und binde sie um den Hals, so daß der Unterarm in Brusthöhe unterstützt wird.

Bei einer Verletzung der Wirbelsäule ist es ganz besonders wichtig, daß man den Patienten in der Position beläßt, in der er sich am wohlsten fühlt. Wenn man den Verletzten bewegen muß, so sollte eine Tragebahre oder eine Tür verwendet werden. Wenn man einen Verletzten hochheben will, so sollte die Wirbelsäule gerade oder durchgedrückt sein. (Wenn der Verletzte auf dem Bauch liegt, so dürfen Sie ihn so liegen lassen, rollen Sie aber nie jemanden, der auf dem Rücken liegt, auf den Bauch.) Die Wirbelsäule darf im übrigen nie gebeugt sein. Wenn man also einen Verletzten aufhebt oder auf einer Matratze oder provisorischen Liege transportiert, so muß darauf geachtet werden, daß die Wirbelsäule gestreckt oder durchgedrückt (Hohlkreuz) ist. (Der Kopf darf nicht nach vorne gebeugt werden.)

846. Kopfverletzungen. Wenn ein Baby anfängt zu krabbeln und sich allein weiterbewegt, kann es vorkommen, daß es etwa vom Bett herunterrollt und sich den Kopf stößt. Geschieht so etwas zum erstenmal, dann ist die Mutter sehr unglücklich und fühlt sich schuldig. Anderseits: wenn das Kind so sorgfältig bewacht wird, daß niemals das kleinste Mißgeschick vorkommt, dann – das hat die Praxis erwiesen – wird bestimmt *zuviel* Wesens um das Kind gemacht. Seine Knochen sind vor Schaden bewahrt worden, ja – aber sein Charakter wird unter Umständen Schaden erleiden.

Wenn ein Kind, das auf seinen Kopf gefallen ist, nach 15 Minuten wieder aufgehört hat zu schreien, wenn es seine Gesichtsfarbe beibehält und sich nicht übergibt, so braucht man keine Sorge zu haben, daß es sich Schädel oder Gehirn verletzt hat. Man kann ihm erlauben, weiterzuspielen oder herumzukrabbeln. Wenn ein Schlag gegen den Kopf ernster Natur ist, wird das Kind Erbrechen haben, seinen Appetit verlieren, einige Stunden lang ungewöhnlich blaß sein, es wird Zeichen von Kopfschmerzen, Schwindel und Aufregung zeigen, leicht einschlafen, doch schnell wieder erwachen.

Zeigt ein Kind irgendeines dieser Symptome, dann sollte man sich mit dem Arzt in Verbindung setzen. Das Kind sollte zwei bis drei Tage lang ruhig gehalten werden, jedes neue Symptom muß sofort dem Arzt mitgeteilt werden. Es ist zu empfehlen, das Kind während der ersten Nacht nach einem solchen Fall einmal aufzunehmen, um sicher zu sein, daß es nicht das Bewußtsein verloren hat. Wenn es sich am nächsten Tag schlecht fühlt, muß der Arzt wieder davon in Kenntnis gesetzt werden.

Es ist selbstverständlich, daß man sofort ärztliche Hilfe holt, wenn das Kind gleich nach dem Fallen das Bewußtsein verliert oder wenn es später bewußtlos wird. Dasselbe gilt für den Fall, daß es über fortwährende Kopfschmerzen oder Schwindel klagt oder darüber, daß es nicht richtig sehen könne, oder wenn das Kind anfängt, sich zu übergeben.

Eine Schwellung, die sich gleich nach dem Sturz am Schädel eines Kindes bildet, hat nichts Ernsthaftes zu bedeuten, sofern keine anderen Symptome auftreten. Sie wird lediglich dadurch verursacht, daß ein Blutgefäß direkt unter der Haut geplatzt ist.

Verschluckte Gegenstände

847. Babys und kleine Kinder haben einen großen »Appetit« auf unverdauliche Dinge wie Pflaumenkerne, Münzen, Perlen, Knöpfe, Sicherheitsnadeln – mit einem Wort: alles, was man sich nur vorstellen kann. Es scheint, daß sie fähig sind, die meisten dieser Gegenstände wie ein Fakir durch Magen und Darm gleiten zu lassen, ohne daß es ihnen Schaden zufügt, selbst offene Sicherheitsnadeln und kleine Glasscherben. Ganz gefährlich wird es erst bei Näh- und Stecknadeln.

Wenn ein Kind ohne Schwierigkeiten einen glatten Gegenstand, etwa einen Kirsch- oder Pflaumenkern oder einen Knopf, verschluckt hat, braucht man sich keine Sorgen zu machen und ihm auch nicht Brot zu geben, um den Fremdkörper hinunterzuschieben. Man sollte lediglich den Stuhl ein paar Tage lang kontrollieren, um sicher zu sein, daß der unverdauliche Gegenstand auch wieder das Weite gesucht hat. Wenn natürlich der Fremdkörper im Rachen oder in der Speiseröhre steckengeblieben ist oder wenn er Erbrechen oder Leibschmerzen hervorruft, oder aber, wenn das Kind einen gefährlichen Gegenstand wie eine offene Sicherheits- oder eine Nähnadel oder aber eine kleine Batterie verschluckt hat, sollte man sich *sofort* mit dem Arzt, dem Krankenhaus oder der Giftnotrufzentrale in Verbindung setzen. Niemals gebe man dem Kind, das etwas verschluckt hat, ein Abführmittel. Es würde in keinem Falle helfen, kann aber hier und da schädlich sein.

Wenn sich ein scharfer Gegenstand im Rachen verhakt hat (z. B. eine Gräte), so ist das viel weniger gefährlich als ein Gegenstand, der die Atmung behindert, auch wenn das sicher unangenehm und schmerzhaft ist. Selbstverständlich sollten Sie möglichst schnell zum Arzt gehen, aber es handelt sich hier nicht um Leben oder Tod. Oft kann der Arzt bei der Rachenuntersuchung nichts finden, auch wenn das Kind angibt, es spüre da etwas. Manchmal ist die Gräte bereits hinuntergeschluckt, aber die Kratzer im Rachen spürt das Kind immer noch.

Vergiftungen

Tragen Sie auf einer Karte nahe dem Telefon die Nummer der nächsten Giftnotrufzentrale und des nächstgelegenen Krankenhauses ein. Halten Sie jederzeit eine 25-ml-Flasche Ipecac-Sirup für *jedes* Kind in der Familie griffbereit.

Informationszentren für Vergiftungsfälle in Deutschland
In folgenden Krankenanstalten und Kliniken bestehen offizielle Informationszentren für Vergiftungsfälle. Diese Zentren geben Tag und Nacht telefonisch Auskunft. Ihnen liegt die vom Bundesgesundheitsamt zusammengestellte Informationskartei über toxische Stoffe vor, die in Haushalts-, Pflanzenschutz- und Schädlingsbekämpfungsmitteln enthalten sind.

Zentren mit durchgehendem 24-Stunden-Dienst

1000 Berlin 19
Universitätsklinikum Rudolf Virchow
Standort Charlottenburg
Reanimationszentrum
Spandauer Damm 130
Tel.: Vorwahl: **0 30**
Durchwahl: **30 35-34 66/30 35-22 15/30 35-34 36**
Zentrale: **30 35-0**

1000 Berlin 19
Beratungsstelle für Vergiftungserscheinungen und Embryonaltoxikologie
Pulsstraße 3–7
Tel.: Vorwahl: **0 30**
Zentrale: **3 02 30 22**
Telefax: **(0 30) 34 30 70 21**

1120 Berlin-Weißensee
Institut für Arzneimittelwesen (IFAR) - Zentraler Toxikologischer Auskunftsdienst
Große Seestr. 4 Vorwahl: **0 30**
Tel.: **9 66 94 18** u. **9 65 33 53**

5300 Bonn 1
Informationszentrale gegen Vergiftungen
Universitätskinderklinik und Poliklinik
Adenaueralle 119
Tel.: Vorwahl: **02 28**
Durchwahl: **2 60 62 11**
Zentrale: **26 06-1**
Telex: **8869546 klbo d**

3300 Braunschweig
Städtisches Klinikum
Medizinische Klinik II
Salzdahlumer Straße 90
Tel.: Vorwahl: **05 31**
Durchwahl: **68 80**

2800 Bremen 1
Kliniken der Freien Hansestadt Bremen
Zentralkrankenhaus
Klinikum für Innere Medizin - Intensivstation
St.-Jürgen-Straße
Tel.: Vorwahl: **04 21**
Durchwahl: **4 97 52 68/ 4 97 36 88**

7800 Freiburg
Informationszentrale für Vergiftungen
Universitäts-Kinderklinik
Mathildenstraße 1
Tel.: Vorwahl: **07 61**
Durchwahl: **2 70 43 61**
Pforte: **2 70 43 00/01**

3400 Göttingen
Vergiftungsinformationszentrale
Universitäts-Kinderklinik und -Poliklinik
Robert-Koch-Straße 40
Tel.: Vorwahl: **05 51**
Durchwahl: **39-62 39/39-62 10**
Zentrale: **3 90/3 91**
Telex: **96703 unigö**

2000 Hamburg 60
Giftinformationszentrale Hamburg
I. Med. Abteilung
Allgemeines Krankenhaus Barmbek
Rübenkamp 148
Tel.: Vorwahl: **0 40**
Durchwahl: **63 85-33 45/33 46**
Zentrale: **63 85-1**

6650 Homburg/Saar
Beratungsstelle für Vergiftungsfälle im Kindesalter
Universitätskinderklinik
im Landeskrankenhaus
Tel.: Vorwahl: **0 68 41**
Zentrale: **1 60**
Durchwahl: **16 22 57/16 28 46**

2300 Kiel 1
Zentralstelle zur Beratung bei Vergiftungsfällen
I. Medizinische Universitätsklinik
Schittenhelmstraße 12
Tel.: Vorwahl: **04 31**
Durchwahl: **5 97-42 68**
Zentrale: **5 97 13 93/13 94**
Telefax: **(04 31) 5 97-14 70**

5400 Koblenz
Städtisches Krankenhaus Kemperhof
Intensivstation der I. Medizinischen Klinik
Entgiftungszentrale
Koblenzer Straße 115-155
Tel.: Vorwahl: **02 61**
Durchwahl: **4 99-6 48**

7010 Leipzig
Toxikologischer Auskunftsdienst
Härtelstraße 16–18
Tel.: Vorwahl: **03 41**
Tel.: **31 19 16**

6700 Ludwigshafen/Rh.
Vergiftungsinformationszentrale
Medizinische Klinik C, Klinikum der Stadt Ludwigshafen am Rhein
Bremserstraße 79
Tel.: Vorwahl: **06 21**
Durchwahl: **5 03-4 31**
Zentrale: **5 03-0**

6500 Mainz
Beratungsstelle bei Vergiftungen
II. Medizinische Klinik und Poliklinik der Johannes-Gutenberg-Universität
Langenbeckstraße 1
Tel.: Vorwahl: **0 61 31**
Durchwahl: **23 24 66/7**
Zentrale: **1 71**

4050 Mönchengladbach 1
Toxikologische Untersuchungs- und Beratungsstelle, Labor Dr. med. P. A. Tarkkanen, Dr. med. B. Beckers
Wallstraße 10
Tel.: Vorwahl: **0 21 61**
Zentrale: **8 19 40**
Telex: **8529136**
Telefax: **(0 21 61) 1 66 56**

8000 München 80
Giftnotruf München
(Toxikologische Abteilung der II. Medizinischen Klinik rechts der Isar der TU)
Ismaninger Straße 22
Tel.: Vorwahl: **0 89**
Durchwahl: **41 40-22 11**
Telex: **524404 klire d**
Telefax: **(0 89) 41 40-24 67**

4400 Münster
Beratungs- und Behandlungsstelle für Vergiftungserscheinungen
Medizinische Univ.-Klinik Abt. B
Albert-Schweitzer-Str. 33
Tel.: Vorwahl: **02 51**
Durchwahl: **83 62 45/83 61 88**
Zentrale: **8 31**

8500 Nürnberg 90
2. Medizinische Klinik
Klinikum Nürnberg
Toxikologische Intensivstation
Giftinformationszentrale
Flurstraße 17
Tel.: Vorwahl: **09 11**
Durchwahl: **3 98 24 51**
Zentrale: **39 80**

2990 Papenburg/Ems
Marienhospital-Kinderklinik
Hauptkanal rechts 75
Tel.: Vorwahl: **0 49 61**
Zentrale: **8 30**

Ein weiterer Auskunftsdienst in den neuen Bundesländern ist in Erfurt vorgesehen.

8000 München 80
Toxikologische Abteilung der II. Medizinischen Klinik rechts der Isar der TU
Ismaninger Straße 22
Tel.: Vorwahl: **0 89**
Durchwahl: **41 40 22 11**
oder über Berufsfeuerwehr München (innerhalb des Ortsnetzes): **1 12**
Telex: **524404 klire d**
Telefax: **(0 89) 41 40-24 67**

4200 Oberhausen 1
Berufsfeuerwehr
Brücktorstraße 30
Tel.: Vorwahl: **02 08**
Durchwahl: **85 85-1**
oder Notruf (innerhalb des Ortsnetzes): **1 12**

8460 Schwandorf
Freiw. Feuerwehr
Eltmannsdorfer Straße 30 a
Tel.: Vorwahl:
Durchwahl:

848. Ist eine gefährliche Flüssigkeit ins Auge gespritzt, müssen die Augen sofort ausgespült werden. Legen Sie das Kind auf den Rükken und lassen Sie es so oft wie möglich blinzeln, während Sie die Augen mit lauwarmem (kein heißes) Wasser spülen. Sie können dazu ein Glas nehmen und das Wasser aus 5 bis 8 cm Höhe ausgießen. Versuchen Sie nicht, das Augenlid mit Gewalt offen zu halten. Spülen Sie etwa 15 Minuten und rufen Sie dann die Giftnotrufzentrale oder Ihren Arzt an.

849. Gift auf der Haut. Entfernen Sie möglicherweise mit Gift beschmutzte Kleidung und spülen Sie die Haut 10 Minuten mit viel Wasser ab. Dann waschen Sie die Stelle vorsichtig mit Seife und spülen wieder gut. Rufen Sie die Giftnotrufzentrale oder Ihren Arzt!

850. Rufen Sie die Giftnotrufzentrale an, wenn Sie glauben, Ihr Kind hat eine gefährliche Substanz verschluckt.
Hat Ihr Kind ein *Medikament* verschluckt, rufen Sie sofort die Giftnotrufzentrale an. Geben Sie dem Kind vorher nichts zu trinken.

Hat Ihr Kind eine *Chemikalie* oder ein *Haushaltsprodukt* verschluckt, geben Sie Milch oder Wasser, es sei denn, es ist bewußtlos, hat Krämpfe oder ist nicht in der Lage, selbst zu trinken. Rufen Sie bei der Giftnotrufzentrale an, die Ihnen weitere Hinweise geben wird.

Können Sie die Giftnotrufzentrale nicht erreichen, dann *rufen Sie das nächste Krankenhaus oder Ihren Arzt an.*

Glauben Sie nicht, es sei nicht so dringend, weil Ihr Kind sich scheinbar wohl fühlt. Bei vielen Substanzen - zum Beispiel bei Acetylsalicylsäure - zeigen sich die Auswirkungen erst nach Stunden.

851. Wenn Ihr Kind eine gefährliche Substanz verschluckt hat und Sie können keine Giftnotrufzentrale, kein Krankenhaus und keinen Arzt erreichen, überprüfen Sie anhand der folgenden Liste, ob Sie Erbrechen auslösen dürfen.

Hat das Kind eine der auf der Liste aufgeführten Substanzen verschluckt, dürfen Sie *keinen* Ipecac-Sirup geben und das Kind auch auf *keine* andere Art zum Erbrechen bringen.

Versuchen Sie sofort ins nächste Krankenhaus zu gelangen und nehmen Sie die Medizin- bzw. Giftflasche oder das Pflanzenteil mit. Vergessen Sie auch nicht eine Schüssel, falls das Kind auf dem Weg zum Krankenhaus erbrechen muß. Das Erbrochene kann dann im Krankenhaus analysiert werden.

Erbrechen dürfen Sie bei den folgenden Substanzen *nicht* auslösen:

Kerosin (Flugbenzin)
Benzin, Benzol, Bleiche,
Terpentin, Autopolitur,
ungelöschter Kalk,
Insektensprays, Harnstoff,
Laugen, Toilettenreiniger,
Möbelpolitur,
Reinigungsflüssigkeit
und starke Säuren
(Schwefelsäure, Salmiak,
Salzsäure, Karbolsäure).

Keinesfalls dürfen Sie Erbrechen bei Bewußtlosen oder Menschen im Krampfanfall auslösen.

Produkte auf Petroleumbasis sind vor allem gefährlich, wenn sie durch Atmen oder Husten in die Lungen geraten. Dies kann passieren, wenn Erbrechen ausgelöst wird. Säuren oder Laugen können die Luft- und Speiseröhre verbrennen, wenn sie wieder erbrochen werden.

Wenn der verschluckte Stoff nicht in der Liste aufgeführt ist, so dürfen Sie Ipecac-Sirup zusammen mit einem oder zwei Glas Wasser geben:

Ein Kind über einem Jahr erhält die ganze Flasche Sirup (25 ml).

Ein Kind unter einem Jahr erhält die halbe Flasche (1 Eßl.).

Anschließend fahren Sie ins Krankenhaus, denken Sie daran, die Medizin- bzw. Giftflasche oder das Pflanzenteil mitzunehmen.

Es ist wichtig, daß der Magen so schnell wie möglich geleert wird, es sei denn, der Arzt ist sich sicher, daß die verschluckte Substanz keine Gefahr darstellt.

852. Es gibt gefährliche Substanzen, von denen wir dies nicht glauben: Tabak (eine einzige verschluckte Zigarette kann für ein einjähriges Kind gefährlich sein); Borsäure; Aspirin; Arzneimittelkombinationen aus Eisen, Chinin und Strychnin; Pflanzen- und Insektensprays; einige Pflanzen; Nagellackentferner; Parfüm; Geschirrspülmittel.

Ersticken und künstliche Beatmung

Manchmal setzt die Atmung nach Ersticken, Ertrinken, dem Einatmen von Gasen oder Rauch oder einem elektrischen Schlag aus. Mehrere Minuten danach hört das Herz auf zu schlagen, nur bei einem elektrischen Schock stoppt das Herz sofort. Beginnen Sie sofort mit der künstlichen Beatmung. Beatmen Sie solange, bis der Verletzte selbst atmen kann oder bis Hilfe kommt, notfalls bis zu zwei Stunden. *Setzen Sie aber auf keinen Fall die künstliche Beatmung fort, wenn der Verletzte wieder zu atmen angefangen hat.*

Kurse in künstlicher Beatmung und Wiederbelebung werden vom Roten Kreuz und der Feuerwehr in vielen Städten angeboten. Sie können dort auch lernen, wie man das Herz wieder zum Schlagen anregt, während man gleichzeitig künstlich beatmet. Sie sollten einen solchen Kurs besuchen, er ist kostenlos und dauert nur wenige Stunden.

853. Hat ein Kind etwas verschluckt und versucht es, diesen Gegenstand durch starkes Husten wieder herauszubringen, so hindern Sie es nicht daran. Es gibt nichts Besseres als Husten, um einen Gegenstand aus den Luftwegen zu entfernen. Bleiben Sie bei dem Kind, aber klopfen Sie ihm *nicht* auf den Rücken. Halten Sie es umgekehrt bzw. versuchen Sie, in den Mund zu greifen und den Gegenstand herauszuziehen.

854. Bekommt ein Kind kaum Luft und kann es nicht schreien oder sprechen, ist wahrscheinlich ein Gegenstand in die Luftröhre gelangt. Wenn das Kind bei Bewußtsein ist, handeln Sie sofort wie in den folgenden Notfallhinweisen beschrieben. Ist das Kind ohne Bewußtsein und atmet es nicht, lassen Sie von jemandem den Notarzt rufen (112) während Sie die folgenden Hinweise beachten:

Erstickungsanfall beim Kleinkind (bis zu einem Jahr):

1. Wenn das Baby bei Bewußtsein ist, fassen Sie mit der einen Hand unter den Rücken und stützen so Kopf und Nacken ab. Mit dem Daumen und den Fingern der anderen Hand halten Sie den Kiefer und legen den Unterarm gegen den Bauch des Kindes.
2. Mit dem Arm, der den Rücken hält, drehen Sie das Kind um, das jetzt mit dem Gesicht nach unten auf Ihrem Unterarm liegt. Lassen Sie den Kiefer nicht los, damit der Kopf ruhig liegt. Stützen Sie Ihren Unterarm auf Ihrem Oberschenkel oder Schoß ab. Winkeln Sie ihn dabei so an, daß der Kopf des Babys tiefer als der Körper liegt.
3. Mit dem Handballen schlagen Sie dem Kind kurz viermal hintereinander auf den Rücken zwischen die Schulterblätter.
4. Kommt der Gegenstand nicht heraus, legen Sie das Baby auf eine feste, ebene Unterlage (Tisch, Fußboden). Setzen Sie den Mittel- und Zeigefinger auf das Brustbein des Kindes in die Brustmitte kurz unterhalb einer gedachten Linie zwischen den Brustwarzen. Drücken Sie viermal kurz hintereinander das Brustbein etwa 1 bis 2 cm nach unten.
5. *Beginnt das Kind nicht zu atmen oder verliert es das Bewußtsein* lassen Sie von jemandem Hilfe rufen bzw. nehmen Sie das Kind mit zum Telefon. Dann legen Sie das Kind auf eine ebene Unterlage, greifen mit dem Daumen und Zeigefinger die Zunge und den Unterkiefer und öffnen so den Mund. Heben Sie den Kiefer an. Wenn Sie im Hals etwas sehen, gleiten Sie mit dem kleinen Finger an der Innenseite der Wange entlang bis zur Zungenwurzel und versuchen Sie, den Gegenstand herauszuschieben. (Gehen Sie nicht mit dem

Finger in den Mund, wenn Sie nichts erkennen. Dadurch könnte sich der Gegenstand noch tiefer verklemmen.)

6. Atmet das Baby noch immer nicht, neigen Sie den Kopf des Kindes nach hinten, heben Sie das Kinn an und umschließen Sie Mund und Nase des Babys mit Ihren Lippen. Beatmen Sie zweimal für etwa eineinhalb Sekunden mit gerade soviel Druck, daß sich der Brustkorb etwas anhebt.

7. Wenn das Baby jetzt immer noch nicht selbständig atmet, dann ist der Luftweg noch verschlossen. Beginnen Sie wieder mit den Schlägen auf den Rücken und wiederholen Sie die Schritte 3 bis 6, solange bis das Baby anfängt zu husten, zu atmen oder zu schreien – oder solange, bis Hilfe ankommt.

Erstickungsanfälle beim Kind (über ein Jahr alt):

1. *Wenn das Kind bei Bewußtsein ist,* knien oder stellen Sie sich hinter das Kind und schlingen Ihre Arme um dessen Taille. Bilden Sie mit der einen Hand eine Faust und legen Sie den Daumen der Faust oberhalb des Bauchnabels des Kindes, weit unterhalb des Brustbeines.

2. Greifen Sie die Faust mit der anderen Hand und pressen Sie die Faust schnell aufwärts in den Bauch des Kindes. Bei jüngeren oder kleineren Kindern dürfen Sie nicht so stark drücken. Wiederholen Sie den Stoß 6 bis 10mal. Dadurch müßte der Gegenstand herauskommen bzw. das Kind müßte anfangen zu atmen oder zu husten. (Hört der Erstickungsanfall auf, müssen Sie den Arzt rufen, auch wenn es dem Kind augenscheinlich gut geht. Diese Notbehandlung kann manchmal zu inneren Verletzungen führen.)

3. Atmet das Kind nach diesen Stößen noch nicht, legen Sie es auf eine ebene Unterlage. Greifen Sie den Unterkiefer und die Zunge und öffnen Sie so den Mund. Heben Sie den Kiefer an. Schauen Sie in den Hals. Wenn Sie etwas sehen können, gleiten Sie mit dem kleinen Finger an der Innenseite der Wange entlang bis zur Zungenwurzel und versuchen Sie, den Gegenstand herauszuschieben. (Gehen Sie nicht mit dem Finger in den Mund, wenn Sie nichts erkennen oder den Gegenstand nicht erreichen können. Dadurch könnte sich der Gegenstand noch tiefer verklemmen.)

4. *Wenn das Kind ohne Bewußtsein ist oder Sie den Gegenstand nicht entfernen können,* lassen Sie von jemandem sofort Hilfe holen oder gehen Sie mit dem Kind zum Telefon. Legen Sie das Kind auf

den Rücken und öffnen Sie die Luftwege, indem Sie den Kopf nach hinten neigen und den Unterkiefer und die Zunge mit Daumen und Fingern anheben. Drücken Sie die Nase zu und umschließen Sie den Mund des Kindes vollständig mit Ihrem und beatmen Sie zweimal. Atmen Sie nur so kräftig, daß sich der Brustkorb anhebt. Geben Sie Nase und Mund frei, um zu sehen, ob das Kind selbständig atmet. Wenn nicht, beatmen Sie noch einmal mit 2 Atemzügen. Überprüfen Sie wieder, ob das Kind angefangen hat zu atmen.

5. Atmet es noch nicht bzw. ist der Gegenstand immer noch da, knien Sie zu seinen Füßen. (Bei einem größeren oder älteren Kind können Sie sich mit gespreizten Beinen auf dessen Beine setzen.) Setzen Sie den Handballen einer Hand oberhalb des Bauchnabels, weit unterhalb des Brustbeins, auf. Legen Sie die andere Hand darüber, so daß die Finger beide Hände in Richtung Kopf zeigen. Drücken Sie schnell und kurz aufwärts in den Bauch. Bei kleineren Kindern dürfen Sie nicht so stark drücken. Wiederholen Sie die aufwärtsgerichteten Stöße 6 bis 10mal.

6. Hat das Kind noch nicht angefangen zu atmen, zu husten oder zu sprechen, wiederholen Sie die Schritte 4 und 5. Setzen Sie abwechselnd die Mund-zu-Mund-Beatmung und die Stöße in den Bauch fort, bis das Kind atmet bzw. bis Hilfe kommt.

855. Künstliche Beatmung. Wenn jemand ertrunken ist, so müssen Sie zunächst die Mundhöhle entleeren. Anschließend muß das Wasser aus der Lunge ausströmen können, indem Sie das Opfer 10 Sekunden auf den Magen legen. Die Hüfte muß etwa 30 Zentimeter höher als der Kopf zu liegen kommen. Als Unterlage eignet sich das Knie, ein Kasten und ähnliches.

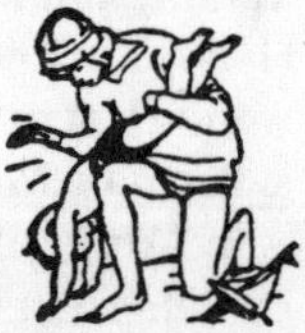

Legen Sie den Verletzten flach auf den Rücken und beginnen Sie unverzüglich mit künstlicher Beatmung. Beatmen Sie so lange, bis der Verletzte selbst atmen kann oder bis Hilfe naht, notfalls bis zu 2 Stunden. *Setzen Sie aber auf keinen Fall die künstliche Beatmung fort, wenn der Verletzte wieder zu atmen angefangen hat.*

Jeder Atemzug von Ihnen geht zum Verletzten. Bei einem Erwachsenen können Sie natürlich atmen. Bei einem Kind sollten die Atemstöße schneller, aber auch kürzer sein.

Wichtig ist die Eröffnung der Luftwege durch Zurückhalten des Kopfes und Strecken des Halses.

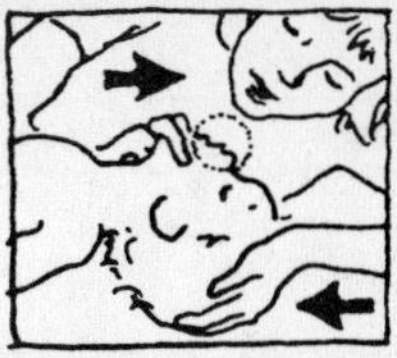

Anschließend drückt man das Kinn des Verletzten nach oben, um die Luftwege offen zu halten. Bei einem Kind kann man die künstliche Beatmung in Nase und Mund gleichzeitig machen. (Bei Erwachsenen soll man entweder Mund oder Nase beatmen und die jeweils andere Öffnung gut verschlossen halten.)

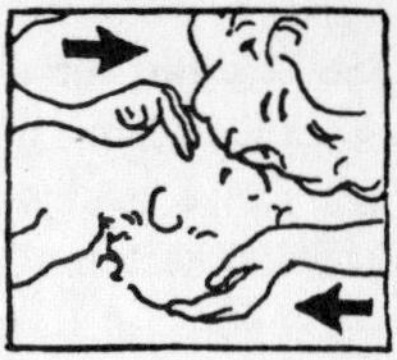

Atmen Sie nicht allzu kräftig. (Die Lunge eines kleinen Kindes kann nicht die gesamte Ausatemluft aufnehmen.) Entfernen Sie Ihre Lippen und erlauben Sie es so dem Kind, den Brustkorb zusammenzuziehen, während Sie wieder einatmen. Setzen Sie dann die Beatmung fort.

BESONDERE SITUATIONEN

Auf Reisen mit einem Kind

856. Es gibt verschiedene Möglichkeiten, Flaschennahrung während einer Reise vorzubereiten und mitzuführen. Es hängt von der Dauer der Reise und der Entfernung von Zuhause sowie den dortigen Möglichkeiten ab, welche Methode für Sie am besten geeignet ist.

Fragen Sie Ihren Arzt schon einige Wochen vorher nach seinen Empfehlungen. Fragen Sie auch bei der Bahn oder Fluglinie nach, ob es dort Kühlmöglichkeiten, und wenn ja für wieviele Flaschen, gibt.

Kaufen Sie vorbereitete, gebrauchsfertige Flaschennahrung in Wegwerfflaschen mit Wegwerfsaugern. Diese sind für eine Reise am bequemsten, da sie nicht gekühlt, abgewaschen oder sterilisiert werden müssen. Zwar sind sie sehr teuer, aber die Reise wird auch nicht ewig dauern. Trockennahrung ist billiger, das Granulat und Wasser können rechtzeitig vorher abgemessen und in verschiedenen Behältern aufbewahrt werden; kurz vor der Mahlzeit kann man sie dann mischen.

857. Feste Nahrung. Feste Nahrung sollte man am besten in Dosen mit Schraubdeckeln aufbewahren. Man kann das Kind direkt daraus versorgen. Am besten werfen Sie diese Dosen weg, auch wenn sie noch halbvoll sind. Machen Sie sich keine Gedanken, daß das Kind genauso wie sonst auch (z. B. mit Kartoffeln) ernährt wird. Führen Sie bei einer Reise diejenigen Nahrungsmittel mit sich, die Ihr Kind am meisten mag und leicht verdauen kann. Viele Kinder auf Reisen essen weniger als Zuhause. Zwingen Sie Ihr Kind auch nicht, wenn es jetzt etwas weniger Appetit hat. Vielleicht möchte es auch nur öfters, und dann jeweils weniger, essen.

858. Essen für ein Kind. Kleine Kinder sollten keine ungewohnte Nahrung zu sich nehmen. Wenn Sie Lebensmittel einkaufen, so sollten Sie vor allem Kuchen und Torten mit Füllungen vermeiden, ebenso Milchpudding, kaltes Fleisch, Fisch oder Eier und Mayonnaisen (einschließlich Sandwiches und Salate, die Mayonnaise enthalten). Solche Nahrungsmittel sind nicht selten mit giftigen Bakterien verunreinigt, wenn sie nicht richtig behandelt oder ausreichend gekühlt werden. Am besten halten Sie sich an warme Nahrung, Obst, das Sie selbst schälen können und Milch in Fertigbehältern. (Selbstverständlich können Sie sich Ihre eigenen Brote mit Erdnußbutter und Marmelade schmieren.) Selbst wenn Sie das Kind in einem Rasthaus, im Speisewagen oder im Flugzeug versorgen, sollten Sie eine kleine Tüte mit Zwischenmahlzeiten mitnehmen, falls sich die Mahlzeiten verzögern. Käse, hartgekochte Eier, Obst, Milch und Pflaumenmarmelade (gegen Verstopfung) können eingepackt werden.

859. Weitere Hinweise. Wenn Sie mit einem kleinen Kind reisen, so sollten Sie dies unter den besten Voraussetzungen tun.

Bei einem kleinen Kind dürfen Sie auch nicht die Kuscheltiere vergessen, die es gerne mit ins Bett nimmt. Auf einer Reise können Sie dem Kind gut über seine Schwierigkeiten hinweghelfen. Außer dem gewohnten Lieblingsspielzeug dürfen Sie auch ein paar neue Spielsachen mitbringen, z. B. kleine Wagen oder Bahnen, eine kleine Puppe mit verschiedenen Kleidungsstücken oder anderer Ausrüstung, ein Malbuch, ein Bilderbuch, Kartonhäuser, oder andere Gegenstände, die man falten und zusammensetzen kann, einen Block Papier, Bleistifte und Buntstifte. Kinder über drei Jahre möchten gerne ihre Lieblingsspielzeuge in einen eigenen kleinen Koffer oder Rucksack einräumen.

Einige Säuglinge und Kleinkinder haben Ohrenschmerzen, wenn das Flugzeug wieder landet. Älteren Kindern, die wissen, daß man zur Vermeidung von Schmerzen ein paarmal schlucken muß, kann man etwas zum saugen oder kauen geben. Säuglinge sollte man bei Beginn des Landevorgangs wachmachen und ihnen Brust oder Flasche anbieten, so daß sie schlucken müssen. Wenn das Kind erkältet ist, sollten Sie Ihren Arzt nach einem anhaltend wirksamen Arzneimittel fragen, das die Eustachische Röhre während des Fluges offenhält.

Eine große Kiste mit *Kleenex-Tüchern* ist notwendig. Auch ein paar große *Tischtücher aus Plastik* helfen, wovon eines die Matratze vor (Bett-)Nässe schützen kann, während das andere den Teppich bedeckt, wenn ein Kind im Hotelzimmer ißt. Ein solcher Schutz für den Teppich ist auch gut, wenn das Kind auf dem Boden sitzt oder wenn man dem Kind auf dem Bett die Windeln wechseln will. Ein feuchtes Gesichtstuch, das man zur Erhaltung der Feuchtigkeit in einen Plastikbeutel steckt, kann viel helfen. Man kann auch einzeln verpackte Wischtücher speziell für die Reise kaufen. (Nehmen Sie nur die Tücher ohne Alkohol und Parfüm. Sonst könnte die Haut des Kindes gereizt werden.) Wegwerfwindeln, die Sie ansonsten vermeiden sollten, sind auf der Reise eine große Hilfe.

Bei einer Reise mit dem Auto sollte man nicht nur zu den Mahlzeiten die Fahrt unterbrechen, sondern auch am Vor- und Nachmittag für kleine Zwischenmahlzeiten anhalten. Dann können die Kinder ein paar Minuten herumtollen, etwa auf einem Feld oder einem Spielplatz, und man braucht sie nicht ständig vor der Straße zu warnen.

Bei kleinen Kindern ist es gut, wenn man auf der Reise *ein Töpfchen* dabei hat.

Wichtig ist, daß kleine Kinder in zugelassenen, sicheren Sitzen reisen und daß größere Kinder, wie auch Erwachsene, einen Sicherheitsgurt tragen (siehe Abschnitte 104 und 420).

Wenn Ihr Kind zur Reisekrankheit neigt, so sollte es zunächst einmal möglichst hoch sitzen, damit es aus dem Auto heraussehen kann. Ihr Arzt kann Ihnen auch zu bestimmten Arzneimitteln gegen Reisekrankheit raten. Bei längeren Autoreisen ist es gut, wenn man um 4 Uhr nachmittags die Reise unterbricht. So läßt sich ein Hotelzimmer leichter finden, und man vermeidet, mit müden und quängeligen Kindern stundenlang noch herumzufahren. Manche Autofahrer möchten unbedingt jeden Tag eine bestimmte Strecke zurücklegen und halten erst an, wenn sie dieses Ziel erreicht haben. Die Eltern sollten untereinander aber besser eine bestimmte Zeit vereinbaren, zu der sie auf keinen Fall mehr mit dem Auto an diesem Tag unterwegs sein wollen; dann besteht eine hohe Wahrscheinlichkeit, daß diese Zeit auch eingehalten wird.

860. Mit Kindern im Restaurant. Die meisten Kinder werden unruhig, wenn sie im Restaurant (außer in einem Schnellrestaurant) auf die Bedienung warten müssen. In den meisten Städten gibt es einige

Restaurants, die Familien mit Kindern besonders schnell bedienen, und sie sorgen dafür, daß Kinder sich nicht langweilen. Für die anderen Restaurants sollte man Papier und Bleistift oder auch ein Malbuch mitbringen, damit die Kinder beschäftigt sind. Die Kinder können so auch weiter unterhalten werden, wenn sie mit dem Essen fertig sind und die Erwachsenen gerne noch eine zweite Tasse Kaffee trinken möchten. (Ein gelangweiltes Kind, das im Hotel herumläuft, kann andere Gäste belästigen und leicht verunfallen.) Für ein kleines Kind dürfen Sie auch Essen von Zuhause mitbringen.

Kinder- und Familienberatung

861. Psychiater und Psychologen. Im allgemeinen sind Eltern nicht recht informiert darüber, was Psychiater und was Psychologen zu tun haben und welches der Unterschied zwischen beiden ist. Ein Psychiater ist ein Arzt, der sich nicht nur mit den körperlichen, sondern mit den seelischen und geistigen Leiden seines Patienten beschäftigt. Ein Kinderpsychiater nun befaßt sich mit allen Arten kindlicher Verhaltens- und Gefühlsstörungen. Im neunzehnten Jahrhundert noch befaßten sich Psychiater hauptsächlich mit Geisteskranken, und das ist auch der Grund, warum viele Menschen es heute noch ablehnen, sich einem Psychiater anzuvertrauen. Doch im Laufe des letzten halben Jahrhunderts hat die Wissenschaft erkannt, in welch hohem Maße ernsthafte Leiden sich aus kleinen Übeln entwickeln können, und da das die seelische und geistige Sphäre ebenso betrifft wie den Körper, haben die Psychiater sich mehr und mehr der Beobachtung der Alltagsprobleme zugewandt. Je eher man also mit einem Kind, das in irgendeiner Hinsicht ein Problem zu bieten scheint, einen Psychiater aufsucht, desto leichter wird er vielleicht helfen können. (Die zuständigen Gesundheitsämter des Bezirks oder der Gemeinde werden den Eltern sagen können, wohin sie sich zu wenden haben. In allen größeren Städten praktizieren heute Psychiater, die auch große Erfahrung in der Behandlung von Kindern haben.)

Psychologen sind Fachleute, die nicht unbedingt Ärzte sein müssen, sondern sich auf eines der vielen Gebiete der Psychologie spezialisiert haben. Psychologen z. B. arbeiten mit Kindern, um etwa ihre Intelligenz zu testen oder ihre Reaktion auf verschiedene Arten der Erziehung und der Behandlung herauszufinden, damit es Eltern und Lehrern leichter gemacht wird, etwa die Schulprobleme der Kinder zu ergründen und für Abhilfe zu sorgen. Mit anderen Worten: Der Psychologe ist mehr der Theoretiker, während der Psychiater der Praktiker bei der Behandlung geistiger oder seelischer Probleme ist. In einer psychiatrischen Kinderklinik z. B. obliegt dem Psychiater als Arzt die Behandlung der Patienten, doch ruft er den Psychologen, wenn es gilt, Tests zu machen, die der Arzt als Grundlage seiner Behandlung braucht.

862. Familienberatungsstellen. In den meisten größeren Städten haben die Stadtverwaltungen Beratungsstellen eingerichtet, wo junge Leute, die heiraten wollen, und Eltern, die Schwierigkeiten mit der Erziehung ihrer Kinder oder die berufliche Sorgen haben, sich Rat holen können. Oft werden sie von Psychiatern und Psychologen beraten, die den Beratungsstellen bei den problematischsten Fällen zur Seite stehen.

Es ist ein längst überholtes Vorurteil, daß diese Beratungsstellen nur Minderbemittelten zur Verfügung stehen und daß, weil sie soziale Einrichtungen sind, »man« da nicht hingehen könne. Die Beratungsstellen stehen allen Bürgern einer Stadt zur Verfügung, und da sie oft tatsächlich über viel Erfahrung verfügen, sollte man sich nicht genieren, in Fällen, in denen man sich keinen Rat weiß, die Kinder-, Mütter- oder Elternberatungsstellen aufzusuchen.

Das behinderte Kind

863. Den Arzt nicht ständig wechseln! Ein Kind, das mit einem Gebrechen auf die Welt gekommen ist oder durch Unfall oder Krankheit eine Behinderung erlitten hat, braucht in den meisten Fällen ständig ärztliche Überwachung. Die Eltern neigen in einem solchen Fall dazu – um nichts zu versäumen –, mehrere Ärzte zu konsultieren, und sie werden, je mehr Ansichten und Verordnungen sie hören, um so unsicherer werden. Wenn man einen guten Arzt hat, zu dem man Vertrauen haben kann, dann ist es besser, man überläßt ihm die Überwachung und die Behandlung des Kindes und wechselt nicht ständig von einem Arzt zum anderen. Es ist viel wert, wenn ein Arzt das Kind und all seine Reaktionen genau kennt und auch wenn das Kind den Arzt kennt, ihn gern hat und ihm vertraut. Auch wenn man nun in einer Zeitschrift beispielsweise etwas über neue Behandlungsmöglichkeiten der betreffenden Erkrankung gelesen hat, ist es weitaus vernünftiger, wenn man sich darüber in Ruhe mit dem behandelnden Arzt unterhält, als sofort zu dem Arzt überzuwechseln, der diese neue Methode beschrieben hat. Der Arzt, der das Kind bisher betreut hat, weiß oder kann sich zumindest schnellstens und eingehend informieren, ob diese Behandlung gerade im vorliegenden Fall Erfolg verspricht.

864. Man behandele es ganz natürlich. Ein Kind, das unter einem körperlichen Gebrechen leidet, braucht wahrscheinlich eine Behandlung dieses Leidens. Doch mehr noch braucht es eine ganz natürliche Behandlung, ob es nun schielt oder von Geburt an deformiert, ob es taub ist oder epileptische Anfälle hat oder aber geistig nicht voll entwickelt ist. Das ist leichter gesagt als getan. Ein Defekt bei einem Kind hat natürlich auch auf die Eltern seine Wirkung. Hier seien einige Beispiele gegeben, wie Eltern unter Umständen reagieren können.

865. Das Glück des Kindes hängt von seiner Haltung ab und nicht von der Behinderung. Da ist ein Junge, der mit nur einem Daumen und einem Finger an der linken Hand geboren wurde. Mit zweieinhalb Jahren ist das Kind durchaus glücklich und zufrieden und kann mit seiner linken Hand alles ebenso geschickt tun wie mit der rechten. Seine sechs Jahre alte Schwester liebt ihn zärtlich und ist stolz auf ihn, sie will ihn überall mit hinnehmen und macht sich keine Gedanken über seine verstümmelte Hand. Die Mutter jedoch ist sich in jedem Augenblick seiner Deformation bewußt, sie leidet darunter, fährt zusammen, wenn sie sieht, daß ein fremdes Kind auf die Hand ihres Jungen starrt. Sie glaubt, daß es für das Kind besser sei, zu Hause zu bleiben, wo es weder der Neugier noch ungeschickten Bemerkungen ausgesetzt ist, und wenn sie ausgeht und der Junge gerne mitgehen möchte, sucht sie nach allerlei Entschuldigungen. Welche Einstellung ist besser für das Kind, die der Mutter oder die der Schwester? Zuerst sei eine andere Frage beantwortet. Löst ein Defekt selbst von vornherein einen Komplex in dem Kind aus, so daß es sich seiner Behinderung schämt? Im allgemeinen: nein.

Jeder einzelne Mensch ist in irgendwelchen Punkten empfindlich und hat gewisse Komplexe in bezug auf eben diese Punkte, die er für die schwächsten hält. Menschen mit einer Behinderung werden natürlich bis zu einem gewissen Grade darunter leiden, aber jeder, der viel mit Behinderten zu tun gehabt hat, wird bestätigen, daß oft gerade diejenigen, die die schwersten Gebrechen haben, am aufgeschlossensten sind und ganz natürlich im Umgang mit Gesunden. Als Gegenbeispiel könnte man sich jemanden vorstellen, der sich schreckliche Gedanken über eine zu große Nase oder über abstehende Ohren macht, was dem Betrachter jedoch nicht einmal ins Auge fällt.

Mit anderen Worten: eine Behinderung – mag sie nun schwer sein oder leichter – hat wenig damit zu tun, ob ein Kind einen Minderwertigkeitskomplex bekommt, sich schämt oder unglücklich ist.

Es hängt mehr oder weniger von den Eltern ab, ob ein Mensch (mit oder ohne Behinderung) glücklich und seiner Umgebung gegenüber aufgeschlossen aufwächst. Jedes Kind braucht vernünftige, liebevolle Eltern, die es anerkennen und liebhaben, so wie es ist, die ihm nicht ständig in Sorge und Überreiztheit das Leben schwermachen. Außerdem müssen alle, auch die gebrechlichen Kinder, die Möglichkeit haben, mit anderen Kindern zu spielen und aufzuwachsen, mit ihnen Freud und Leid zu teilen – und zwar schon von klein auf. Wenn die Eltern von Anfang an unglücklich sind und sich ihres Kindes schämen, wenn sie immer wünschen, daß es anders sei, und es vor der Umwelt abschließen, wird das Kind in sich gekehrt, verschlossen und unzufrieden werden, es wird gegen das bedrükkende Gefühl, daß es einen Defekt hat, nicht mehr ankämpfen können. Doch wenn die Eltern einen Geburtsfehler – ein großes Muttermal vielleicht oder ein deformiertes Ohr oder was immer es sei – für nicht sehr erheblich erachten, wenn sie das Kind als ein ganz normales Kind behandeln und sich nichts daraus machen, obwohl die anderen zunächst flüstern und das Kind anstarren, dann wird das Kind sein Gebrechen nicht so stark empfinden und wird es vielleicht zeitweise sogar vergessen können. Was das Anstarren und Flüstern betrifft, so muß sich ein Kind mit einer sichtbaren Behinderung ohnehin daran gewöhnen, und je jünger es ist, desto leichter fällt es ihm. Wenn das Kind ständig versteckt und nur hin und wieder ausgeführt wird, ist ihm das Angestarrtwerden viel schrecklicher, als wenn es daran gewöhnt ist und sich am Ende nichts mehr daraus macht.

866. Das Kind ist glücklicher, wenn es nicht bemitleidet wird. Ein Junge von sechs Jahren, z. B. hat ein Muttermal, das die Hälfte seines Gesichts bedeckt. Für seine Mutter war dies bei der Geburt ein harter Schlag, und sie bemitleidet das Kind noch immer. Sie erzieht ihre beiden älteren Töchter streng, aber den Jungen entbindet sie von allen Pflichten, läßt es ihm durchgehen, wenn er frech gegen sie wird oder ausfallend gegen seine Schwestern. Er ist bei seinen Schwestern nicht sehr beliebt.

Man versteht, warum Eltern eines Kindes mit einem solchen Fehler von ihrem Mitleid beeinflußt werden und bei der Erziehung zu weich sind. Aber Mitleid ist wie eine Droge - selbst wenn die betroffene Person es zuerst schrecklich findet, wird sie sich nach und nach daran gewöhnen und davon abhängig werden. Natürlich braucht ein Kind mit einer Behinderung Verständnis und auch oft eine besondere Behandlung. Von dem Kind, das geistig etwas zurückgeblieben ist, sollte man nicht erwarten, daß es Aufgaben, die man ihm stellt, rascher erledigt, als es dazu fähig ist. Und ein Kind, das vielleicht eine steife Hand hat, sollte man nicht kritisieren, wenn es nicht sehr geschickt beim Basteln ist. Aber jedes Kind mit einer Behinderung kann höflich und vernünftig sein, und es vermag im Familienleben, seinen Gaben entsprechend, seinen Anteil zu leisten. Jedermann ist glücklicher und liebenswerter, wenn er weiß, daß man Erwartungen in ihn setzt. Das Kind mit einem Defekt will genauso behandelt werden, nach den gleichen Regeln und Gesichtspunkten, wie andere Kinder auch.

867. Fairneß der ganzen Familie gegenüber ist ein Punkt, den man nicht außer acht lassen darf. Da gibt es in einer Familie z. B. ein vier Jahre altes Kind, das in seiner geistigen und körperlichen Entwicklung weit hinter dem Durchschnitt zurückgeblieben ist. Die Eltern haben es von Arzt zu Arzt, von Klinik zu Klinik gebracht. Jedesmal hörten sie die gleiche Geschichte. Es handle sich um keine geistige

Behinderung, die medizinisch zu heilen wäre. Doch man könne viel tun, damit das Kind glücklich und innerhalb seiner Grenzen ein nützliches Glied der menschlichen Gesellschaft werde. Die Eltern aber sind damit nicht zufrieden, sie versuchen weiterhin alles nur Erdenkliche, sie machen mit dem Kind sogar Reisen zu irgendeinem Wunderarzt und geben große Summen aus in der Hoffnung, daß ein Wunder geschehe. Das Ergebnis dessen ist, daß die anderen Kinder der Familie ihren Anteil an Aufmerksamkeit und Fürsorglichkeit nicht bekommen. Die Eltern glauben, daß es wichtiger sei, Geld und Anstrengungen auf dieses eine Kind zu verwenden.

Es ist gewiß richtig und nur natürlich, wenn Eltern einem Kind mit einem Defekt jede nur mögliche Chance geben wollen. Doch darüber hinaus spielt wahrscheinlich noch ein anderer, verborgener Grund eine Rolle. Es entspricht der menschlichen Natur, wenn die Eltern mehr oder weniger unbewußt das Gefühl haben, die Schuld könne vielleicht doch bei ihnen liegen – auch wenn alle Ärzte erklären, daß es sich lediglich um einen unglücklichen Zufall der Natur handle. Jeder einzelne von uns hat in der Jugend das Gefühl kennengelernt, daß man sich durch irgend etwas, das man getan oder unterlassen hat, schuldig gemacht hat. Dieses Schuldgefühl, das noch aus der Jugend stammt oder aus der Kindheit, wird sich nun auf die Behinderung des eigenen Kindes konzentrieren.

Dieses unvernünftige Schuldgefühl treibt Eltern, besonders wenn es sich um verantwortungsbewußte Menschen handelt, dazu, wenigstens irgend etwas zu tun, selbst wenn es nicht vernünftig und nicht einmal klug ist. Es ist eine Art von Strafe, die sie sich auferlegen, sie werden sich dessen nur nicht klar bewußt.

Wenn Eltern sich davor hüten, in ein solches Fahrwasser zu geraten, werden sie viel eher fähig sein, ihrem benachteiligten Kind die richtige Behandlung angedeihen zu lassen und ihren anderen Kindern und auch sich selbst unnötige Härten zu ersparen.

868. Man liebe sein Kind um seiner selbst willen. Hier noch ein anderer Fall: Ein Kind von 10 Jahren ist außergewöhnlich klein, kleiner sogar als seine achtjährige Schwester. Die Eltern sind unglücklich darüber, sehen das unterdurchschnittliche Wachstum des Kindes als Tragödie an und bringen es zu immer neuen Ärzten, die alle darin übereinstimmen, daß es sich um keine bestimmte Krankheit handle, sondern nur um ein Kind, das von der Natur bestimmt ist, so klein zu sein. Doch die Eltern zeigen auch auf andere Weise, daß sie mit dem Schicksal nicht zufrieden sind. Sie nötigen das Kind, ständig mehr zu essen, damit es schneller wächst, und bei jeder Gelegenheit, bei der sich Vergleiche zwischen der körperlichen Größe anderer Kinder und dieses Kindes aufdrängen, betonen die Eltern eifrig, daß es ja doch viel klüger und intelligenter sei als die »großen« Kinder.

Unter Kinder wird es immer Rivalität geben, und ein Kind, das unter seinen Altersgenossen durch seine Kleinheit auffällt, wird so oder so manchmal darüber traurig oder enttäuscht sein. Doch, diese Tatsache vorausgesetzt, kommt es im übrigen darauf an, wie das Kind damit fertig wird. Wenn die Eltern seine Kleinheit von Anfang an als etwas ganz Natürliches betrachten und sich nichts daraus machen, wenn das Kind im Familienkreis glücklich und voller Selbstvertrauen aufwachsen darf, wird ihm auch die Meinung seiner Umwelt nicht allzuviel anhaben können.

Doch wenn man dem Kind andauernd sagt, es solle mehr essen, wird es daran erinnert, wieviel Sorgen sich die Eltern seinetwegen machen, und das wird seinen Appetit höchstens lähmen, nicht aber kräftigen. Versucht man es zu trösten, indem man ihm sagt, es sei zwar klein, aber dafür klug, wird das dem Kind auch nicht viel helfen, weil dadurch ein ungesundes Gefühl für ständige Vergleiche und eine unschöne Rivalität in ihm geweckt werden.

Hin und wieder möchte ein Kind, das zu klein geraten ist, das schielt oder einen Buckel hat, hören, wie unwichtig doch dieser Fehler sei und daß das gar keine so große Rolle im Leben spiele. Derlei Versicherungen, ab und zu dem Kind freundlich gegeben, sind ihm eine große Hilfe. Doch wenn die Eltern alle Augenblicke davon anfangen, wird das Kind zu der Überzeugung kommen, daß es sehr zu bemitleiden sei, und es wird niemals ein ausgeglichener, glücklicher Mensch werden können.

869. Brüder und Schwestern richten sich in ihrer Einstellung gegenüber dem mit einem Fehler behafteten Kind nach dem Vorbild der Eltern. Da ist z. B. ein Kind, sieben Jahre alt, das mit einer Gehirnlähmung geboren worden ist. Seine Intelligenz ist normal entwickelt und in keiner Weise angegriffen, aber seine Sprache ist schwer zu verstehen, und Gesicht und Glieder werden ständig von Zuckungen befallen, über die das Kind nur wenig Kontrolle hat.

Ihre Mutter behandelt ihre Tochter genauso wie den jüngeren Bruder, nur daß sie mit ihr mehrere Male in der Woche in eine Spezialklinik fährt. Dort erhält das Kind Unterweisungen für die selbständige Bewältigung des Tagesablaufes, wie z. B. Essen, Sprechen, Hygiene, Spazierengehen. Ihre Eltern werden in diese Unterweisungen einbezogen. Der jüngere Bruder und die Kinder in der Nachbarschaft haben das Mädchen wegen ihrer freundlichen Art gern. Sie lassen sie mitspielen und sind nachsichtig, wenn sie etwas nicht so gut kann. Das Mädchen geht in eine normale Schule. Auf eine Art ist sie natürlich behindert, da aber das Programm flexibel gestaltet wird, und die Kinder gut in den Unterricht einbezogen werden, wird das Mädchen durch ihre guten Einfälle und ihre Hilfsbereitschaft von den anderen Mitschülern geachtet. Ihr Vater würde sie gern in eine Spezialschule schicken, weil er fürchtet, daß das jüngere Kind, wenn es älter wird, die Behinderung der Schwester als Belastung empfindet.

Da die Eltern das behinderte Kind ganz selbstverständlich akzeptieren, werden die Geschwister diese Einstellung übernehmen. Die hänselnden Bemerkungen anderer Kinder werden sie nicht verunsichern.

870. Viele Eltern, die entdecken, daß ihr Kind eine schwere Behinderung hat, machen zunächst einmal eine Zeit großer seelischer Belastungen durch. Zuerst ist da der schmerzhafte Schock der Entdeckung. Dann stellen sich ohnmächtiger Zorn oder Traurigkeit ein. »Warum mußte gerade uns das treffen?« Dann werden sie von einem Gefühl der Schuld befallen. »Was haben wir falsch gemacht, oder was haben wir unterlassen, was hätten wir tun sollen?« Der Arzt erklärt ihnen geduldig, daß sie nichts hätten tun können und nichts hätten unterlassen müssen, aber es braucht eine lange Zeit, bis die Eltern sich abgefunden und ihr inneres Gleichgewicht wiedererlangt haben. Bis es soweit ist, werden die Eltern dem vollständig gesunden Kind, das sie eigentlich erwartet haben bzw. dem gesunden Kind, das sie vor dem Ausbruch der chronischen Erkrankung hatten, nachtrauern. Dieser Zustand kann mehrere Monate anhalten. Hinzu kommt ein Element der Angst: die Angst, daß die Umwelt den Eltern ein

Versagen vorwerfen könnte, daß sie sich nicht richtig um ihr Kind gekümmert hätten, daß sie jetzt nicht in der Lage wären, sich um die anderen Kinder zu kümmern, und die Angst vor finanziellem Ruin. Auch hier wird es viele Monate dauern, bis diese Ängste nachlassen.

Die nächste Schwierigkeit besteht darin, daß Verwandte und Bekannte sich bemüßigt fühlen, ihre Meinung zu dem Fall zum besten zu geben, Ratschläge erteilen wollen und beleidigt sind, wenn die Eltern ihrem Rat nicht in jedem Fall folgen. Sie meinen es gut, doch sie bedeuten eine große Belastung für die Eltern.

Das nächste Stadium zeigt die Eltern oft so voreingenommen und verrannt in den Gedanken an den Defekt ihres Kindes und seine Behandlung, daß sie die Persönlichkeit des Kindes selbst teilweise aus den Augen verlieren. Sie versäumen es, all seine guten Eigenschaften zu erkennen und sich über sie zu freuen, sie nehmen gar keine Notiz davon. wenn sie sich dann allmählich wiederfinden und die richtige Einstellung ihrem Kind gegenüber erlangen, wenn sie allmählich gelernt haben, es als ein liebenswertes, menschliches Wesen anzusehen, das eben mit einer besonderen Schwierigkeit fertig werden muß, werden ihnen die Bekannten und Verwandten, die immer bloß von dem »armen Kind« und seinem Defekt sprechen, auf die Nerven fallen.

Es hilft Eltern, die durch dieses peinvolle Stadium hindurch müssen, wenn sie wissen, daß Hunderte und Tausende anderer guter Eltern die gleichen Erfahrungen haben machen müssen.

871. Auch die meisten Eltern brauchen etwas Hilfe. Die Erziehung eines behinderten Kindes bedeutet zusätzliche Anstrengungen und Belastungen. Eltern müssen sehr weise sein, wenn sie für dieses Kind die Zukunft planen; Aufregung und fehlende Erfahrung erschweren diese Aufgabe. Daher brauchen Eltern behinderter Kinder oft Führung und Anleitung, die sich nicht nur auf die medizinischen Aspekte beschränkt. Die Erziehung des Kindes zu Hause, die Probleme für die anderen Familienmitglieder, die Auswahl der richtigen Schule (am Ort oder auswärts) sowie Frustrationen und Antihaltungen der Eltern selbst müssen besprochen werden können. Dazu sind viele lange Diskussionen mit einem erfahrenen Berater nötig, der das Vertrauen der Eltern genießt. Ihr Arzt kann Ihnen helfen, solch einen Berater zu finden.

In den Gesundheitsämtern gibt es oft Sozialarbeiter, die sich mit Blinden, Tauben, körperlich und seelisch behinderten Kindern befassen; weitere ausgebildete Helfer finden sich in Schulen und Spezialkliniken. In der Gemeinde gibt es manchmal auch Mitarbeiter von Sozialstationen, die sich darum bemühen. In vielen Gemeinden findet sich auch die »Aktion Lebenshilfe«, eine Vereinigung, die von Eltern behinderter Kinder ins Leben gerufen wurde. In diesen Gruppen teilen die Eltern nicht nur gegenseitig ihre Sorgen, sondern hören auch Vorträge, üben im Sinn einer Lobby Druck auf Politiker aus und bemühen sich, Gelder für Forschung und Behandlung zu sammeln.

872. Wo immer möglich, sollte eine Regelschule besucht werden. Manchmal haben Kinder nur geringe Behinderungen, die den Schulbesuch in der nächstgelegenen Schule zulassen und keinen Aufenthalt in der Sonderschule notwendig machen. Dazu gehören kleinere orthopädische Probleme, Herzerkrankungen, die die Aktivität des Kindes nicht ernsthaft einschränken sowie Auffälligkeiten, z. B. Muttermale. Solche Kinder sollten eine normale Schule besuchen, da sie für den Rest des Lebens mit durchschnittlichen Menschen zu tun haben werden und sich am besten schon früh als völlig normale und unauffällige Menschen fühlen lernen sollen.

Früher glaubte man, behinderte Kinder, die dem Schulunterricht nicht vollständig folgen könnten (z. B. Seh- oder Hörschwierigkeiten), sollten keine Regelschule besuchen; statt dessen wollte man sie in eine nahe oder auch ferne Schule für behinderte Kinder schicken. In den letzten Jahren erkannte man, daß soziale Anpassung und Glück unter Umständen so wichtig oder sogar wichtiger sind als die reine Ausbildung. Daher muß der Erzieher daran denken, daß diese Kinder mit Behinderten und Nichtbehinderten später zusammenleben müssen, und daß es ihnen hilft, wenn sie früh eine gesunde Auffassung zur Welt und eine unvoreingenommene Haltung zu sich selbst erwerben können. Im späteren Leben hilft es den Kindern, wenn sie sich selbst als weitgehend normal betrachten dürfen und als wichtiger Bestandteil der Familie angesehen werden. Es ist auf alle Fälle gut, wenn behinderte Kinder zu Hause leben dürfen. Je jünger die Kinder sind (insbesondere im Alter von bis zu sechs oder acht Jahren), desto mehr brauchen sie eine verständnisvolle, enge und liebevolle Pflege und ein Zugehörigkeitsgefühl, das in den besten Internaten nicht so gut sein kann wie in einer Familie. Daher versucht man mehr und mehr, behinderte Kinder in reguläre Schulen zu schicken und sie auch in den ihrer Altersstufe angemessenen Klassen zu halten. Die Ausgaben für eine solche Schule nehmen zu, und es werden Sonderschullehrer benötigt. Oft ist es auch nötig, daß der Stundenplan so angepaßt wird, daß ein behindertes Kind einmal dem regulären Unterricht folgt, ein andermal in speziellen Klassen unterrichtet wird. Die nicht behinderten Kinder lernen so, die Behinderung zu verstehen. Oft kann ein Sonderschullehrer dem Klassenlehrer helfen, manche Unterrichtsinhalte auch für behinderte Kinder gut verständlich darzustellen.

Das Ergebnis ist von verschiedenen Faktoren abhängig: Anzahl und Fähigkeiten der Sonderschullehrer, Größe von Klassen und Klassenzimmern, Art und Schwere der Behinderung, sowie dem Alter und der Vorbildung des behinderten Kindes.

873. Leicht- oder schwerhörige Kinder brauchen Unterricht im Lippenlesen, ihre Sprache muß korrigiert werden, und gelegentlich wird ein Hörgerät angepaßt werden müssen. Mit einem Bündel dieser Maßnahmen ermöglicht man es meist einem hörbehinderten Kind, am regulären Unterricht teilzunehmen.

874. Das fast gehörlose oder taube (»taubstumme«) Kind kann natürlich vom Unterricht in normalen Schulen kaum profitieren. Um sich überhaupt erst einmal mit anderen verständigen zu können, benötigt es ein langes, spezielles Training an einer Gehörlosenanstalt. Sind »Hörreste« vorhanden - man kann das mit den modernen Untersuchungsmethoden sehr exakt feststellen –, ist es sehr wichtig, daß man schon im Alter von zwei bis drei Jahren ein konsequentes Hörtraining und eine Sprachbehandlung, möglichst in einem Schwerhörigen-Kindergarten, durchführt; die Kinder sind in diesem Alter sehr aufnahmefähig und mit großem Eifer bei der Sache. Es ist natürlich außerordentlich günstig, wenn sich Schwerhörigen- oder Gehörlosenschulen am Wohnort befinden, so daß das Kind in der restlichen Zeit in der vertrauten und liebevollen Atmosphäre seines Zuhause aufwachsen kann. Gibt es derartige Möglichkeiten jedoch nicht und ist es für die Eltern auch nicht möglich, mit Rücksicht auf das Kind den Wohnsitz zu wechseln, wird man sich schließlich doch dazu entschließen müssen, es in eine Gehörlosenanstalt zu geben.

Häufig wurde erörtert und diskutiert, ob man nicht zugunsten von Lippenablesen und Sprachtraining völlig auf eine Zeichen- und Fingersprache verzichten solle. Auch Eltern von hochgradig schwerhörigen oder gehörlosen Kindern sprachen sich oft dafür aus, sie wollten natürlich, daß ihr Kind sich in Gesellschaft anderer möglichst unauffällig bewegen und sich nicht durch seine Zeichensprache unterscheiden sollte.

Doch das Lippenablesen ist auch für den fähigsten Schüler oft nur eine unvollständige und ungenaue Verständigungsmöglichkeit. Völlig verschiedene Laute haben fast gleiche Lippenbewegungen, und so gibt es beim Absehen natürlich auch viel Raterei. Auch der Sprachunterricht geht bei einem gehörlosen Kind nur sehr langsam vonstatten und hat häufig keinen befriedigenden Erfolg. Man ist daher heute zu der Ansicht gelangt, daß man ein Kind in seinem Lernbestreben beeinträchtigt, wenn man ihm die Finger- und Zeichensprache verbietet und es nur zum Absehen und Sprechen zwingt. Um es anders auszudrücken: es hilft dem Kind, wenn man ihm alle dem Tauben gegebenen Verständigungsmöglichkeiten erlaubt – die Zeichensprache kann das Absehen und Sprechenlernen unterstützen und dem Kind mehr Sicherheit und Mut verleihen, sich darin zu üben.

875. Ein blindes Kind kann möglicherweise eine ganze Menge vom normalen Schulunterricht oder auch von einem normalen Kindergarten profitieren, obwohl es gleichzeitig natürlich einen speziellen Unterricht braucht. Es ist manchmal verblüffend zu beobachten, wie sicher sich schon drei- bis vierjährige Kinder unter Sehenden bewegen. Der überängstliche Lehrer neigt natürlich anfangs genau wie die Eltern zu einer Übertreibung der Fürsorge, stellt dann aber doch nach und nach fest, daß diese nicht nötig ist und das Kind nur behindert. Natürlich müssen Vorsichtsmaßnahmen getroffen und Zugeständnisse gemacht werden. Die anderen Kinder akzeptieren ein solches behindertes Kind nach kurzer Zeit, nachdem sie anfangs natürlich Fragen beantwortet haben wollen. Meist nehmen sie sogar viel Rücksicht und helfen, wo sie können.

Über alle notwendigen Maßnahmen – Ort und Zeitpunkt der

Einschulung in eine Blindenklasse oder Blindenschule - werden die Eltern ausführlich vom Arzt oder den Fürsorgestellen aufgeklärt.

876. Kinder mit einer zerebralen Lähmung und anderen neuromuskulären Problemen brauchen im allgemeinen keine Sonderschule; bei ihnen steht eine unausgesetzte und konsequente körperliche Behandlung - also ein Muskeltraining - absolut im Vordergrund. Diese Möglichkeiten sind heute aber noch längst nicht überall gegeben. Die Eltern müssen sich also über alle Maßnahmen, die ihrem Kind zugute kommen können, eingehend vom Arzt oder den Fürsorgestellen unterrichten lassen, um ihm ein Höchstmaß an Lebenschancen zukommen zu lassen.

877. Verzögerte geistige Entwicklung. Echte Verzögerungen der geistigen Entwicklung kann man - grob gesehen - in drei verschiedene Gruppen einteilen: bei der ersten liegt eine organische Ursache vor, bei der zweiten eine Hormonstörung, bei der dritten aber ist keine erkennbare Ursache vorhanden, und man kann sie deshalb als »angeborene« Veranlagung ansehen. Die organischen Ursachen sind auf irgendeine Hirnschädigung zurückzuführen, beispielsweise auf ungenügende Sauerstoffversorgung des Gehirns während der Geburt oder auch auf eine Encephalitis, also eine Entzündung des Gehirns. Die Hormonstörung besteht in einer Unterfunktion der Schilddrüse; wird sie frühzeitig entdeckt und sofort korrekt behandelt, kann die geistige Unterentwicklung auf ein Minimum reduziert werden. Andere Formen geistiger Unterentwicklung haben mit der Erfahrung insofern zu tun, als das Kind sehr wenig geistige Anregung bekam oder in seiner Psyche gestört ist. Diese Verlangsamung geistiger Vorgänge ist nicht die Folge von Krankheiten oder Verletzungen. Oft läßt sich aber nur schwer zwischen organisch und nichtorganisch bedingten Fällen unterscheiden. Oft entwickelt sich die Intelligenz eines Kindes mit nichtorganischer Verlangsamung stetig, aber langsamer als bei anderen Kindern.

878. Wenn man diese Kinder akzeptiert, können sie am meisten aus ihren Anlagen machen. Die Verhaltensprobleme mancher sich geistig langsamer entwickelnden Kinder sind oft nicht durch die niedrige Intelligenz, sondern durch fehlerhafte Erziehung und Behandlung hervorgerufen. Wenn Eltern finden, daß das Kind merkwürdig oder übermäßig schüchtern ist, so könnte das daher rühren, daß ihre Liebe ihm nicht ausreichend Sicherheit und Glück geben kann. Wenn sie nun meinen, daß sie die Ursache für diesen Zustand seien, so werden sie alle möglichen und unmöglichen Behandlungsformen versuchen. Kommen sie aber zu dem Schluß, hier sei alles vergebens, dann werden sie unter Umständen Spielzeug, Kameraden und die richtige Schulausbildung als ziemlich wichtig behandeln; und das, obwohl alle Kinder diese Voraussetzungen brauchen, um ihre besten Fähigkeiten zu entwickeln. Manchmal aber erkennen und ignorieren Eltern bewußt die Zeichen, daß ihr Kind langsam ist; sie möchten sich und der Welt beweisen, daß ihr Kind es mit allen anderen Kindern aufnehmen kann. So wird das Kind gedrückt, geschoben, es lernt Fähigkeiten und Verhaltensweisen, noch bevor es dazu reif ist, die Sauberkeitserziehung wird beschleunigt, die Schulklassenstufe muß um jeden Preis gehalten werden, und sei es um den Preis von intensiver Nachhilfe zu Hause. Durch diesen ständigen Druck wird das Kind reizbar und unwillig. Sein Selbstvertrauen geht verloren, weil es sich oft in Situationen wiederfindet, die es keinesfalls bewältigen kann.

Es ist traurig genug, daß oft ein Kind aus mäßig gebildetem Elternhaus mit mäßigen Erwartungen von seiten der Eltern sich besser entwickelt als ein Kind, dessen Eltern beide die Universität besuchten oder die vor allem auf den Erfolg gesetzt haben. Denn die letztere Gruppe von Eltern ist eher der Auffassung, daß es auf gute Noten in der Schule, eine Universitätsausbildung und einen hochqualifizierten Beruf ankommt.

In der Tat gibt es aber viele nützliche und menschenwürdige Berufe, die gut von Menschen ausgefüllt werden, deren Intelligenz unter der des Durchschnitts liegt. Jeder Mensch hat das Recht, so aufzuwachsen und erzogen und ausgebildet zu werden, daß er einen seiner Intelligenz angemessenen Beruf ausüben kann.

Das langsame Kind muß ein eigenes Muster entwickeln dürfen; Eß- und Sauberkeitsgewohnheiten müssen seiner geistigen Entwicklung und nicht seinem Alter angepaßt sein. Ein solches Kind muß graben, klettern, bauen und Theater spielen dürfen, wenn es dazu reif ist; es braucht Spielzeug, das ihm gefällt und die Möglichkeit mit Kindern zu spielen, mit denen es sich versteht und mit denen es seine Freude hat (selbst wenn sie 1 oder ein paar Jahre jünger sind). In der Schule sollte ein solches Kind die Klasse besuchen, die ihm angemessen ist und in der es etwas erreichen kann.

Die Ansicht von Eltern und Lehrern kann, wenn sie genügend pessimistisch ist, den Fortschritt eines Kindes aber auch sehr bremsen. Eine sorgfältige pädagogische Beurteilung und ein besonders entwickeltes Lernprogramm können die geistige Reife so beschleunigen, daß die langsame Entwicklung teilweise wieder ausgeglichen werden kann. Jedes Kind, gleich wie intelligent es ist, freut sich, wenn es sich geliebt und aufgrund seiner positiven Eigenschaften angenommen weiß.

Wer einmal Gruppen lernbehinderter Kinder beobachtet hat, weiß, wie natürlich, freundlich und nett sie meistens sind – vor allem wenn sie zu Hause als ein Kind angenommen und geliebt wurden. Bei ihren Hausaufgaben wie beim Spiel sind sie genauso eifrig und interessiert, wie dies andere und geistig weiter entwickelte Kinder sind. Wenn das Kind »dumm« aussieht, dann ist das mehr die Folge einer falschen Einschätzung als eines niedrigen Intelligenzquotienten. Oder würden nicht die meisten von uns bei einer Vorlesung über die spezielle Relativitätstheorie auch ziemlich »dumm« aus der Wäsche gucken?

Ein nur wenig lernbehindertes Kind kann vorwiegend zu Hause versorgt werden. Dort hat es auch die meiste Sicherheit. In der Vorschule können die dort tätigen Pädagogen entscheiden, ob das Kind mit Kindern seiner Altersstufe oder jüngeren Kindern besser auskommt und sich besser entwickelt.

879. Wie behandelt man ein geistig nicht-vollentwickeltes Kind? Eltern, die herausfinden, daß ihr Kind in seiner geistigen Entwicklung nicht ganz auf der Höhe ist, fragen zunächst einmal den Arzt, was für ein besonderes Spielzeug sie kaufen und wie überhaupt sie dieses Kind behandeln und erziehen sollen. Man glaubt im allgemeinen, daß ein Kind mit einem Defekt sich von anderen Kindern wesentlich unterscheide. Doch ein Kind mit sehr langsamer geistiger Entwicklung hat auch Interessen und Fähigkeiten, nur daß sie nicht seinem Alter entsprechen, sondern seiner jeweiligen geistigen Reife. Das Kind wird mit anderen, und zwar jüngeren, Kindern spielen wollen und mit Spielzeug, das auch für jüngere gedacht ist. Es wird alles das, was Kinder im allgemeinen im Alter von einem Jahr tun, vielleicht erst mit zwei oder drei Jahren begreifen und ausführen.

Die Mutter eines Kindes mit durchschnittlicher Intelligenz braucht weder einen Arzt zu fragen, noch braucht sie ein Buch zu lesen, um herauszufinden, was das Kind interessiert. Sie braucht es nur beim Spielen mit seinen eigenen Spielsachen und denen der Nachbarskinder zu beobachten, um zu wissen, was das Kind gern hat – seinen Bemühungen, etwas zu erlernen, entnimmt sie den Fortschritt seiner Entwicklung und hilft ihm dabei.

Mit einem zurückgebliebenen Kind ist es im Grunde genau das gleiche. Man beobachtet es und sieht, wofür es sich interessiert und was es gern hat. Man gibt ihm drinnen und draußen Spielsachen, die vernünftig sind und mit denen das Kind etwas anfangen kann. Man hilft ihm auch, seine Geschicklichkeit zu üben, selbst wenn der Erfolg sich nur sehr langsam einstellt.

880. Die richtige Schule ist lebenswichtig. Wenn ein Kind lernbehindert zu sein scheint, sollte man die Meinung und Beratung eines Psychologen einholen. Ein lernbehindertes Kind sollte nicht in eine Klasse kommen, die weit über seinem Niveau liegt. Denn dann wird mit jedem Tag das Selbstvertrauen ein wenig zerstört, und das Kind wird verletzt, weil es ständig schlechte Noten heimbringt. Ist die Lernbehinderung nur gering und kann sich das Schulprogramm dem anpassen, so wird ein solches Kind auch mit seinen Alterskameraden eine Klasse besuchen können. Wenn nicht, so sollten lernbehinderte Kinder andere Schulklassen besuchen. Grundsätzlich ist es nicht gut, wenn man den Zeitpunkt der Einschulung verschiebt. Überdies werden überall im Lande Programme für lernbehinderte Kinder entwickelt und getestet. Bei vielen von ihnen ist Hilfe im Kindergarten und bei schulischen Aktivitäten geboten. Auch spezielles Lernmaterial und neue pädagogische Ansätze müssen erprobt werden.

881. Schwerbehinderte Kinder. Wenn ein Kind mit eineinhalb bis zwei Jahren sich noch nicht aufsetzen kann und wenig Interesse an Menschen oder Gegenständen zeigt, so ist das Problem schon gravierender. Ein solches Kind muß lange Zeit wie ein Säugling behandelt werden. Eine Patentlösung gibt es nicht, jede Lösung hängt vom

Ausmaß der geistigen Behinderung, dem Temperament des Kindes, dem Einfluß auf andere Kinder in der Familie und seiner Fähigkeit, Spielkameraden und interessante Aktivitäten zu finden, ab. Wichtig ist auch, ob eine Klasse in der Schule für das Kind angemessen ist und es fördern kann. Seine Entwicklung hängt auch davon ab, ob die Eltern an der Erziehung des Kindes Freude haben oder ob die Pflege sie stark belastet. Einige dieser Fragen lassen sich erst beantworten, wenn das Kind einige Jahre alt ist.

882. Einige Eltern können das richtige Tempo für ihr Kind bestimmen. Sie finden immer Wege, wie man es fördern kann, ohne es zu überfordern. Sie können die angenehmen Seiten eines behinderten Kindes genießen und lassen sich nicht durch seine Schwierigkeiten und die Probleme bei seiner Erziehung ermüden. Auch die anderen Kinder in einer solchen Familie lernen vom Vorbild der Eltern. Ein geistig behindertes Kind, das von der übrigen Familie akzeptiert wird, kann sich hervorragend entwickeln und erhält so einen guten Start im Leben. Am besten ist es, wenn ein solches Kind unbegrenzt zu Hause sein kann.

Es gibt aber auch Eltern, die im Verlauf der Pflege eines behinderten Kindes mit all seinen Schwierigkeiten immer gespannter und ungeduldiger werden. Ihre Beziehung zu ihrem Kind und zu den anderen Kindern in der Familie kann sehr darunter leiden. Solche Eltern brauchen sehr viel Hilfe von einem Arzt, der auf diesem Gebiet Experte ist und der mit einem Team zusammenarbeitet, in dem Sozialarbeiter und Kinderpsychologen tätig sind. Vielleicht läßt sich so die Haltung der Eltern erleichtern oder sich eine Lösung finden, bei der das Kind nicht zu Hause, sondern in einem Internat in einer kleinen Gruppe oder einem Pflegeheim untergebracht wird.

Es gibt auch Eltern, die ein schwer geistig behindertes Kind pflegen können, ohne daß sie sich überfordert fühlen: im Gegenteil, sie freuen sich darüber. Außenstehende bemerken aber schnell, daß die Eltern sich dem Kind so verpflichtet fühlen, daß sie füreinander, die anderen Kinder und ihre anderen Interessen zuwenig Zeit finden. Langfristig ist das für eine Familie nicht gut, und dem behinderten Kind nützt es auch wenig. Man muß den Eltern helfen, das rechte Verhältnis zu finden und ihre übermäßige Beschäftigung mit dem Kind abzubauen (Abschnitt 871).

Wenn die Eltern mit dem Problem eines geistig behinderten Kindes nicht fertig werden, so sollten sie sich mit einer Familienberatungsstelle oder einer Beratungsstelle für geistig behinderte Kinder in Verbindung setzen. Manchmal hilft die Beratung, die Eltern praktisch und emotional zu unterstützen. Manchmal findet sich auch ein Heim, das sich gut um das Kind kümmern kann. In den letzten Jahren ist man immer mehr davon abgegangen, Kinder in große Kliniken oder Heime zu stecken.

883. Down Syndrom (Mongolismus, Trisomie 21). Hier handelt es sich um eine besondere Form organisch verursachten Schwachsinns, der mit Störungen des Körperwachstums einhergeht. Die Augen ähneln denen von Asiaten, und daraus leitet sich auch der frühere Name, Mongolismus, ab. Down ist der Name des Arztes, der in der Neuzeit viel zum Erkennen dieser Erkrankung beitrug. Es gibt weitere Merkmale, die den Mongolismus auszeichnen: Das Körperwachstum ist verlangsamt und das Kind bleibt unterhalb der normalen Körpergröße. Die intellektuelle Entwicklung ist meist sehr langsam, erreicht aber bei einigen Kindern ein annehmbares Niveau. Im allgemeinen sind mongoloide Kinder sehr lieb und umgänglich.

Der Begriff Trisomie 21 bezieht sich auf ein überzähliges Chromosom 21 in den Zellkernen bereits zu Beginn des Lebens des Embryos. Dieser Zustand ist in einigen Fällen erblich bedingt und kann bei weiteren Schwangerschaften wiederholt auftreten. In anderen Fällen wiederum scheint diese Störung zufällig entstanden zu sein, wobei sich die Wahrscheinlichkeit zum Ende des gebärfähigen Alters einer Frau erhöht. Zu Beginn einer Schwangerschaft kann man durch eine Amniozentese (Fruchtwasseranalyse des Embryos) bestimmen, ob eine Trisomie 21 besteht. Dann können sich die Eltern für oder gegen eine Fortsetzung der Schwangerschaft entscheiden.

Wie bei anderen Formen geistiger Behinderung ist die Erziehung von der Entwicklung des Kindes abhängig. Hier wiederum sind wichtige Faktoren das Vorhandensein von Sonderschulen und Spielkameraden, der Einfluß auf die Berufstätigkeit der Eltern und ihre Haltung zum Kind. Einige mongoloide Kinder lassen sich zu Hause gut und ohne besondere Belastung für Eltern und Geschwister aufziehen. In anderen Fällen stellt es sich später heraus, daß das Kind besser in einem Heim aufgezogen würde. Vor einer solchen Entscheidung sollte man sich eingehend beraten lassen.

Kindesmißhandlung und -vernachlässigung

884. Die meisten Eltern sind gelegentlich auf ihr Kind so böse, daß sie es sogar verletzen möchten. Das kann ein kleines Kind sein, das stundenlang schreit, und dessen Eltern nicht den Grund dafür herausfinden, es andererseits auch nicht beruhigen können. Das kann ein Junge sein, der ein kostbares Stück aus der Sammlung seines Vaters zerbrochen hat, obwohl man ihm kurz vorher sagte, er solle es wegstellen. Dann kocht die Wut. Aber in den meisten Fällen haben sich Eltern so gut unter Kontrolle, daß sie das Kind nicht verletzen, sondern höchstens einem älteren Kind eine leichte Ohrfeige geben. (Ich erinnere mich, daß ich als Medizinstudent mein sechs Monate altes Kind mitten in der Nacht aus dem Bettchen nahm, schrie »Halt den Mund!« und nahe daran war, es zu schlagen. Er hatte wochenlang nachts nicht geschlafen, nachdem auf Röteln Schmerzen beim Zahnen gefolgt waren; das Kind, die Mutter und der Vater waren am Ende ihres Lateins.) Nach einem solchen Ereignis fühlt man sich beschämt und ist verlegen. Aber die meisten Eltern haben diese Erfahrung gemacht, und Sie sollten mit Ihrem Partner und mit dem Kinderarzt darüber reden und sich helfen lassen.

In den vergangenen Jahren hat man sich intensiv der Kindesmißhandlung und Kindesvernachlässigung angenommen. Die Mißhandlung kann emotional, körperlich oder sexuell sein. Auch die Vernachlässigung kann emotionale oder körperliche Aspekte haben. Beide Verhaltensweisen finden sich in allen sozialen Schichten, wobei arme Leute, deren Mittellosigkeit ihr Leben zusätzlich belastet, besonders stark vertreten sind. Wenn ein Kind zu früh geboren wurde oder als Säugling krank ist und mehr als die übliche Pflege verlangt, so erhöht sich die Wahrscheinlichkeit, daß es mißhandelt wird. Sexuelle Mißhandlungen kommen bei Mädchen häufiger als bei Jungen vor.

Die meisten Eltern oder anderen Menschen, die ein Kind mißhandeln oder vernachlässigen, sind zunächst nicht brutal oder geistesgestört, sondern haben in diesem Augenblick die Kontrolle über Körper und Seele verloren.

Engere Beziehungen mit einigen Eltern, die öfter die Kontrolle über sich selbst verloren haben, zeigen, daß die meisten von ihnen als Kinder selbst mißhandelt, vernachlässigt oder gepeinigt wurden. Viele von ihnen erhielten als Kinder wenig körperliche oder seelische Unterstützung von Familie und Freunden, und sie setzen in ihr Kind zu hohe Erwartungen. Beratung kann solchen Eltern helfen; besonders gut ist es, wenn sie sich einer Gruppe von Eltern mit ähnlichen Problemen anschließen.

Die Kindesmißhandlung und Kindesvernachlässigung betreffenden Gesetze sollen die Eltern nicht strafen, sondern ihnen durch Beratung helfen, den Erwartungen gerecht zu werden; sie sollen den Druck abbauen lernen, den sie auf das Kind gelenkt haben, und sie sollten aus einer solchen Beratung mitnehmen, von ihrem Kind nicht zu viel in Sachen Konformität und Gehorsam zu verlangen. Ziel und Zweck ist es, das Kind und die Eltern zu Hause zu halten, sie aber gleichzeitig zu beraten und ihnen zu helfen. Nur wenn das Risiko zeitweilig zu groß ist, wird das Kind vorübergehend in ein Heim gebracht, bis die Familie wieder fähig ist, die Erziehung selbst zu übernehmen.

885. Sexueller Mißbrauch von Kindern. Es ist wichtig zu wissen, daß die Mehrheit dieser sexuellen Mißhandlungen nicht von Fremden, sondern von Mitgliedern der Familie, Freunden der Familie oder Bekannten verübt werden.

Manche empfehlen, die Polizei sollte in der Schule Aufklärungsvorträge halten und Kinder vor Fremden warnen, die ihnen Süßigkeiten geben und sie im Auto mitnehmen wollen. Ich befürchte, daß solche Vorträge, wenn sie nicht sehr einfühlsam gehalten werden, die Kinder erschrecken und daher sehr wenig nützlich sind.

Viel besser wäre es, wenn die Eltern selbst das Kind entsprechend ihrer eigenen Risikoabschätzung warnen und aufklären würden. Diese Warnung darf das Kind nicht erschrecken. Z. B. kann man die Entdeckung von Sexspielen mit Gleichaltrigen zum Anlaß nehmen, ein drei bis sechs Jahre altes Mädchen darauf hinzuweisen, daß ein älteres Kind die Klitoris oder Vagina einmal berühren möchte, daß das Mädchen dies aber nicht zulassen muß. Man kann ihm sagen:

»Ich will nicht, daß du das machst!« und dem Kind einschärfen, daß es so etwas der Mutter erzählt. Die Mutter kann dann noch sagen: »Manchmal möchte ein Erwachsener dich berühren oder er möchte, daß du ihn berührst, aber das mußt du nicht. Erzähl es mir. Ich werde dich deswegen nicht schelten.« Der letzte Satz ist besonders wichtig, da die meisten Kinder nichts erzählen, weil sie sich schuldig fühlen, insbesondere wenn der Mißhandler ein Verwandter oder ein Freund der Familie ist.

Wenn auch sexuelle Mißhandlung bei Jungs seltener vorkommt als bei Mädchen, ist sie doch vorhanden.

886. Vielerorts haben sich Eltern in Selbsthilfegruppen organisiert. Sie bereiten Broschüren vor, die Eltern und Kindern Fakten und Verhaltensregeln zu Kindesmißhandlung und Kindesvernachlässigung erklären. Sie weisen durch Meinungsbildner in Gemeinde und Region immer wieder auf die Gefahren und die Notwendigkeit der Abhilfe hin.

887. Vermißte Kinder. In den letzten Jahren ist viel über vermißte Kinder geschrieben worden. Die meisten Kinder werden von einem geschiedenen Elternteil geraubt, der das Sorgerecht nicht zugesprochen bekam und sich nun schlecht behandelt fühlt. Die meisten anderen Kinder sind Teenager, die von zu Hause weglaufen, da sie sich nicht geliebt oder schlecht behandelt fühlen. Die meisten dieser weggelaufenen Kinder geben sich bald zu erkennen und kehren wieder nach Hause zurück. Ältere aber werden oft nicht mehr entdeckt und haben somit endgültig Heim und Familie verlassen.

Man hat vor einiger Zeit die Aufnahme von Fingerabdrücken empfohlen. Wenn Sie möchten, daß die Fingerabdrücke Ihres Kindes dokumentiert werden, so sollten Sie das Kind auf diese »Rückversicherung« vorbereiten. Sie können ihm z. B. sagen: »Ich möchte, daß deine Fingerabdrücke aufgenommen werden, da Menschen durch Fingerabdrücke wie durch Paßfotos unterschieden werden können; wenn du uns jemals verlorengehst, können wir dich leichter finden.« In anderen Worten: wenn die Fingerabdrücke Ihres Kindes dokumentiert werden sollen, brauchen Sie kein Wort über Kidnapping zu verlieren.

Natürlich sollten alle Kinder wissen, daß man mit einem Fremden niemals wohin geht, egal was er sagt. Das ist besonders wichtig, wenn die Kinder alt genug sind und das Haus nun selbst verlassen können.

Adoption

888. Der Wunsch nach einer Adoption hat verschiedene Ursachen. Ein Paar sollte nur Kinder adoptieren, wenn beide Partner Kinder mögen und eines in ihre Familie aufnehmen möchten. Leibliche wie adoptierte Kinder müssen das Gefühl haben, daß sie zur Familie gehören und von Vater und Mutter tief und ein Leben lang geliebt werden; nur so können sie sicher aufwachsen.

Ledige Eltern werden bei Adoptionen ebenfalls berücksichtigt. Die Zeit drängt bei den meisten Kindern; denn die Kindheit geht schnell vorbei und ein Elternteil auf Dauer ist besser als vielleicht ein Elternpaar irgendwann in der Zukunft. Es gibt einen weiteren Grund, bei manchen Kindern eine Adoption durch einen Elternteil zu bevorzugen. Manche Kinder sind in ihren Gefühlen so verletzt, daß ein Elternteil eines bestimmten Geschlechtes für sie besser ist, andere brauchen soviel Zuneigung und Liebe, daß die Anwesenheit eines Ehepartners dem adoptionswilligen Elternteil zuviel Zeit nimmt.

Eltern von Einzelkindern möchten manchmal ein Kind adoptieren, das dem anderen Gesellschaft leisten soll. Sie sollten darüber mit dem Kinderpsychiater oder dem Sozialamt sprechen. Das adoptierte Kind kann sich nämlich leicht gegenüber dem leiblichen Kind zurückgesetzt fühlen. Andererseits kann eine vermehrte Zuneigung für das »neue« Kind das »alte« Kind sehr beunruhigen. Die Eltern gehen hohe Risiken ein.

Es ist auch gefährlich, ein gerade gestorbenes Kind durch eine Adoption zu »ersetzen«. Erst müssen die Eltern ihre Trauer verarbeiten, und sie sollten nur ein Kind adoptieren, wenn sie dieses auch *lieben.*

Selbstverständlich darf das adoptierte Kind ähnliches Alter oder Geschlecht haben, aber mehr auch nicht. Keinesfalls sollte es die Rolle des verstorbenen Kindes spielen müssen, was ohnehin unmöglich ist, mit der Folge, daß die Eltern enttäuscht und unglücklich werden. Man sollte das Kind nicht an das andere Kind erinnern oder es im geheimen mit ihm vergleichen.

889. In welchem Alter sollte ein Kind adoptiert werden? Im allgemeinen gilt: je jünger desto besser. Aus vielerlei Gründen ist das aber oft nicht möglich; man weiß aber, daß auch ältere Kinder mit Erfolg adoptiert werden können. Das Alter sollte also kein wesentlicher Faktor sein.

Manche Menschen machen sich wegen der erblichen Belastung und deren Folgen für das Kind Sorgen. Wir wissen aber, daß die Entwicklung der Persönlichkeit einschließlich der Intelligenz vor allem durch die Umwelt beeinflußt wird; Liebe und Zusammengehörigkeitsgefühl sind dabei von besonderer Bedeutung. Es gibt keine Hinweise, daß unmoralisches Verhalten, Neigung zur Kriminalität oder Verantwortungslosigkeit vererbt werden.

Mit der Adoption sollte man nicht zu lange warten. Sonst hat das Paar schon zu sehr von einem kleinen Mädchen mit goldblonden Locken geträumt, als daß es dann noch mit irgendeinem anderen Kind zufrieden wäre. Wann ist man »zu alt« für eine Adoption? Das ist keine Frage der Jahre, sondern der persönlichen Fähigkeit, dem Kind noch die Erziehung zu geben, die es braucht.

890. Die überwiegende Mehrheit der zur Adoption freigegebenen Kinder ist aus dem Kleinkindalter bereits heraus. Daher gelingt es adoptionswilligen Menschen, Säuglinge oder Kleinkinder nur unter erschwerten Bedingungen und oft nach langer Wartezeit zu adoptieren. Solche Menschen sind dann versucht, den Umweg über einen Rechtsanwalt oder einen Arzt zu wählen, der ihnen ein Kleinkind zu »besorgen« verspricht. Dieser graue, manchmal auch schwarze Markt glaubt, ohne die gesetzlichen Regelungen auszukommen. Das dicke Ende in juristischer und moralischer Hinsicht kommt oft dann, wenn die leiblichen Eltern das Kind später zurückhaben möchten.

Heutzutage ziehen mehr ledige Mütter und Väter ihre Kinder auf als früher. Daher gibt es weniger Säuglinge, die zur Adoption freigegeben werden. Andererseits gibt es neue Situationen, in denen Säuglinge ohne Familie aufwachsen würden. Hinzu kommen Kinder im Schulalter, die von Bruder und Schwester nicht getrennt werden möchten, behinderte Kinder und Kriegswaisen aus verschiedenen Kontinenten. Auch sie brauchen Liebe und danken es ihren neuen Eltern ganz besonders. Die mit Adoptionsverfahren befaßten Behörden widmen sich daher besonders der Aufgabe, für diese Kinder eine neue Familie zu finden, weniger dem Wunsch adoptionswilliger Eltern, Säuglinge und Kleinkinder »bereitzustellen«.

Die meisten adoptionswilligen Eltern haben bereits eigene Kinder, verfügen also über Erfahrung in der Erziehung. Sie möchten Kinder aus humanitären Gründen adoptieren.

891. Der Vorgang der Adoption. Für adoptionswillige Eltern ist es wichtig, die gesetzlichen Bestimmungen zu beachten. Wenden Sie sich also nicht an »Agenturen«, die sich anbieten, Kinder zu vermitteln. Nach den geltenden Gesetzen müssen Sozial- und Gesundheitsamt eingeschaltet werden; wenn Sie von einer Agentur also ein »Angebot« erhalten, sollten Sie sich auf jeden Fall mit der zuständigen Behörde in Gemeinde oder Landkreis in Verbindung setzen. Diese wissen oft, ob die Agentur genügend seriös ist.

892. »Offene« Adoption. In den letzten Jahren ist in den USA eine Art der Adoption immer häufiger geworden, bei der die leibliche Mutter (manchmal auch der Vater) und die adoptionswilligen Eltern mehr voneinander erfahren. So kann die Adoptionsagentur den beiden Seiten eine allgemeine Beschreibung übermitteln oder sogar ein Treffen organisieren. In einigen Fällen steht es der leiblichen Mutter sogar frei, unter verschiedenen adoptionswilligen Eltern auszuwählen und besondere Vereinbarungen zu treffen.

Ich kann noch nicht einschätzen, inwieweit diese »offenen« Adoptionen auf lange Sicht vorteilhaft sind, besonders, wenn weiterhin ein ständiger Kontakt zwischen der Mutter und den Adoptiveltern vorgesehen ist. Ich halte es für richtig, daß die Mutter und die Adoptiveltern am Anfang mehr voneinander wissen. Dadurch kann auf beiden Seiten viel ängstliche Ungewißheit vermieden werden. Ich frage mich jedoch, welche emotionalen Wirkungen ein jahrelanger regelmäßiger Kontakt auf das Kind und auf die Erwachsenen hat.

893. Das Kind soll selbst erkennen, daß es adoptiert worden ist. Erfahrene Pädagogen und Psychologen meinen übereinstimmend, daß das Kind über die Adoption aufgeklärt werden sollte. Früher oder später wird das Kind es ohnehin von irgend jemandem erfahren, auch wenn die Eltern das Geheimnis noch so gut zu hüten glauben. Für ein älteres Kind oder einen Erwachsenen ist die Entdeckung, »nur« ein adoptiertes Kind zu sein, von großer Tragweite und kann seine Selbstsicherheit auf Jahre beeinträchtigen. Wann sollte ein im Alter von einem Jahr adoptiertes Kind darüber aufgeklärt werden? Eine genaue Altersangabe ist nicht möglich. Die Eltern sollten von Anfang an die Tatsache der Adoption in die Gespräche untereinander, mit dem Kind und mit ihren Bekannten einfließen lassen. So entsteht eine Atmosphäre, in der das Kind seiner Entwicklung gemäße Fragen stellen kann. Mit wachsendem Verständnis findet es mehr und mehr über die Bedeutung der Adoption heraus.

Einige Eltern machen die Adoption zum Staatsgeheimnis, andere reden ständig von ihr. Die meisten fühlen ihre Verantwortung schwer auf sich lasten, als müßten sie buchstabengetreu nachweisen, daß ein fremdes Kind zu Recht in ihre Pflege gegeben wurde. Wenn sie dem Kind tiefernst erklären, daß es adoptiert worden ist, so wird es sich fragen: »Ist Adoption etwas Schlimmes?« Wenn aber die Eltern die Adoption so natürlich akzeptieren wie des Kindes Haarfarbe, dann machen sie kein Geheimnis daraus und erinnern das Kind auch nicht ständig daran. Sie sollten wissen, daß sie gute Eltern sind, derer sich das Kind glücklich schätzen kann - sonst wäre die Adoption von der Behörde gar nicht genehmigt worden. Die Adoptiveltern sollten auch keine Angst vor den fehlenden leiblichen Eltern haben. Sie müssen mit Ängsten und Befürchtungen fertig werden, um sie nicht auf das Kind zu übertragen.

Nehmen wir einmal an, ein dreijähriges Kind hörte, wie seine Mutter zu einer Bekannten sagt, daß das Kind adoptiert ist. Das Kind fragt: »Was heißt adoptiert, Mutti?« Die Mutter könnte antworten: »Vor langer Zeit habe ich mir sehr ein kleines Mädchen zum Liebhaben gewünscht. Ich ging in ein Haus, wo es viele kleine Kinder gab und sagte einer Dame: Ich wünsche mir ein kleines Mädchen mit braunen Haaren und braunen Augen. Die Dame brachte mir ein kleines Kind - und das warst du. Ich sagte ihr: Nur dieses Kind möchte ich haben; ich will es adoptieren und für immer zu mir nach Hause nehmen. - So habe ich dich adoptiert.« Das ist ein guter Anfang, weil die positive Seite einer Adoption herausgestellt wird.

Das Kind wird sich über diese Geschichte freuen und sie gerne wieder hören.

Bei Kindern, die nicht als Säuglinge adoptiert wurden, muß man anders vorgehen, da sie sich an leibliche und Heimeltern noch erinnern können. Die Fragen werden im Laufe des Lebens in veränderter Form wiederkommen und sollten einfach und ehrlich beantwortet werden. Das Kind muß Gefühle und Befürchtungen ungehemmt ausdrücken dürfen.

Im Alter zwischen drei und vier Jahren möchten auch adoptierte Kinder wissen, woher kleine Kinder kommen. Die Antwort wird in Abschnitt 629 besprochen. Sie muß wahrheitsgemäß, aber dem Verständnis eines Dreijährigen angepaßt sein. Kinder bemerken aber den Widerspruch zwischen der Aussage, daß sie im Leib der Mutter aufgewachsen sind und der Geschichte mit dem Haus und den Kindern. Sie werden früher oder später fragen: »Bin ich bei dir drinnen gewachsen?« Die Adoptivmutter kann dem Kind erklären, daß es vor der Adoption in einer anderen Mutter gewachsen ist. Die anfänglich auftretende Verwirrung gibt sich meist im Laufe der Zeit.

Schließlich kommt die Frage, warum das Kind von seinen leiblichen Eltern aufgegeben wurde. Wenn Sie zu verstehen geben, daß das Kind unerwünscht war, dann zerstören Sie sein Vertrauen in alle Eltern. Dies kann im späteren Leben ganz unerwartet wieder hervortreten. Am besten, und der Wahrheit nicht zu entfernt, ist die folgende Antwort: »Ich weiß nicht, warum sie sich nicht um dich kümmern konnten, aber sie wollten es bestimmt.« Das Kind muß diese Information erst verdauen, und Sie sollten es mit einem Kuß oft daran erinnern, daß es jetzt immer zu Ihnen gehört.

Adoptierte Kinder und Erwachsene möchten natürlich gerne erfahren, wer ihre leiblichen Eltern sind. Früher erfuhren die Adoptiveltern nur sehr allgemeine Tatsachen über die körperliche und geistige Gesundheit der leiblichen Eltern. Deren Identität wurde nicht bekanntgegeben. Das erleichterte es den Adoptiveltern, auf die Frage nach den Eltern und dem Grund der Freigabe zur Adoption mit »Ich weiß es nicht« zu antworten. So wurde die Anonymität der leiblichen Eltern gewahrt, die meist nicht verheiratet waren und in ihrem späteren Leben die Schwangerschaft geheimhielten.

Heute kann die Information über die Identität der leiblichen Eltern per Gerichtsbeschluß erlangt werden, wenn das Adoptivkind (auch als Erwachsener!) dies verlangt. Gelegentlich wurden die Zweifel und Unsicherheiten durch einen Besuch bei den leiblichen Eltern günstig beeinflußt, in anderen Fällen wirkte sich ein Besuch auf Adoptivkind und -eltern ebenso wie auf die leiblichen Eltern negativ aus. Bevor man zum Gericht geht, sollte die Frage der Offenlegung der Identität der leiblichen Eltern gründlich diskutiert werden.

894. Das Kind muß sich vollständig in die Familie integriert fühlen. Ein adoptiertes Kind kann Angst davor haben, daß ihre Adoptiveltern sie eines Tages, genauso wie ihre leiblichen Eltern, aufgeben werden, wenn sie es sich anders überlegt haben oder das Kind sich nicht gut benimmt. Dies sollten Adoptiveltern stets berücksichtigen und niemals Anspielungen in diese Richtung machen. Solch eine Äußerung aus Wut oder Gedankenlosigkeit reicht schon, um das Vertrauen auf Dauer zu zerstören. Das Kind muß wissen, daß es für immer zu der Familie gehört. Es muß spüren, daß es ganz natürlich und von ganzem Herzen geliebt wird. Nicht die Worte allein, sondern die Familienatmosphäre ist ausschlaggebend.

Frühgeburten

Ein Kind, das weniger als fünf Pfund wiegt, bleibt im allgemeinen in der Klinik im Inkubator und wird fachärztlich betreut.

895. Sie müssen Ihre eigene Angst überwinden. Die meisten Frühgeborenen entwickeln sich ganz normal, wenn man von der Tatsache der früheren Geburt einmal absieht. Wenn die Gewichtszunahme auch zunächst bescheiden ist, so holen die Kinder dies in den folgenden Monaten leicht auf. Natürlich können sie gegen ihre Frühgeburt nichts tun. Ein Kind, das zwei Monate zu früh geboren wurde, und jetzt »ein Jahr alt« ist, ist eigentlich nur zehn Monate alt.

Wenn ein Frühgeborenes sechs Pfund wiegt, dann braucht man sich um es nicht mehr zu sorgen als um ein anderes Kind auch; leider glauben dies nur die wenigsten Eltern. Möglicherweise hat der Arzt sie zunächst vor frühem Optimismus gewarnt und ihnen erst später Zuversicht vermittelt. Oft war das Kind lange in einem Inkubator, wurde ständig von Krankenschwestern und Ärzten beaufsichtigt und mußte mit einer Sonde ernährt werden. Die Eltern haben oft kaum Gelegenheit, ihrem Kind nahe zu sein, obgleich einige moderne Krankenhäuser Eltern dazu aufrufen, ihr Kind sooft es geht, zu berühren, in Händen zu halten und zu füttern. Nach der Geburt muß die Mutter oft ihr Kind im Krankenhaus zurücklassen, und die Eltern sind einige Wochen lang »Eltern ohne Kind«. Manche Eltern haben das Gefühl, »ihr Kind sei eigentlich das Kind des Krankenhauses«.

Wenn der Arzt dann schließlich sagt: »Jetzt können Sie Ihr Kind mit nach Hause nehmen!«, dann fühlen sich viele Eltern nicht vorbereitet und etwas erschreckt. Sie entdecken plötzlich, daß einer von ihnen eine leichte Erkältung hat, und Sie finden alle möglichen kleinen Vorwände, warum sie vielleicht ihr Kind noch nicht nach Hause nehmen könnten. Die Schwestern und die Ärzte verstehen dieses Gefühl und können Ihnen helfen. Versuchen Sie, in den letzten Tagen vor der Entlassung des Babys, so viel Zeit wie möglich im Krankenhaus zu verbringen.

Wenn das Kind schließlich zu Hause ankommt, so treffen die Sorgen unsere frischgebackenen Eltern gleich mehrfach: Zimmertemperatur, Körpertemperatur des Kindes, Atmung, Aufstoßen, Bäuerlein, Stuhlgang, Stillen, Flaschennahrung, Tagesrhythmus, Schreien, Koliken, Verwöhnen. Erst im Laufe von Wochen werden sie genügend Selbstvertrauen gewinnen, und oft dauert es Monate, bis sie daran glauben, daß ihr Kind gesund, munter und so gut entwickelt wie andere Kinder ist.

896. Besorgte Nachbarn und Verwandte. Zu den inneren Problemen kommen Probleme von außen. Nachbarn und Verwandte sind oft änglicher, sorgenvoller, mehr von Vorurteilen geplagt als die Eltern. Sie stellen Dinge in Frage, sie erregen sich und hängen sich überall hinein, bis die Eltern dies nicht mehr aushalten. Manche Nachbarn erzählen den Eltern Schauermärchen, die sie über die angebliche Schwäche und Anfälligkeit von Frühgeborenen gehört haben. So etwas ist schon schlimm genug, wenn es wahr wäre. Noch schlimmer ist, daß die frischgebackenen Eltern nun mit Unwahrheiten konfrontiert werden, und das zu einem Zeitpunkt, wo sie ihre eigene Angst noch überwinden müssen.

897. Fütterung. Frühgeborene werden oft aus dem Krankenhaus entlassen, wenn sie etwa vier Pfund wiegen. Am besten versuchen Sie herauszufinden, wie oft das Kind im Krankenhaus gefüttert wurde. Bei Flaschenkindern können Sie schrittweise die Menge erhöhen und die Zeiten zwischen den Fütterungen dehnen wie bei reifen Neugeborenen, wenn Sie sehen, daß das Kind es annimmt.

Von Anfang an muß man vor allem darauf achten, daß man dem Kind nicht mehr Milch oder Brei zu essen gibt als es möchte. Man ist leicht versucht, dies zu tun, da das Kind so schmächtig aussieht. Die Eltern glauben, durch etwas mehr Nahrung würde es schneller wachsen und gegen Erkältungen und andere Krankheiten widerstandsfähiger werden. Ein dickes Kind ist allerdings nicht widerstandsfähiger gegen Krankheiten. Wachstum und Appetit sind bei jedem Kind individuell festgelegt. Wenn man den Appetit übergeht oder das Kind überfüttert, ändert man das Appetitverhalten, und das kann eher zur Gewichtsabnahme und zu schlechtem Gedeihen führen.

Wie reife Neugeborene sollten auch Frühgeborene erst im Alter von vier bis sechs Monaten feste Nahrung zu sich nehmen. Man muß dem Kind Zeit geben, sich an feste Nahrung zu gewöhnen und den Anteil der festen Nahrung ganz langsam steigern. So lassen sich Fütterungsprobleme vermeiden.

898. Das Stillen von Frühgeborenen. Eine Mutter, die ihr Frühgeborenes stillen möchte, wird ihre Brüste leerpumpen und die Milch dem Baby ins Krankenhaus bringen. Später kann die Schwester der Mutter helfen, noch im Krankenhaus mit dem Stillen zu beginnen. Da das Baby sich an die Flaschenfütterung gewöhnt hat, wirkt das Stillen für das kleine Baby sehr ermüdend. Treten Probleme auf, können Sie sich jederzeit an den Arzt oder die Mütterberatung wenden (Abschnitt 156).

899. Weitere Vorsichtsmaßregeln sind nicht notwendig. Das Baby kann gebadet werden. Achten Sie jedoch auf die richtige Temperatur und lassen Sie das Baby nicht kalt werden. Nimmt es gut an Gewicht zu, dürfen Sie mit ihm wie mit jedem anderen Kind ausfahren.

Die Eltern brauchen keine Angst zu empfinden, daß sie das Kind anstecken, wenn sie eine leichte Erkältung haben. Das Kind braucht nun vor Ansteckungen nicht *mehr* geschützt zu werden als jedes andere Kind vom gleichen Gewicht auch. Personen mit starken Erkältungen oder ansteckenden Krankheiten sollte man selbstverständlich nicht in das Zimmer eines Babys lassen, doch im übrigen ist weitere Isolierung und übertriebene Vorsicht nicht mehr vonnöten.

Die Impfungen beginnen zwei Monate nach der Geburt, wie bei reifen Neugeborenen. Frühgeborene reagieren schwächer auf Impfungen, brauchen aber besonderen Schutz vor Krankheiten, wie z. B. Keuchhusten.

Zwillinge

Der Verfasser dieses Buches hat sich einmal mit einer Umfrage an Mütter von Zwillingen gewandt. Sie sollten mitteilen, auf welche Weise sie ihr Problem »Zwei auf einmal« gelöst haben, ihre Erfahrungen wollte er dann weitergeben. Hunderte von Briefen bekam er, die in vielen Dingen absolut gegensätzliche Meinungen vertraten, in vielen Punkten aber auch übereinstimmten.

900. Hilfe. Alle Mütter von Zwillingen sind darin einer Meinung, daß sich die Arbeit, besonders in der ersten Zeit, himmelhoch türmte, aber daß die Belohnung dafür auch groß sei. Man braucht alle Hilfe, die man nur bekommen kann, und solange wie nur möglich. Wenn man es irgend einrichten kann, sollte man jemanden engagieren. Oder man sollte seine Mutter oder eine Verwandte oder eine Freundin bitten, für die ersten ein bis zwei Monate zu kommen. Stundenweise Hilfe ist auch noch immer besser als gar keine. Eine Studentin etwa, die sich etwas Geld verdienen möchte, die Aufwartefrau, die während dieser Zeit vielleicht etwas häufiger kommen kann – jede Hilfe ist recht. Wenn man sich mit seinen Nachbarn gut versteht, kann man auch sie mit einspannen. Es ist überraschend, wieviel Hilfe manchmal sogar schon das drei oder vier Jahre alte Schwesterchen der Zwillinge leisten kann.

Natürlich die wichtigste Hilfskraft ist der Vater der Zwillinge: er leistet Schichtarbeit mit der Mama beim Füttern oder beim Baden, beim Fertigmachen der Flaschen oder auch einfach beim Küchendienst. Aber fast noch wichtiger als die praktische Hilfe ist die moralische Unterstützung des Mannes, seine Geduld, seine Freundlichkeit und liebevolle Zärtlichkeit. Der Vater von Zwillingen hat die größte Chance, die einem Ehemann jemals geboten wird, seiner Frau Liebe und Achtung zu erweisen.

901. Wäsche. Ein Windeldienst ist beträchtlich preiswerter als Wegwerfwindeln, die zwar bequem, aber auch sehr teuer sind. Mit Zwillingen sollte man nun endlich auch eine Waschmaschine und einen Wäschetrockner kaufen. Man spart viele Stunden Arbeit, und man kann saubere Laken, Hemden und Nachthemden selbst bei Regenwetter haben.

Die Kinderwäsche kann man täglich oder jeden zweiten Tag machen; dies sollten die Eltern für sich entscheiden. Laken und Decken braucht man weniger zu wechseln, wenn man unter den Po des Kindes ein zusätzliches wasserdichtes Laken legt.

Eine Wäsche- oder Heißmangel kann für den Rest der Familie sehr viel Zeit und Energie sparen. Auch die Zahl der Windeln läßt sich reduzieren, wenn man sie nur einmal bei jeder Mahlzeit, entweder vorher oder nachher wechselt.

902. Jede Mutter von Zwillingen muß zuerst Mittel und Wege finden, die Arbeit im Haushalt zu reduzieren. Sie kann nicht mehr so oft saubermachen wie früher, sie kann auch ganz gewiß nicht ihre Möbel auf Hochglanz polieren und die Fenster so oft putzen, wie sie möchte.

Hat sie bereits andere Kinder, dann kann sie ihnen vielleicht Sachen anziehen, die nicht so schmutzen, so daß sie nicht so oft gewaschen und gebügelt werden müssen. Auch mit dem Essen wird sie sich vorübergehend nicht so viel Mühe machen können, sie wird Gerichte wählen, die zwar gesund, aber schnell und ohne großen Aufwand herzustellen sind. Auch ihren Abwasch muß sie so klein wie möglich halten.

903. Die richtige Ausrüstung für die Babys kann eine große Hilfe bedeuten. Viele Mütter haben herausgefunden, daß *ein* Bettchen oder Körbchen für beide Kinder sehr praktisch ist, wenigstens während der ersten zwei bis drei Monate, bis die Zwillinge zu groß und energisch werden. Ein Extrakörbchen, in das das eine Baby »transferiert« werden kann, wenn es unruhig ist oder schreit, hat sich als sehr nützlich erwiesen. Bewohnt man ein zweistöckiges Haus, in dem die Schlafräume oben sind, dann sollte man im unteren Stockwerk eine zweite Garnitur aller Kleidungsstücke aufbewahren, die Mutter erspart sich dadurch viel unnötiges Treppensteigen. Ein Teil der Ausrüstung kann geborgt oder aus zweiter Hand gekauft werden. Ein kleiner Krankenhaustisch oder ein Teetisch auf Rädern, auf dem alle nötigen Gegenstände wie Windeln, Unterlagen, Bürstchen, Watte, Creme und Puder liegen, ist sehr nützlich, da man ihn von Bettchen zu Bettchen oder auch von Zimmer zu Zimmer rollen kann.

Ein doppelter Kinderwagen ist zu breit für die meisten Türen, und zwei Babys, die so eng nebeneinander schlafen müssen, fangen schon nach wenigen Monaten an, sich gegenseitig zu stören. Anderseits kann ein Sportwagen mit zwei Sitzen monatelang sehr wertvoll sein.

Ein Kinderwagen, bei dem die Kinder hintereinander oder gegenüber sitzen, kann Türen leichter passieren. Zwei Kinderautobetten helfen, aber sie sind mit Autositzen nicht zu vergleichen. Jedes Kind braucht im Auto seinen eigenen Sitz. Ein solcher Sitz sollte anpaßbar sein, damit er nicht öfters durch einen größeren ersetzt werden muß.

904. Das Baden kann ruhig um die Hälfte herabgesetzt werden, wenn die Babys im übrigen sauber gehalten werden und wenn die Gesichter mit klarem Wasser und einem Waschlappen und die Windelgegenden jeden Tag mit milder Seife gewaschen und gut nachgespült werden. Solange die Haut in gutem Zustand ist, genügt es, wenn jedes Kind nur jeden zweiten Tag badet oder auch nur zweimal in der Woche – sogar einmal in der Woche genügt unter Umständen. Es ist schwer, beide Babys hintereinander zu baden oder zur gleichen Zeit, ohne daß eins oder beide ein Geschrei anfangen. Wenn man jemanden zur Hilfe hat, kann man das Baby, das zuerst gebadet hat, schon füttern lassen; oder man verlegt die Badestunde auf den Abend, wenn der Vater da ist und helfen kann. Es spart natürlich Zeit, wenn man die beiden Kinder rasch hintereinander im selben Wasser baden kann. Bei Zwillingen ist es noch wichtiger als beim Einzelkind, daß man alles, was man dazu braucht, bei der Hand hat.

905. Stillen ist praktisch und möglich. Aus Zuschriften, die ich erhielt, entnehme ich, daß Zwillinge so oft wie Einzelkinder und auch so lange gestillt werden. Dies beweist wiederum, daß die Menge an Muttermilch keinen festen Grenzen unterliegt. Die Mutterbrust produziert meist soviel, wie das Kind oder die Kinder brauchen, wenn man es richtig angeht. Wenn die Kinder zu klein sind, um gut gestillt zu werden, oder wenn sie länger als die Mutter im Krankenhaus bleiben, so kann man ganz einfach das Stillen durch eine Milchpumpe fördern. Sobald die Kinder aber mit der Brust etwas anfangen können, kann man sie beide gleichzeitig anlegen. Es ist wichtig, daß die Mutter einen bequemen Stuhl mit einer weichen Armlehne erhält. Sie kann mindestens drei verschiedene Positionen einnehmen. Wenn die Mutter sich halb oder ganz zurücklehnt, kann in jedem Arm ein Zwilling liegen. Wenn sie sich ziemlich gerade aufsetzt und auf jeder Seite Kissen hat, so können die Kinder auf jeder Seite liegen, wobei sie ihre Füße nach hinten strecken und die Mutter mit ihren Händen den Kopf an ihre Brust hält. Man kann auch die Kinder in den Schoß der Mutter legen, wobei sie aufeinander zu liegen kommen, die Köpfe aber so, daß jedes an »seine« Brust gelangen kann. Der Zwilling, der darunterliegt, hat nichts dagegen.

906. Das Vorbereitungen und Aufbewahren der Flaschennahrung für zwei macht viel Arbeit. Zwillinge sind für gewöhnlich bei der Geburt klein und brauchen zunächst alle drei Stunden Nahrung. Das bedeutet, daß man für 24 Stunden 12 bis 16 Fläschchen braucht. Meist hat der Kühlschrank nicht genug Raum für eine solche Anzahl. Man kann also die Nahrung nicht für einen Tag auf einmal fertigmachen. Man braucht die doppelte Anzahl von Flaschen, die natürlich doppelt soviel Arbeit machen. Mit Milchpulver kann man Geld sparen.

907. Regelmäßige Mahlzeiten. Die meisten Eltern sind der Meinung, daß das Füttern am besten geht, wenn man die Fütterung nach Bedarf etwas abändert. Sie warten, bis das erste Baby aufwacht, füttern es auch zuerst und wecken dann den Zwilling. Oder Sie wecken den Zwilling, sobald Sie das erste Baby zum Füttern bereit gesetzt haben. So können beide gleichzeitig ihre Mahlzeit erhalten. (Lesen Sie auch die Abschnitte 130–133.)

908. Wie gibt man Flaschen? Wie gibt man zwei Kindern die Flasche, wenn nur ein Elternteil da ist? Manche Eltern haben ein Kind so trainiert, daß es eine halbe Stunde nach dem anderen aufwacht. Aber in den meisten Fällen wachen die Kinder gleichzeitig auf, und es gibt nichts nervtötenderes als ein Kind füttern zu müssen, während das andere schreit. Nun kann man z. B. die beiden Zwillinge auf Sofa oder Bett zwischen die Eltern legen, wobei die Füße auf den Rücken der Eltern deuten. So kann die Mutter beide Flaschen gleichzeitig verabreichen. Eine andere Möglichkeit ist ein Flaschenhalter für das eine Kind, während sie das andere hält. Bei jeder Mahlzeit kann man dann die Kinder abwechseln.

Einige Eltern glauben, daß ein Flaschenhalter zumindest in den ersten Lebenswochen nicht sehr hilfreich ist. Manchmal verliert ein Kind den Sauger, fängt an zu schreien oder würgt. Dann müssen die Eltern das andere Kind, das prompt zu schreien beginnt, zunächst einmal sich selbst überlassen, um das erstere wieder ruhigzustellen. Sie finden es besser, wenn man gleichzeitig Flaschenhalter für beide Kinder hat und wenn sie als Eltern nahe oder zwischen den Kindern sitzen können und beide Hände frei haben, falls Hilfe benötigt wird. Durch die zwei Flaschenhalter gewinnen die Eltern viel Zeit, die sie zum Knubbeln mit ihren Kindern verwenden können, wenn es einmal weniger hektisch zugeht.

Verlaufen die ersten Lebenswochen bezüglich der Mahlzeiten sehr unregelmäßig, so sollte man aufschreiben, wie oft jedes Kind die Flasche bekommen hat, wieviel Gewicht es zunahm und wann es gebadet wurde. Andernfalls vergißt man leicht Mahlzeiten oder füttert einen Zwilling zweimal, läßt vielleicht den anderen mit leerem Magen ein Bäuerchen machen. Ein Notizbuch oder eine Tafel an jedem Bettchen können da die Arbeit erleichtern.

Viele Zwillinge – wie auch andere Kinder – machen ein Bäuerchen, wenn man sie nach der Mahlzeit auf den Magen legt. Bitte denken Sie aber auch daran, daß manche Kinder sich sehr unwohl fühlen, bis die Blase hochgekommen ist, während anderen dies nichts ausmacht.

909. Feste Nahrung kann man am Anfang dem einen Zwilling mit dem Löffel geben, während der andere die Flasche erhält. Man kann zusätzlich Zeit gewinnen, wenn die feste Mahlzeit zwei- statt dreimal gegeben wird. Wenn die Zwillinge etwas erfahrener mit fester Nahrung sind, kann man sie in der Ecke des Kinderbetts oder eines Sessels aufsetzen und gemeinsam mit dem Löffel füttern. Auch ein Zwillingskindertisch mit nach hinten klappbaren Sitzen hilft Eltern und Kindern.

Sie können viel Zeit sparen, wenn Sie Ihre Zwillinge gemeinsam mit dem Löffel füttern. Während der eine schluckt, können Sie den Löffel wieder beladen und den zweiten Zwilling versorgen. Ein gemeinsamer Teller und Löffel ist vielleicht nicht ganz so hygienisch, aber praktisch ist er allemal.

Zwillinge sollten möglichst früh mit den Fingern essen dürfen; dafür eignen sich Brotkruste, Vollkornkräcker, Gemüseschnitzel und Fleischstückchen. Wenn das Kind ein Jahr alt ist, sollte es auch versuchen dürfen, selbst mit dem Löffel zu essen.

910. Für Zwillinge eignet sich ein Ställchen, da zwei Krabbelkinder nur sehr schwer zu beaufsichtigen sind. Sie halten darin auch länger aus, weil sie einander Gesellschaft leisten. Im Alter von zwei bis drei Monaten sollten Sie das Kind zum Spielen in das Ställchen setzen, damit es sich früh daran gewöhnt. Schweres oder scharfkantiges Spielzeug ist zu vermeiden, da Zwillinge im Spiel gerne damit umherwerfen und sich so leicht verletzen können. Wenn ein Zwilling sich mit dem Ställchen nicht mehr abfinden will, so sollte man ihn nicht länger darin belassen.

Später ist es gut, wenn man für die Zwillinge ein Spielzimmer hat, das mit einem Gatter abgetrennt ist. Die Möblierung sollte so gewählt werden, daß Verletzungen weitgehend ausgeschlossen sind (Zwillinge sind sehr erfinderisch und bringen sich dadurch leider auch leicht in Gefahren).

911. Sollen Kleidung und Spielzeug bei Zwillingen ähnlich sein? Manche Eltern glauben, daß man nicht umhin kommt, ein praktisches und preisgünstiges Kleidungsstück gleich für beide Kinder zu kaufen. Auch die Zwillinge selbst legten großen Wert darauf. Andere Eltern machen die Erfahrung, daß man selten in einem Laden dasselbe Kleidungsstück zweimal bekommt. Bei anderen Eltern werden vor allem die abgelegten Kleidungsstücke älterer Geschwister mitverwendet, so daß jedes Kind anders gekleidet ist.

Manche Eltern berichten, sie hätten für beide Zwillinge von Anfang an das gleiche Spielzeug kaufen müssen, um Rivalität und Schwierigkeiten zu vermeiden. Andere Eltern kaufen bewußt unterschiedliches Spielzeug, damit die Kinder schon früh teilen lernen; davon ausgenommen sind besonders wertvolle Besitztümer wie Dreiräder oder Puppen.

Die Einstellung der Eltern ist in jedem Falle ausschlaggebend. Wenn sie meinen, daß ihre Kinder verschieden gekleidet sein müssen und ihr Spielzeug teilen sollen, werden Zwillinge das auch akzeptieren. Wenn die Eltern aber identische Kleidung und Spielzeuge vorziehen, dann werden schließlich die Kinder auch darauf bestehen. Das gleiche gilt auch für Einzelkinder: Haben die Eltern feste Ansichten, werden die Kinder diese akzeptieren; sind die Eltern zögerlich, streiten die Kinder mit ihnen.

Zwillinge entwickeln sich als eigenständige Menschen leichter, wenn jeder von ihnen eine Schublade und seinen Platz im Schrank hat oder wenn ihre Kleidung gekennzeichnet ist. Bei gleichem Schnitt helfen unterschiedliche Farben, damit der eine Zwilling sich vom anderen abhebt.

912. Individualität. Bleibt schließlich noch die letzte Frage mehr psychologischer Art: Inwieweit soll man Zwillinge als ein Doppelwesen ansehen und diesen Umstand unterstützen, und inwieweit muß man die Individualität eines jeden Kindes fördern, besonders bei eineiigen Zwillingen? Zwillinge wirken überall faszinierend. Man erwartet von ihnen, daß sie zum Vergnügen ihrer Umwelt »als doppeltes Lottchen« auftreten, daß sie gleich aussehen, gleich gekleidet sind und daß sie überall, wo sie hinkommen, bestaunt werden. Für die Eltern von Zwillingen ist es schwer, die Kinder vor diesem albernen und sentimentalen Gehabe der Umwelt zu schützen, sofern sie nicht sogar selbst in den gleichen Fehler verfallen. Es besteht nämlich die Gefahr, daß die Zwillinge allmählich meinen könnten, ihre einzige Aufgabe im Leben sei es, als reizendes und bestauntes Doppel herumzulaufen. Das mag im Kleinkindalter annehmbar sein, doch schon bei jungen Mädchen wird es problematisch, und je älter die Zwillinge werden, um so schwieriger ist es für sie, ein normales Leben zu führen, wenn sie an die absolute Gleichheit gewöhnt sind. Zwei Frauen, die dadurch wirken wollen, daß sie sich gleich kleiden, sind keine unbedingt erfreuliche Attraktion mehr.

Das soll nun nicht heißen, daß die Eltern es auf jeden Fall vermeiden sollten, ihre Zwillinge gleich anzuziehen, und daß sie sie energisch vor jedweder Bewunderung der Umwelt schützen müßten. Zwillinge zu sein und zu haben, das macht den Kindern und den Eltern Spaß, und in vernünftigen Grenzen dürfen alle Teile diese Laune der Natur genießen.

Tatsächlich hat man beobachtet, daß Zwillinge dadurch, daß sie Zwillinge sind, eine besonders ausgeprägte Persönlichkeit entwikkeln: Sie sind schon früh unabhängig von der elterlichen Aufsicht, haben ungewöhnliche Fähigkeiten der Zusammenarbeit beim Spiel und in der Schule und zeichnen sich durch Loyalität und Generosität anderen Kindern gegenüber aus.

Wenn man Zwillinge erwartet oder wenn sie einen überraschen, ist die Namensgebung oft schwierig. Man vermeide es, besonders eineiigen Zwillingen, die ohnehin schwer zu unterscheiden sind, ähnlich lautende Namen zu geben - ebenso, wie man klug daran tut, sie nicht ständig, sondern nur zeitweilig gleich anzuziehen. Man gewöhne sie frühzeitig an den Umgang mit anderen Kindern, so daß sie nicht ausschließlich auf sich selbst angewiesen sind, und ermutige Freunde und Nachbarn, ruhig auch einmal nur *ein* Kind einzuladen, während das zweite Kind vielleicht mit den Eltern ausfährt oder die Möglichkeit hat, sich anderweitig zu beschäftigen.

In besonderen Fällen kann es vorkommen, daß in der Schule das eine Kind so sehr von dem anderen abhängig ist, daß die Zwillinge getrennt werden müssen. Aber es wäre töricht und grausam, wollte man nur aus Prinzip die Kinder trennen, wo es gar nicht nötig ist.

913. Man mache sich keine Sorgen um die Gerechtigkeit. Hier ein weiterer Rat. Einige verantwortungsbewußte Eltern sind immer in Sorge, daß sie vielleicht unbewußt ein Kind bevorzugen. Man braucht die Gerechtigkeit Zwillingen gegenüber nicht nach dem Buchstaben zu betreiben. Die natürliche Liebe der Eltern sorgt schon für den richtigen Ausgleich, und wenn man allzu besorgt ist, daß man etwas falsch macht, wird das Verhältnis zwischen Eltern und Kindern verkrampft und gezwungen. Jedes Kind will entsprechend seinen eigenen liebenswerten Qualitäten geliebt werden. Es ist zufrieden, wenn es weiß, daß es sein Plätzchen im Herzen der Eltern hat, und es wird - abgesehen von besonderen Fällen - nicht nachrechnen, ob Bruder oder Schwester ein Quentchen mehr Liebe bekommen. Doch wenn die Eltern sich einen Zwang antun, um »gerecht« zu sein, werden die Kinder das über kurz oder lang spüren und darüber unglücklich sein.

914. Die Sprache der Zwillinge. Zwillinge entwickeln oft eine private Mundart zwischen sich selbst - sie verständigen sich mit Blicken, Gesten und seltsam klingenden Worten. Dadurch wird die Entwicklung ihrer allgemeinverständlichen Sprache zeitweilig gehemmt, und das geht manchmal so weit, daß sie in der Schule zunächst etwas hinter den anderen Kindern herhinken. Doch das holen sie ohne weiteres auf.

SCHEIDUNG, ALLEINERZIEHENDE ELTERN UND STIEFELTERN

Es wird oft gesagt, daß die Familie als Institution keine Zukunft mehr hat. Das glaube ich nicht. Sie ändert sich nur. Der Anteil der Familien, bei der der Vater arbeiten geht, die Mutter die Hausfrau ist und die beiden Kinder betreut, geht zurück. Trotzdem ist und bleibt die Familie - wer immer jetzt auch dazu zählt - der Mittelpunkt unseres Lebens. Sie gibt den meisten von uns die Liebe und Geborgenheit, die wir so dringend brauchen. Das ist es, was zählt. Dabei ist es ganz gleich, ob die Familie aus zwei Elternteilen besteht oder ob jemand allein erzieht, ob Kinder aus früheren Ehen mit dabei sind oder ob Kinder nur zum Wochenende oder zum Urlaub zu Besuch kommen.

Scheidung

Trennung und Scheidung werden immer häufiger. Im Film läuft die Scheidung oft sehr viel freundlicher ab als im wirklichen Leben, wo zwei Menschen dann sehr schlecht aufeinander zu sprechen sind.

915. Eheberatung. Eine Scheidung kann alle Familienmitglieder jahrelang bedrücken. Manchmal ist sie aber nicht schlechter als ein langdauernder Ehekrieg. Als eine weitere Alternative gibt es Eheberatung und Familientherapie, entweder in einer Familienberatungsstelle oder bei einem Ehe- und Familientherapeuten. Manchmal müssen Mann und Frau einmal pro Woche monate- oder jahrelang zur Beratung gehen, um ihre Probleme und deren Ursachen kennenzulernen. In der Tat: zum Streit braucht man zwei. Wenn aber der eine Partner seine Rolle im Konflikt leugnet, so sollte der andere sich doch beraten lassen, ob und wie die Ehe zu retten ist. Immerhin muß am Anfang eine starke Zuneigung vorhanden gewesen sein, und viele Geschiedene sagen später, sie hätten vielleicht doch die Probleme ernsthafter anpacken und ihre Ehe retten sollen.

Fast immer wird der eine Partner bei Meinungsverschiedenheiten den Hauptteil der Schuld dem anderen zuweisen. Ein Außenstehender bemerkt oft schnell, daß nicht der eine oder der andere der Bösewicht ist, sondern daß die beiden nicht bewußt merken, wie sie sich gegeneinander verhalten. Z. B. möchte jeder Partner in seinem Unterbewußtsein vom anderen wie ein kleines Kind verwöhnt werden, anstatt seinen Teil an der Partnerschaft beizutragen. In einem anderen Fall bemerkt ein Partner nicht, wie sehr er den anderen dominiert, der seinerseits dieses Dominiertwerden unbewußt herausfordert. Bei Untreue verliebt sich der Treulose meist nicht wirklich in einen Dritten, sondern rennt vor irgend etwas davon oder versucht unbewußt seinen Partner eifersüchtig zu machen.

916. Wie sage ich es den Kindern? Kinder merken sehr schnell, wenn die Beziehung zwischen ihren Eltern gestört ist; man sollte ihnen das Gefühl geben, daß sie mit ihren Eltern darüber sprechen können, um ein klares Bild zu bekommen. Kinder müssen beiden Eltern glauben können, wenn sie lernen sollen, an sich selbst zu glauben. Daher müssen Eltern es vermeiden, sich gegenseitig die Schuld zuzuschieben, auch wenn diese Versuchung naheliegt. Besser ist es, wenn sie den Streit in allgemeinen und neutralen Worten darstellen, z. B. »Wir streiten uns über jede Kleinigkeit« oder »Wir streiten uns über das Geld« oder »Mutti regt sich auf, wenn Vati ein paar Gläser Wein trinkt«.

Das Wort »Scheidung« sollten Sie vor den Kindern nicht in den Mund nehmen, außer dieselbe steht unmittelbar bevor. Dann aber sollte nicht nur einmal darüber gesprochen werden. Für kleine Kinder sind Welt und Familie, d. h. Vater und Mutter, identisch. Das Auseinanderfallen der Familie kann für sie das Ende der Welt bedeuten. Daher müssen Sie einem Kind die Scheidung viel behutsamer als einem Erwachsenen nahebringen: es wird jetzt die meiste Zeit mit seiner Mutter zusammen leben; der Vater wird in der Nähe (oder weit weg) sein; er wird das Kind weiter liebhaben und ihm ein Vater sein; gelegentlich wird er es besuchen; es kann ihn jederzeit anrufen oder ihm Briefe schreiben.

Es reicht nicht, dem Kind eine Scheidung zu erklären; es muß auch die Möglichkeit haben, Fragen zu stellen. Sie werden erstaunt sein, was sich das Kind unter einer Scheidung vorstellt; manche

Kinder meinen, sie seien die Ursache für die Scheidung oder würden jetzt beide Eltern verlieren. Solche Mißverständnisse sollten schnell ausgeräumt werden, aber Sie sollten wissen, daß dieses Mißverständnis später noch einmal auftauchen kann.

917. Bei den Kindern entwickeln sich Spannungen, die ein paar Jahre anhalten können. In einer Untersuchung fand man, daß Kinder unter sechs Jahren Angst hatten, verlassen zu werden, schlecht schliefen, wieder bettnäßten, Wutanfälle und Aggressionen zeigten. Bei Kindern zwischen sieben und acht Jahren herrschten Besorgnis und das Gefühl, allein zu sein, vor. Im Alter von 9 und 10 Jahren verstanden Kinder die Scheidung besser, waren aber einem oder beiden Elternteilen gegenüber feindlich eingestellt und klagten über Magenschmerzen und Kopfweh. Jugendliche erzählten, daß sie die Scheidung schmerzvoll miterlebten, und daß sie traurig, wütend und beschämt seien. Einige Mädchen hatten Schwierigkeiten, gute Beziehungen zu Jungen aufzunehmen.

Am besten hilft man den Kindern, wenn man ihnen die Möglichkeit gibt, sich über ihre Gefühle auszusprechen und man ihnen versichert, daß sie an der Scheidung keine Schuld tragen. Die Kinder müssen wissen, daß beide Eltern sie noch lieben. Wenn die Eltern aufgrund ihrer eigenen emotionalen Spannungen nicht in der Lage sind, darüber mit den Kindern zu sprechen, sollten sie sich an einen Berater wenden, der regelmäßig mit den Kindern reden kann.

918. Die Reaktion der Eltern. Wenn der Mutter das Sorgerecht zugesprochen wird, werden die ersten Jahre nach der Scheidung oft schwierig. Die Kinder sind gespannter, verlangen zuviel und klagen zu oft; der Umgang mit ihnen ist weniger angenehm. Der Vater fehlt bei Entscheidungen, beim Schlichten von Streitigkeiten und bei der Übernahme gemeinsamer Verantwortung. Berufstätigkeit und die Sorge für Heim und Kinder ermüden leichter. Der erwachsene Partner fehlt, und das heißt auch die soziale und romantische Zuneigung eines Mannes. Hinzu kommt die Sorge, die Mutter könnte den Lebensunterhalt nicht verdienen und die Familie nicht führen. (Bei der Scheidung muß ein ausreichender Unterhalt vereinbart werden, obgleich dies noch nicht garantiert, daß diese Zahlungen auch pünktlich eingehen.) Für viele Mütter ist es aber schließlich ein

Erfolgserlebnis, wenn sie beweisen können, daß sie ohne fremde Hilfe eine Familie durchbringen und führen können; sie entwickeln dadurch ein Gefühl für ihre Fähigkeiten und ein Selbstvertrauen, das sie vorher nie besessen haben.

Für die Begrenzung der täglichen Ausgaben, für die Sorge um Haus und Kinder und wegen der notwendigen Partnerschaft hilft es einer geschiedenen Frau manchmal, wenn sie mit einer anderen geschiedenen Frau eine gemeinsame Wohnung bezieht. Natürlich muß man sich dazu vorher gut kennen. Im übrigen gilt eine solche Lösung auch für Männer. Väter, die das Sorgerecht für ihre Kinder erhalten, haben übrigens die gleichen Probleme.

Manch einer glaubt, geschiedene Väter ohne Sorgerecht führten ein schlaues Leben, träfen viele Frauen und hätten keine Verantwortung für eine Familie mehr, wenn man von Unterhaltszahlungen und Besuchen absieht. In Wirklichkeit fühlen sich geschiedene Väter meist nicht so prächtig. Gelegenheitsbekanntschaften finden sie schnell oberflächlich und bedeutungslos. Sie klagen darüber, daß sie bezüglich der Entwicklung der Kinder nicht mehr gefragt werden. Sie bemerken endlich, daß ihnen die Kinder fehlen, und sei es nur, weil diese nicht mehr um Rat oder Erlaubnis fragen – Dinge, für die Väter zuständig sind. Die Besuche der Kinder beschränken sich oft auf ein gemeinsames Essen und Kino – was zwar ein Vergnügen für die Kinder sein kann, aber mit einer persönlichen Beziehung wenig zu tun hat. Väter und Kinder haben oft Schwierigkeiten, in dieser Situation miteinander ins Gespräch zu kommen.

Sorgerecht und Besuche

919. Sorgerecht. Lange Zeit glaubte man, daß Kinder am besten bei der Mutter aufgehoben wären, wenn diese nicht völlig unfähig zum Erziehen wäre. (Noch davor waren Scheidungen relativ selten, dennoch erhielt der Vater meist das Sorgerecht, da man Kinder als Eigentum betrachtete und ihm der Großteil davon zustand.)

In letzter Zeit erkannte man, daß bei der Erziehung von Kindern viele Väter es mit den Müttern aufnehmen können. Diese Erkenntnis wird in der Rechtsprechung jetzt häufiger berücksichtigt. Es liegt leider in der Natur der Sache, daß bei einer Scheidung viel Bitterkeit aufkommt. So treten Vater und Mutter in Wettbewerb um das Sorgerecht, ohne daß sie an das Wohl der Kinder denken. Jeder nimmt einfach an, er könne sich am besten um das Kind kümmern.

Hierbei muß man berücksichtigen: Wer hat sich vorwiegend um das Kind gekümmert (besonders wichtig bei Kleinkindern, die unter diesem Verlust vor allem leiden)? Wie waren die Beziehungen zu Vater und Mutter im einzelnen? Hat das Zusammensein mit Bruder oder Schwester eine Bedeutung (besonders wichtig bei Zwillingen)?

Früher nahm man an, die Eltern seien vor Gericht Gegner, was das Sorgerecht, den Unterhalt der Kinder und des Ehegatten und den Zugewinnausgleich betrifft. Je mehr diese gegnerische Haltung vor allem beim Sorgerecht vermieden wird, desto besser ist es für die Kinder. Heute wird öfters ein gemeinsames Sorgerecht zugesprochen; so kann der nicht primär das Sorgerecht ausübende Partner auf die Entwicklung der Kinder etwas stärker Einfluß nehmen; er fühlt sich von den Kindern nicht so »geschieden« und läuft weniger Gefahr, den Kontakt mit ihnen zu verlieren.

In manchen Fällen bedeutet gemeinsames Sorgerecht, daß das Kind vier Tage beim einen und drei Tage beim anderen Elternteil ist, oder daß der Aufenthalt im Wochenturnus wechselt. Für Eltern und Kinder ist das aber oft sehr unpraktisch, da das Kind ja zu Kindergarten oder Vorschule gehen muß. Die Routine wird durch dieses Sorgerecht erheblich gestört.

Ein gemeinsames Sorgerecht bedeutet in meinen Augen, daß sich die Eltern im Geiste der Zusammenarbeit um das Wohlergehen der Kinder kümmern. Sie beraten miteinander ihre Pläne, Entscheidungen und Reaktionen auf Wünsche des Kindes, so daß kein Elternteil ausgeschlossen ist. (Manchmal hilft ein Berater, der die Kinder kennt, und den Eltern bei Entscheidungen beisteht.) Weiterhin ist es wichtig, daß beide Elternteile genügend Zeit für die Kinder haben, um mit ihnen in Kontakt zu bleiben. Dabei sind Faktoren wie die Entfernung zwischen den beiden Wohnungen, die Größe der Wohnungen, der Schulweg und die Eigenheiten der Kinder zu berücksichtigen. Wenn ein Elternteil weit wegzieht, werden die Besuche sich auf die Ferien beschränken, aber die Verbindung durch Telefon und Briefe sollte nicht abreißen. Ein gemeinsames Sorgerecht ist nur sinnvoll, wenn beide Eltern ihre gegenseitige Abneigung dem Wohl ihrer Kinder unterordnen können. Ansonsten gibt es einen Streit ohne Ende, und der Richter sollte das Sorgerecht besser einem Elternteil zusprechen und eine Besuchsregelung vorschreiben.

Manchmal bauen sich bei einem Kind besonders im Jugendalter Spannungen gegenüber dem Elternteil auf, der das Sorgerecht erhalten hat. Es glaubt dann, daß es »andersherum viel schöner« gewesen wäre. Es kann dann unter Umständen besser sein, wenn das Kind eine Weile bei dem anderen Elternteil lebt. Ein Kind aber, das so mehrmals hin und her zieht, versucht nur, den Problemen auszuweichen, ohne sie zu lösen. Es ist deshalb wichtig, herauszufinden, was diese Spannungen verursacht.

920. Besuchszeiten. Fünf Tage bei der Mutter und die Wochenenden beim Vater sind zwar günstig und auch häufig die Praxis, aber auch die Mutter möchte einmal ein entspanntes Wochenende mit den Kindern genießen, während der Vater nicht jedes Wochenende mit den Kindern verbringen möchte. Das gleiche gilt für die Schulferien und die Sommerzeit. Werden die Kinder dann älter, sind es die Freunde oder Freizeitbeschäftigungen, die es mal mehr zu dem einen oder anderen Elternteil hinziehen. Daher muß jedes Schema flexibel sein.

Der nicht sorgeberechtigte Partner darf keinesfalls angemeldete Besuche kurzfristig absagen. Kinder werden dadurch sehr verletzt, wenn anscheinend andere Verpflichtungen wichtiger sind. Sie verlieren den Glauben an diesen Elternteil und an ihre eigene Bedeutung. Besuche sollten frühzeitig abgesagt werden, und man sollte einen Ersatztermin gleich mitvereinbaren. Besonders wichtig ist, daß der nicht-sorgeberechtigte Elternteil den Kontakt im Laufe der Zeit nicht so vermindert, daß man von einer Beziehung nicht mehr reden kann.

921. Geschiedene Väter haben ein seltsames Gefühl, wenn sie von ihren Kindern, insbesondere von Söhnen, Besuch erhalten. Bei Müttern kommt das seltener vor, da sie meist das Sorgerecht ausüben. Außerdem besteht zwischen Vater und Sohn oft eine stärkere Spannung als zwischen Vater und Tochter. Väter neigen dazu, die Kinder einfach zu verwöhnen; sie gehen mit ihnen zum Essen, zu Sportveranstaltungen und ins Kino, und sie unternehmen mit ihnen Ausflüge. Dagegen ist nichts einzuwenden, wenn das nicht zur

Regel wird; denn leicht entsteht der Eindruck, Väter könnten das Schweigen nicht ertragen und das »Unterhaltungsprogramm« gehöre zum Wochenende. Der Besuch von Kindern kann aber so entspannt und gemütlich sein, als seien sie zu Hause. Sie können lesen, Hausaufgaben machen, Radfahren, angeln, mit Bällen spielen oder sich ihren Hobbys widmen. Väter können an diesen Tätigkeiten Anteil nehmen und so mit ihren Kindern ins Gespräch kommen. Auch Fernsehen ist möglich, aber das Wochenende sollte damit nicht ausgefüllt werden. Selbstverständlich darf der Vater auch seinen eigenen Interessen nachgehen, wie er das täte, wenn die Ehe noch bestünde.

Den Eltern fällt oft auf, daß die Kinder etwas durcheinander sind, wenn sie vom anderen Elternteil, besonders von dem ohne Sorgerecht, kommen. Manchmal ist das nur die Folge der Einstellung auf die jeweils andere Umgebung. Es kann aber auch sein, daß jede Abreise und Ankunft das Kind - wenn auch nur im Unterbewußtsein - daran erinnert, wie das Elternteil ohne Sorgerecht aus der Wohnung ausgezogen ist.

Dem können die Eltern entgegenwirken, indem sie Geduld zeigen, sich genau an die verabredete Zeit für das Abholen des Kindes halten und auch während dieser Treffen mit dem ehemaligen Partner keine Konflikte aufkommen lassen.

922. Die Großeltern nach einer Scheidung. Nach einer Scheidung sollten die Enkelkinder den gleichen Kontakt zu ihren Großeltern haben wie vorher. Wenn die Eltern des ehemaligen Partners sich durch die Scheidung verletzt oder verärgert fühlen, kann das natürlich etwas schwierig sein. Vielleicht lassen sich diese Kontakte während der normalen Besuchszeiten organisieren. Man sollte jedoch die Geburtstage, die Schulferien und andere besondere Anlässe nicht vergessen. Die Großeltern sind oft eine wichtige Stütze für die Kinder - die Mühe lohnt sich also. Außerdem muß man den eigenen Wunsch der Großeltern verstehen, den Kontakt zu den Enkelkindern nicht abbrechen zu lassen.

923. Die Kinder sollten nicht einseitig beeinflußt werden. Die Versuchung liegt nahe, in Anwesenheit der Kinder den anderen Partner herabzusetzen oder zu kritisieren. Beide Eltern fühlen sich am

Scheitern der Ehe, wenn auch manchmal nur unbewußt, schuldig. Wenn man Freunde, Verwandte und Kinder davon überzeugen kann, daß der Ehepartner schuld hatte, vermindert sich dieses Schuldgefühl. Man erzählt die schlimmsten Geschichten über den Ehepartner, ohne den eigenen Beitrag am Problem einzugestehen. Kinder wissen nun, daß sie von beiden Eltern abstammen und können leicht annehmen, daß sie auch von dem »bösen« Teil etwas geerbt haben. Außerdem möchten Kinder beide Eltern behalten und von ihnen geliebt werden. Sie kommen in ein Dilemma, wenn sie bösartiger Kritik zuhören müssen.

Ein Jugendlicher weiß eher, daß niemand perfekt ist und entwikkelt ein entsprechendes Kritikbewußtsein. Er findet Fehler selbst heraus, und man sollte seine Zuneigung nicht zu gewinnen versuchen, indem man den Expartner kritisiert. Teenager schwenken in ihren Gefühlen oft bei geringer Ursache um. Wenn sie auf einen Elternteil böse sind, den sie früher bevorzugt haben, dann sagen sie ihm alle Unfreundlichkeiten ins Gesicht und geben zu verstehen, die Kritik am anderen Partner sei erfunden und erlogen. Eltern erhalten sich die Liebe ihrer Kinder am besten, wenn sie zulassen, daß ihre Kinder sie beide lieben, an beide glauben, mit beiden Zeit verbringen. Eltern sollten Kinder nicht darüber ausfragen, was sich während des Besuchs beim anderen Elternteil ereignet hat. So können sich Kinder bei diesem Elternteil natürlich nicht mehr wohlfühlen. Auch kann sich dieser Eindruck ins Gegenteil umkehren, und das Kind richtet sich gegen den mißtrauischen Elternteil.

Alleinerziehende Eltern

924. Allgemeine Bemerkungen. Da Kinder sehr viel Zeit mit ihren Eltern verbringen sollen, bedeutet dies für alleinerziehende Eltern, daß sie einen großen Teil der Abende und Wochenenden darauf verwenden müssen; das heißt aber nicht, daß sie das Kind mit Geschenken und übermäßiger Zuwendung verwöhnen sollten (siehe Abschnitte 39 und 40, die sich mit berufstätigen Eltern befassen). Die Eltern sollten sich nicht während der Zeit mit dem Kind nur auf dieses konzentrieren, als handele es sich um einen Prinzen auf Besuch. Das Kind kann sich mit einem Hobby beschäftigen, seine Hausaufgaben machen und bei der Hausarbeit helfen, während Vater oder Mutter etwas anderes tun. Sie können dennoch in dieser Zeit miteinander im Gespräch und in Kontakt sein. Dann redet man über dies und das stundenlang je nach Belieben (siehe Abschnitt 52 über zwei Eltern und Abschnitte 60–64 über Kinderpflege).

Der alleinerziehende Elternteil wird sich oft an das Kind oder die Kinder klammern, da sie einen gefühlsmäßigen Ersatz für den ehemaligen Partner sind; er sollte aber daran denken, daß die Kinder ihre eigene seelische Entwicklung durchmachen müssen, und daß dieser Reifungsprozeß gestört wird, wenn sich das Kind als »Ersatz-Erwachsener« verhalten muß. Der überlebende Elternteil ist auch leicht versucht, zu den ältesten Jungen oder Mädchen zu sagen: »Jetzt bist du der Mann/die Frau in der Familie, und ich muß mich ganz auf dich verlassen können.« Selbstverständlich können alle normalen Kinder zusätzliche Aufgaben übernehmen und den Eltern gefühlsmäßig Unterstützung bieten. Die Erwachsenenrolle kann aber kein Kind annehmen, ohne daß die zukünftige seelische Entwicklung und Reife beeinträchtigt würden. Alleinerziehende Eltern müssen lernen, mit der Überraschung, dem Lächeln oder auch der mißtrauischen Beobachtung zu leben, die sich einstellt, wenn man etwas macht, das normalerweise vom Partner des anderen Geschlechts ausgeführt wird.

925. Die alleinerziehende Mutter. Nehmen wir zunächst das Beispiel eines Kindes, das wegen einer Scheidung oder eines Todesfalls keinen Vater hat; oder eine alleinstehende Frau hat ein Kind bekommen oder auch adoptiert. Es wäre Unsinn zu sagen, daß das Fehlen des Vaters für das Kind unerheblich sei, oder daß die Mutter diesen Verlust leicht ausgleichen könnte. Selbstverständlich kann die Mutter es schaffen, Kinder auch ohne Vater zu gesunden Menschen aufzuziehen.

Die Einstellung der Mutter ist das Wichtigste. Manchmal fühlt sie sich einsam, eingesperrt oder mit sich und der Welt unzufrieden und läßt das Kind dies auch spüren. Ein solches Verhalten ist natürlich und wird dem Kind wenig schaden. Wichtig ist, daß sie ein ganz normaler Mensch bleibt, ihre Freundschaften und Hobbys und ihren Beruf aufrechterhält; alle Aktivitäten außerhalb des

Hauses sollten, wenn möglich, ganz beibehalten werden. Das ist schwierig für die Mutter, wenn sie sich um ein kleines Kind ständig kümmern muß und niemand ihr hilft. Sie könnte nun aber auch andere Menschen einladen oder das Kind einen Abend bei Freunden unterbringen, wenn sein Schlaf nicht darunter leidet. Eine fröhliche und kontaktfreudige Mutter ist viel wichtiger als eine, die nur noch die Routine abspult. Für das Kind ist es nicht gut, wenn alle ihre Aktivitäten, Gedanken und all ihre Zuneigung um es kreisen.

Junge oder ältere Kinder, Jungen oder Mädchen, müssen freundliche Beziehungen zu Männern entwickeln, wenn der Vater fehlt. Kleine Kinder im Alter bis zu zwei Jahren kann man daran erinnern, daß es auch angenehme Männer gibt, die tiefer sprechen, andere Kleider tragen und andere Gewohnheiten haben als Frauen. Ein freundlicher Verkäufer ist manchmal schon eine große Hilfe: Er braucht nur zu lächeln; natürlich ist er kein Ersatz für Freunde. Wenn Kinder auf drei Jahre zugehen, so ist die sie umgebende Gemeinschaft von besonderer Bedeutung. Sie müssen die Möglichkeit haben, mit anderen Männern und älteren Jungen in Kontakt zu kommen. Großväter, Onkel, Cousins, Lehrer, Geistliche, Freunde der Familie oder eine Mischung von all diesen können den Vater ersetzen, wenn sie sich beim Kind wohlfühlen und es mehr oder weniger regelmäßig besuchen. Kinder über drei Jahre bauen ein idealistisches Vaterbild auf, ob sie sich nun an ihn erinnern oder ob sie ihn gar nicht mehr gekannt haben. Freundliche Männer aus ihrer Umgebung nehmen Einfluß auf dieses Bild und die Vorstellung von einem Vater; so erahnen Kinder, wie ein Vater sein könnte. Die Mutter kann dazu beitragen, indem sie gegenüber männlichen Verwandten besonders zuvorkommend ist und Sohn oder Tochter ins Zeltlager oder in die Schule, die ein paar Lehrer hat, schickt. Die Mutter kann ihr Kind auch ermuntern, Vereinen und Organisationen beizutreten, die von Männern geführt werden. Ein Junge ohne einen Vater braucht besonders Möglichkeit und Zuspruch, wenn er mit anderen Jungen spielen soll. Eine Mutter ist leicht versucht, den Jungen zu ihrem engsten Kameraden zu machen und ihn für ihre Interessen, Hobbys und Einstellungen einzunehmen. Wenn sie ihre Welt für ihn sehr attraktiv macht und er sich dort besser als in der Welt der Jungen zurechtfindet (wo er sich erst durchsetzen muß), dann wird er sich unter Umständen vorzeitig mit den Interessen der Erwachsenen beschäftigen und so aufwachsen. Sicher ist es gut, wenn eine Mutter viel Zeit mit ihrem Jungen verbringen kann; sie muß aber auch an seinen Interessen Anteil nehmen, ihn seinen Weg gehen lassen und nicht nur Dinge mit ihm tun, die ihr Spaß machen. Es ist gut, wenn sie andere Jungen regelmäßig nach Hause einlädt.

926. Der alleinerziehende Vater. Hier trifft alles das zu, was im vorigen Abschnitt bereits zur alleinerziehenden Mutter gesagt wurde. Häufig ergibt sich aber ein anderes Problem. Viele Männer werden anfangs Schwierigkeiten haben, die Rolle des zärtlich tröstenden Vaters zu übernehmen, da man oft der Meinung ist, dies sei eine typisch »weibliche« Verhaltensweise. Das Kind braucht es aber.

927. Wenn Eltern sterben. Kinder befassen sich in jeder Altersstufe auf andere Weise mit dem Tod; es dauert etwa ein Jahr, bis bei Erwachsenen wie Kindern das Leben wieder seinen gewohnten Gang nimmt. Für die meisten Kinder ist der Tod keine nicht rückgängig zu machende biologische Tatsache, solange sie jünger als neun oder zehn Jahre alt sind. Jüngere Kinder reagieren auf den Tod eines Elternteils zunächst kaum, da sie meinen, die Eltern kämen wieder zurück. Der überlebende Elternteil sollte aber jetzt seine persönlichen und religiösen Auffassungen über den Tod und die Zeit nach dem Tod dem Kind vermitteln; so kann er auch dem Kind helfen, die Krise zu überwinden. Angst, Ärger, Schuld und Traurigkeit betreffen mehr oder weniger jeden, und diese Gefühle müssen ausgedrückt werden können, damit man sie nach einiger Zeit verarbeitet hinter sich lassen kann. Erst dann kann das Leben wieder weitergehen.

Wenn ein Elternteil nach dem Tod des Partners beginnt, sich nach einem neuen Lebensgefährten umzusehen, reagieren die Kinder oft sehr unterschiedlich. Einerseits freuen sie sich auf einen neuen »Vater« oder eine neue »Mutter«. Andererseits können die Kinder auch auf den neuen Partner eifersüchtig werden, da ihnen die Liebe der Mutter bzw. des Vaters nun nicht mehr allein gehört. Die Kinder müssen spüren, daß der neue Partner ihnen ebensoviel Liebe geben kann und sie die Liebe ihrer Mutter oder ihres Vaters dadurch nicht verlieren.

928. Wenn Eltern sich verabreden. Kinder, deren Eltern sich kurz vorher haben scheiden lassen, wünschen bewußt oder unbewußt, daß sich die Eltern wiederfinden; manchmal meinen sie, die Eltern seien zwar getrennt, aber dennoch verheiratet.

Wenn sich nun ein Elternteil verabredet, glaubt das Kind oft, nun sei dieser Elternteil untreu geworden; die neue Bekanntschaft wird als Eindringling betrachtet. Daher sollten Eltern ihre Kinder sehr langsam mit neuen Bekanntschaften vertraut machen. Vor allem muß das Kind im Laufe von Monaten lernen, daß die Scheidung endgültig ist. Bitte beachten Sie die Bemerkungen der Kinder. Nach einer gewissen Zeit werden Sie mit dem Kind über Ihre Einsamkeit sprechen und erwähnen können, daß Sie einen neuen Bekannten oder Freund brauchen. Natürlich sollen die Kinder Ihr Leben nicht auf alle Zeiten kontrollieren dürfen; nur sollten Sie dem Kind mitteilen, daß Verabredungen von nun an möglich sind. Eine langsame Einführung für das Kind ist besser, als wenn die neue Bekanntschaft ihm überraschend präsentiert wird. Wenn Sie das erste Mal zusammen mit neuem Bekannten und Kind zu Hause oder auswärts essen gehen, dann sollten Sie Ihre persönliche Zuneigung für den Neuen/die Neue etwas zurückhalten und nur langsam dem Kind zeigen. Kinder sind oft etwas konservativ und können durch solch ein Verhalten vor den Kopf gestoßen werden.

Eine Mutter, die zusammen mit ihren Kindern lebt, die ihren Vater selten oder nie sehen, kann von seiten der Kinder schon einmal mit der Aufforderung konfrontiert werden, sie solle noch einmal heiraten; dahinter steckt der Wunsch nach einem Vater; auch dabei kommen schon früh Eifersucht und Spannungen auf, die zunehmen, wenn das Kind die inniger werdende Freundschaft zwischen Ihnen und Ihrem neuen Partner erlebt; diese Rivalität steigert sich, je stärker Sie auf eine neue Ehe zusteuern. Das gleiche trifft auf einen Vater zu, der das Sorgerecht für seine Kinder bekam, die nun möchten, daß er ihnen eine neue »Mutti« gibt.

929. Stiefkinder und -eltern. Es ist kein Zufall, daß in so vielen Märchen die böse Stiefmutter oder der böse Stiefvater auftauchen. Diese Beziehung ist leicht Eifersucht und Haß ausgesetzt. Wenn z. B. ein Vater stirbt oder sich scheiden läßt, entwickelt der Junge eine sehr enge Beziehung zur Mutter, die fast besitzergreifend sein kann. Was glauben Sie, was passiert, wenn nun ein wildfremder Mann kommt und Herz und Hand und mindestens die Hälfte der mütterlichen Aufmerksamkeit auf sich zieht? Der Junge wird gegen den Eindringling böse sein, ganz unabhängig von dessen Persönlichkeit, und rüder Umgangston und haßerfülltes Verhalten können sich zeigen. Der Stiefvater reagiert entsprechend und wird kritisch, manchmal droht er sogar mit Strafen. Es kann auch sein, daß er die Mutter tadelt, weil sie das Kind nicht unter Kontrolle habe; die Mutter wird versuchen, ihrem neuen Partner zu Willen zu sein, und das Kind fühlt sich immer verlassener. Wenn sie aber das Kind verteidigt, so zieht sie den Ärger des Partners auf sich, und das Kind wird um so mehr davon überzeugt sein, daß der Stiefvater brutal und gewalttätig ist.

Die Abneigung ist am stärksten zwischen einem Jungen und seinem Stiefvater oder einem Mädchen und seiner Stiefmutter, aber der Haß kann sich auch gegen die Stiefeltern des anderen Geschlechts richten; die negative Haltung ist auch vorhanden, wenn nicht ein Kind, sondern ein Jugendlicher einen Stiefvater oder eine Stiefmutter bekommt.

Stiefeltern sollten nicht gleich führen und korrigieren, wenn sie vom Kind noch nicht voll akzeptiert werden; Bereiche wie Hausarbeit, Hausaufgaben, Aufräumen von Spielsachen, Zeit fürs Zubettgehen und Ausgehzeiten für Teenager sind Prüfsteine für Stiefeltern; wenn sie strenge Regeln setzen, so werden sie am Anfang noch viel eher als Eindringling bewertet.

Andererseits sollte man als Stiefvater oder Stiefmutter nicht nachgiebig sein, wenn das Stiefkind aggressiv ist oder mit fremdem Eigentum rücksichtslos umgeht. Sie dürfen Ihrem Stiefkind dann deutlich sagen, daß Sie das nicht dulden können. Sie sollten aber nicht jeden kleinen Anlaß hernehmen, um einen Streit mit Ihrem Stiefkind vom Zaune zu brechen. Sonst können Sie leicht den ganzen Tag tadeln und rügen. Übersehen Sie einfach die kleinen, manchmal unbewußten Provokationen des Kindes!

Eine gute, aber selten befolgte Regel ist, seine feindlichen Gefühle nicht mit besonderer Lautstärke zu äußern; das Kind, das eine chronische Abneigung gegen Sie verspürt, könnte dies als Brutalität auffassen. Versuchen Sie, die positiven Aspekte an Ihrem Kind zu sehen, selbst wenn es sich nur um ein Weniger an Bösartigkeit handelt. Und sagen Sie es Ihrem Kind, wie sehr Sie eine gute Zeit mit ihm schätzen. Vergessen Sie nie, zu Ihrem Stiefkind besonders freundlich und lieb zu sein, wenn das Klima auch nur halbwegs gut ist. Zeigen Sie auch Ihre Zuneigung, indem Sie einen Ausflug, ein Sportereignis oder einen Besuch im Zoo oder Museum planen; Sie dürfen auch ein langerwünschtes Geschenk geben – aber nur gelegentlich. Keinesfalls sollte eine Stiefmutter oder ein Stiefvater häufiger als der »echte« Elternteil Geschenke machen; die Kinder spüren es, wenn Erwachsene zu eifrig und nachgiebig sind und wenn sie versuchen, die Zuneigung zu erkaufen; der Lohn ist Verachtung.

930. Gemischte Familien. Es gibt immer mehr »gemischte« Familien, das heißt Familien, in denen Kinder aus verschiedenen Ehen zusammenleben. Einige der Kinder leben ständig in der Familie, andere kommen nur zum Wochenende oder in den Ferien. Das kann zu viel Eifersucht und Rivalität führen. Aber auch zwischen den Eltern können sich Spannungen aufbauen, wenn das eine Elternteil dem anderen zum Beispiel vorwirft, das eigene Kind zu bevorzugen.

Die Eltern müssen einsehen, daß die Kinder viel Zeit benötigen, um sich auf die neuen Verhältnisse einzustellen. Genauso wichtig sind Gespräche in der Familie zu diesen Problemen. Die Eltern müssen sich über die Erziehung der Kinder einig sein, die gleichen Maßstäbe setzen bei der Einhaltung der Schlafenszeit, bei den Pflichten im Haushalt, beim Fernsehen. Hier kann es zu Schwierigkeiten kommen, die Sie mit einem Fachmann in einer Beratung klären können.

NACHWORT

Eine bessere Welt für unsere Kinder

Die Familie ist heute in der Gesellschaft außerordentlichen Belastungen ausgesetzt. Ich werde hier nur einige davon aufzählen. Vielleicht verstärkt sich durch die Verantwortung, die Sie mit der Erziehung eines Kindes übernommen haben, Ihre Aufmerksamkeit gegenüber diesen Problemen. Zwar wurde ein Teil bereits im Buch besprochen, ich glaube aber, daß man Probleme erst dann lösen kann, wenn man sie erkannt hat.

Viele Mütter mit Kindern im Vorschulalter sind berufstätig. Trotzdem fehlt es noch an ausreichenden Plätzen in Kindertagesstätten.

Die berufstätige Frau ist auf der Arbeit noch immer nicht gleichberechtigt.

Die Anzahl der Scheidungen und der Familien mit Stiefeltern erhöht sich ständig. Die Rechtsprechung ist nicht in der Lage, zu verhindern, daß viele Väter den Unterhalt für das Kind nicht zahlen. Damit verstärkt sich die finanzielle Belastung für die alleinerziehende Mutter.

Die eintönige Arbeit in der Industrie und im Büro vermag den Arbeitern und Angestellten keine kreative Befriedigung zu geben.

Die Reichen werden reicher; der Rest der Gesellschaft wird ärmer. Die Obdachlosigkeit entwickelt sich zu einem immer größer werdenden Problem, das besonders auf die Kinder furchtbare Auswirkungen hat.

Drogen und Alkoholmißbrauch sind sowohl Folge als auch Ursache für die Zerstörung vieler Familien.

Schwangerschaft bei Teenagern wird immer häufiger.

Die Anzahl der Gewaltverbrechen – Mord in der Familie, Vergewaltigung und Kindesmißbrauch (siehe Abschnitt 522) ist erschrekkend. Damit einher geht eine Brutalisierung der Sexualität.

Rassendiskriminierung ist ein bitteres Problem.

Der grundlegende Fehler besteht meines Erachtens in dem intensiven Konkurrenzstreben und dem Materialismus in unserer Gesellschaft. Dadurch glauben viele Menschen, die eigene Karriere sei wichtiger als eine glückliche Familie, als Freundschaft, Moral und kulturelle Interessen. (Väter, deren jugendliche Kinder in Schwierigkeiten geraten waren, haben mir gestanden, daß sie sich nie Zeit für ihre Kinder nahmen.) Dieses übersteigerte Konkurrenzdenken wird dann von den Eltern an die Kinder weitergegeben. Ein extremes Beispiel dafür ist der Versuch, Zweijährigen das Lesen beizubringen, um so »Superkinder« zu züchten.

Dem Menschen sind normalerweise nicht nur materielle Motive eigen. Daß dem so ist, kann man in anderen Teilen der Welt erkennen, wo die Menschen in einem ausgewogenen Verhältnis von materiellen Interessen und religiösem Glauben leben. Diese Werte sind in Amerika leider zurückgegangen. Das ist der Hauptgrund für die Verzweiflung der Jugendlichen und der hohen Selbstmordrate unter ihnen. Ein weiterer Faktor ist die Sorge um eine nukleare Vernichtung der Welt.

Es gibt zwei Möglichkeiten, die Spannungen in unserer Gesellschaft abzubauen, sie freundlicher, hilfsbereiter und glücklicher zu gestalten. Erstens sollten wir unseren Kindern andere Ideale vermitteln. Zweitens müßten wir politisch aktiver werden.

Das Streben der Kinder darf nicht darin bestehen, besser als andere zu sein. Ihr Ziel sollte es sein, freundliche, hilfsbereite und mitfühlende Menschen zu werden, die dem Leben in der Familie einen hohen Wert beimessen, die aktiv in der Gemeinschaft arbeiten, die kulturell interessiert sind und die nicht zulassen werden, daß der Beruf ihr Leben zerstört. Ab einem Alter von zwei Jahren kann man von einem Kind erwarten, daß es freundlich und hilfreich ist. Im Jugendalter sollte es dann freiwillig in Krankenhäusern, Pflegeeinrichtungen oder in Schulen helfen. Bestrafung sollte für die Eltern ein Fremdwort sein. Gestatten Sie es den Kindern nicht, Gewalt und Pornographie im Fernsehen oder im Kino zu sehen.

Die zweite Möglichkeit, die amerikanische Gesellschaft zu verbessern, besteht darin, politisch aktiver zu werden, um so die Regierung zu zwingen, sich nicht weiter so stark von den Rüstungsunternehmen beeinflussen zu lassen, die Milliarden von Dollar aus Regierungsmitteln schlucken. Das Geld könnte sinnvoller für die Menschen genutzt werden – für Kindertagesstätten, Schulen, Gesundheitsfürsorge, Heime, für die alten und armen Menschen.

Zur politischen Aktivität gehört auch die Teilnahme an Wahlen. Dabei ist es besser, sich mehr auf die Programme der Kandidaten und weniger auf die Person an sich zu konzentrieren. Immer, wenn die Bürger ein Problem haben, das ihnen wichtig erscheint, sollten sie sich an ihre Abgeordneten, an die Regierung, an den Präsidenten wenden.

STICHWORTVERZEICHNIS

NOTFÄLLE:

Wichtige Telefonnummern:

Arzt:

Giftnotrufzentrale:

Vicki Lansky

Mach's mit Liebe richtig

Alltag mit Kleinkindern

Ullstein Buch 35452

Ratgeber

Ein bißchen weniger nervenaufreibend hatten Sie sich die Kindererziehung schon vorgestellt? Ratlos, wenn Ihre kleine Tochter oder Ihr kleiner Sohn nicht essen will? Vicki Lansky hat über 1 500 Tips zusammengestellt, die Eltern helfen sollen, die kleinen Sorgen des Alltags zu meistern. Vom Windelnwechseln bis zum Lesenlernen finden Mütter und Väter hier Anregungen, wie sie sich und ihren Kindern das Leben leichter machen können.